全国普通高等中医药院校药学类专业第三轮规划教材

药剂学（第3版）

（供药学、中药学、药物制剂、临床药学、制药工程及相关专业使用）

主　　编	李小芳	郑　琴		

主　　编　李小芳　郑　琴
副 主 编　袁子民　何　宁　贾永艳　李鹏跃
编　　者　（以姓氏笔画为序）

王文苹（云南中医药大学）	毕肖林（南京中医药大学）
朱春娥（广东药科大学）	关志宇（江西中医药大学）
李小芳（成都中医药大学）	李秀英（山西中医药大学）
李英鹏（天津中医药大学）	李鹏跃（北京中医药大学）
杨芳芳（贵州中医药大学）	吴　敏（成都医学院）
何　宁（安徽中医药大学）	张小飞（陕西中医药大学）
陈新梅（山东中医药大学）	武毅君（河南大学）
郑　琴（江西中医药大学）	胡慧玲（成都中医药大学）
洪　怡（湖北中医药大学）	袁子民（辽宁中医药大学）
贾永艳（河南中医药大学）	涂亮星（江西中医药大学）
章津铭（成都中医药大学）	

编写秘书　胡慧玲（成都中医药大学）

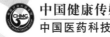

中国健康传媒集团
中国医药科技出版社

内 容 提 要

本教材是"全国普通高等中医药院校药学类专业第三轮规划教材"之一，立足于中医药院校特色，以剂型为主线，按照液体、固体、半固体、气体制剂的编排顺序，以基础理论与剂型相结合的方式编写。内容注重立德树人，融入课程思政；注重与执业药师资格考试和《中国药典》现行版标准的紧密衔接；注重新技术、新方法、新知识的引入，体现学科发展前沿，并在每一章设置了学习目标、思政导航、知识链接、目标检测等模块，实用性强。本教材为书网融合教材，即纸质教材有机融合电子教材、教学配套资源（PPT、微课、视频、图片等）、题库系统、数字化教学服务（在线教学、在线作业、在线考试）。本教材主要适用于全国中医药院校药学、中药学、药物制剂、临床药学、制药工程及相关专业使用，也可作为执业药师考试及从事药物制剂研发人员的参考书。

图书在版编目（CIP）数据

药剂学/李小芳，郑琴主编. —3 版. —北京：中国医药科技出版社，2023.12

全国普通高等中医药院校药学类专业第三轮规划教材

ISBN 978 - 7 - 5214 - 4012 - 6

Ⅰ.①药…　Ⅱ.①李…②郑…　Ⅲ.①药剂学 - 中医学院 - 教材　Ⅳ.①R94

中国国家版本馆 CIP 数据核字（2023）第 130170 号

美术编辑　陈君杞

版式设计　友全图文

出版　**中国健康传媒集团** | 中国医药科技出版社

地址　北京市海淀区文慧园北路甲 22 号

邮编　100082

电话　发行：010 - 62227427　邮购：010 - 62236938

网址　www. cmstp. com

规格　889mm×1194mm $^1/_{16}$

印张　21 $^3/_4$

字数　620 千字

初版　2014 年 8 月第 1 版

版次　2024 年 1 月第 3 版

印次　2024 年 1 月第 1 次印刷

印刷　北京金康利印刷有限公司

经销　全国各地新华书店

书号　ISBN 978 - 7 - 5214 - 4012 - 6

定价　**65.00 元**

获取新书信息、投稿、为图书纠错，请扫码联系我们。

全国普通高等中医药院校药学类专业第三轮规划教材

全国普通高等中医药院校药学类专业"十四五"规划教材

供药学、中药学、药物制剂、临床药学、制药工程及相关专业使用

药剂学

（第3版）

主编◎李小芳　郑　琴

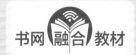

书网融合教材

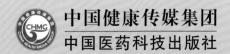

中国健康传媒集团

中国医药科技出版社

出版说明

"全国普通高等中医药院校药学类专业第二轮规划教材"于2018年8月由中国医药科技出版社出版并面向全国发行，自出版以来得到了各院校的广泛好评。为了更好地贯彻落实《中共中央　国务院关于促进中医药传承创新发展的意见》和全国中医药大会、新时代全国高等学校本科教育工作会议精神，落实国务院办公厅印发的《关于加快中医药特色发展的若干政策措施》《国务院办公厅关于加快医学教育创新发展的指导意见》《教育部　国家卫生健康委　国家中医药管理局关于深化医教协同进一步推动中医药教育改革与高质量发展的实施意见》等文件精神，培养传承中医药文化，具备行业优势的复合型、创新型高等中医药院校药学类专业人才，在教育部、国家药品监督管理局的领导下，中国医药科技出版社组织修订编写"全国普通高等中医药院校药学类专业第三轮规划教材"。

本轮教材吸取了目前高等中医药教育发展成果，体现了药学类学科的新进展、新方法、新标准；结合党的二十大会议精神、融入课程思政元素，旨在适应学科发展和药品监管等新要求，进一步提升教材质量，更好地满足教学需求。通过走访主要院校，对2018年出版的第二轮教材广泛征求意见，针对性地制订了第三轮规划教材的修订方案。

第三轮规划教材具有以下主要特点。

1.立德树人，融入课程思政

把立德树人的根本任务贯穿、落实到教材建设全过程的各方面、各环节。教材内容编写突出医药专业学生内涵培养，从救死扶伤的道术、心中有爱的仁术、知识扎实的学术、本领过硬的技术、方法科学的艺术等角度出发与中医药知识、技能传授有机融合。在体现中医药理论、技能的过程中，时刻牢记医德高尚、医术精湛的人民健康守护者的新时代培养目标。

2.精准定位，对接社会需求

立足于高层次药学人才的培养目标定位教材。教材的深度和广度紧扣教学大纲的要求和岗位对人才的需求，结合医学教育发展"大国计、大民生、大学科、大专业"的新定位，在保留中医药特色的基础上，进一步优化学科知识结构体系，注意各学科有机衔接、避免不必要的交叉重复问题。力求教材内容在保证学生满足岗位胜任力的基础上，能够续接研究生教育，使之更加适应中医药人才培养目标和社会需求。

3.内容优化，适应行业发展

教材内容适应行业发展要求，体现医药行业对药学人才在实践能力、沟通交流能力、服务意识和敬业精神等方面的要求；与相关部门制定的职业技能鉴定规范和国家执业药师资格考试有效衔接；体现研究生入学考试的有关新精神、新动向和新要求；注重吸纳行业发展的新知识、新技术、新方法，体现学科发展前沿，并适当拓展知识面，为学生后续发展奠定必要的基础。

4.创新模式，提升学生能力

在不影响教材主体内容的基础上保留第二轮教材中的"学习目标""知识链接""目标检测"模块，去掉"知识拓展"模块。进一步优化各模块内容，培养学生理论联系实践的实际操作能力、创新思维能力和综合分析能力；增强教材的可读性和实用性，培养学生学习的自觉性和主动性。

5.丰富资源，优化增值服务内容

搭建与教材配套的中国医药科技出版社在线学习平台"医药大学堂"（数字教材、教学课件、图片、视频、动画及练习题等），实现教学信息发布、师生答疑交流、学生在线测试、教学资源拓展等功能，促进学生自主学习。

本套教材的修订编写得到了教育部、国家药品监督管理局相关领导、专家的大力支持和指导，得到了全国各中医药院校、部分医院科研机构和部分医药企业领导、专家和教师的积极支持和参与，谨此表示衷心的感谢！希望以教材建设为核心，为高等医药院校搭建长期的教学交流平台，对医药人才培养和教育教学改革产生积极的推动作用。同时，精品教材的建设工作漫长而艰巨，希望各院校师生在使用过程中，及时提出宝贵意见和建议，以便不断修订完善，更好地为药学教育事业发展和保障人民用药安全有效服务！

数字化教材编委会

主　　编　李小芳　郑　琴

副 主 编　袁子民　何　宁　贾永艳　李鹏跃

编　　者　（以姓氏笔画为序）

王文苇（云南中医药大学）　　　　　毕肖林（南京中医药大学）

朱春娥（广东药科大学）　　　　　　关志宇（江西中医药大学）

李小芳（成都中医药大学）　　　　　李秀英（山西中医药大学）

李英鹏（天津中医药大学）　　　　　李鹏跃（北京中医药大学）

杨芳芳（贵州中医药大学）　　　　　吴　敏（成都医学院）

何　宁（安徽中医药大学）　　　　　张小飞（陕西中医药大学）

陈新梅（山东中医药大学）　　　　　武毅君（河南大学）

郑　琴（江西中医药大学）　　　　　胡慧玲（成都中医药大学）

洪　怡（湖北中医药大学）　　　　　袁子民（辽宁中医药大学）

贾永艳（河南中医药大学）　　　　　涂亮星（江西中医药大学）

章津铭（成都中医药大学）

编写秘书　胡慧玲（成都中医药大学）

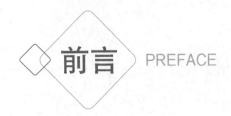

前言 PREFACE

药剂学是药学类专业的一门核心专业课，是以剂型为中心，研究药物制剂的基本理论、处方设计、制备工艺、质量控制和合理应用等内容的一门综合性应用技术学科。进入 21 世纪以来，全国各高等中医药院校迅速发展，相继设置了药学类专业。同时药剂学学科发展迅速，进入了一个全新的发展阶段。为适应全国高等中医药院校药学类专业的教学需求，进一步提高完善规划教材的质量，培养具有现代制剂研究能力的药学人才，在继承上版教材优势的基础上，本版教材立足于中医药院校特色，遵循教材"三基、五性、三特定"的原则，突出"精、新、实"的特色，具体编写特点如下：

1. 以剂型为主线，按照液体、固体、半固体、气体制剂的编排顺序，以基础理论与剂型相结合的方式，对剂型部分进行了统筹编排。

2. 根据中医药院校的定位，单列"中药制剂的传统剂型"章节，并在具体剂型部分适当增加中药制剂的阐述，使整本书的体系、内容与中医药基础有一定的关联，以利于学生学习过程中知识的迁移。

3. 药物制剂的设计和优化是药物研发中的重要环节，本书在历版药剂学教材基础上，突出了制剂学内容并新增了"药物制剂设计"章节，使药剂学的体系更加完整。

4. 本书突出了与执业药师考试大纲、最新法规标准及药剂学新技术、新方法、新知识的联系，增加学习目标、思政导航、知识链接、目标检测等模块，实用性强。

5. 本教材为书网融合教材，即纸质教材有机融合电子教材、教学配套资源和数字化教学服务（在线教学、在线作业、在线考试），可更好地满足信息化教学的需求。

本教材由全国多所医药院校长期从事药剂学教学与科研的专家、学者等共同编写。在编写过程中，得到各编者单位相关领导的大力支持与帮助。全体编者群策群力、相互协作，为编好本教材付出了不懈的努力，但限于编者水平，仍可能存在不足，敬请广大读者批评指正，提出宝贵意见，使教材不断完善。

编　者
2023 年 10 月

CONTENTS 目录

1　第一章　绪论
1　第一节　概述
1　　一、药剂学的性质与任务
3　　二、药剂学的基本概念
4　　三、药剂学的分支学科
5　第二节　药剂学历史沿革
5　　一、我国药剂学发展的历史沿革
5　　二、国外药剂学发展的历史沿革
6　第三节　药物剂型与药物传递系统
6　　一、药物剂型的重要性与选择原则
7　　二、药物剂型的分类
8　　三、药物传递系统
9　第四节　药物制剂的原料与辅料
9　　一、药物制剂的原料
9　　二、药物制剂的辅料
11　第五节　药剂学工作的依据
11　　一、药典
12　　二、国家药品标准
12　　三、药品管理法规

15　第二章　液体制剂
15　第一节　表面活性剂
15　　一、表面活性剂的定义
15　　二、表面活性剂的类型
17　　三、表面活性剂的基本性质
19　　四、表面活性剂的应用
20　第二节　药物的溶解度与溶解速度
20　　一、药物的溶解度
22　　二、药物的溶解速度
22　第三节　微粒分散体系
22　　一、微粒分散体系的概念、应用与特点
23　　二、微粒分散体系的物理化学性质
24　第四节　液体分散体系
24　　一、概述

25　　二、液体制剂的溶剂和附加剂
29　　三、液体制剂的类型与制备
36　　四、液体制剂的包装与贮藏

39　第三章　注射剂与滴眼剂
39　第一节　注射剂概述
39　　一、注射剂的特点和分类
40　　二、注射剂的给药途径
40　第二节　注射剂生产相关技术
40　　一、水处理技术
43　　二、过滤技术
44　　三、热原去除技术
45　　四、渗透压调节技术
47　　五、灭菌与无菌技术
50　　六、灭菌参数
52　　七、空气净化技术
54　第三节　注射剂的处方组成
54　　一、注射用原料药的要求
54　　二、常用注射用溶剂
56　第四节　注射剂的制备
56　　一、注射剂的容器和处理方法
57　　二、注射剂的配制与过滤
57　　三、注射剂的灌封
58　　四、注射剂的灭菌和检漏
58　　五、注射剂的印字和包装
58　　六、注射剂的举例
59　第五节　注射剂的质量检查
59　　一、可见异物（澄明度）检查
59　　二、热原检查法和细菌内毒素检查法
60　　三、无菌检查
60　　四、不溶性微粒
60　　五、装量
60　　六、装量差异
60　　七、降压物质检查

60 八、渗透压摩尔浓度
61 第六节 输液
61 一、概述
61 二、输液的一般生产工艺、质量检查及举例
63 三、输液存在的问题及解决方法
64 四、营养输液
65 五、血浆代用液
66 第七节 注射用无菌粉末
66 一、概述
66 二、注射用无菌分装产品
67 三、注射用冷冻干燥制品
69 第八节 滴眼剂
69 一、概述
70 二、眼用药物吸收途径及影响吸收的因素
70 三、滴眼剂的生产工艺
71 四、滴眼剂附加剂的选用
71 五、滴眼剂的包装
72 六、滴眼剂的举例

74 第四章 散剂
74 第一节 粉体学简介
74 一、粉体学概述
74 二、粉体粒子的基本性质
79 三、粉体的性质
82 第二节 散剂制备的单元操作
82 一、粉碎与筛分
85 二、混合
87 第三节 散剂
87 一、概述
87 二、散剂的制备
89 三、散剂的举例
89 四、散剂的质量要求

92 第五章 颗粒剂
92 第一节 制粒单元操作
92 一、概述
92 二、湿法制粒
97 三、干法制粒
98 四、制粒机制
99 第二节 固体的干燥
99 一、概述

99 二、干燥原理
101 三、干燥器的物料衡算与干燥速率
103 四、干燥方法与设备
105 第三节 颗粒剂
105 一、概述
105 二、颗粒剂的制备
106 三、颗粒剂的质量评价
107 四、颗粒剂的举例

110 第六章 片剂
110 第一节 概述
110 一、片剂的定义与特点
110 二、片剂的分类
112 第二节 片剂的常用辅料
112 一、稀释剂与吸收剂
113 二、润湿剂与黏合剂
114 三、崩解剂
116 四、润滑剂
116 第三节 片剂的制备
117 一、片剂的制备方法
118 二、片重的计算与压片机
120 三、片剂特性的评价方法
121 四、片剂成形的影响因素
122 五、片剂制备中可能发生的问题及原因分析
123 六、片剂的举例
125 第四节 片剂的包衣
126 一、糖包衣工艺与材料
127 二、薄膜包衣工艺与材料
129 三、膜包衣设备
131 四、压制包衣设备
131 第五节 片剂的质量评价、包装与贮存
131 一、片剂的质量评价
133 二、片剂的包装与贮存

136 第七章 胶囊剂与滴丸
136 第一节 胶囊剂
136 一、概述
137 二、胶囊剂的制备
141 三、胶囊剂的质量评价、包装与贮存
142 四、胶囊剂的举例

143 第二节 滴丸

143 一、滴丸的定义与特点

143 二、滴丸的常用基质

144 三、滴丸的制备方法

145 四、影响滴丸质量的因素

146 五、滴丸的质量评价、包装与贮存

146 六、滴丸的举例

148 **第八章 栓剂**

148 第一节 概述

148 一、栓剂的定义与特点

148 二、栓剂的分类

150 三、栓剂的作用

150 四、栓剂的质量要求

150 第二节 栓剂的基质与附加剂

150 一、栓剂的基质

152 二、栓剂的附加剂

153 第三节 栓剂的制备及举例

153 一、一般栓剂的制备

154 二、特殊栓剂的制备

155 三、栓剂的举例

155 第四节 栓剂的质量评价、包装与贮存

155 一、栓剂的质量评价

156 二、栓剂的包装与贮存

158 **第九章 外用膏剂**

158 第一节 软膏剂

158 一、软膏剂的种类

158 二、软膏剂的基质

163 三、软膏剂中药物的透皮吸收

164 四、软膏剂的制备

167 五、软膏剂的质量评价

168 六、软膏剂的包装与贮藏

168 第二节 眼膏剂

168 一、眼膏剂的特点

168 二、眼膏剂的制备

169 三、眼膏剂的质量评价

169 四、眼膏剂的举例

169 第三节 凝胶剂

169 一、概述

170 二、凝胶剂基质

171 三、凝胶剂的制备及举例

172 四、凝胶剂的质量评价

172 第四节 贴膏剂

172 一、概述

173 二、凝胶贴膏

174 三、橡胶贴膏

174 四、贴膏剂的质量评价

177 **第十章 气雾剂、喷雾剂与粉雾剂**

177 第一节 气雾剂

177 一、概述

178 二、气雾剂中药物的吸收

179 三、气雾剂的组成

182 四、气雾剂的制备

184 五、气雾剂的质量评价

185 六、气雾剂的临床应用与注意事项

185 第二节 喷雾剂与粉雾剂

185 一、喷雾剂

186 二、粉雾剂

189 **第十一章 膜剂与涂膜剂**

189 第一节 膜剂

189 一、概述

190 二、成膜材料

190 三、膜剂的制备方法

191 四、膜剂的质量评价

191 五、膜剂的举例

191 第二节 涂膜剂

191 一、概述

192 二、涂膜剂的制备方法

192 三、涂膜剂的质量评价

192 四、涂膜剂的举例

194 **第十二章 药物制剂新技术**

194 第一节 固体分散技术

194 一、概述

195 二、固体分散体的分类

195 三、固体分散体的速释与缓释原理

196 四、常用的载体材料

197 五、固体分散体的制备方法

199　六、固体分散体的质量评价
199　第二节　包合物制备技术
199　一、概述
200　二、常用包合材料
202　三、影响包合作用的因素
202　四、常用的包合技术
203　五、包合物的验证
203　第三节　微囊与微球的制备技术
203　一、概述
204　二、囊材与载体材料
205　三、微囊的制备方法
209　四、微球的制备方法
210　五、微囊（球）中药物释放的机制与影响
　　　因素
211　六、微囊、微球的质量评价
212　第四节　脂质体的制备技术
212　一、概述
216　二、脂质体的膜材料
216　三、脂质体的制备
218　四、脂质体的质量评价
219　第五节　纳米乳与亚微乳的制备技术
219　一、概述
221　二、常用的辅料
221　三、纳米乳与亚微乳的制备
223　四、纳米乳与亚微乳的质量评价
223　第六节　纳米粒制备技术
223　一、概述
224　二、纳米粒的制备
225　三、固体脂质纳米粒的制备
225　四、纳米粒的质量评价

228　第十三章　药物新剂型
228　第一节　缓释、控释和迟释制剂
228　一、概述
230　二、缓释、控释和迟释制剂的设计
232　三、缓释、控释和迟释制剂的释药原理（释
　　　药机制）
235　四、缓释、控释和迟释制剂的制备
240　五、缓释、控释和迟释制剂的质量评价
241　六、体内 - 体外相关性

242　第二节　靶向制剂
242　一、概述
243　二、被动靶向制剂
244　三、主动靶向制剂
244　四、物理化学靶向制剂
245　第三节　透皮贴剂
245　一、概述
247　二、透皮贴剂的分类与制备
250　三、透皮贴剂的质量评价

252　第十四章　中药制剂的传统剂型
252　第一节　浸提、分离、纯化、浓缩与干燥
252　一、概述
253　二、中药的浸提
255　三、中药提取液的分离与纯化
256　四、中药提取液的浓缩与干燥
258　第二节　汤剂
258　一、概述
258　二、汤剂的制备与影响因素
259　三、举例
260　第三节　丸剂
260　一、概述
260　二、蜜丸
262　三、水丸
264　四、浓缩丸、糊丸、蜡丸
266　五、丸剂的质量评价
267　第四节　膏药
267　一、概述
268　二、黑膏药
269　三、黑膏药的质量评价
269　第五节　煎膏剂
269　一、概述
270　二、煎膏剂的制备及举例
270　三、煎膏剂的质量评价
271　第六节　其他剂型
271　一、酒剂
271　二、流浸膏剂与浸膏剂
272　三、胶剂
274　四、丹药
274　五、其他传统剂型

278 **第十五章 生物技术药物制剂**
278 **第一节 概述**
278 一、生物技术药物的相关概念
279 二、生物技术药物的分类与结构
280 三、生物技术药物的理化性质
280 四、生物技术药物的活性特点
281 **第二节 多肽和蛋白类药物制剂**
281 一、注射用制剂的研究
282 二、非注射用制剂的研究
284 **第三节 核酸类药物制剂**

287 **第十六章 药物制剂的稳定性**
287 **第一节 概述**
287 一、药物制剂稳定性的定义
287 二、药物制剂稳定性研究的意义
288 **第二节 药物降解的化学动力学**
288 **第三节 制剂中药物的化学降解途径**
288 一、水解
288 二、氧化
289 三、光降解
289 四、其他反应
290 **第四节 影响药物制剂降解的因素及稳定化**
方法
290 一、处方因素
292 二、非处方因素
294 三、药物制剂稳定化的其他方法
294 **第五节 药物稳定性试验方法**
294 一、药物稳定性的试验方法
296 二、稳定性重点考察项目
296 三、药物稳定性的加速试验研究方法
298 **第六节 固体药物制剂的稳定性**
298 一、固体药物与固体制剂稳定性的一般特点
299 二、药物晶型与稳定性的关系
299 三、固体药物之间的相互作用
299 四、固体药物分解平衡中的平衡现象
299 五、固体制剂稳定性试验的特殊要求
299 六、药物与辅料的相互作用
299 **第七节 药物及制剂的物理稳定性**
300 一、制剂中主药的物理稳定性
300 二、制剂的物理稳定性

302 **第十七章 调剂与合理用药**
302 **第一节 调剂基本知识**
302 一、处方
303 二、医生处方的内容和要求
305 三、处方的调配
305 四、处方药与非处方药
306 **第二节 药物制剂配伍变化**
306 一、药物配伍的定义与目的
306 二、药物配伍变化的类型
307 三、药剂学的配伍变化
308 四、注射剂的配伍变化
310 五、药理学的配伍变化
310 六、预测药物制剂配伍变化的实验方法
311 七、配伍变化的处理原则与方法
313 **第三节 临床合理用药**
313 一、临床合理用药的基本概念
313 二、临床合理用药的指导思想与原则
314 三、临床合理用药的评价指标
314 四、临床合理用药的注意事项
316 五、不合理用药的表现形式及主要原因

318 **第十八章 药物制剂设计**
318 **第一节 药物制剂设计基础**
318 一、药物制剂设计的目的
318 二、药物制剂设计的必要性
318 三、药物制剂设计的基本原则
320 四、药物制剂设计的理念
322 五、给药途径及剂型确定
322 六、影响药物制剂设计的其他因素
323 **第二节 药物制剂处方前研究**
323 一、药物的理化性质研究
324 二、药物稳定性和辅料相容性研究
325 三、处方前生物药剂学研究
325 **第三节 药物制剂处方和工艺设计及优化**
325 一、药物制剂处方设计
326 二、药物制剂工艺设计
327 三、处方及工艺优化法
330 四、处方及工艺确证

332 **参考文献**

第一章 绪 论

PPT

学习目标

知识目标

1. 掌握 药剂学的性质与主要任务、基本概念,《中国药典》及国家药品标准的组成特点及相关内容。

2. 熟悉 药物制剂与递送系统,药剂学的原、辅料,国外药典、GMP、GLP 与 GCP 的相关内容。

3. 了解 药剂学的分支学科,药剂学发展的历史沿革,知识产权等相关内容。

能力目标 通过本章的学习,能够掌握药剂学的基本理论知识,具备分析药剂学相关问题的能力。

第一节 概 述

一、药剂学的性质与任务

1. 药剂学的性质 药剂学(pharmaceutics)是研究药物制剂的基本理论、处方设计、制备工艺、质量控制和合理应用等内容的一门综合性应用技术学科。药剂学包括制剂学与调剂学,前者是研究根据国家药品标准处方或其他有关处方将原料药物制成适宜剂型的生产技术和理论;后者是研究根据医师处方和临床需要,合理调配药物,并指导患者正确用药的技术和理论。

药剂学的理论与实践具有较强的综合性与应用性。药剂学研究是以数学、化学、物理学、物理化学、生物化学、微生物学、药理学以及化工原理、机械设备等相关学科的知识背景为基础,是在化学成分研究、活性毒性筛选基础上的应用开发,是药学研究的最后一环。药剂学研究的成果主要是药物制剂,要求既是安全、有效、稳定的给药形式,又是保证药物治疗、诊断、预防效果的最佳载体,还是便于储存、运输、服用的商品规格,直接面向生产、面向临床、面向市场,是医学学科中与市场结合最紧密的学科,也是本专科学习阶段药学各专业的主干专业课程。

2. 药剂学的主要任务 药剂学的宗旨是制备安全(safety)、有效(efficacy)、稳定(stability)、可控(controllability)、使用方便(usefulness)的药物制剂。主要任务可归纳如下:

(1)**药剂学基本理论研究** 药剂学的基本理论系指药物制剂的处方设计、制备工艺、质量控制、合理应用等方面的基本理论。处方设计与制备工艺理论包括:难溶性药物的增溶方法与原理,原辅料粉体学性质对固体制剂制备工艺过程及质量的影响,颗粒制粒成型与片剂压缩成型理论的研究,流变学性质对乳剂、混悬剂、软膏剂质量的影响等。质量控制包括原料药物的杂质控制、溶出度或释放度评价、药物剂型储存的稳定性、在线检测、制剂工艺的专家识别系统构建等。合理应用主要是利用生物药剂学和药物动力学研究结果科学制订给药方案(给药途径、剂量、次数、间隔等),也包括不同疾病状态下药物疗效与安全性的变化,以及联合用药问题。

（2）常规剂型的生产技术与工艺研究　尽管目前药物新剂型、新技术发展进步很快，但临床使用的药物仍以传统的片剂、胶囊剂、注射剂等常规剂型为主。即使一些新型释药系统研究成功，仍需利用常规剂型作为载体。因此，传统剂型的生产工艺与技术是现代药剂学发展的基石，不能忽视。由于多方面的原因，常规剂型在生产方面还存在一些不足，如小剂量药物在片剂中的含量均匀性问题、软胶囊囊皮的老化与包封不严等问题。因此，应充分利用新设备、新技术、新工艺，解决现有生产工艺中的不足，不断改进和提高常规剂型的生产工艺与制剂质量。

（3）新剂型的研究与开发　剂型是药物应用的具体形式，剂型因素对药效学与药动学有着重要影响；除了药物本身的性质和作用外，具体剂型也直接影响着该药的临床效果。如硝酸甘油舌下片能透过舌下静脉丛快速入血，避开胃肠道的吸收环节及首过效应，快速发挥疗效，较之于普通片剂有明显优势。对于吸收入血与消除速率较快的药物，片剂、胶囊剂等普通制剂无法维持稳定的血药浓度，而制成缓释、控释剂型则可有效地维持血药浓度，提高疗效。对于咀嚼功能退化的老年人，开发口腔速崩片，不用水就可以服药，给患者带来极大的方便。

（4）新技术的研究与开发　新剂型的开发离不开新技术的应用。近些年来蓬勃发展的微粉化技术、微囊化与微球化技术、固体分散技术、球晶制粒技术、包合技术、脂质体技术、胶束技术、微乳与纳米乳制备技术、亚微粒与纳米粒制备技术、抑苦掩味技术、粉体改性技术、防潮技术等为新剂型的开发和制剂质量提高奠定了基础。此外，一些质量评价技术也得到了可喜的发展，如在线检测技术、计算机分子模拟技术、热分析技术、小动物活体成像技术等。

（5）新辅料的研究与开发　没有辅料，就没有剂型。辅料与剂型紧密相连，新辅料的研制对新剂型与新技术的发展起着关键作用。乙基纤维素（EC）、丙烯酸树脂系列（Eu RS100、Eu RL100等）、醋酸纤维素等pH非依赖性高分子材料的出现促进了缓释、控释制剂的发展；微晶纤维素（MCC）、预胶化淀粉、低取代羟丙基纤维素（L-HPC）等辅料的开发使粉末直接压片技术实现了工业化。针对单一辅料性质的局限性，复合辅料的研制与开发成为新的亮点，如乳糖-淀粉复合辅料具备更优异的流动填充性、可压性与崩解性。

>>> 知识链接 ●---

药剂辅料

药剂辅料在药剂学领域占有重要地位，对于药物新剂型、新制剂开发有着重要作用。近年来，随着药学领域新兴学科的确立，化学工业，特别是高分子化学工业的发展，有力地推动了药物新剂型、新制剂及新辅料的研究、开发和应用。药剂新辅料的开发和应用已成为发展医药工业的关键之一。这也是发达国家高度重视新辅料的开发和应用，新辅料、新配方、新剂型、新制剂不断涌现的原因所在。展望未来，药剂辅料的发展趋势，将是生产专业化，品种系列化，服务优质化；优良缓释与控释材料、优良肠溶与胃溶材料、无毒高效透皮促进剂与靶向制剂材料、无毒高效药物载体与适合多种药物制剂需要的复合辅料等，将是药剂辅料研究与开发的重点；药剂辅料的蓬勃发展，将在药物新剂型开发中发挥更大作用，将取得更佳社会效益与经济效益。

---●

（6）中药新剂型的研究与开发　中医药是中华民族的宝贵遗产，运用现代科学技术和方法实现中药制剂现代化，是中医药走向世界的必经之路。经过近几十年的现代研究，中药制剂已从传统剂型迈进常规剂型的行列，先后发展了注射剂、颗粒剂、片剂、胶囊剂、滴丸剂、栓剂、软膏剂、气雾剂等20多种新剂型。20世纪末，随着制剂技术的发展，肠溶制剂，经皮给药系统，口服缓释、控释制剂，靶向给药系统以及中药复方多元释药系统等新制剂技术和给药系统在中药中得到研究与应用。但由于中药化学成分复杂，原料、中间体的物理性质与化学药物存在重大差异，多成分体内过程复杂，中药新剂型

的研究与开发仍需要长期的努力。

（7）生物技术药物制剂的研究与开发　21世纪生物技术的发展为新药的研制开创了一条崭新的道路。如预防乙肝的基因重组疫苗、治疗严重贫血症的红细胞生长素、治疗糖尿病的人胰岛素、治疗侏儒症的人生长激素、治疗血友病的凝血因子等特效药都是现代生物技术药物的新产品，它们正在改变医药科技界的面貌，为人类解决疑难病症提供了最有希望的途径。基因、核糖核酸、酶、蛋白质、多肽、多糖等生物技术药物普遍具有活性强、剂量小、治疗各种疑难病症的优点，但同时具有分子量大、稳定性差、吸收性差、半衰期短等问题。寻找和发现适合于这类药物的长效、安全、稳定、使用方便的新剂型是摆在我们药剂工作者面前的艰巨任务。

（8）制剂新工艺和新设备的研究与开发　世界卫生组织提出"药品生产质量管理规范"（GMP）以来，对制剂机械和设备的发展提供了前所未有的机遇。为了获得药品质量的更大保障和安全用药，制剂生产向封闭、高效、多功能、连续化和自动化的方向发展。固体制剂生产中使用的流化床制粒机在一个机器内可完成混合、制粒、干燥，甚至包衣，因此被人们习惯上称作一步制粒机，与传统的摇摆式制粒机相比大大缩短工艺过程，减少了与人接触的机会。高效压片机的问世，使片剂的质量和产量大大提高。在注射剂的生产方面，入墙层流式注射灌装生产线、高效喷淋式加热灭菌器、粉针灌封机与无菌室组合整体净化层流装置等减少了人员走动和污染机会。

二、药剂学的基本概念

1. 药物（drugs）　凡用于预防、治疗和诊断疾病的物质称为药物，包括原料药与药品。原料药是指各种活性成分，一般不直接用于患者，因为大多数化学药物服药剂量在毫克级，除了使用灵敏的电子分析天平外是无法称量的，如阿莫西林、尼莫地平等。

2. 药品（medicines）　经国家有关部门批准生产的可用于防治与诊断疾病的原料药与制剂产品，具有药品国家标准，如法莫替丁、法莫替丁胶囊、法莫替丁注射液等。

3. 剂型（dosage form）　将原料药加工制成适合于医疗或预防应用的形式，称药物剂型，简称剂型。它是药物施用于机体前的最后形式，如散剂、颗粒剂、片剂、注射剂、溶液剂、乳剂、气雾剂等。剂型的实质是一类药物制剂的总称，如片剂是阿司匹林片、地塞米松片、尼莫地平片等药物制剂的总称。

4. 制剂（pharmaceutical preparations）　根据药品标准规定的处方，将药物加工成具有一定规格，可直接用于临床的药品，称为制剂。此外，制剂的研制过程也称制剂（pharmaceutical manufacturing）。研究制剂的理论和制备工艺的学科称为制剂学（pharmaceutical engineering）。

5. 调剂（dispensing）　按照医师处方专为某一患者配制，注明用法用量的药剂调配操作。一般在药房的调剂室中进行。研究药剂调配、服用等有关理论、原则和技术的学科称调剂学（dispensing pharmaceutics），调剂也属于药剂学的研究范畴。

6. 新药（new drugs）　未曾在中国境内上市销售的药品称为新药。

7. 处方（prescription）　系指医疗和生产部门用于药剂调制的一种重要书面文件，分为法定处方与医师处方。法定处方是指国家药品标准收载的处方；具有法律约束力，在制备或医师开写法定制剂时，均需遵照其规定。医师处方是指医师对患者进行诊断后，对特定患者的特定疾病而开写的有关药品、给药量、给药方式、给药天数以及制备等的书面凭证。

处方药（prescription drug 或 ethical drug）：系指必须凭执业医师或执业助理医师的处方才可调配、购买，并在医生指导下使用的药品。处方药可以在国务院卫生健康主管部门和药品监督管理部门共同指定的医学、药学专业刊物上介绍，但不得在大众传播媒介发布广告宣传。

非处方药（nonprescription drug）：是指不需凭执业医师或执业助理医师的处方，消费者可以自行判断购买和使用的药品。经专家遴选，由国家药品监督管理局批准并公布。在非处方药的包装上，必须印有国家指定的非处方药专有标识。在国外，又称为"可在柜台上买到的药物"（over the counter，OTC）。目前，OTC 已成为全球通用的非处方药的简称。处方药和非处方药不是药品本质属性的区分，而是管理上的界定，只是非处方药主要是用于治疗各种消费者容易自我诊断、自我治疗的常见轻微疾病。

三、药剂学的分支学科

药剂学是以多门学科的理论为基础的综合性应用技术科学，在不断发展过程中，各学科互相影响、互相渗透，形成了物理药剂学、工业药剂学、生物药剂学、药物动力学、药用高分子材料学、药用辅料学、临床药剂学等分支学科。

1. 物理药剂学 物理药剂学是运用物理化学原理、方法和手段，研究药剂学中有关处方设计、制备工艺、剂型特点、质量控制等内容的边缘科学。由于药物制剂的加工过程主要是物理过程或物理化学过程，因此，从 20 世纪 50 年代开始，物理药剂学逐渐发展起来，它的出现和发展使药剂学由经验制备迈向了科学制备。

2. 工业药剂学 工业药剂学是研究药物制剂工业生产的基本理论、工艺技术、生产设备和质量管理的科学。药物制剂从实验室研究到中试放大及工业化生产，往往需要对制备工艺、设备型号与参数进行较大调整，就需要运用工业药剂学的理论知识与实践操作。工业药剂学的基本任务即在研究剂型的基础上，强调制剂的加工技术，并能批量生产出品质优良、安全有效的制剂，以满足医疗与预防的需要。

3. 生物药剂学 生物药剂学是研究药物在体内的吸收、分布、代谢与排泄的机制及过程，阐明药物因素、剂型因素和生理因素与药效之间的关系，为合理设计剂型和制剂处方以及制备工艺等提供依据，使制剂产品的生物利用度最大限度地发挥的一门学科。在药物的处方（剂型）设计、制剂工艺以及提高生物利用度等方面进行原料药及制剂的生物药剂学性质研究，能为制剂的有效性和安全性提供科学保证，为制剂的临床使用方式提供科学依据。

4. 药物动力学 药物动力学是应用动力学原理与数学处理方法，定量描述药物在体内的吸收、分布、代谢、排泄（即 ADME）过程的"量时"变化或"血药浓度经时"变化动态规律的一门学科，它的基本分析方法和研究成果已经应用到评价药物性质、设计新型药物传递系统及评价制剂体内生物药剂学行为等研究中，成为推动药剂创新发展的基础学科。

5. 药用辅料学与药用高分子材料学 药用辅料学是应用现代科学技术，研究辅料与药物剂型、处方、制备工艺等之间的相互关系和药用辅料的开发、应用等内容的一门综合性应用技术学科。药用高分子材料学是以材料为核心，以应用为目的，融合相关学科知识，研究可用于药物制剂的各类高分子材料的来源、结构特点、性质和应用等内容的综合性学科。

6. 临床药剂学 临床药剂学（clinical pharmaceutics）是以患者为对象，研究合理、有效、安全用药等，与临床治疗学紧密联系的新学科，亦称临床药学。其主要内容包括：提供特定患者所需药品的情报（药效、毒性等）；临床用制剂和处方的研究；药物制剂的临床研究和评价；药物制剂生物利用度研究；药物剂量的临床监控；药物配伍变化及相互作用的研究等。临床药剂学的出现可使药剂工作者直接参与对患者的药物治疗活动，有利于提高临床治疗水平。

在药剂学的众多分支学科中，物理药剂学是理论基础，推动了药剂学从经验性的实践科学发展为以理论为指导的应用科学；工业药剂学是核心，它以剂型为中心，研究其制备理论与实践，提供用于治疗、预防、诊断用的各种制剂产品；生物药剂学和药物动力学是剂型设计的依据，指导着剂型与给药途径的选择，强调了药物剂型的生物学意义；药用辅料学与药用高分子材料学是剂型成型的基础，没有药用辅料，就没有剂型；临床药剂学为合理、安全用药提供了实践与应用的依据，有利于临床治疗水平的提高。

≫ 第二节 药剂学历史沿革

一、我国药剂学发展的历史沿革

中药药剂的起源可追溯至夏商时期，伊尹首创汤剂，总结了《汤液经》，为我国最早的方剂与制药技术专著。秦汉时期诞生的《黄帝内经》是我国现存最早的经典著作，提出了"君、臣、佐、使"的组方原则，记载了汤、丸、散、膏、药酒等不同剂型。东汉时期成书的《神农本草经》在序例中提出了依据药物性质选择剂型的原则。

稍晚的张仲景在《伤寒杂病论》中记载了煎剂、丸剂、散剂、浸膏剂、软膏剂、酒剂、栓剂、脏器制剂等十余种剂型及其制备方法。晋代葛洪著有《肘后备急方》八卷，首次提出"成药剂"的概念，主张批量生产贮备，供急需之用，并记载了铅硬膏、蜡丸、锭剂、条剂、药膏剂、灸剂、熨剂、饼剂、尿道栓剂等剂型。梁代陶弘景在《本草经集注》中提出了依据病情选择剂型的原则，提出"合药分剂料理法则"，并规定了汤、丸、散、膏、药酒的制作常规，实为制剂工艺规程的雏形。

唐代颁布了我国第一部官修本草——《新修本草》，具药典性质；孙思邈编撰的《备急千金要方》设有制药总论专章，叙述了制药理论、工艺和质量问题，促进了中药药剂学的发展。《太平惠民和剂局方》是我国最早的一部国家制剂规范，是中药药剂发展史上的一个里程碑。明代李时珍《本草纲目》中收载剂型近 40 种，是对我国 16 世纪以前本草学的全面总结，对方剂学、药剂学等学科都有重大贡献。鸦片战争后，随着西方科学技术与医药的传入，出现了"中西药"并存的局面，开始利用西方科学技术研究中药。1938 年，杨叔澄编著出版《中国制药学》，在上编中对制药学总论及丸、散、膏、丹、酒、露、胶、锭剂的制法、成药贮藏等进行了详细论述。值得一提的是，抗战时期太行山根据地诞生了柴胡注射液，开创了中药注射剂的先河。

中华人民共和国成立后，确立了优先发展原料药的制剂工业发展方针，促进了我国的医药工业迅速发展。改革开放后，传统剂型的比例逐渐降低，片剂成为固体制剂的主流；液体制剂中的口服液、乳剂、注射剂、气雾剂等也逐渐兴盛。中药制剂达到了第二代制剂水平，化药制剂达到了二、三代制剂水平。缓释、控释制剂，透皮给药制剂的新产品上市，脂质体、微球、纳米粒等靶向、定位给药系统的研究也取得了可喜进展。在药用辅料的研究方面，粉末直压辅料、优质黏合剂、崩解剂、优质表面活性剂、薄膜包衣材料等实现了国产化。在制药装备方面，引进消化了喷雾干燥机、一步制粒机、粉末直接压片机、高速压片机、胶囊填充机、挤出滚圆机、振动磨等新型装备。通过空气净化技术与 GMP 的实施使制剂的制备工艺规范有序，质量显著提高。

需要指出的是，我国药剂学的科学研究已接近世界先进水平；但生产实践还存在部分短板，需要在辅料生产、材料加工、装备制造、数字化控制，生产管理等方面继续努力。

二、国外药剂学发展的历史沿革

国外药剂学发展最早的是埃及与巴比伦王国，《伊伯氏纸草本》是约公元前 1552 年的著作，记载有散剂、硬膏剂、丸剂、软膏剂等许多剂型，并有药物的处方和制备方法等。被西方各国认为是药剂学鼻祖的格林（Galen，公元 131—201 年）是罗马籍希腊人，在格林的著作中记述了散剂、丸剂、浸膏剂、溶液剂、酒剂等多种剂型,人们称之为"格林制剂",至今还在一些国家应用。在格林制剂等基础之上发展起来的现代药剂学已有 150 余年的历史。1843 年 Brockedon 制备了模印片;1847 年 Murdock 发明了硬胶囊剂;1876 年 Remington 等发明了压片机,使压制片剂得到迅速发展;1886 年 Limousin 发明了安瓿,使注射剂得到了迅速发展。

19 世纪西方科学和工业技术蓬勃发展,制药机械的发明使药剂生产的机械化、自动化得到了迅猛发展。随着科学技术与基础学科的发展,学科的分工越来越细,从而以剂型和制备为中心的药剂学也成为一门独立学科。20 世纪 50 年代,物理化学的一些理论应用于药剂学,建立了剂型的形成与制备理论,如药物稳定性、溶解理论、流变学、粉体学等,进一步促进了药剂学的发展。20 世纪 60~80 年代,药物体内过程的研究表明,药物经历了吸收、分布、代谢和排泄过程;体内血药浓度的经时过程、生物利用度以及药效的研究结果表明,药效不仅与药物本身的化学结构有关,而且与药物的剂型有关,甚至在一定条件下剂型对药效具有决定性影响。生物药剂学与药物动力学的发展为新剂型的开发提供了理论依据。新辅料、新工艺和新设备的不断出现,也为新剂型的制备、制剂质量的提高奠定了十分重要的物质基础。

现代药物制剂的发展可分为四个时代,虽然各个时代不能截然区分,但基本反映了制剂发展的阶段性和层次特点。

第一代:常规的散剂、片剂、胶囊、注射剂等,约在 1960 年前建立;其特点是以工艺学为主,生产以手工为主,质量以定性评价为主。

第二代:缓释长效制剂,工艺学研究提高到以物理化学为基础理论指导,生产以机械化为主,质量控制以定性、定量结合。

第三代:控释制剂,工艺学研究不仅有体外的理化指标,还有体内的生物学指标,既要实现体外的成型、稳定、可控、使用方便,还要保证体内的安全有效。

第四代:靶向制剂,其特点是通过制剂学手段将药物导向靶区,防止或避免对正常细胞的作用,以获得减毒增效的最佳治疗效果,这个时期是把临床药剂学的知识与理论落实到剂型设计与个性化给药上。

此外,有学者将应答式给药系统称为第五代制剂,即借助发病机制与病理过程变化的关键环节产生的信息来控制或自动调节药物释放的给药系统,使用药更加准确化、理想化。

制剂的分代不是绝对的,也不意味着后代完全替代前代,而是新一代制剂丰富了前一代的内容,前一代制剂的提高促进后一代制剂的发展,并在相当长时间内,普通、长效、控释与靶向制剂同时并存发展。

◎ 第三节　药物剂型与药物传递系统

一、药物剂型的重要性与选择原则

一般地,原料药不能直接使用,需要将其制成特定的剂型。剂型是药物的传递体,将药物输送到体内,发挥疗效,是临床应用的最终形式;应依据药物的性质与疾病治疗的需要选择剂型。

1. 剂型与给药途径相适应　纵观人体,可以找到近二十个给药途径,如口腔、舌下、颊部、胃肠道、直肠、子宫、阴道、尿道、耳道、鼻腔、咽喉、支气管、肺部、皮内、皮下、肌内、静脉、动脉、皮肤、眼等。口服给药可选择片剂、胶囊剂、溶液剂、乳剂、混悬剂等;皮肤给药多用软膏剂、贴剂、液体制剂;注射给药必须选择液体制剂,包括溶液剂、乳剂、混悬剂等。总之,药物剂型必须与给药途径相适应。

2. 剂型对药理作用的影响 剂型不同，治疗作用不同。部分药物口服、注射或透皮吸收的药理作用会产生差异。如硫酸镁通过口服剂型给药能发挥泻下作用，但5%注射液静脉滴注，却能抑制大脑中枢神经，有镇静、镇痉作用。石膏做汤剂内服具有解热作用，但外用却能收湿敛疮。

剂型不同，治疗速度不同。散剂、丸剂、片剂、胶囊剂等固体制剂口服给药后，需经过崩解、分散、溶解后才能透过生物膜被吸收。散剂比表面积大，不需崩解溶散，即可释放药效成分，故吸收快于丸、片、胶囊。注射剂直接经血管给药，避开了胃肠道的吸收环节，治疗速度明显快于一般的口服制剂，多用于急救。

剂型不同，不良反应不同。氨茶碱治疗哮喘病效果很好，但有引起心跳加快的不良反应，制成栓剂则可消除这种不良反应；缓释、控释制剂能保持血药浓度平稳，避免血药浓度的峰谷现象，从而降低药物的不良反应。

剂型不同，作用靶向性不同。药物制成结肠靶向制剂后能避免在胃、十二指肠中溶解释放，将药物送至结肠，发挥疗效。脂质体、微球等静脉注射后会被网状内皮系统的巨噬细胞所吞噬，使药物富集于肝、脾等器官，起到肝、脾的被动靶向作用。

二、药物剂型的分类

1. 按物态分类 将剂型分为固体、半固体、液体和气体等几大类。固体剂型如散剂、颗粒剂、丸剂、片剂等；半固体剂型如内服膏滋、软膏剂、糊剂等；液体剂型如汤剂、合剂、糖浆剂、酒剂、露剂、注射液等；气体剂型如气雾剂、烟剂等。

由于物态相同，其制备特点和医疗效果亦有相似之处。如固体剂型多需经粉碎和混合；半固体剂型多需熔化和研匀；液体剂型多需提取、溶解。疗效方面以液体、气体剂型为最快，固体剂型较慢。这种分类法在制备、贮藏和运输上有一定指导意义。

2. 按给药途径分类 经胃肠道给药的剂型：汤剂、合剂、糖浆剂、煎膏剂、酒剂、流浸膏剂、散剂、颗粒剂、丸剂、片剂、胶囊剂等，还包括经直肠给药的灌肠剂、栓剂等。

不经胃肠道给药的剂型：①注射给药的，有注射剂（包括肌内注射、静脉注射、皮下注射、皮内注射及穴位注射等）；②皮肤给药的，有软膏剂、膏药、橡胶膏剂、糊剂、搽剂、洗剂、涂膜剂等；③黏膜给药的，有滴眼剂、滴鼻剂、含漱剂、舌下片、栓剂、膜剂等；④呼吸道给药的，有气雾剂、烟剂等。

这种分类方法与临床用药结合得比较紧密，并能反映给药途径与方法对剂型制备的特殊要求。缺点是往往一种剂型，由于给药途径或方法的不同，可能多次出现，使剂型分类复杂化，同时这种分类方法亦不能反映剂型的内在特性。

此外，可根据制剂进入人体后的释药行为、作用趋向，将剂型分为速释、缓释、控释、靶向制剂等几类。速释制剂如滴丸、分散片、泡腾片，缓释制剂如缓释片、缓释胶囊，控释制剂如渗透泵片，靶向制剂如靶向给药乳剂、毫微型胶囊。

3. 按分散系统分类 此法按剂型分散特性分类，便于应用物理化学原理说明各类剂型的特点。分类如下。

溶液类剂型：如芳香水剂、溶液剂、露剂、甘油剂及部分注射剂等。胶体溶液类剂型：如胶浆剂、火棉胶剂、涂膜剂等。乳浊液类剂型：如乳剂、静脉乳剂、部分搽剂等。混悬液类剂型：如合剂、洗剂、混悬剂等。气体剂型：如气雾剂等。固体剂型：如散剂、丸剂、片剂等。

这种分类法最大的缺点是不能反映用药部位与方法对剂型的要求，甚至一种剂型由于辅料和制法的不同而必须分到几个分散系统中去，因而无法保持剂型的完整性，如注射剂中有溶液型、混悬型、乳浊型及粉针型等，合剂、软膏剂也有类似情况。此外，中药汤剂可同时包含有真溶液、胶体溶液、乳浊液和混悬液。

4. 按制法分类 将主要工序采用同样方法制备的剂型列为一类。例如，浸出药剂是将用浸出方法制备的汤剂、合剂、酒剂、酊剂、流浸膏剂与浸膏剂等归纳为一类。无菌制剂是将用灭菌方法或无菌操作法制备的注射剂、滴眼液等列为一类。这种分类法有利于研究制备的共同规律，但归纳不全，而且某些剂型随着科学的发展会改变其制法，故有一定局限性。

剂型分类方法各有特点，但均不完善，或不全面，各有其优缺点。因此，本书根据医疗、生产实践、教学等方面的长期沿用习惯，采用综合分类的方法。

三、药物传递系统

随着生物药剂学和药物动力学的发展，人们认识到了药物以及不同剂型的药物在体内的变化过程。从而药剂工作者把目光聚焦于提高药效，降低不良反应的剂型设计中，提出了药物传递系统（drug delivery system，DDS）的概念，即"应用现代制剂技术（膜控释、脂质体、毫微囊与微球制备、血细胞包封、单克隆抗体等生物工程技术等）和高分子材料或聚合物，将药物分散在结构特殊、复杂而巧妙的体系中，以达到预期方式、速率释出药物并输送至期望部位或靶位的不同给药途径的药物制品"。其设计理念是：把药物在必要的时间、以必要的量、输送到必要的部位，以产生最大的疗效和最小的不良反应。DDS 作为创新制剂，需 3 种基本功能：时间的控制，即控制药物释放速度；量的控制，即改善药物的吸收量；部位的控制，即靶向给药。

DDS 的出现，源于新型辅料、新型制备技术及装备、物理药剂学理论的发展与完善；它促进了药物剂型的飞速发展，创新了药剂学的研究理念；大大降低了药物的不良反应，提高了患者服用的顺应性。DDS 的研究依据与内容如下。

（1）缓释、控释给药系统　过高的浓度可产生中毒，过低的浓度无治疗效果等，为合理设计剂型提供科学依据，其相应的产物是缓释、控释制剂，使血药浓度保持平缓，这是 DDS 的初期发展阶段，也是目前 DDS 上市品种的主流。

（2）靶向给药释药　当药物到达病灶部位时才能发挥疗效，其他部位的药物不起治疗作用甚至产生不良反应。使药物浓集于病灶部位，尽量减少其他部位的药物浓度，不仅有效地提高药物的治疗效果，而且可以减少不良反应。这对癌症、炎症等局部部位疾病的治疗具有重要意义。病灶部位可能是有病的脏器或器官，也可能是细胞或细菌等。常以脂质体、微囊、微球、微乳、纳米囊、纳米球等作为药物载体进行靶向性修饰是目前制剂研究 DDS 的热点之一。

（3）自调式给药系统　近代的时辰药理学研究指出有节律性变化的疾病，如血压、激素的分泌、胃酸等，可根据生物节律的变化调整给药系统，如脉冲给药系统、择时给药系统，已取得了较好效果。自调式给药系统（self-adjusted system）是一种依赖于生物体信息反馈，自动调节药物释放量的给药系统。对于胰岛素依赖的糖尿病患者来说，根据血糖浓度的变化控制胰岛素释放的 DDS 的研究倍受关注。

（4）经皮给药系统　1974 年起全身作用的东莨菪碱透皮给药制剂开始上市，1981 年由美国食品药品管理局（FDA）将硝酸甘油透皮吸收制剂批准作为新药，从此对透皮吸收制剂作为透皮药物的传递系统（transdermal drug delivery system，TDDS）得到了迅速发展。透皮给药系统是指通过皮肤表面给药，以达到局部或全身治疗作用的一种给药新途径，是继片剂、注射剂之后第三代药物制剂开发研究的重点和热点之一。透皮给药比较安全、没有肝脏首过效应等特点，但透皮吸收量有限，因此应选择适宜的药物、适宜的透皮吸收促进剂、适宜的促透方式和适宜的制备技术等。

（5）生物技术给药系统　随着生物技术的发展，多肽和蛋白质类药物制剂的研究与开发已成为药剂学研究的重要领域，也给药物制剂带来新的挑战。生物技术药物多为多肽和蛋白质类，性质不稳定，极易变质；另一方面，药物对酶敏感又不易穿透胃肠黏膜，因此多数药物以注射给药。为使用方便和提高患者的顺应性（compliance），药学工作者正致力于其他给药系统的研究，如鼻腔、口服、直肠、口腔、透皮和肺部给药等，虽然上市品种很少，但具有潜在的研究价值和广阔的应用前景。目前基因治疗也受到广泛的关注，如采用纳米粒或纳米囊包裹基因或转基因细胞是生物材料领域中的新动向。如果该研究获得成功，将使基因治疗和药物治疗向简便、实用方向迈进，不仅可用于各种恶性肿瘤的治疗，也为许多基因缺陷性疾病和其他疾病的治疗提供一种全新的生物疗法。

（6）黏膜给药系统　黏膜存在于人体各腔道内，除局部用药的黏膜制剂外，作为全身吸收药物的途径日益受到重视。特别是口腔、鼻腔和肺部三种途径的给药，对避免药物的首过效应、避免胃肠道对药物的破坏、避免某些药物对胃肠道的刺激具有重要意义。此外，近年来发现鼻腔给药后部分药物能借助视神经进入嗅球，可绕开血 - 脑屏障，将药物递至脑内，为脑卒中患者的救治带来了福音。

综上，DDS的研究目的：以适宜的剂型和给药方式，用最小的剂量达到最好的治疗效果。

第四节　药物制剂的原料与辅料

药物制剂是由活性成分的原料和相对惰性的辅料所组成的，因此，原料与辅料是制剂生产中必不可少的重要组成部分。

一、药物制剂的原料

1. 原料的分类（按《中国药典》通则的概念表述）　原料药物系指用于制剂制备的活性物质，包括中药、化学药、生物制品原料药物。中药原料药物系指饮片、植物油脂、提取物、有效成分或有效部位；化学药原料系指化学合成，或来源于天然物质或采用生物技术获得的有效成分（即原料药）；生物制品原料药物系指生物制品原液或将生物制品原液干燥后制成的原粉。

2. 化学药物原料的制剂前评价　对于化学药物而言，在进行制剂研究之前，除药物活性研究评估外，需进行制剂前评价（evaluation on pre - preparation，又称处方前研究）。制剂前评价，系指利用制剂的或分析的方法对剂型进行预测研究与辅助研究。通过制剂前评价，可以反映出药物基本的理化性质及药物与溶媒、辅料结合后的理化性质。随着生物药剂分类系统的提出（bio - pharmaceutics classification system，BCS），根据药物溶解性及渗透性预测药物的体内过程成为制剂前评价的重要内容。这些经过专门设计的实验，在新药的剂型设计及老药的剂型改进中已逐步成为常规化的研究项目。开展原料的制剂前评价，有助于发现药物在溶解与吸收方面的固有缺陷，有利于指导剂型与辅料的选择及制备工艺的优化以及确定原料药物的稳定性与包装及储存条件。

制剂前评价的研究内容较多，就化学药物而言，一般包括化合物的理化性质（名称、分子式、分子量、结构式、衍生物及杂质的种类与比例、颜色、气味）、热效应、湿度分析、晶型分析、粒度分析、光谱（红外、药物溶液的紫外、碳谱、氢谱、质谱等）、pK_a、溶解性、油水分配系数及稳定性试验（固体/溶液对温度、光照、pH 的稳定性及药物与辅料的相容性等）。对于具体研究而言，可根据试验条件及研究需要灵活取舍。

二、药物制剂的辅料

1. 辅料的概念　药用辅料系指生产药品和调配处方时使用的赋形剂和附加剂，是用以保持制剂的稳定性、安全性或均一性，或为适应制剂特性以促进溶解、缓释等目的而添加的物质。辅料在药剂学中具有独特的地位和作用，它不仅是原料药物制剂成型的物质基础，而且与制剂工艺过程的难易、药品的质量、给药途径、作用方式与释药速度、临床疗效等密切相关。因此，可以说"没有辅料就没有制剂"。

2. 辅料的作用 在药剂学中使用辅料的目的主要有以下4点。

有利于制剂形态的形成：如液体制剂中加入溶剂；片剂中加入稀释剂、黏合剂；软膏剂、栓剂中加入基质等使制剂具有形态特征。

使制备过程顺利进行：液体制剂中加入助溶剂、助悬剂、乳化剂等；固体制剂中加入助流剂、润滑剂可改善物料的粉体性质，使固体制剂的生产顺利进行。

提高药物的稳定性：如化学稳定剂、物理稳定剂（助悬剂、乳化剂等）、生物稳定剂（防腐剂）等。

调节有效成分的作用或满足生理要求：如使制剂具有速释性、缓释性、肠溶性、靶向性、热敏性、生物黏附性、体内可降解的各种辅料；还有生理需求的缓冲剂、等渗剂、矫味剂、止痛剂、色素等。

3. 新辅料的发展 随着科学技术的发展、社会的进步，优质、多功能的药用辅料也得到了充分的发展，从而使药物制剂的新剂型与新技术也得到进一步的开发与应用。

在液体药物制剂中，表面活性剂、助悬剂和乳化剂的作用早已为人所共识，除了聚山梨酯、聚山梨坦（司盘）、十二烷基硫酸钠等常用表面活性剂以外，泊洛沙姆、磷脂、聚氧乙烯蓖麻油等的出现为静脉乳的制备提供了更好的选择。

在固体药物制剂中，羧甲基淀粉钠（CMS－Na）、交联聚维酮（交联PVP）、交联羧甲基纤维素钠（交联CMC－Na）、低取代羟丙基纤维素（L－HPC）等具有超级崩解剂之称，是分散片、速崩片成型的重要基础。微晶纤维素、可压性淀粉、乳糖的出现推动了制粒压片向粉末直压的发展，大大简化了制剂工艺。

在皮肤给药制剂中，氮酮、二甲基亚砜、桉叶醇、肉豆蔻酸异丙酯等化学透皮吸收促进剂的问世使药物透皮吸收制剂的研究更加活跃，有不少产品上市。

在注射剂中，聚乳酸（PLA）、聚乳酸－聚乙醇酸共聚物（PLGA）等体内可降解辅料的出现使注射剂的迅速作用特点有了新的发展，开发了每1~3个月用药一次的新型长时间缓释注射剂。

近年来，功能化辅料的出现为新剂型的研究提供了强劲的动力。如磁性介孔二氧化硅复合材料在靶向药物传递中有特别的应用，磁定位能持续引导药物至病变部位直至治疗完成，然后在外界磁场作用下移除药物；超顺磁纳米粒子在交变磁场中产热，能够达到癌症的热疗温度。

此外，传统观念一直认为辅料是惰性的，没有生理活性。但近年来的研究颠覆了传统认识。如在自乳化给药系统中加入适量阳离子物质（如苯甲酸、油胺），能使乳滴带正电，显著促进乳滴的吸收。而辅料的不良反应同样明显，需高度关注。如使用聚山梨酯80作增溶剂的注射剂易发生溶血反应，滴眼液中的阳离子表面活性剂苯扎溴铵在长时间使用时会对眼角膜造成不可逆转的损伤。

总之，辅料的应用不仅仅是制剂成形以及工艺过程顺利进行的需要，而且是多功能化发展的需要。新型药用辅料对于制剂性能的改良、生物利用度的提高及药物的缓释、控释等都有非常显著的作用。因此，药用辅料的更新换代越来越成为药剂工作者关注的热点。为了适应现代化药物剂型和制剂的发展，药用辅料将继续向安全性、功能性、适应性、高效性等方向发展，并在实践中不断得以广泛应用。

◈ 第五节 药剂学工作的依据

从事药剂学工作必须遵循国家药品标准及相关管理法规，以确保工作的科学、规范、合理。

一、药典

药典（Pharmacopoeia）是一个国家记载药品标准、规格的法典，一般由国家药典委员会组织编纂、出版，并由政府颁布、执行，具有法律约束力。药典收载的品种是那些疗效确切、副作用小、质量稳定的常用药品及其制剂，并明确规定了这些品种的质量标准，在制剂通则中还规定了各种剂型的有关标准、检查方法等。

由于医药科技水平的不断提高，新的药物和新的制剂不断被开发，新的药品检验方法不断产生，而一些有问题的药品需要被淘汰删除，因此，各国的药典经常需要修订；例如，日本和中国的药典每五年修订出版一次。在新版药典出版前，往往由国家药典委员会编辑出版增补本，以利于新药和新制剂在临床的应用，这种增补本与药典具有相同的法律效力。显然，药典在保证人民用药安全有效，促进药物研究和生产上起到重要作用。

1. 中国药典　《中华人民共和国药典》简称《中国药典》，是依据《中华人民共和国药品管理法》组织制定和颁布实施，是国家监督管理药品质量的最高法定技术标准。药典在一定程度上反映了国家药物生产、医疗和科技的水平，也基本反映了临床用药的实际情况，在保证用药有效、安全，促进药物研究和生产上起到重大作用。新中国成立后，已颁发了 11 版药典（1953 年版、1963 年版、1977 年版、1985 年版、1990 年版、1995 年版、2000 年版、2005 年版、2010 年版、2015 年版、2020 年版），每一版药典的收载品种、质量标准、检测水平均在前版药典的基础上有大幅度提高。

现行版《中国药典》为 2020 年版，分为一、二、三、四部。一部收载药物与饮片、植物油脂和提取物、成方制剂和单味制剂等，品种共计 2711 种。二部收载化学药品、抗生素、生化药品以及放射药品等，品种共计 2712 种。三部收载生物制品 153 种。四部收载通则总计 361 个，药用辅料 335 种。每部均由凡例、正文、索引等几个部分组成。

凡例是解释和使用《中国药典》正确进行药品质量检定的基本原则，是对药典正文、附录及质量检定有关共性问题的统一规定，因此，凡例具有通用性、指导性作用，例如中药材及制剂叙述的项目、基本内容，采用的法定计量单位，与检验有关的术语等。

正文是药典的主要内容，是按照批准的处方来源、生产工艺、贮藏运输条件等所制定的，用以检测药品质量是否达到用药要求，并衡量其质量是否稳定均一的技术规定。正文内容根据品种和剂型的不同设项目。二部化学药设 17 个项目：品名、有机药物的结构式、分子式与分子量、来源或有机药物的化学名称、含量或效价规定、处方、制法、性状、鉴别、检测、含量或效价测定、类别、规格、贮藏、制剂标注、杂编信息等。

索引是为了便于查阅本药典，一部设有中文索引、汉语拼音索引、拉丁名索引和拉丁学名索引，二部设有中文索引与英文索引。

2. 国外药典　据不完全统计，世界上已有近 40 个国家编制了国家药典，另外还有 3 种区域性药典和世界卫生组织（WHO）编制的《国际药典》等，其中最具国际影响力的是《美国药典》《英国药典》《日本药局方》《欧洲药典》与《国际药典》。

《美国药典》（U. S. Pharmacopoeia，USP）由美国药典委员会编辑出版，于 1820 年开始出版发行。美国《国家处方集》（National Formulary，NF）于 1883 年开始出版发行。两者于 1980 年起合并，成为唯一由美国食品药品管理局（FDA）强制执行的法定标准。《美国药典/国家处方集》每年出版一次，现行版为 USP - NF 2023，Issue 2，于 2023 年 2 月发布，2023 年 8 月 1 日生效，是世界上规模最大的一部药典。

《英国药典》（British Pharmacopoeia，BP）是英国药品委员会的正式出版物，是英国制药标准的重要来源。《英国药典》出版周期不定，于 1864 年出第一版。该药典从 1980 年版开始改为两卷本。第一卷收载绪论、通则和原料药品以及红外对照图谱等；第二卷收载各类药品制剂、血液制品、免疫制品、放射性药品、手术用品以及附录和索引等。《英国药典》现行版为 2023 版（BP 2023）共 6 卷。

《日本药局方》（The Japanese Pharmacopoeia，JP），由日本药典委员会编写，日本政府的厚生劳动省发布。于 1886 年《日本药局方》出第一版（JP 1）。现行版为"第十八版日本药局方"（JP 18）。战后几乎每隔 5 年出版改正的新药典，第十五版与美国药典、英国药典进行协调，文本中注明与英国/美国药典统一的部分和未统一的部分等，推动了药典国际协调的进程。此外，日本药局方是除《中国药典》之外收载各类中药品种较多的药典之一。

《欧洲药典》（European Pharmacopoeia，EP），1963 年欧洲共同体各国共同商定编订《欧洲药典》，第一版于 1969 年发行，分 3 卷陆续出版发行。最新版为《欧洲药典》第十一版，即 EP11.0，于 2023 年 1 月开始生效。

《国际药典》（International Pharmacopoeia，IP）是由联合国世界卫生组织综合世界各国药品质量标准和质量控制方法而编写，其特殊之处在于各国编定药品规范时可作为技术参考文献，并不具有法律约束力。最新版为《国际药典》第十版。

二、国家药品标准

国家药品标准是指国家药品监督管理部门颁布的《中国药典》、药品注册标准和其他药品标准，其内容包括质量指标、检验方法以及生产工艺等技术要求。

国家药品注册标准，是指国家药品监督管理部门批准给申请人特定药品的标准，生产该药品的生产企业必须执行该注册标准，但也属于国家药品标准范畴。

目前药品所有执行标准均为国家注册标准，主要包括：药典标准，原卫生部中药成方制剂一至二十一册，原卫生部化学、生化、抗生素药品第一分册，原卫生部药品标准（二部）一至六册，原卫生部药品标准藏药第一册、蒙药分册、维吾尔药分册、新药转正标准册（正不断更新）、国家药品标准化学药品地标升国标一至十六册、国家中成药标准汇编、国家注册标准、进口药品标准。

我国有约 9000 个药品的质量标准，过去有省、自治区和直辖市的卫生健康主管部门批准和颁发的地方性药品标准。国家药品监督管理部门已经对其中临床常用、疗效确切的品种进行质量标准的修订、统一、整理和提高，并入到《国家药品标准》，称为《新药转正标准》，并于 2006 年取消了地方标准。

三、药品管理法规

1. 中华人民共和国药品管理法　《中华人民共和国药品管理法》（简称《药品管理法》）是专门规范药品研制、生产、经营、使用和监督管理的法律。《药品管理法》的宗旨是加强药品监督管理，保证药品质量，保障人体用药安全，维护人民身体健康和用药的合法权益。我国第一部《药品管理法》自 1985 年 7 月 1 日起实施。2019 年 12 月 1 日起颁布施行了新修订的《药品管理法》。2002 年 9 月 15 日起又颁布实施了《药品管理法实施条例》，根据 2016 年 2 月 6 日发布的国务院令第 666 号《国务院关于修改部分行政法规的决定》第一次修订，根据 2019 年 3 月 18 日《国务院关于修改部分行政法规的决定》第二次修订，对《药品管理法》的有关规定进行了比较全面的具体化，使更具有针对性和操作性，对全面贯彻执行《药品管理法》，保证药品质量，维护人民身体健康和使用药品的合法权益，起到十分重要的作用。

2. 药品注册管理办法 药品注册是指国家药品监督管理局根据药品注册申请人的申请，依照法定程序，对拟上市销售药品的安全性、有效性、质量可控性等进行审查，并决定是否同意其申请的审批过程。药品注册管理办法是为了保证药品的安全、有效和质量可控，规范药品注册行为而制定的管理办法，在我国境内申请药物临床试验、药品生产和药品进口，以及进行药品审批、注册检验和监督管理，均适用本办法。

为了规范新药的研制，加强新药的审批管理，卫生部于 1985 年 7 月 1 日发布了《新药审批办法》。1992 年 9 月 1 日又发布了《有关中药部分的修订和补充规定》。1998 年我国组建国家药品监督管理局后，对《新药审批办法》进行了修订，并于 1999 年 5 月 1 日起施行；又于 2002 年 12 月 1 日起施行了《药品注册管理办法》（试行）。其后国家药品监督管理局于 2020 年 7 月 1 日颁布施行了新的《药品注册管理办法》。

3. 药品生产质量管理规范（GMP） GMP 是 "Good Manufacturing Practice" 的缩写，中文译为《药品生产质量管理规范》。GMP 是药品生产和质量管理的基本准则，适用于药品制剂生产的全过程、原料药生产中影响成品质量的关键工序。实施 GMP 的目的就是为了使患者能得到优良的药品，其不仅仅是通过最终的检验来达到，而是在药品生产的全过程，实施科学的全局管理和严密的监控以获得预期质量的药品。

GMP 的检查对象包括人、生产环境及制剂生产的全过程。"人"是实行 GMP 管理的软件，也是关键的管理对象，而"物"是 GMP 管理的硬件，是必要条件，缺一不可。

GMP 最初由美国坦普尔大学 6 名教授编写制订，1963 年美国 FDA 以法令形式正式加以颁布。我国从 20 世纪 80 年代开始引入 GMP 概念，在医药企业中推行。1988 年正式颁布 GMP，1992 年、1998 年、2010 年先后三次进行了修订。现行 GMP 为 2011 年 3 月 1 日起施行的《药品生产质量管理规范（2010年修订)》。

4. 药品非临床研究质量管理规范（GLP） GLP 是 "Good Laboratory Practice" 的缩写，中文译为《药品非临床研究质量管理规范》，其目的是为提高药物非临床研究的质量，确保实验资料的真实性、完整性和可靠性，保障人民用药安全而制定的管理规范。

GLP 适用于为申请药品注册而进行的非临床研究。非临床研究，系指为评价药物安全性，在实验室条件下，用实验系统进行的各种毒性试验，包括单次给药的毒性试验、反复给药的毒性试验、生殖毒性试验、致突变试验、致癌试验、各种刺激试验、依赖性试验，以及药品安全性的评价有关的其他毒性试验。

我国现行的 GLP 为 2023 年 7 月 1 日起施行的《药品非临床研究质量管理规范》。GLP 对药物非临床安全性评价研究机构的组织机构和人员、实验设施、仪器设备和实验材料、标准操作规程、研究工作的实施、资料档案、监督检查等七个方面进行了详细的规定，药物非临床安全性评价研究机构必须遵循本规范。

5. 药品临床试验管理规范（GCP） GCP 是 "Good Clinical Practice" 的缩写，中文译为《药品临床试验管理规范》，其目的是为保证药物临床试验过程规范，结果科学可靠，保护受试者的权益并保障其安全而制定的管理规范，是临床试验全过程的标准规定。

我国现行 GCP 为 2020 年 7 月 1 日起施行的《药品临床试验质量管理规范》。GCP 的内容包括临床试验前的准备与必要条件，受试者的权益保障，试验方案，研究者、申办者、监察员的职责，记录与报告，数据管理与统计分析，试验用药品的管理，质量保证，多中心试验等方面的详细规定，凡进行各期临床试验、人体生物利用度或生物等效性试验，均须按本规范执行。临床试验前必须经过"伦理委员会"的批准方可进行临床试验。

目标测试

答案解析

一、A1 型题（最佳选择题）

1. 研究药物制剂的基本理论、处方设计、制备工艺、质量控制和合理应用的综合性技术科学称为（　　）

    A. 药剂学　　　　　　　　B. 制剂学　　　　　　　　C. 方剂学

    D. 制剂工程学　　　　　　E. 调剂学

2. 以下关于《中国药典》2020 年版的叙述正确的是（　　）

    A. 正文中收录了制剂通则

    B. 由一部、二部、三部和四部组成

    C. 一部收载西药、二部收载中药、三部收载生物制剂、四部收载制剂通则

    D. 分一部和二部，每部均由凡例、正文、和附录三部分组成

    E. 分一部和二部，每部均由索引、正文、和附录三部分组成

3. 《药品生产质量管理规范》是药品生产和质量管理的准则，英文缩写为（　　）

    A. GLP　　　　　　　　　B. GAP　　　　　　　　　C. GCP

    D. GMP　　　　　　　　　E. GSP

4. 下列关于剂型的表述错误的是（　　）

    A. 剂型系指为适应治疗或预防的需要而制备的不同给药形式

    B. 同一种剂型可以有不同的药物

    C. 同一药物也可制成多种剂型

    D. 剂型系指某一药物的具体品种

    E. 阿司匹林片、对乙酰氨基酚片、尼莫地平片均为片剂剂型

二、X 型题（多项选择题）

5. 辅料在药剂中的作用包括（　　）

    A. 可增加药物的稳定性　　　　　　　　　B. 可调节药物的作用速度

    C. 可使药物产生靶向作用　　　　　　　　D. 可改变药物的药理作用

    E. 可控制药物的释放部位

书网融合……

思政导航

本章小结

题库

第二章　液体制剂

学习目标

知识目标

1. 掌握　液体制剂的定义、分类与特点；表面活性剂的性质与应用；增加药物溶解度的方法；溶液型液体制剂、胶体溶液、乳剂、混悬剂的定义、特点、制法、稳定性及其影响因素。

2. 熟悉　增溶剂、助溶剂、潜溶剂的定义；增溶原理；乳剂形成理论及乳化剂的选用；真溶液、胶体溶液、乳剂、混悬剂的质量要求。

3. 了解　液体制剂的包装与贮藏要求。

能力目标　通过本章的学习，能够正确分析典型液体制剂的处方，选择辅料与制备工艺，能解决非均相体系稳定性问题，具备根据药物性质进行液体制剂剂型、处方和工艺设计能力。

第一节　表面活性剂

一、表面活性剂的定义

表面活性剂（surface active agent，surfactant）系指能够显著降低两相间表面张力（或界面张力）的物质。表面活性剂的分子结构通常由非极性基团（一般为 8 个碳原子以上组成的脂肪烃链、芳烃或环烷烃）和极性基团（羧酸、磺酸、硫酸及其可溶性盐；羟基、巯基、酰胺基；醚键及羧酸酯基等）组成的化合物，具有"两亲性"。其分子结构示意图如图 2 – 1 所示。

二、表面活性剂的类型

表面活性剂按其解离情况不同可分为离子型表面活性剂和非离子型表面活性剂，其中离子型表面活性剂又分为阴离子型、阳离子型和两性离子型表面活性剂。

1. 阴离子型表面活性剂　本类表面活性剂起表面活性作用的是阴离子，主要包括高级脂肪酸盐类、硫酸化物以及磺酸化物。

几种表面活性剂的典型结构如下。

（1）高级脂肪酸盐类　系肥皂类，其分子结构通式为（$RCOO^-$）$_n M^{n+}$。脂肪酸的碳链 R 通常在 $C_{11} \sim C_{18}$ 之间，以硬脂酸、油酸、月桂酸等较常用。根据其金属离子（M^{n+}）的不同，又可分为碱金属

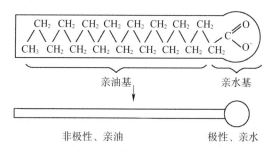

图 2 – 1　表面活性剂结构示意图

皂（一价皂）、碱土金属皂（二价皂）和有机胺皂（如三乙醇胺皂）等。

本类表面活性剂具有良好的乳化能力，但容易被酸破坏，碱土金属皂还可被钙、镁盐等破坏，电解质可使之盐析，具有一定的刺激性，一般只用于外用制剂。

（2）硫酸化物　主要指高级脂肪醇硫酸酯类，其分子结构通式为 $ROSO_3^- M^+$，其中脂肪碳链 R 在 $C_{12} \sim C_{18}$ 之间。常用的有：高级脂肪醇硫酸酯类，如十二烷基硫酸钠（月桂醇硫酸钠）、十六烷基硫酸钠（鲸蜡醇硫酸钠）、十八烷基硫酸钠（硬脂醇硫酸钠）等，其乳化能力很强，较肥皂类稳定，能耐酸和钙、镁盐，但可以与一些阳离子药物产生沉淀。主要用于外用制剂。

（3）磺酸化物　主要有脂肪族磺酸化物、烷基芳基磺酸化物等，分子结构通式分别为 $R - SO_3^- M^+$、$R - C_6H_5 - SO_3^- M^+$。其水溶性和耐钙、镁盐的能力虽比硫酸化物稍差，但不易水解，特别是在酸性水溶液中较稳定。常用的有：①脂肪族磺酸化物，如二辛基琥珀酸磺酸钠（商品名"阿洛索 - OT"）等；②烷基芳基磺酸化物，如十二烷基苯磺酸钠，广泛用作洗涤剂。

2. 阳离子型表面活性剂　本类表面活性剂分子结构中起表面活性作用的是阳离子，即分子结构中含有一个五价的氮原子，又称季铵化物。其水溶性大，在酸性或碱性溶液中均较稳定，具有良好的表面活性和杀菌作用。常用的有苯扎氯铵（洁尔灭）、苯扎溴铵（新洁尔灭）等。

3. 两性离子型表面活性剂　本类表面活性剂分子结构中同时含有阴阳离子基团，在碱性水溶液中呈现阴离子型表面活性剂的性质，具有较好的起泡性，去污力强；在酸性水溶液中则呈现阳离子型表面活性剂的性质，具有很强的杀菌能力。

（1）天然的两性离子型表面活性剂　主要有豆磷脂和卵磷脂，常用的是卵磷脂，其分子结构由磷酸酯型的阴离子部分和季铵盐型的阳离子部分组成，不溶于水，但对油脂的乳化能力很强，可制得乳滴细小而不易被破坏的乳剂，常用于注射用乳剂及脂质体的制备。

（2）合成的两性离子型表面活性剂　该类表面活性剂的阴离子主要是羧酸盐，阳离子主要是胺盐或季铵盐。由胺盐构成者即为氨基酸型，由季铵盐构成者即为甜菜碱型。氨基酸型在等电点（一般为弱酸性）时，亲水性减弱，可能产生沉淀；甜菜碱型不论在酸性、碱性或中性溶液中均易溶解，在等电点时也无沉淀，适用于任何 pH 的溶液。

4. 非离子型表面活性剂　本类表面活性剂分子结构中亲水基团与亲油基团以酯键或醚键相结合，其中亲水基团多为甘油、聚乙二醇或山梨醇等多元醇，亲油基团多为长链脂肪酸或长链脂肪醇以及烷基或芳基等。本类表面活性剂在溶液中不解离，广泛应用于外用制剂、内服制剂和注射剂。

（1）脱水山梨醇脂肪酸酯类　系由山梨醇与不同的脂肪酸构成的酯类化合物，商品名为司盘（Span）。本类表面活性剂具有较强的亲油性，常用作 W/O 型乳剂的乳化剂或 O/W 型乳剂的辅助乳化剂。

常用品种：脱水山梨醇单月桂酸酯（司盘 20）、脱水山梨醇单棕榈酸酯（司盘 40）、脱水山梨醇单硬脂酸酯（司盘 60）、脱水山梨醇单油酸酯（司盘 80）、脱水山梨醇三油酸酯（司盘 85）等。

（2）聚氧乙烯脱水山梨醇脂肪酸酯类　系在司盘类表面活性剂分子结构的剩余羟基上，结合聚氧乙烯基而成的醚类化合物，通用名为聚山梨酯，商品名为吐温（Tween）。本类表面活性剂分子中含有大量亲水性的聚氧乙烯基，具有较好的亲水性，为水溶性表面活性剂，主要用作增溶剂、O/W 型乳化剂、润湿剂和分散剂。

常用品种：聚山梨酯 20（吐温 20）、聚山梨酯 40（吐温 40）、聚山梨酯 60（吐温 60）、聚山梨酯 80（吐温 80）、聚山梨酯 85（吐温 85）等。

（3）聚氧乙烯脂肪酸酯类　系由聚乙二醇与长链脂肪酸缩合而成，商品名卖泽（Myrij）。该类表面活性剂具有很强的水溶性和乳化性，常用作 O/W 型乳剂的乳化剂。

常用品种：聚氧乙烯 40 硬脂酸酯。

（4）聚氧乙烯脂肪醇醚类　系由聚乙二醇与脂肪醇缩合而成的醚类，商品名苄泽（Brij）。

常用品种：西土马哥（由聚乙二醇与十六醇缩合而成）、平平加 O（由 15 个单位的氧乙烯与油醇形成的缩合物）及埃莫尔弗（由 20 个单位以上的氧乙烯与油醇形成的缩合物）等。

（5）聚氧乙烯 – 聚氧丙烯共聚物　系由聚氧乙烯和聚氧丙烯聚合而成。聚氧乙烯基具有亲水性，聚氧丙烯基具有亲油性，且其亲油性随着相对分子质量增大而逐渐增强。

常用品种：普朗尼克类，如普朗尼克 F – 68。

三、表面活性剂的基本性质

（一）表面活性剂的理化性质

1. 胶束和临界胶束浓度　溶液中的表面活性剂，当低浓度时，产生界面吸附而降低溶液的界面张力；当达到一定浓度后，溶液的界面吸附达到饱和，表面活性剂的分子则转入溶液中。水溶液中表面活性剂，由于亲油基团的存在，水分子与表面活性剂分子间的排斥力远大于吸引力，导致表面活性剂分子自身依靠范德华力相互聚集，形成亲油基团向内、亲水基团向外，在水中稳定分散，大小在胶体粒子范围内的胶束（图 2 – 2）。

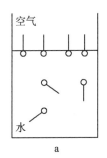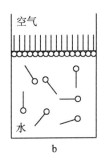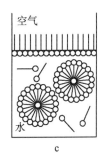

图 2 – 2　表面活性剂的表面吸附和胶束的形成过程

a. 表面活性剂低浓度时；b. 表面活性剂界面吸附；c. 表面活性剂胶束的形成

表面活性剂在溶液中开始形成胶束时的浓度，称为临界胶束浓度（critical micelle concentration，CMC）。临界胶束浓度的大小与表面活性剂的分子结构有关，强亲水性分子的 CMC 较强疏水性分子的 CMC 大。一般离子型表面活性剂的 CMC 大于非离子型表面活性剂。对于具有相同亲水基的同系列表面活性剂，若亲油基团越大，其 CMC 越小。CMC 同时受温度、pH 以及电解质等条件的影响。

临界胶束浓度反映了表面活性剂的增溶能力。通常，表面活性剂临界胶束浓度越小，其表面活性越好。

当表面活性剂在溶液中的浓度达到 CMC 时，溶液的物理性质会发生明显变化，如溶液的表面张力达到最低值，而且在一定范围内保持不变；离子型表面活性剂的导电率显著下降；渗透压在 CMC 以上时基本不变等（图 2 – 3）。

利用溶液的理化性质随表面活性剂浓度的变化可测定出 CMC。测定结果的准确性受所测定溶液性质及方法影响，此外，温度、浓度、电解质、pH 等因素也有一定影响。

2. 亲水亲油平衡值　表面活性剂分子中亲水、亲油基团对油和水的综合亲和力，称为亲水亲油平衡值（hydrophile –

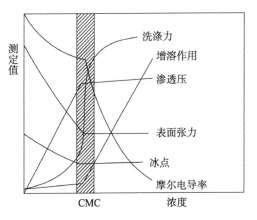

图 2 – 3　不同浓度表面活性剂水溶液的物理性质变化

lipophile balance，HLB）。

表面活性剂的 HLB 值范围限定在 0 ~ 40 之间，其中非离子型表面活性剂的 HLB 值介于 0 ~ 20 之间。表面活性剂的 HLB 值愈高，其亲水性愈强；HLB 值愈低，其亲油性愈强。常用的表面活性剂的 HLB 值见表 2 - 1。

表 2 - 1　常用表面活性剂的 HLB 值

表面活性剂	HLB 值	表面活性剂	HLB 值
阿拉伯胶	8.0	司盘 85	1.8
西黄蓍胶	13.0	卵磷脂	3.0
明胶	9.8	泊洛沙姆 188	16.0
单硬脂酸甘油酯	3.8	聚山梨酯 20	16.7
十二烷基硫酸钠	40.0	聚山梨酯 40	15.6
司盘 20	8.6	聚山梨酯 60	14.9
司盘 40	6.7	聚山梨酯 65	10.5
司盘 60	4.7	聚山梨酯 80	15.0
司盘 65	2.1	聚氧乙烯 400 单硬脂酸	11.4
司盘 80	4.3	苄泽 30	9.5
司盘 83	3.7	聚氧乙烯氢化蓖麻油	12 ~ 18

HLB 值在 15 以上的表面活性剂适宜用作增溶剂；HLB 值在 8 ~ 16 的表面活性剂适宜用作 O/W 型乳化剂；HLB 值在 3 ~ 8 的表面活性剂适宜用作 W/O 型乳化剂；HLB 值在 7 ~ 9 的表面活性剂适宜用作润湿剂。值得注意的是，HLB 值只能说明可乳化的 HLB 值范围，不能说明乳化剂的效能，其乳化能力只能根据实验比较后确定。无适宜 HLB 值的乳化剂时，可选择混合乳化剂。

混合表面活性剂的 HLB 值一般采用质量分数加和法计算，公式如下：

$$混合表面活性剂的 HLB 值 = \Sigma（m_i \times HLB 值_i）\qquad(2-1)$$

式中，m_i 为第 i 种表面活性剂的质量分数；HLB 值$_i$ 为第 i 种表面活性剂的 HLB 值。

例如，将司盘 20（HLB 值为 8.6）和聚山梨酯 20（HLB 值为 16.7）按照 7 : 3 混合，获得混合表面活性剂的 HLB 值是多少？

根据上述混合表面活性剂 HLB 值计算公式，混合表面活性剂的 HLB 值为 8.6 × 0.7 + 16.7 × 0.3 = 11.0。

3. Kraff 点和昙点

（1）Kraff 点　离子型表面活性剂在水中的溶解度随温度变化而变化，在某一温度时溶解度急剧升高，此转折的温度点称为 Kraff 点。此点所对应的溶解度即为该表面活性剂的临界胶束浓度。例如，十二烷基硫酸钠在水中的溶解度和温度的关系如图 2 - 4 所示，其 Kraff 点约为 8℃。

（2）昙点　某些含聚氧乙烯基的非离子型表面活性剂的溶解度开始随温度升高而加大，当达到某一温度时，其溶解度急剧下降，溶液出现浑浊或分层，但冷却后又恢复澄明。这种由澄清变成浑浊或分层的现象称为起昙，该转变点的温度称为昙点。产生起昙现象的主要原因是由于此

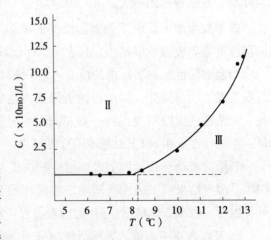

图 2 - 4　不同温度下十二烷基硫酸钠在水中溶解度的变化

类表面活性剂分子结构中的聚氧乙烯基与水分子形成的氢键在温度升高到昙点后断裂，从而引起表面活性剂溶解度急剧下降，出现浑浊或分层现象，当温度下降至昙点以下时，氢键又可能重新形成。

表面活性剂的昙点可因盐类或碱性物质的加入而降低。另外，有些含聚氧乙烯基的表面活性剂，如普朗尼克F-68，极易溶于水，当温度升高甚至达到其沸点时也不出现起昙现象。

含有能产生起昙现象表面活性剂的制剂，由于加热灭菌等影响而导致表面活性剂的增溶或乳化能力下降，使被增溶物质析出或乳剂破裂，当温度下降后可能恢复原状，但有些则难以恢复。因此，含有此类表面活性剂的制剂应注意加热灭菌温度。

（二）表面活性剂的生物学性质

1. 对药物吸收的影响　表面活性剂对药物吸收的影响主要表现在以下方面：①减小难溶性固体药物与胃肠液的接触角，降低表面张力，增加药物的润湿性，提高有效表面积，从而提高药物的溶出速率，促进药物吸收；②增加药物的溶解度或油水分配系数，促进药物吸收；③与药物形成络合物而促进药物的吸收；④增加生物膜的通透性而增加药物的吸收。

但是，当表面活性剂的浓度大于临界胶束浓度时，脂溶性药物因溶解或包裹于胶束中，不能顺利地从胶束中扩散出来，从而影响药物的口服吸收。

2. 表面活性剂的毒性与刺激性　阳离子型表面活性剂的毒性大于阴离子表面活性剂，非离子型表面活性剂的毒性相对较小。阳离子型和阴离子型表面活性剂还有较强的溶血作用，非离子型表面活性剂的溶血作用一般比较轻微，聚山梨酯类非离子型表面活性剂的溶血作用通常更小。

表面活性剂用于静脉给药的毒性比口服给药大，表面活性剂外用的毒性相对较小。

表面活性剂对皮肤的刺激性主要是因为表面活性剂与皮肤角质层的角质蛋白发生作用的结果。一般情况下，非离子型表面活性剂皮肤刺激性较小，阳离子型表面活性剂皮肤刺激性较大，阴离子型表面活性剂的皮肤刺激性介于非离子型和阳离子型表面活性剂之间。

四、表面活性剂的应用

阳离子型表面活性剂可直接用于消毒、杀菌和防腐，其他类型表面活性剂常用于增溶、乳化、润湿、起泡与消泡等。

1. 增溶剂　表面活性剂在水溶液中达到临界胶束浓度后，一些不溶性或微溶性物质在胶束溶液中的溶解度可显著增加并形成透明胶体溶液，这种作用称为增溶。起增溶作用的表面活性剂称为增溶剂。结构与性质不同的被增溶物，增溶的机制不同，饱和碳氢化合物，增溶于胶束的内核，长链醇或带支链的饱和烃的化合物被增溶于胶束的栅状层，含易极化基团的化合物被增溶于胶束的栅状层深处，水溶性或极性较强的药物被吸附于胶束的亲水层表面，具有较强电负性原子的芳香酸及酚类化合物与增溶剂（非离子型表面活性剂）的聚乙二醇形成氢键缔合。增溶机制的差异性如图2-5所示。

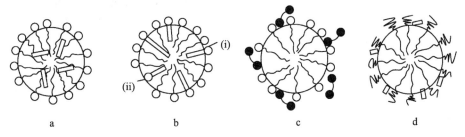

图2-5　不同结构和性质药物被增溶机制示意图

a. 饱和碳氢化合物被增溶于胶束的内核。b（ⅰ）. 长链醇或带支链的饱和烃的化合物被增溶于胶束的栅状层；b（ⅱ）.
含易极化基团的化合物被增溶于胶束的栅状层深处。c. 水溶性或极性较强的药物被吸附于胶束的亲水层表面。d. 具有
较强电负性原子的芳香酸及酚类化合物与增溶剂（非离子型表面活性剂）的聚乙二醇形成氢键缔合

2. 乳化剂 表面活性剂可用作乳剂或乳膏剂的乳化剂，在乳剂或乳膏形成、稳定性以及药效发挥等方面起着重要作用。

3. 润湿剂 表面活性剂能够吸附于固液界面上，降低固液界面张力，使接触角减小，润湿性增加。用作润湿剂的表面活性剂的 HLB 值在 7~11 之间。常用阴离子型和非离子型表面活性剂作为润湿剂。

润湿剂可提高饮片表面的润湿性而促进浸提，可提高片剂的表面润湿性而加快崩解，可提高混悬微粒的表面润湿性而促进分散等。

4. 起泡剂与消泡剂 含有皂苷、树胶及其他具有表面活性高分子化合物的饮片，在浸提、浓缩时产生稳定的泡沫而影响操作。为了破坏泡沫，可加入少量 HLB 值为 1~3 的表面活性剂（消泡剂），替代泡沫表面原来的表面活性物质（起泡剂），使泡沫破坏。

第二节　药物的溶解度与溶解速度

一、药物的溶解度

1. 溶解度的表示方法 溶解度（solubility）系指在一定温度下，在一定量的溶剂中达到饱和时溶解的最大药量，是反映药物溶解性的重要指标。溶解度常用在一定温度下，100g 溶剂中所能溶解溶质的最大克数来表示。《中国药典》将药物溶解情况分为极易溶解、易溶、溶解、略溶、微溶、极微溶、几乎不溶或不溶。

药物溶解度分为特性溶解度和平衡溶解度。特性溶解度系指药物不含任何杂质，在溶剂中不发生解离或缔合，也不发生相互作用时所形成的饱和溶液的浓度。特性溶解度与固体制剂溶出速率有一定的相关性。一般情况下测定的药物溶解度为平衡溶解度或表观溶解度。

2. 溶解度的测定方法

（1）特性溶解度的测定方法　特性溶解度的测定是根据相溶原理图来确定的。在测定数份不同程度过饱和溶液的情况下，将配制好的溶液恒温、持续振荡达到溶解平衡，离心或过滤后，取出上清液并做适当稀释，测定药物在饱和溶液中的浓度。以药物浓度为纵坐标，药物质量－溶剂体积的比率为横坐标作图，直线外推到比率为零处即得药物的特性溶解度。图 2-6 中直线 A（正偏差）表明在该溶液中药物发生解离，或者杂质成分或溶剂对药物有复合及增溶作用等；直线 B 表明药物纯度高，无解离与缔合，无相互作用；直线 C（负偏差）表明发生抑制溶解的同离子效应，直线外推与纵轴的交点所示溶解度即为特性溶解度 S_0。

（2）平衡溶解度的测定方法　取数份药物，配制从不饱和溶液到饱和溶液的系列溶液，恒温条件下振荡至平衡，经滤膜过滤，取滤液分析，测定药物在溶液中的实际浓度 S，并对配制溶液浓度 C 作图，如图 2-7 所示，图中曲线的转折点 A 即为该药物的平衡溶解度。

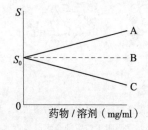

图 2-6　特性溶解度测定曲线

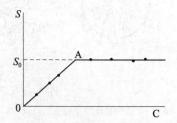

图 2-7　平衡溶解度测定曲线

　　无论是测定平衡溶解度还是测定特性溶解度，一般都需要在低温（4～5℃）和体温（37℃）两种条件下进行，以便为药物及其制剂的贮存和使用提供依据；如需进一步了解药物稳定性对溶解度的影响，还应在酸性和碱性两种溶剂系统中测定溶解度；此外，测定溶解度时，取样温度与测试温度要一致，应注意恒温搅拌和达到平衡的时间，并滤除未溶的药物。

　　3. 影响药物溶解度的因素　药物的溶解性能主要取决于药物的物理化学性质（结构类型、粒径、晶型等）以及分散体系的性质（分散溶剂的极性、pH 等），同时还受温度等溶解条件影响。

　　4. 增加药物溶解度的方法　增加药物溶解度的方法有加入增溶剂、助溶剂、潜溶剂、制成盐类或改变药物的分子结构等。

　　（1）添加增溶剂　增溶剂增加药物溶解度的机制见表面活性剂基本性质项下。影响增溶剂增溶作用的因素有：①增溶剂的性质、用量及使用方法。不同相对分子质量的增溶剂具有不同的增溶效果，同系物增溶剂的碳链愈长，其增溶量愈大。一般用作增溶剂的 HLB 值宜在 15～18 之间。对极性或中等极性药物而言，非离子型表面活性剂的 HLB 值愈大，其增溶效果愈好，但对极性低的药物，结果则恰恰相反。增溶剂的最佳用量可通过实验确定。应用时，通常宜将被增溶药物分散于增溶剂中，然后再用溶剂分次稀释至规定体积。②被增溶药物的性质。增溶剂所形成胶束的体积大体固定，在增溶剂浓度一定时，被增溶药物的相对分子质量越大，摩尔体积也越大，其增溶量也越小。③溶液的 pH 及电解质。弱碱性药物的分子型药物浓度随着溶液 pH 的增大而增大，增溶剂的增溶效果越好；溶液的 pH 减小，有利于弱酸性药物的增溶。电解质能够降低增溶剂的 CMC，使增溶剂在较低的浓度时形成大量胶束而产生增溶作用。另外，电解质还可中和胶束的电荷，增大胶束内部的有效体积，为药物提供更多的空间，从而提高增溶效果。④温度。温度影响胶束的形成、被增溶物质的溶解以及表面活性剂的溶解度。对于离子型表面活性剂，温度上升主要是增加被增溶物质在胶束中的溶解以及表面活性剂的溶解度。对于某些含聚氧乙烯基的非离子型表面活性剂，温度升高常常出现起昙现象。

　　（2）添加助溶剂　一些难溶于水的药物由于第三种物质的加入而使其在水中溶解度增加的现象，称为助溶。加入的第三种物质称为助溶剂。难溶性药物与助溶剂形成可溶性络合物、有机分子复合物或通过复分解反应生成可溶性盐类而产生助溶作用。

　　（3）将药物制成盐类　一些难溶性弱酸、弱碱类药物，可制成盐类而增加其溶解度。但应考虑药物成盐后对溶液 pH 及药物稳定性、安全性、刺激性等的影响。

　　（4）应用混合溶剂　溶质在混合溶剂中的溶解度要比在单一溶剂中的溶解度大的现象，称为潜溶性。具有潜溶性的混合溶剂，称为潜溶剂。这种现象被认为是由于组成混合溶剂的两种溶剂分别对溶质分子的不同部位具有较好的亲和力。潜溶剂能提高药物溶解度的主要原因是混合溶剂的介电常数、表面张力、分配系数等与溶解相关的特性参数发生变化，使其与溶质的相应参数相近的结果，这仍遵循着"相似者相溶"的原理。

　　在增溶非极性药物时，常用极性较小的有机溶剂与水混合，使非极性药物更好地与溶剂亲和，增溶规律符合半对数关系：

$$\lg SR = S_{total}/S_u = \sigma_{cosol} \times F_{cosol} \tag{2-2}$$

　　式中，SR 为溶解度比（solubility ratio），定义为溶质总的溶解度（S_{total}）与分子态药物溶解度（S_u）之比；σ_{cosol} 为有机溶剂的极性参数；F_{cosol} 为有机溶剂的加入比例，以 F_{cosol} 对 lgSR 作图，斜率为 σ_{cosol}。Rubino 和 Yalkowsky 测定了乙醇、丙二醇、甘油、聚乙二醇等有机溶剂的极性参数。理论上，极性越小的药物在极性参数 σ 小的有机溶剂中的增溶效果越好。潜溶剂不仅能显著增加某些药物的溶解度，而且可以减少药物的水解反应，增加药物的稳定性。

　　此外，应用固体分散技术、环糊精包合技术也可增加难溶性药物的溶解度。

二、药物的溶解速度

1. 药物溶解速度的表示方法 溶解速度（dissolution rate）是指在一定条件下，在单位时间内药物溶解进入溶液主体的量。药物的溶出过程包括三个连续的阶段，首先是溶质分子从固体表面溶解，形成饱和层，然后在扩散作用下经过扩散层，最后在对流作用下进入溶液主体内。固体药物的溶出速度主要受扩散控制，可用 Noyes – Whitney 方程表示：

$$\frac{\mathrm{d}C}{\mathrm{d}t} = \frac{DS}{hV}(C_S - C) \tag{2-3}$$

式中，D：溶质在溶出介质中的扩散系数；V：溶出介质的体积；h：扩散层的厚度；S：溶质的表面积；C_S：溶质的溶解度；C：t 时间时溶液中溶质的浓度。如果溶出条件为漏槽（sink condition）条件，即 $C_S \gg C$，或 $C \rightarrow 0$，而且 S（固体的表面积）在溶出过程中保持不变，则式（2-3）可写为：

$$\frac{\mathrm{d}C}{\mathrm{d}t} = k \tag{2-4}$$

式中，k 为特性溶出速度常数，$\mathrm{mg}/(\min \cdot \mathrm{cm}^2)$，是指单位时间单位面积药物溶解进入溶液主体的量。一般情况下，当固体药物的特性溶出速度常数小于 $1\mathrm{mg}/(\min \cdot \mathrm{cm}^2)$ 时，就应考虑溶解速度对药物吸收的影响。

2. 影响药物溶解速度的因素及提高溶解速度的方法

（1）固体药物的粒径和表面积 同一重量的固体药物，其粒径越小，表面积越大；同样大小的固体药物，孔隙率越高，表面积越大；对于疏水性较强的颗粒状或粉末状的药物，如在溶出介质中结块，可加入润湿剂以改善固体粒子的分散度，增加溶出界面，有利于提高溶解速度。

（2）温度 温度升高，药物溶解度 C_S 增大、扩散增强、黏度降低，溶出速度加快。在不影响药物稳定性的前提下，可适当提高温度以增加药物溶解速率。

（3）溶出介质的体积 溶出介质的体积小，溶液中药物浓度高，溶出速度慢；反之则溶出速度快。

（4）扩散系数 药物在溶出介质中的扩散系数越大，溶出速度越快。在一定温度下，扩散系数大小受溶出介质的黏度和药物分子大小的影响。

（5）扩散层的厚度 扩散层越厚，溶出速度越慢。扩散层的厚度与搅拌程度有关，搅拌速度快，扩散层薄，溶出速度快。

（6）溶出介质的性质 溶出介质的 pH，不同的缓冲溶液或加入少量表面活性剂会影响溶质的溶出速度。

第三节 微粒分散体系

一、微粒分散体系的概念、应用与特点

分散体系是指一种或几种物质高度分散于某种介质中所形成的体系。被分散的物质称为分散相，连续的介质称为分散介质。按照分散相粒子大小不同，分散体系可分为分子分散体系（分散相粒径小于 1nm）、胶体分散体系（分散相粒径在 1 ~ 100nm 之间）和粗分散体系（分散相粒径大于 100nm）。通常将粒径在 1nm ~ 100μm 范围的分散相所构成的分散体系统称为微粒分散体系。属于粗分散体系的微粒给药系统主要有混悬剂、乳剂、微囊、微球等，其粒径在 100nm ~ 100μm 范围内。属于胶体分散体系的微粒给药系统有纳米乳、纳米脂质体、纳米囊、纳米胶束等，其粒径一般小于 100nm。

微粒分散体系在药剂学中具有重要的应用价值，主要表现在以下方面：①有助于提高药物的溶出速度和溶解度，提高难溶性药物的生物利用度；②有利于提高药物在分散介质中的分散度；③有利于药物在体内选择性分布；④微囊、微球等可根据载体性质控制药物的释放速度，延长药物在体内的循环时间，减少剂量，降低不良反应；⑤有利于改善药物在体内外的稳定性。

微粒分散系统存在絮凝、聚集、沉降等物理稳定性问题，属于热力学和动力学不稳定体系。

微粒分散体系中常用的粒径表示方法有几何学粒径、比表面粒径、有效粒径等，常用的测定方法有光学显微镜法、电子显微镜法、激光散射法、库尔特计数法、Stokes' 沉降法、吸附法等。

二、微粒分散体系的物理化学性质

1. 微粒分散体系的表面性质 微粒分散体系属于多相分散体系，随着分散相粒子粒径的减小，粒子表面积不断增大，表面自由能增大，分散体系越不稳定，微粒越容易聚集。为了降低粒子表面自由能，可通过降低微粒表面张力的方法降低粒子表面自由能。例如，在 O/W 型乳剂中加入某些脂肪醇类表面活性剂可降低微粒的表面张力，形成热力学稳定的纳米乳。一些稳定剂可以吸附在微粒表面形成机械性保护膜或电性保护膜，防止微粒间聚集。

2. 微粒分散体系的动力学性质

（1）Brown 运动 微粒在分散介质中不停地无规则移动或转动的现象称为 Brown 运动。研究表明，Brown 运动是液体分子热运动撞击微粒的结果。如果微粒较大（10 μm 以上），在某一瞬间液体分子自各个方向对微粒的撞击可相互抵消，某一瞬间在某一方向上获得较大冲量时，微粒即向此方向做直线运动，在另一瞬间又向另一方向运动，即表现为 Brown 运动。Brown 运动的本质是质点的热运动。

（2）扩散与渗透压 胶体微粒可自发地从高浓度区域向低浓度区域扩散，扩散速率遵循 Fick 第一定律，即扩散速率与分散体系中浓度梯度成正比。粒子的扩散能力与粒子的大小成反比，即粒径越大，扩散能力越弱。

在只允许溶剂分子通过而不允许溶质分子通过的半透膜的两侧分别放入溶液和纯溶剂，半透膜两侧存在渗透压，此时纯溶剂侧的溶剂分子通过半透膜扩散到另一溶液侧，这种现象称为渗透。随着渗透的不断进行，最终达到半透膜两侧溶质的浓度相等，此时达到扩散平衡。

（3）沉降 粒径较大的微粒因重力作用，静置时会自然沉降，其沉降速度符合 Stokes' 定律。

$$V = \frac{2r^2 (\rho_1 - \rho_2) g}{9\eta} \tag{2-5}$$

式中，V 为微粒沉降速度，cm/s；r 为微粒半径，cm；ρ_1 为微粒的密度，g/ml；ρ_2 为分散介质的密度，g/ml；η 为分散介质的黏度，g/(cm·s)；g 为重力加速度常数，cm/s^2。

由 Stokes' 定律可见，沉降速度 V 与 r^2、$(\rho_1 - \rho_2)$ 成正比，与 η 成反比。减小粒径是防止微粒沉降的最有效方法，其次，增加分散介质的黏度可降低微粒的沉降速度。此外，降低微粒与分散介质之间的密度差、提高微粒粒径分布的均匀性、防止晶形转变、控制温度变化等都可在一定程度上阻止微粒的沉降。

3. 微粒分散体系的光学性质 当一束光照射到微粒分散体系时，可出现光的吸收、反射和散射等现象。光的吸收取决于微粒的化学组成与结构；光的反射或散射取决于微粒的大小，据此可用于微粒大小的测定。

在纳米粒分散体系中，可以观察到明显的乳光，乳光是分散相微粒散射光的宏观表现，是纳米粒分散体系的简便鉴别方法。

4. 微粒分散体系的电学性质 微粒分散体系的电学性质主要由微粒表面发生的电离、吸附或摩擦等产生的电荷所致。其中，双电层结构对微粒的沉降具有重要影响。

当固体粒子混悬于液体中时，固体粒子可以从溶液中选择性吸附某种离子，也可以是其本身发生电离作用而以离子形式进入溶液中，使固液两相分别带有不同电荷，在界面上形成双电层结构。

关于固体微粒双电层结构的认识迄今尚在不断探索过程中，目前较为成熟的理论是 Stern 扩散双电层模型。该模型认为，吸附在固体微粒表面的反电荷离子，在粒子表面形成固定层和可以自由运动的扩散层，即扩散双电层。其中，固定层成为 Stern 层，在扩散层中反离子电性中心构成的面成为 Stern 面，其他反离子扩散到溶液内部（图 2-8）。Stern 平面的净电势为 ψ_d，称为 Stern 电势，固体的表面电势为 ψ_0。在 Stern 层的反离子与胶粒一起运动，溶液中反离子都是水合离子，这部分水分子在电场中与胶粒和反离子作为一个整体一起运动。因此，在 Stern 层以外形成切动面，切动面与溶液内部电中性之间的电势称为 ζ 电势。ζ 电势与溶液中电解质浓度有关，电解质浓度越大，扩散层越薄，ζ 电势越小。当电解质浓度足够大时，可使 ζ 电势为零（等电态），此时胶粒很容易聚结沉淀。此外，ζ 电势还与反离子的水合程度、微粒的大小有关。在相同条件下，反离子的水合程度越大、微粒的粒径越小，其 ζ 电势越大。

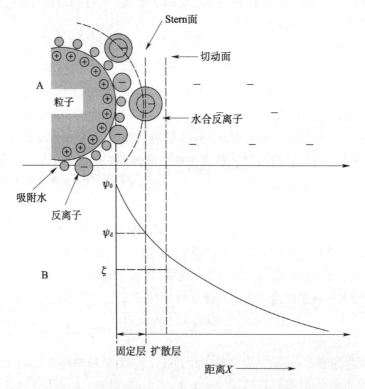

图 2-8 微粒的 Stern 双电层结构（A）与 ζ 电势（B）随扩散层距离 X 的分布示意图

⟫ 第四节 液体分散体系

一、概述

1. 液体制剂的定义与特点 液体制剂（liquid pharmaceutical preparations）系指在一定条件下将药物以不同的分散方式分散于分散介质中形成的不同分散程度的液体分散体系。药物的分散方式有溶解、胶溶、乳化、混悬等；药物的分散形式主要有离子、分子、胶粒、液滴、微粒或其混合形式等。液体制剂可供内服或外用。

与固体制剂相比，液体制剂的特点有：①分散度大、吸收快、作用迅速；②易控制药物浓度，可减少固体药物口服后由于局部浓度过高而引起的胃肠道刺激性；③便于分剂量和服用，尤其适用于儿童和老年患者。但液体制剂稳定性较差，贮藏、运输不方便。

2. 液体制剂的分类　按照分散系统分类，液体制剂可分为均相分散体系和非均相分散体系。在均相分散体系中，药物以分子或离子形式分散于分散介质中，没有相界面的存在，成为溶液，其中药物分子量小的称为低分子溶液，分子量大的称为高分子溶液。它们均属于稳定体系。非均相液体制剂中，药物以微粒（多分子聚集体）或液滴形式分散于分散介质中，由于其分散相与液体分散介质之间具有相界面，所以在一定程度上属于不稳定体系。

高分子溶液和溶胶分散体系在药剂学中一般统称为胶体液体制剂，因为其分散相微粒的大小都在 1~100nm 之间，且在性质上有许多共同之处，但前者属于均相液体制剂，而后者为微粒分散体系，属于非均相液体制剂。不同类型分散体系中微粒的大小分布不同，所表现出的特征不一，见表 2-2。

表 2-2　分散体系中微粒大小与特征

分散体系类型		粒径（nm）	特征
真溶液分散体系		<1	无界面，均相，热力学稳定体系，扩散快，能透过滤纸和某些半透膜
胶体分散体系	高分子溶液	1~100	无界面，均相，热力学稳定体系，扩散慢，能透过滤纸但不能透过半透膜
	溶胶		有界面，非均相，热力学不稳定体系，扩散慢，能透过滤纸但不能透过半透膜
粗分散体系（混悬剂、乳剂）		>100	有界面，非均相，热力学不稳定体系，形成混悬剂或乳剂，扩散很慢或不扩散，显微镜下可见

3. 液体制剂的质量要求　口服溶液剂系指药物溶解于适宜的溶剂中制成的供口服澄清液体制剂。口服混悬剂系指难溶性固体药物分散在液体分散介质中，制成供口服的混悬液体制剂，也包括干混悬剂或浓混悬剂。口服乳剂系指两种互不相溶的液体制成的供口服的稳定的水包油型乳液制剂。根据《中国药典》2020 年版通则 0123，口服溶液剂、口服混悬液、口服乳剂在生产、贮藏期间应符合以下要求。

口服乳剂应呈均匀的乳白色，以半径为 10cm 的离心机每分钟 4000 转的转速离心 15 分钟，不应有分层现象。

混悬剂的混悬物应分散均匀，放置后若有沉降物经振摇后应易再分散。干混悬剂按各品种项下规定的比例加水振摇，应均匀分散。其沉降体积比应不低于 0.90。混悬剂在标签上应注明"用前摇匀"。

单剂量包装的干混悬剂的装量差异限度检查应符合规定要求，凡规定检查含量均匀度者，一般不再进行装量差异检查。

除另有规定外，干混悬剂的干燥失重应按照干燥失重测定法检查，其减失重量不得过 2.0%。

在生产与贮藏期间不得有发霉、酸败、变色、异物、产生气体或其他变质现象。微生物限度应符合相应规定。

除另有规定外，口服溶液剂、口服混悬剂、口服乳剂应避光、密封贮存。

二、液体制剂的溶剂和附加剂

根据药物性质和临床用途不同，液体制剂制备时应选用不同的溶剂。优良溶剂应具备的性质是：①对药物具有较好的溶解性和分散性；②化学性质稳定、不与药物和附加剂发生化学反应；③对药效发挥不产生负面影响；④不影响含量测定；⑤毒性小、成本低、无臭味且具有防腐性等。但是，同时符合这些条件的溶剂很少，需要在掌握常用溶剂性质的基础上选用适宜溶剂或混合溶剂。

（一）液体制剂的溶剂

1. 极性溶剂

（1）水 系无色透明的液体，能与乙醇、甘油、丙二醇等极性溶剂任意混合。水能溶解绝大多数无机盐和许多极性有机物，如生物碱盐、苷类、糖类、树胶、黏液质、鞣质、蛋白质、酸类及色素等。水本身无药理及毒理作用，价廉易得，是在液体制剂的制备中最常用的溶剂。缺点是不宜用于易水解或易氧化的药物，而且易发生霉变，不宜久贮。

当配制普通液体制剂时，要用蒸馏水或去离子水，不能用饮用水。

（2）乙醇 系无色透明的有机极性液体，可与水、甘油、丙二醇等任意混合，《中国药典》规定，无特殊说明时，通常是指不少于95%（ml/ml）乙醇。乙醇的溶解范围很广，能溶解大部分有机物质和植物中的成分，如生物碱及其盐类、苷类、挥发油、树脂、鞣质及某些有机酸和色素等。其毒性比其他有机溶剂小，因此是除水以外最常用的溶剂。与水相比乙醇有药理活性，20%以上的乙醇即具有防腐作用。但存在成本高、易挥发及易燃烧等缺点。乙醇与水混合时，由于化学作用生成水合物而产生热效应，并使混合体积缩小，因此稀释乙醇时要注意体积的变化。

（3）聚乙二醇类 聚乙二醇类相对分子量在1000以下者为液体，如PEG300、PEG400、PEG600等。低聚合度的聚乙二醇，如PEG300～400为无色透明液体，能与水任意混合，并能溶解许多水溶性无机盐和水不溶性有机物，毒性小，与水混合可用于内服、外用、注射用溶剂。本品对易水解的药物具有一定的稳定作用，可增加皮肤的柔韧性，并具有保湿作用。

（4）甘油 为无色黏稠性液体，味甜（为蔗糖甜度的60%），能与水、乙醇、丙二醇等任意混合。甘油能溶解许多不易溶于水的药物，如硼酸、鞣质、苯酚等。甘油毒性小，可制备内服或外用制剂，其中外用制剂较多。无水甘油有吸水性，对皮肤黏膜有刺激性，但含水10%的甘油无刺激性，且对一些刺激性药物起到缓和作用。甘油多作为黏膜用药的溶剂，如硼酸甘油、碘甘油等。在外用液体制剂中，甘油还有防止干燥（作保湿剂）、滋润皮肤、延长药物局部疗效等作用。在内服浸出溶液中含甘油12%（g/ml）以上时，不但使制剂有甜味，且能防止鞣质的析出。

（5）丙二醇 一般指1,2-丙二醇，无色透明液体，性质与甘油相近，但黏度较甘油小。本品可与水、乙醇、甘油任意混合，能溶解很多有机药物，如磺胺类药、局部麻醉药、维生素A、维生素D及性激素等。丙二醇毒性及刺激性小，可作为内服、外用及肌内注射用溶剂。但丙二醇有辛辣味，因此在口服制剂的应用中受到限制。丙二醇与水的等量混合液能延缓某些药物的水解，而且对药物的透皮吸收有一定的促进作用。

（6）二甲基亚砜（DMSO） 为无色透明液体，具有强极性、强吸湿性，纯品几乎无味。能与水、乙醇、甘油、丙二醇等相混溶，一般用其40%～60%的水溶液为溶剂，60%水溶液的冰点为-80℃，故有良好的防冻作用。本品溶解范围很广，能溶解许多难溶于水、甘油、乙醇、丙二醇的药物，故有"万能溶剂"之称。本品对皮肤和黏膜的穿透能力很强，但对皮肤有轻度刺激性，高浓度可引起皮肤灼烧感、瘙痒及发红。本品孕妇禁用。

2. 非极性溶剂

（1）脂肪油 系指茶油、麻油、豆油、棉籽油和花生油等植物油。本品不能与水、乙醇、甘油等混合，能溶解脂溶性药物，如激素、挥发油、游离生物碱及许多芳香族化合物等。多用于外用制剂，如洗剂、搽剂、滴鼻剂等。脂肪油易酸败，也易与碱性物质起皂化反应而变质。

（2）液状石蜡 为无色透明油状液体，是从石油中所制得的多种液状烃的混合物。根据密度不同可分为轻质和重质两种，前者密度为 0.828 ~ 0.880g/ml，多用于外用制剂，如滴鼻剂、喷雾剂；后者密度为 0.845 ~ 0.905g/ml，多用于软膏剂及糊剂。本品化学性质稳定，能溶解生物碱、挥发油等非极性物质，在三氯甲烷、乙醚或挥发油中溶解，在水或乙醇中均不溶。

（3）乙酸乙酯　为无色油状液体，微臭。相对密度（20℃）为 0.897 ~ 0.906，具挥发性、可燃性。在空气中容易氧化、变色，需加入抗氧剂。本品能溶解挥发油、甾体药物及其他油溶性药物。常用作搽剂的溶剂。

（4）油酸乙酯　为淡黄色或几乎无色易流动的油状液体，为脂肪油的代用品。密度（20℃）为 0.866 ~ 0.874g/ml，黏度 >0.52mPa·s，酸值 <0.5，碘值为 75 ~ 85，皂化值为 177 ~ 188。本品是甾类化合物及其他脂溶性药物的常用溶剂，但在空气中暴露易氧化、变色，故常加入抗氧剂使用。

（5）肉豆蔻酸异丙酯　系由异丙醇和肉豆蔻酸酯化而得，为透明、无色、流动液体。密度为 0.846 ~ 0.854g/ml，黏度（25℃）为 0.7mPa·s，酸值 <1，皂化值为 202 ~ 212，碘值 <1。本品化学性质稳定，不会酸败，不易氧化和水解。可与液体烃类、蜡、脂肪及脂肪醇等混合，在 20℃时，1 份可溶于 3 份 90% 乙醇中，不溶于水、甘油和丙二醇。本品常用作外用药物的溶剂，特别当药物需要与患部直接接触或渗透时更为理想。本品刺激性极低，无过敏性，可忍受性优于麻油和橄榄油。

（二）液体制剂的附加剂

1. 增溶剂　常用的增溶剂为聚山梨酯类（吐温类）和聚山梨坦类（司盘类）等。表面活性剂通过形成胶束来增加非极性药物在水中的溶解度，同时由于药物在胶束中与水分子的接触减少，可增加稳定性。在含蛋白质的处方中还可以减少蛋白质的降解。选择表面活性剂虽然由其亲水亲油平衡值（HLB）和药物的油水分配系数决定，但有时与表面活性剂的类型有关，如某些非离子型表面活性剂的增溶效果优于离子型表面活性剂。

2. 助溶剂　常用助溶剂可分为两类：一类是某些有机酸及其盐，如苯甲酸钠、水杨酸钠、对氨基苯甲酸等都是在制剂中应用较多的助溶剂。如苯甲酸钠对呋喃西林具有助溶作用，研究显示苯甲酸钠对呋喃西林的助溶效果明显优于聚山梨酯 80 和乙醇。随着苯甲酸钠浓度的增加，抑菌效果也相应增强。另一类是酰胺化合物，如乌拉坦、尿素、乙酰胺等。

3. 潜溶剂　常用的与水形成潜溶剂的有乙醇、丙二醇、甘油、聚乙二醇等。

4. 防腐剂　防腐剂系指防止药物制剂由于细菌、霉菌等微生物的污染而产生变质的添加剂。常用防腐剂如下。

（1）羟苯酯类　系指对羟基苯甲酸甲酯、乙酯、丙酯、丁酯，商品名为尼泊金。这类抑菌剂的抑菌作用随烷基碳数增加而增强，但溶解度随之降低，如羟苯丁酯抗菌力最强，但溶解度最小。羟苯酯类混合使用具有协同效应。一般地，羟苯乙酯与羟苯丙酯合用或羟苯乙酯与羟苯丁酯合用，浓度均为 0.01% ~ 0.25%。这是一类很有效的防腐剂，在弱酸性和中性介质中抑菌效果好，但在弱碱性溶液中，其酚羟基解离，抑菌作用减弱。对于含有聚山梨酯类或聚乙二醇的液体制剂，可与羟苯发生络合作用，抑菌作用减弱。另外，本类防腐剂遇铁能变色，遇弱碱、强酸易水解，包装材料为塑料制品时，对其有吸附作用。

（2）苯甲酸与苯甲酸钠　苯甲酸在水中溶解度为 0.29%，在乙醇中为 43%（20℃），用量一般为 0.03% ~ 0.1%。未解离的分子抑菌作用强，故在酸性溶液中抑菌效果较好，最适 pH 是 4，溶液 pH 增高时解离度增大，防腐效果降低。苯甲酸防发酵能力较尼泊金类强，苯甲酸 0.25% 和尼泊金 0.05% ~ 0.1% 联合应用对防止发霉和发酵最为理想，特别适用于中药液体制剂。苯甲酸钠在酸性溶液中与苯甲酸的防腐能力相当。

（3）山梨酸　在 30℃ 水中溶解度为 0.125%，沸水中为 3.8%，对细菌可抑菌浓度为 0.02% ~

0.04%（pH＜6.0），对酵母、真菌最低抑菌浓度为0.8%～1.2%。本品起防腐作用是未解离的分子，在pH 4.0水溶液中效果较好。山梨酸与其他抗菌剂联合使用产生协同作用。

山梨酸钾、山梨酸钙作用与山梨酸相同，水中溶解度更大。需在酸性溶液中使用。

（4）苯扎溴铵　又称新洁尔灭，为阳离子表面活性剂。溶于水和乙醇，水溶液呈碱性。本品在酸性和碱性溶液中稳定，耐热压，作为防腐剂的使用浓度为0.02%～0.2%。

（5）醋酸氯己定　又称醋酸洗必泰，微溶于水，溶于乙醇、甘油、丙二醇，为广谱杀菌剂，用量为0.02%～0.05%。

（6）其他防腐剂　邻苯基苯酚，微溶于水，使用浓度0.005%～0.2%；桉叶油，使用浓度为0.01%～0.05%；桂皮油，使用浓度为0.01%；薄荷油，使用浓度为0.05%。

5. 矫味剂　为掩盖和矫正药物制剂的不良臭味而加到制剂中的物质称为矫味剂。

（1）甜味剂　有天然的和合成的。蔗糖和单糖浆是天然的甜味剂，应用广泛，具有芳香味的橙皮糖浆、枸橼糖浆及桂皮糖浆等不但能矫味，也能矫臭。

甜菊苷是从甜叶菊中提取的一种天然甜味剂，其甜度为蔗糖的180～200倍，带有轻微的薄荷醇苦味及一定程度的涩味。甜菊A苷的甜度为蔗糖的250～400倍，甜味特征比甜菊苷更接近于蔗糖。

合成的甜味剂有糖精钠，甜度为蔗糖的200～700倍，易溶于水，但水溶液不稳定，长期放置甜度降低，常用量0.03%，可与单糖浆、蔗糖和甜菊苷合用，作苦味矫味剂。

合成的阿司帕坦是由氨基酸（L-苯丙氨酸及天门冬氨酸）构成，由于甜味接近蔗糖，甜度为蔗糖的150～200倍，不致龋齿，可降低热量，适用于糖尿病、肥胖症患者。

甘油、山梨醇、甘露醇等也可作甜味剂。

（2）芳香剂　在制剂中添加少量香料和香精可改善制剂的气味，这些香料与香精称为芳香剂。天然香料包括芳香性挥发油，如柠檬、樱桃、茴香、薄荷挥发油等。香精是由人工香料添加一定量的溶剂调和而成，如苹果香精、香蕉香精等。

（3）胶浆剂　可以干扰味蕾的味觉而能矫味，如琼脂、明胶、海藻酸钠、阿拉伯胶、羧甲基纤维素钠、甲基纤维素等胶浆。若加入糖精钠和甜菊苷等甜味剂，可增加其矫味效果。

（4）泡腾剂　遇水后由于产生大量二氧化碳，能麻痹味蕾而起矫味作用。对盐类的苦味、涩味、咸味有所改善。

6. 着色剂　着色剂能改善制剂的外观颜色，用来识别制剂浓度，改善制剂外观，减少患者服药的顺应性。着色剂与矫味剂配合协调，易为患者所接受。

（1）天然色素　一般为植物性色素，红色的有苏木素、紫草根、茜草根、甜菜红、胭脂虫红等；黄色的有姜黄、山栀子、胡萝卜素等；蓝色的有松叶兰、乌饭树叶等；绿色的有叶绿酸铜钠盐；棕色的有焦糖等。矿物性色素有氧化铁（棕红色）。

（2）合成色素　人工合成色素的特点是色泽鲜艳，价格低廉，但大多数毒性比较大，用量不宜过多。我国批准的内服合成色素有苋菜红、柠檬黄、胭脂红、靛蓝。通常配成1%贮备液使用，用量不得超过万分之一。外用色素有伊红、品红等。

7. 抗氧剂

（1）水溶性抗氧剂　主要用于水溶性药物的抗氧化。常用抗氧剂有维生素C、亚硫酸钠、亚硫酸氢钠、焦亚硫酸钠、硫代硫酸钠等。

维生素C具备烯醇结构，具有还原性，可清除游离基；同时还因具有羧基和邻位的羟基而可与金属离子发生络合作用，降低金属离子的催化氧化活性；羟基还具有一定的酸性，可降低pH而使氧化反应减慢。

亚硫酸钠为白色结晶性粉末，具有较强的还原性。水溶液呈碱性，主要用于偏碱性药物的抗氧剂。与酸性药物、盐酸硫胺等有配伍禁忌。

亚硫酸氢钠为白色结晶粉末，具有二氧化硫臭味，具有还原性。水溶液呈酸性，主要用于酸性药物的抗氧剂。与碱性药物、钙盐、对羟基衍生物，如肾上腺素等有配伍禁忌。

焦亚硫酸钠为白色结晶性粉末，有二氧化硫臭味，味酸咸，具有较强的还原性，水溶液呈酸性，主要用作酸性药物的抗氧剂。

硫代硫酸钠为无色透明结晶或细粉，无臭，味咸，具有强烈的还原性。水溶液呈弱碱性，在酸性溶液中易分解，主要用作偏碱性药物的抗氧剂。与强酸、重金属盐类有配伍禁忌。

（2）油溶性抗氧剂　主要用于油溶性药物的抗氧化。常用的抗氧剂有维生素 E、叔丁基对羟基茴香醚、2,6 - 二叔丁基羟基甲苯等。

维生素 E 是天然抗氧化剂，维生素 E 中包括四种异构体，其抗氧化活性顺序为 $\alpha < \beta < \gamma < \delta$。一般将维生素 E 和维生素 C 或茶多酚合用，具有良好的协同作用，可用于脂溶性药物的抗氧剂。

叔丁基对羟基茴香醚为白色或淡黄色蜡状固体，不溶于水，溶于乙醇、丙二醇、三氯甲烷、乙醚和许多植物油，用作脂溶性药物的抗氧剂。光和微量金属会引起本品变色和失活，与铁盐有配伍禁忌。文献报道叔丁基对羟基茴香醚有致癌作用，目前已逐渐被新型抗氧剂所替代。

三、液体制剂的类型与制备

（一）溶液型液体制剂

属于溶液型液体制剂的有溶液剂、糖浆剂、芳香水剂、醑剂、甘油剂等。

1. 溶液剂（solutions）　系指药物以分子或离子形式均匀分散于溶剂中形成的澄明液体制剂。溶液剂可以口服，也可外用。溶液剂的溶质一般为不挥发性的化学药物，溶剂多为水、乙醇或油，溶剂中可根据需要选用抗氧剂、矫味剂、着色剂。

溶液中药物的吸收及所呈现的疗效比同一药物的混悬液或乳浊液好。但药物必须具有足够的溶解度才能满足治疗要求，必要时可采用适宜的方法增加药物溶解度。

溶液剂的制备方法分为溶解法和稀释法。溶解法系在一定温度下将药物与附加剂溶解于溶剂中制成均相分散的澄明液体制剂的方法。稀释法系将药物先制成高浓度溶液或将易溶性药物制成储备液，再用溶剂稀释至规定浓度的方法。

例 2 - 1　复方碘溶液

【处方】碘　50g　　　碘化钾　100g　　　蒸馏水加至 1000ml

【制法】取碘化钾加蒸馏水 100ml 溶解，将碘加入碘化钾的浓溶液中溶解，再加蒸馏水稀释至 1000ml，即得。

【注解】碘在水中溶解度为 1∶2950，如加适量的碘化钾，可明显增加碘在水中溶解度，能配成含碘 5% 的水溶液。碘化钾为助溶剂，增加碘溶解度的机制是 KI 与 I_2 形成分子间的络合物 KI_3。

本品内服时用水稀释 5～10 倍，以减少其对黏膜的刺激性。

2. 糖浆剂（syrups）　系指含有原料药物的浓蔗糖水溶液。除另有规定外，糖浆剂中含蔗糖量应不低于 45%（g/ml）。

糖浆剂中常用单糖浆作为矫味剂，单糖浆系蔗糖的近饱和水溶液，浓度为 85%（g/ml）或 64.71%（g/g）。

糖浆剂配制时应在清洁避菌的环境中进行，并应及时灌装于灭菌的洁净干燥容器中，制备方法有以下三种。

（1）热溶法　系将蔗糖加入沸蒸馏水中溶解，稍冷却后加入药物使溶解，滤过，自滤器上加蒸馏水至规定体积，分装，即得。此法适用于热稳定较好的药物糖浆的制备。制备时蔗糖溶解速度快，且可因加热凝固其中一些高分子杂质而被滤除，糖浆易滤过澄清；加热可杀灭生长期的微生物，成品易于保存。但加热时间不宜过长，否则转化糖含量增加，易致焦化，成品颜色加深。

（2）冷溶法　系在室温下将蔗糖加入蒸馏水或溶解有药物的水溶液中，搅拌至完全溶解后，滤过，分装，即得。此法适用于热稳定性较差的药物糖浆的制备。所得成品色泽较浅，含转化糖较少，但制备时间较长，生产过程中易污染微生物，不利成品保存，故较少应用。

（3）混合法　系将药物溶液与单糖浆直接混合制成糖浆的方法。该法简便，适用于含药糖浆的制备。

3. 芳香水剂（aromatic water）与露剂（distillate medicinal water）　系指挥发油或其他芳香性或挥发性药物的澄明饱和或近饱和水溶液。露剂系指含挥发性成分的中药饮片用水蒸气蒸馏法制成的芳香水剂。

用混合溶剂制成的含有大量挥发油的溶液称为浓芳香水剂，可用于矫味、矫臭。纯挥发油多用溶解法和稀释法制备芳香水剂，含挥发性成分的中药多采用蒸馏法制备露剂。

4. 醑剂（spirits）　系指挥发性药物制成的乙醇溶液。可供内服或外用。醑剂浓度一般为5%～10%，乙醇浓度一般为60%～90%。

醑剂常用溶解法和蒸馏法制备。

5. 酊剂（tinctures）　系指原料药物用规定浓度的乙醇浸出或溶解制成的澄明液体制剂，也可用流浸膏稀释而成。供口服或外用。

除另有规定外，每100ml相当于原饮片20g。含有毒剧药品的中药酊剂，每100ml应相当于原饮片10g；其有效成分明确者，应根据其半成品的含量加以调整，使符合各酊剂项下的规定。

酊剂可用溶解法、稀释法、浸渍法和渗漉法制备。

（1）溶解法和稀释法　取药物粉末或流浸膏，加规定浓度的乙醇溶解或稀释至规定体积，静置，必要时滤过，即得。

（2）浸渍法　取适当粉碎的中药饮片，置有盖容器中，加入规定浓度的乙醇适量，密闭，搅拌或振摇，浸渍3～5天或规定的时间，倾取上清液，再加入溶剂适量，依法浸渍至有效成分充分浸出，合并浸出液，加溶剂至规定体积后，静置24小时，滤过，即得。此法适用于树脂类药材、新鲜及易于膨胀的药材及价格低廉的芳香性药材等制备酊剂。

（3）渗漉法　照流浸膏项下渗漉方法，用适量溶剂渗漉至规定体积后，静置，滤过，即得。此法适用于毒剧中药材、贵重中药材及不易引起渗漉障碍的药材制备酊剂。

酊剂应分装于洁净干燥的棕色玻璃瓶内，密闭置阴凉处。

例2-2　十滴水

【处方】樟脑　25g　　　　干姜　25g　　　　大黄　20g　　　　小茴香　10g
　　　　肉桂　10g　　　　辣椒　5g　　　　桉油　12.5ml

【制法】以上七味，除樟脑和桉油外，其余干姜等五味粉碎成粗粉，混匀，用70%乙醇作溶剂，浸渍24小时后进行渗漉，收集渗漉液约750ml，加入樟脑和桉油，搅拌使完全溶解，再继续收集渗漉液至1000ml，搅匀，即得。

6. 甘油剂（glycerine）　系指药物溶解于甘油中制成的专供外用的制剂。甘油具有黏稠性、防腐性、高渗性和吸湿性，故甘油剂常用于口腔、鼻腔、耳与喉头患处。其制法有溶解法和化学反应法。

（二）胶体溶液

胶体溶液系指大小在1～100nm范围的分散相质点分散于分散介质中形成的溶液。分散介质大多为水，少数为非水溶剂。胶体溶液可分为高分子溶液和溶胶。

1. 高分子溶液（polymer solutions） 系指高分子化合物（如胃蛋白酶、聚维酮、羧甲基纤维素钠等）以单分子形式溶解于溶剂中形成的均相分散的液体制剂。因其与水的亲和力强，故又称为亲水胶体，属热力学稳定体系。

（1）高分子溶液的制备 高分子溶液的制备首先要经过溶胀过程，其制备过程主要包括天然或合成高分子物质加水浸泡、溶胀、胶溶，必要时采用研磨、搅拌或加热等。

（2）高分子溶液的稳定性及其影响因素 高分子溶液中分子周围的水化膜可阻碍质点的相互聚集，水化膜的形成是决定其稳定性的主要因素，任何能破坏分子周围水化膜的形成均会影响高分子溶液稳定性。①脱水剂，如乙醇、丙酮等可破坏水化膜；②大量的电解质可因其强烈的水化作用，夺去高分子质点水化膜的水分而使其沉淀，这一过程称为盐析。

2. 溶胶 系指分散相质点以多分子聚集体（胶体微粒）分散于分散介质中形成的胶体分散体系，称为疏液胶体。溶胶外观澄明，但具有乳光，属于高度分散的热力学不稳定体系。溶胶因分散质点小、分散度大、布朗运动强，分散质点能克服重力作用而不下沉，具有动力学稳定性。

（1）溶胶的制备方法 ①分散法，如研磨分散法，胶溶分散法，超声波分散法等；②凝聚法，系通过适当改变药物在溶液中的物理条件或通过化学反应使形成的质点符合溶胶分散相质点大小的要求。前者称为物理凝聚法，后者称为化学凝聚法。

（2）溶胶的稳定性及其影响因素 溶胶胶粒上形成的厚度为 1~2 个离子的带电层，称为吸附层。在荷电胶粒的周围形成了与吸附层电荷相反的扩散层。这种由吸附层和扩散层构成的电性相反的电层称为双电层，又称扩散双电层。双电层所产生的电位差，称 ζ 电位。溶胶粒子表面扩散双电层 ζ 电位的高低决定了胶粒之间斥力的大小，是决定溶胶稳定性的主要因素。另外，溶胶质点由于表面所形成的双电层中离子的水化作用，使胶粒外形成水化膜，在一定程度上增加了溶胶的稳定性。

影响溶胶稳定性的主要因素有以下方面。①电解质的作用：电解质离子的电中和作用使扩散层变薄，ζ 电位降低，水化膜变薄，胶粒易聚集。②高分子化合物对溶胶的保护作用：溶胶中加入一定浓度的高分子溶液，能显著地提高溶胶的稳定性，这种现象称为保护作用，形成的溶液称为保护胶体。其原因是足够数量的高分子物质被吸附在溶胶粒子的表面，形成类似高分子粒子的表面结构，提高了溶胶的稳定性。但若加入溶胶的高分子化合物的量太少，则反而会降低溶胶的稳定性，甚至引起聚集，这种现象称为敏化作用。③溶胶的相互作用：带有相反电荷的溶胶互相混合也会产生沉淀。与电解质作用的不同之处在于两种溶胶的用量使相反电荷的胶粒所带的电荷恰好相等时，才会完全沉淀，否则可能不完全沉淀，甚至不沉淀。

>>> 知识链接 o -

聚合物胶束

两亲性聚合物表面活性剂自组装形成的胶束，可以作为一种递药系统。其粒径在 10~100nm 范围内，在血液循环系统中不易被内皮网状系统识别捕获，载体系统能在血液中稳定长时间存在，同时通过 EPR 效应实现对肿瘤部位的被动靶向作用。胶束由低分子量的表面活性剂缔合而来，结构高度稳定，稳定的结构是胶束在体内递送的关键所在，并可以对胶束的形态进行设计实现药物的缓释、控释。胶束的内核可包载疏水性药物，极大地提高了药物溶解性，同时亲水性外壳作为避免胶束聚集的屏障，使胶束维持其良好的水溶性。形成胶束的所有聚合物链都会在体内被解聚成单链，如果选用分子量低于肾脏清除临界分子量的两亲性聚合物为形成胶束的材料时，理论上能将嵌段共聚物彻底排泄出体外，避免材料在体内蓄积产生毒性。

聚合物胶束由亲脂内核和亲水外壳组成，内核和外壳使胶束具有多重功能，在递送系统中发挥着关键作用，高度功能化的结构适合用于药物递送系统。亲水性外壳能与蛋白质、细胞这些生物成分相互作用，影响药代动力学行为和药物分布，控制药物在体内的递送行为，而亲脂性内核用于包载药物和释放。

（三）混悬剂

1. 混悬剂的定义与特点　混悬剂系指难溶性固体药物以微粒状态分散于分散介质中形成的非均相液体制剂，也包括干混悬剂。干混悬剂系指难溶性固体药物与适宜辅料制成粉末状物或粒状物，临用时加水振摇即可分散成混悬液的制剂。混悬剂属于粗分散体系，且分散相有时可达总重量的50%。

适宜制成混悬剂的药物有：①需制成液体制剂供临床应用的难溶性药物；②为了发挥长效作用或为了提高在水溶液中稳定性的药物。但是，毒性药或剂量小的药物不宜制成混悬剂。

2. 常用附加剂的种类与作用

（1）润湿剂　疏水性药物制备混悬剂时，常加入润湿剂以利于分散。常用的润湿剂有聚山梨酯类、司盘类表面活性剂等。

（2）助悬剂　能增加分散介质的黏度，降低微粒的沉降速度，同时能被药物微粒表面吸附形成机械性或电性保护膜，防止微粒间互相聚集或产生晶型转变，或使混悬液具有触变性，从而增加其稳定性。

常用助悬剂：①低分子助悬剂，如甘油、糖浆等；②高分子助悬剂，有天然的与合成的两大类。常用的天然高分子助悬剂及其用量分别为阿拉伯胶：5%～15%；西黄蓍胶：0.5%～1%；琼脂：0.3%～0.5%。此外，尚有海藻酸钠、白芨胶、果胶等。常用的合成高分子助悬剂有甲基纤维素、羧甲基纤维素钠、羟乙基纤维素、聚乙烯吡咯烷酮、聚乙烯醇等，一般用量为0.1%～1.0%，此类助悬剂性质稳定，受pH影响小，但与某些药物有配伍变化；③硅酸类，如胶体二氧化硅、硅酸铝、硅皂土等。

（3）絮凝剂与反絮凝剂　微粒表面带有相同电荷，在一定条件下相互排斥而稳定。微粒表面双电层结构的厚度越大，其相互排斥的作用力就越大，微粒就越稳定。若在该分散体系中加入一定量的某种电解质，可能中和微粒表面的电荷，降低微粒表面带电量，降低双电层厚度，使微粒间的排斥力下降，出现絮状聚集，但振摇后又重新分散均匀，这种现象称为絮凝（flocculation），加入的电解质称为絮凝剂（flocculant）。电解质的离子强度、离子价数、离子半径等均会对絮凝产生影响，一般离子价数越高，絮凝作用越强。

对粒径较大的微粒粗分散体系，如果出现反絮凝，就无法形成疏松的纤维状结构，微粒之间没有支撑，沉降后易产生严重结块，不易再被分散，不利于药物的稳定性。

同一电解质可因加入的量不同，在微粒分散体系中起着絮凝作用或反絮凝作用，如枸橼酸盐、枸橼酸氢盐、酒石酸盐、酒石酸氢盐、磷酸盐和一些氯化物等。为了使微粒分散体系具有最佳的稳定性，可采用的措施有：①使用絮凝剂使微粒保持絮凝状态而防止产生结块现象；②在分散体系中加入可溶性高分子材料使微粒分散于结构化载体体系；③加入絮凝剂并将微粒分散体系与结构化载体体系混合，可使整个分散体系达到最佳稳定状态。

3. 混悬剂的制备

（1）分散法　将固体药物粉碎成微粒，再混悬于分散介质中。其中亲水性药物微粒一般与分散介质加液研磨至适宜的分散度，然后加入剩余液体至全量。疏水性药物应先加润湿剂研匀，再加其他液体研磨，最后加入亲水性液体稀释至全量。

（2）凝聚法　①化学凝聚法，即两种或两种以上的化合物在一定条件下反应生成不溶性药物而制成混悬剂。为了得到较细的微粒，化学反应宜在稀溶液中进行，同时应快速搅拌。②物理凝聚法，主要是指微粒结晶法。即选择适当的溶剂，在一定温度下将药物制成饱和溶液，在急速搅拌下缓缓加入另一冷溶剂中，使之迅速析出结晶微粒，再分散于分散介质中制得混悬剂。

4. 影响混悬剂稳定性的因素 混悬剂的分散相微粒粒径大于胶粒，微粒的布朗运动不显著，易受重力作用而沉降，故属于动力学不稳定体系。另外，其微粒仍有较大的界面能，容易聚集，又属于热力学不稳定体系。影响混悬剂稳定性的主要因素如下。

（1）微粒间的排斥力与吸引力 混悬剂中的微粒因解离或吸附等而带电，微粒间因带有相同电荷而互相排斥，同时微粒间还因范德华力又互相吸引，当达到平衡时，两微粒能稳定地保持一定的距离。当两微粒逐渐靠近，吸引力略大于排斥力时，可形成疏松的聚集体，呈絮状结构，稍加振摇即被分散。带相同电荷微粒间产生的排斥力随着粒子间距离缩小逐渐增强，当达到一定距离时排斥力达到最大值，但这并非混悬剂的最佳稳定条件，这是因为若因振摇或微粒的热运动等而使粒子间距再略微缩小，微粒间则产生强烈吸引而结成较难被分散的硬块。因此，混悬剂体系中以微粒间吸引力略大于排斥力，且吸引力不太大时混悬液的稳定性最好。

（2）混悬粒子的沉降 在一定条件下，混悬剂中微粒的沉降速度遵循 Stokes' 定律。可采取下列措施提高混悬液的稳定性：①减小微粒粒径；②增加分散介质黏度；③减小微粒与介质之间的密度差。

（3）微粒增长与晶型的转变 当混悬剂中药物微粒大小差异较大时，粒径较小的微粒易溶解并在贮藏过程中逐渐析出在大微粒表面，使得大微粒粒径逐渐增大，沉降速度加快。因此，在制备时，应在减小微粒粒径的同时，尽可能缩小微粒间的粒径差。

同质多晶型药物中亚稳定型的溶出速度与溶解度比稳定型大，且体内吸收好。亚稳定型在贮藏过程中逐步转化为稳定型，使稳定型不断长大结块，从而影响混悬剂的稳定，且可能降低药效。

（4）温度的影响 温度影响药物微粒的溶解与结晶过程，可能引起结晶长大、晶型转变。因此，混悬剂一般应贮藏于阴凉处。

（四）乳剂

1. 乳剂（emulsion）的组成与类型 系指两种互不相溶的液体，经乳化制成一种液体以液滴分散于另一种液体中形成的非均相分散体系的液体制剂。

乳剂由油相、水相和乳化剂组成。根据乳滴结构不同，乳剂的类型有 O/W 型和 W/O 型及复乳等，决定乳剂类型的主要因素是乳化剂的性质，其次是形成乳化膜的牢固性、油水相的容积比、乳化温度及制备方法等。

根据乳滴粒径大小不同，乳剂可分为普通乳（乳滴粒径 $1 \sim 100\,\mu m$）、亚微乳（乳滴粒径 $0.1 \sim 0.5\,\mu m$）和纳米乳（乳滴粒径 $0.01 \sim 0.10\,\mu m$）。

2. 乳化剂

（1）表面活性剂 此类表面活性剂分子结构中具有较强的亲水亲油基团，乳化能力强，性质稳定，易在乳滴周围形成单分子乳化膜。常用的合成表面活性剂有：①非离子型表面活性剂，如聚山梨酯类、脂肪酸山梨坦类等；②阴离子型表面活性剂，如肥皂类、月桂醇硫酸钠等；③阳离子型表面活性剂与鲸蜡醇合用形成混合乳化剂，同时兼有防腐作用。

（2）天然乳化剂 天然表面活性剂亲水性较强，可用于制备 O/W 乳剂。该类乳化剂具有较大的黏度，能够形成多分子乳化膜，增加乳剂的稳定性。使用这类乳化剂需要加入防腐剂。常用的天然表面活性剂有：①阿拉伯胶，为有效的 O/W 型乳化剂，含阿拉伯胶的乳剂在 pH 4 ~ 10 范围内较稳定，一般用量为 10% ~ 15%，可供内服用；②西黄蓍胶，其乳化能力较差，常与阿拉伯胶合用以增加乳剂的黏度。此外，还有明胶、白芨胶、酪蛋白、果胶、琼脂、海藻酸盐及甲基纤维素等。

（3）固体粉末乳化剂　不溶性的固体粉末被油水两相润湿到一定程度后，聚集在两相间形成保护膜，可防止分散相液滴彼此聚集合并，且固体粉末的乳化作用不受电解质的影响。常用的亲水性固体粉末有氢氧化镁、氢氧化铝、二氧化硅、硅皂土等，乳化时可形成 O/W 型乳剂；亲油性固体粉末有氢氧化钙、氢氧化锌、硬脂酸镁等，乳化时可形成 W/O 型乳剂。

3. 乳剂的形成理论

（1）界面张力理论　所有液体都有一种形成特定形状使其表面积达到最小的趋势，应用表面活性剂可降低界面张力，从而使分散相能够以细小的乳滴分散在分散介质中形成稳定的乳剂。

（2）定向楔理论　假设乳化剂的单层分子在乳剂内相的液滴表面环绕排列，由于表面活性剂含有亲水基团和疏水基团，其分子可在各相中定向排列，根据分子的形状、大小和溶解特性，它们的定向排列和楔形排列可形成油滴或水滴，其中乳化剂溶解度大的一相即成为乳剂的连续相或外相。

（3）塑性或界面膜理论　乳化剂存在于油水界面，以薄膜的形式吸附于内相液滴的表面，防止分散相的接触或融合。薄膜的塑性越强，柔性越大，乳剂就越稳定。

4. 常用乳化方法

（1）转相乳化法　本法是先将 O/W 型乳化剂溶解或熔化于油相中，然后在缓慢搅拌下以细流状将预热的水相加入到热的油相中，随着水相体积的增加，连续相从油相转变为水相的乳化方法。在该体系的相变过程中，当仅向溶解有乳化剂的油相中加入少量水时，体系从乳化剂的增溶油溶液转变成乳化剂–油–水液晶，继续加水稀释，则形成由乳化剂及水组成连续相、油分散其中的凝胶状乳剂，进一步加水至成为连续相，最终得到 O/W 型乳剂。若油相的比例一直大于水相且选择 W/O 型乳化剂时，如果按上法将油相加入水相，则是 O/W 型乳剂向 W/O 型乳剂的转化过程，最终形成 W/O 型乳剂。因此转相乳化法成乳的先后过程为增溶、液晶形成、凝胶状初乳形成以及最终形成乳剂。

转相乳化法制得的乳剂，其稳定性与液滴大小和表面活性剂的 HLB 值及用量有关。例如，在同等乳化剂用量下，用聚山梨酯 60（HLB 值 14.9）乳化液状石蜡，液滴大小约在 $12\mu m$，而用聚山梨酯 60 和司盘 60 混合乳化剂（HLB 值 11~12），则可得到粒径小于 $1\mu m$ 的微乳，其稳定性得到提高。

（2）相转变温度乳化法　在温度的影响下，聚氧乙烯非离子型表面活性剂的 HLB 值可发生改变而使乳剂转相。当温度升高时，聚氧乙烯链与水分子之间的氢键被破坏，溶解度下降，原有的乳化剂性质发生变化而导致乳剂类型发生转变。因此，利用温度对乳剂的转相作用，在转相温度时进行乳化，可得到比较理想的乳剂。使乳剂转型的温度称为相转变温度（phase inversion temperature，PIT）。聚氧乙烯链分布越宽，PIT 值就越高，乳剂的稳定性也较高；PIT 值越低，则乳剂的稳定性也就越差。

乳剂的 PIT 值受油水两相比例及表面活性剂与油相比例的影响，同时也与乳剂中添加的表面活性剂种类有关。在表面活性剂浓度一定时，PIT 值随油水两相的比例增加而升高；在油水两相比例固定时，则 PIT 值随表面活性剂的浓度增大而减小，当表面活性剂浓度达到 3%~5% 时，PIT 值不再改变。混合表面活性剂的 PIT 值等于各组成表面活性剂 PIT 值与其质量分数的乘积之和。

O/W 型乳剂最适宜乳化剂的 PIT 值应高于乳剂贮存温度 20~60℃；W/O 型乳剂最适宜乳化剂的 PIT 值应低于贮存温度 10~40℃，这样的乳剂在放置期间不易发生转相。

（3）交替加液乳化法　将乳化剂溶解或熔化在适宜液相中，交替加入少量相同温度的油相和水相，直至两相液体全部加完，形成乳剂。该法特别适合于油相比例高的 O/W 型乳剂的制备。

（4）连续式乳化法　该法是直接将预热好的油相、水相及适宜的乳化剂加入乳化设备中乳化成乳剂的制备方法。

（5）低能乳化法　该法是指将分散相与相近体积的连续相加热乳化，再将未加热的剩余连续相加入，稀释乳化的方法。未加热连续相的体积大小可能影响乳滴大小，体积过大时，可能由于初乳液黏稠度过大，稀释时不均匀造成粒径增加，也可能因大量乳化剂的增溶作用而使粒径减小。

5. 乳剂的制备

（1）乳化剂的选用　①根据乳剂的类型选择。一般 O/W 型乳剂应选择 O/W 型乳化剂，W/O 型乳剂应选择 W/O 型乳化剂。②根据乳剂的给药途径选择。口服乳剂所用乳化剂必须无毒、无刺激性。外用乳剂所用乳化剂应无刺激性。注射用乳剂可选择卵磷脂、泊洛沙姆等为乳化剂。③根据乳化剂的性能选择。应选择乳化能力强，性质稳定，受外界因素如酸、碱、盐等影响小，无毒、无刺激性的乳化剂。④选用混合乳化剂。为更好地发挥乳化效果，增加界面膜的强度，提高乳剂的稳定性，满足乳剂制备对乳化剂 HLB 值的要求，可选用混合乳化剂。但应注意阴、阳离子型表面活性剂不得混合使用。

非离子型表面活性剂的 HLB 值具有加和性，其混合体系的 HLB 值可用下式计算：

$$HLB_{ab} = \frac{HLB_a \cdot W_a + HLB_b \cdot W_b}{W_a + W_b} \qquad (2-6)$$

式中，HLB_{ab} 为混合乳化剂的 HLB 值；HLB_a 为乳化剂 a 的 HLB 值；HLB_b 为乳化剂 b 的 HLB 值；W_a 为乳化剂 a 的重量；W_b 为乳化剂 b 的重量。

（2）乳剂的制备　乳剂的形成应有足够的能量（乳化功）使分散相以细小的乳滴分散在分散介质中，并加入适宜的乳化剂降低乳滴的界面张力，使在乳滴周围形成牢固的乳化膜等。乳剂处方设计时应注意以下方面：①乳剂中分散相的体积比应在 25% ~ 50% 之间；②根据乳剂的类型选择合适 HLB 值的乳化剂；③调节乳剂的黏度和流变性；④必要时加入适量抗氧剂、防腐剂；⑤确定适宜的药物添加方法。若药物能溶于内相或外相，可先溶于内相或外相中，再制备乳剂；若药物不溶于内相也不溶于外相时，可用亲和性大的液相研磨，再制成乳剂，也可以在制成的乳剂中研磨药物，使药物分散均匀。

乳剂的制备方法主要有以下几种：①干胶法。该法适用于阿拉伯胶或阿拉伯胶与西黄蓍胶的混合胶作为乳化剂的乳剂制备。先将阿拉伯胶混匀分散在油相中，按比例分次加入水相，用力研磨制成初乳，再加水将初乳稀释至全量，混匀，即得。通常，在初乳制备时，脂肪油、水、胶的比例为 4:2:1，挥发油、水、胶的比例为 2:2:1。②湿胶法。先将乳化剂加入部分水相中，再将油相加入，用力搅拌使成初乳，加水稀释至全量，混匀，即得。③新生皂法。在乳剂制备过程中，当油水两相混合时，在两相界面生成新生皂类乳化剂，再搅拌制成乳剂。如乳膏制备时，油相中硬脂酸与水相中三乙醇胺在一定温度（70℃以上）下混合时生成硬脂酸三乙醇胺皂，可作为 O/W 型乳化剂。④机械法。将油相、水相、乳化剂混合后应用乳化机械（如乳匀机、胶体磨、超声乳化装置等）所提供的强大乳化能制成乳剂。

复合乳剂的制备常采用二步乳化法，即第一步先将水相、油相、乳化剂制成一级乳，再以一级乳为分散相与含有乳化剂的水或油乳化成二级乳剂，如图 2-9 所示。

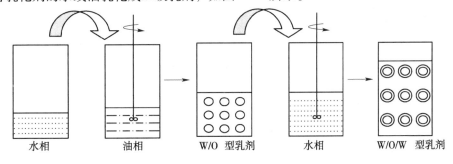

水相　　油相　　W/O 型乳剂　　水相　　W/O/W 型乳剂

W/O 型乳化剂如司盘系表面活性剂　　　O/W 型乳化剂如吐温系表面活性剂

图 2-9　复合乳剂制备过程示意图

6. 乳剂的稳定性及其影响因素

（1）乳剂的不稳定现象　乳剂属于热力学不稳定的非均相体系，由于分散体系及外界条件的影响，常常出现乳剂不稳定的现象有：①分层。乳剂在放置过程中，乳滴逐渐聚集在上层或下层的现象称为分层。乳剂的分层速度符合 Stokes' 定律，如减少乳滴的粒径、增加连续相的黏度、降低分散相与连续相之间的密度差等均能降低分层速度。其中最常用的方法是适当增加连续相的黏度。②絮凝。乳滴聚集成团但仍保持各乳滴的完整分散体而不呈现合并现象，此时，乳滴的聚集和分散是可逆的，但通常是乳滴破裂的前期。③转相。O/W 型乳剂转成 W/O 型乳剂或出现相反的变化称为转相（又称转型）。这种转相通常是因外加物质使乳化剂的性质改变或油水相容积比发生变化所致。④破裂。分散相乳滴合并且与连续相分离成不相混溶的两层液体的现象。乳剂破裂是不可逆的。⑤酸败。乳剂受外界因素（光、热、空气等）及微生物作用，使体系中油相或乳化剂发生变质的现象称为酸败。通常可以根据需要加适量抗氧剂、防腐剂等。乳剂稳定性变化如图 2 – 10 所示。

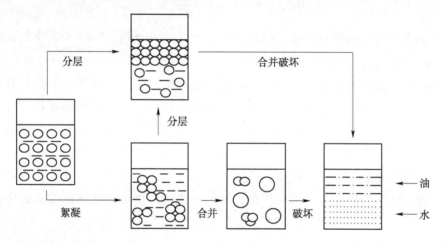

图 2 – 10　乳剂稳定性变化示意图

（2）影响乳剂稳定性的因素　①乳化剂的性质。适宜 HLB 值的乳化剂是乳剂形成的关键，任何改变原乳剂中乳化剂 HLB 值的因素均影响乳剂的稳定性。②乳化剂的用量。一般应控制在 0.5% ~ 10%，用量不足则乳化不完全，用量过大则形成的乳剂黏稠。③分散相的浓度。一般宜在 50% 左右，过低（25% 以下）或过高（74% 以上）均不利于乳剂的稳定。④分散介质的黏度。适当增加分散介质的黏度可提高乳剂的稳定性。⑤乳化及贮藏时的温度。一般认为适宜的乳化温度为 50 ~ 70℃，乳剂贮藏期间过冷或过热均不利于乳剂的稳定。⑥制备方法及乳化器械。油相、水相、乳化剂的混合次序及药物的加入方法影响乳剂的形成及稳定性，乳化器械所产生的机械能在制备过程中转化成乳剂形成所必需的乳化功，且决定了乳滴的大小。⑦其他。微生物的污染等。

四、液体制剂的包装与贮藏

包装材料可分为直接接触药品的内包装材料和外包装材料。对于液体制剂，内包装材料直接影响药物的质量和贮存稳定性。

液体制剂内包装材料的选择应考虑以下方面：①内包装材料要避免药物的渗漏、挥发、溢出，因此，液体包装容器在一定温度条件下，液体的渗透性、液体蒸汽的气密性、开口处的紧密性应符合规定；②内包装材料需有助于保证液体制剂质量在一定时间内保持稳定，对于光照条件下不稳定的制剂，可以考虑选择避光性能好的包装材料；③内包装材料和液体制剂应有良好的相容性，不与液体制剂发生相互作用，液体制剂可能出现药物吸附于内包装表面，或内包装的某些组分释放到制剂中，引起制剂含量下降或产生安全性方面的问题；④包装材料应与制剂工艺相适应，对于特殊临床需求的液体无菌制剂的内包装需满足湿热灭菌或辐射灭菌等工艺的要求，对于含醇或其他有机溶剂的液体制剂，需要考察溶剂对包装材料的影响；⑤对液体定量给药装置，应能保证定量给药的准确性和重现性。

内包装应符合国家药用包装材料的标准，并获得药用包装材料和容器注册证。在选择内包装时，可以通过对同类药品及其包装材料的文献调研，为包装材料的选择提供参考，并通过加速试验和长期留样试验进行考察。在文献资料不充分，或采用新的包装材料，或特定液体剂型等情况，需要进行药品与内包装的相容性考察。除稳定性实验需要考察项目外，还需要根据上述包装材料的特定要求增加考察项目。

选择包装容器时，容器的材料、容器的种类、形状以及封闭的严密性等都极为重要。液体制剂的内、外包装材料包括：容器（玻璃瓶、塑料瓶等）、瓶塞（软木塞、橡胶塞、塑料塞）、瓶盖（塑料盖、金属盖）、标签、说明书、纸盒、纸箱、木箱等。

液体制剂包装瓶上应贴有标签。液体制剂应采取有效的防腐措施，而且密闭贮存于阴凉干燥处。应尽量减小医院液体制剂生产批量，缩短存放时间，有利于保证液体制剂的质量。

目标测试

答案解析

一、**A1 型题**（最佳选择题）

1. 根据表面活性剂的特点，属于阴离子型表面活性剂的是（　　）

　　A. 新洁尔灭　　　　　　B. 脂肪醇硫酸钠类　　　　C. 卵磷脂

　　D. 聚山梨酯类　　　　　E. 洁尔灭

2. 关于液体制剂质量要求的说法，错误的是（　　）

　　A. 除另有规定外，干混悬剂应进行干燥失重检查

　　B. 口服乳剂应按规定进行离心试验，不应有分层现象

　　C. 口服混悬剂放置后若有沉淀物，经振摇应易分散

　　D. 凡规定检查含量均匀度者，需要进行装量差异检查

　　E. 口服乳剂可能会出现相分离现象，但经振摇应再分散

3. 下列关于关于溶胶的叙述中，正确的是（　　）

　　A. 溶胶属于热力学稳定体系

　　B. 溶胶具有双电子层结构

　　C. ζ 电位越大，溶胶即发生聚沉

　　D. 加入电解质可使溶胶稳定

　　E. 溶胶不具有动力学稳定性

4. 用碘 50g，碘化钾 100g，纯化水适量，制成 1000ml 复方碘溶液，其中碘化钾起（　　）

　　A. 助溶作用　　　　　　B. 抗氧作用　　　　　　C. 增溶作用

　　D. 脱色作用　　　　　　E. 矫味作用

二、**X 型题**（多项选择题）

5. 下列方法中，可作为增加药物溶解度的有（　　）

　　A. 制成盐类　　　　　　B. 加入分散剂　　　　　　C. 加入助溶剂

　　D. 加入增溶剂　　　　　E. 应用潜溶剂

6. 为增加混悬剂稳定性，常采用的措施有（　　）

A. 减小粒径　　　　　　　　　　　　　B. 增加粒径

C. 增加微粒与介质间的密度差　　　　　D. 增加介质黏度

E. 减小微粒间的粒径差

书网融合……

思政导航　　　　　　　本章小结　　　　　　　题库

第三章　注射剂与滴眼剂

PPT

学习目标

知识目标

1. 掌握　注射剂的定义、特点、分类；注射用水处理工艺、热原性质、污染途径及去除方法、等渗及等张溶液的定义及等渗调节方法、常用灭菌技术；注射剂常用溶剂与附加剂；注射剂制备流程及质量检查；输液的种类、质量要求及制备要点；滴眼剂的概念、质量要求、附加剂及制备流程。

2. 熟悉　注射剂生产相关的过滤技术和空气净化技术；注射用无菌粉末及冷冻干燥制品制备流程。

3. 了解　滴眼剂的吸收途径；冷冻干燥工艺原理。

能力目标　通过本章学习，能够掌握注射剂与滴眼剂剂型的特点、生产相关技术及制备方法，具备分析、解决注射剂与滴眼剂生产中存在的问题与影响质量的因素及药物研究与开发的能力。

第一节　注射剂概述

一、注射剂的特点和分类

注射剂（injections）系指原料药物或与适宜的辅料制成的供注入体内的无菌制剂。

（一）注射剂的特点

1. 药效迅速、剂量准确、作用可靠　注射剂直接注入人体组织或血管，不会受到食物和消化液的破坏的影响，所以剂量准确、吸收快、作用迅速。

2. 适用于不宜口服的药物　易被消化液破坏或不易被胃肠道吸收的药物，只能制成注射剂。

3. 适用于不能口服给药的患者　不能吞咽或昏迷的患者，可以注射给药和补充营养。

4. 可以产生局部或长效作用　局部麻醉药可以产生局部定位作用，此外某些注射剂还具有延长药效的作用，有些注射剂可以用于疾病诊断。如盐酸普鲁卡因与泼尼松用于封闭疗法。

5. 可以产生定向作用　脂质体或静脉乳剂注射后，在肝、脾、肺等器官药物分布较多，有定向作用。

但注射剂也存在依从性较差、安全性不及口服制剂以及制作过程复杂，生产费用较大，价格较高的问题。

（二）注射剂的分类

注射剂可分为注射液、注射用无菌粉末与注射用浓溶液等。

1. 注射液　系指原料药物或与适宜的辅料制成的供注入体内的无菌液体制剂，包括溶液型、乳状液型和混悬型等注射液。其中，供静脉滴注用的大容量注射液（除另有规定外，一般不小于100ml，生物制品一般不小于50ml）也可称为输液。中药注射剂一般不宜制成混悬型注射液。乳状液型注射液，不得用于椎管内注射。混悬型注射液不得用于静脉注射或椎管内注射。

2. 注射用无菌粉末　系指原料药物或与适宜辅料制成的供临用前用无菌溶液配制成注射液的无菌粉末或无菌块状物，可用适宜的注射用溶剂配制后注射，也可用静脉输液配制后静脉滴注。以冷冻干燥法制备的注射用无菌粉末，也可称为注射用冻干制剂。注射用无菌粉末配制成注射液后应符合注射剂的要求。

3. 注射用浓溶液　系指原料药物与适宜辅料制成的供临用前稀释后注射的无菌浓溶液。注射用浓溶液稀释后应符合注射剂的要求。

二、注射剂的给药途径

1. 皮内注射　皮内注射系注射于表皮和真皮之间，一次注射量在0.2ml以下，常用于过敏性试验或疾病诊断，如白喉诊断毒素、青霉素皮试液等。

2. 皮下注射　注射于真皮与肌肉之间的软组织内，药物吸收速度较慢，注射剂量通常为1~2ml，皮下注射剂主要是水溶液。

3. 肌内注射　肌内注射一次剂量一般在1~5ml；除水溶液外，油溶液、混悬液、乳浊液均可作肌内注射。

4. 静脉注射　静脉注射分静脉推注和静脉滴注，前者用量小，一般5~50ml，后者用量大（一般不小于100ml，又称大输液）。静脉注射药效最快，常作急救、补充体液和供营养之用。静脉注射剂多为水溶液，非水溶液、混悬型注射剂一般不能作静脉注射。静脉输液与脑池内、硬膜外、椎管内用的注射液不得添加抑菌剂。通常一次注射量超过15ml的注射液，也不得添加抑菌剂。

此外，还有椎管内注射、穴位注射、腹腔注射、关节腔注射等。近年来一些抗肿瘤药物采用动脉内注入，直接进入靶组织，提高了药物疗效。

◈ 第二节　注射剂生产相关技术

一、水处理技术

（一）概述

《中国药典》现行版通则把制药用水分为饮用水、纯化水、注射用水和灭菌注射用水。

1. 饮用水　天然水经净化处理所得的水，其质量必须符合中华人民共和国国家标准 GB 5749—2022《生活饮用水卫生标准》。饮用水可用于药材的漂洗、制药用具的粗洗。

2. 纯化水　将饮用水经蒸馏法、离子交换法、反渗透法或其他适宜方法制得的制药用水，不含任何附加剂。纯化水可作为配制普通药物制剂用的溶剂或试验用水。纯化水不得用于注射剂的配制与稀释。

3. 注射用水　为纯化水经蒸馏或反渗透法制得的水。通常采用二次蒸馏获得，亦称重蒸水。注射用水可作为注射剂、输液、滴眼剂等的溶剂或稀释剂及容器的精洗。配制的注射剂必须灭菌后才能用于临床。

4. 灭菌注射用水　将注射用水经灭菌所得的水，应无菌、无热原、不含任何添加剂。灭菌注射用水可直接用于临床，如注射用灭菌粉末的溶剂、注射剂的稀释剂或伤口冲洗等。

（二）注射用水的质量要求

注射用水的质量要求在《中国药典》现行版通则中有严格规定。除一般纯化水的检查项目如氨、硝酸盐与亚硝酸盐、电导率、总有机碳、不挥发物及重金属、微生物限度等均应符合规定外，还必须通过 pH 值（5.0~7.0）、细菌内毒素检查。

（三）原水处理技术

原水的预处理是指采用适当的方法最大限度地除去天然水中不溶性杂质、可溶性盐、微生物及热原等，以确保注射用水的质量。

1. 初滤和精滤　过滤的目的是除去原水中悬浮固体杂质，通常采用石英砂滤器、活性炭滤器及细过滤器组合而成的过滤器。石英砂滤器可滤除较大的固态杂质；活性炭滤器可吸附有机物，如热原等；细过滤器由聚丙烯多孔管上缠绕聚丙烯滤线组成，可除去 5μm 以上的微粒。

2. 电渗析法　常用于原水处理，主要是除去原水中带有电荷的某些离子或杂质，对于不带电荷的物质除去能力较差，故原水在用电渗析法净化处理前，必须通过适当方式除去水中含有的不带电荷杂质。

电渗析净化是一种制备初级纯水的技术，供离子交换法使用，以减轻离子交换树脂的负担。电渗析法不用酸碱处理，较离子交换法经济，特别是当原水中含盐量较高（≥3000mg/L）时，离子交换法已不适用，而电渗析法仍然有效。但制得的水比电阻低，一般在 5 万~10 万 W/cm，因此常与离子交换法联用，以提高净化处理原水的效率。电渗析法是依据在电场作用下离子定向迁移及交换膜的选择性透过原理设计的，图 3-1 是电渗析原理示意图。

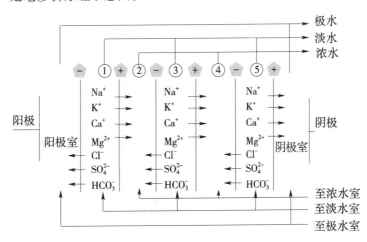

图 3-1　电渗析原理示意图
⊕阳离子交换膜；⊖阴离子交换膜

3. 反渗透法　当两种不同浓度的水溶液（如纯水和盐溶液）用半透膜隔开时，稀溶液中的水分子通过半透膜向浓溶液一侧自发流动，这种现象叫渗透。若在盐溶液上施加一个大于此盐溶液渗透压的压力，则盐溶液中的水将会向纯水一侧渗透，我们把这一过程叫作反渗透，反渗透的结果能使水从浓溶液中分离出来。反渗透法是目前国内纯化水制备使用较多的方法，具有能耗低、水质好、设备使用与保用方便等优点，若装置合理，如多级反渗透也能达到注射用水的质量要求。反渗透法制备纯化水的工艺如图 3-2 所示。

4. 离子交换法　是采用离子交换树脂柱，除去水中存在的阴、阳离子的方法，制得的水称为去离子水。该法的优点是：水质化学纯度高，所需设备简单，成本低，对热原、细菌也有一定的去除作用。

缺点是:除热原效果不可靠,而且离子交换树脂需经常再生或定期更换。离子交换法处理水的生产工艺,一般可采用阳床→阴床→混合床的串联组合形式,混合床为阴、阳树脂以一定比例混合组成。为减轻阴树脂的负担,常在阳床后加脱气塔,除去二氧化碳。生产中,通常测定比电阻来控制去离子水的质量,一般要求比电阻在 100W/cm 以上。离子交换树脂使用一段时间后,吸附的杂质接近饱和状态,就要进行再生处理。

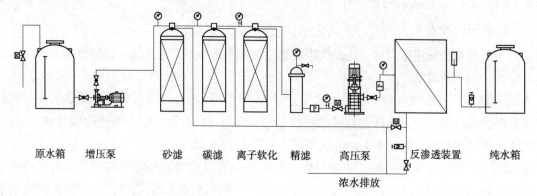

图 3-2　反渗透法制备纯化水的工艺流程图

(四) 注射用水的制备技术

1. 蒸馏法　本法是制备注射用水最有效的方法,它是在纯化水的基础上用蒸馏法制备注射用水,可以除去水中所有不挥发性微粒(包括悬浮物、胶体、细菌、病毒、热原等杂质)、可溶性小分子无机盐、有机盐,以及可溶性高分子材料等。有多种式样的蒸馏水器可供选择,如塔式蒸馏水器、多效式蒸馏水器、气压式蒸馏水器等,以多效式蒸馏水器应用最多。多效蒸馏水器主要特点是耗能低、产量高、质量优,并有自动控制系统,是近年发展起来的制备注射用水的重要设备(图 3-3)。

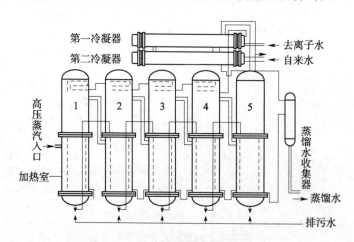

图 3-3　列管式多效蒸馏水器结构示意图

2. 反渗透法　见本章原水处理技术项下反渗透法。

3. 综合法　采用综合法制备注射用水,是将前述各种水处理技术按照各自的特点进行有效组合,可以调高注射用水的质量。一般根据原水质量、设备环境和工艺要求选择具体组合方式。常用的组合方式是:自来水→砂滤器→活性炭过滤器→细过滤器→电渗析装置或反渗透装置→阳离子树脂床→脱气塔→阴离子树脂床→混合树脂床→多效蒸馏水机或气压式蒸馏水机→热贮水器(80℃)→注射用水。综合法制备的注射用水质量最好,也是目前国内普遍采用的制备注射用水的制备方法。

4. 注射用水的收集和保存 接收蒸馏水时，初馏液应弃去一部分，检查合格后，方能收集，收集时应注意防止空气中灰尘及其他污物落入。最好采用带有无菌过滤装置的密闭收集系统。注射用水应在80℃以上保温、70℃以上保温循环存放、4℃以下的状态下存放。并在制备12小时内使用。

5. 注射用水的检查 在生产过程中一般检查几个主要项目，例如氯化物、重金属、pH、铝盐。热原一般定期检查。具体检查方法，参看《中国药典》现行版注射用水项下规定。此外，还可配合比电阻测定，简单快速，使用方便。

二、过滤技术

过滤系指使固液混合物通过多孔性介质，使固体沉积或截留在多孔性介质上，而使液体通过，从而达到固−液分离的操作。

（一）过滤机制及其影响因素

1. 过滤机制 根据固体粒子在滤材中被截留的方式不同，将过滤过程分为介质过滤和滤饼过滤。

（1）介质过滤 系指药液通过过滤介质时固体粒子被过滤介质截留而达到固液分离的操作。介质过滤又分为表面过滤和深层过滤。介质过滤的机制有：表面（筛析）截留作用即表面过滤；深层截留作用；分离过程发生在介质的"内部"，固体粒子通过过滤介质内部的不规则孔道时可能沉积在空隙内部搭接形成所谓"架桥"或滤渣层，这种过滤称深层过滤（图3−4）。

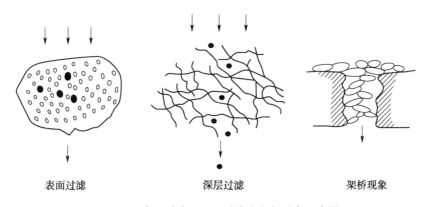

| 表面过滤 | 深层过滤 | 架桥现象 |

图3−4 表面过滤、深层过滤和架桥现象示意图

（2）滤饼过滤 固体粒子聚集在过滤介质表面之上，过滤的截留作用主要由所沉积的滤饼起作用，这种过滤叫滤饼过滤。

2. 过滤的影响因素 将滤渣层中的间隙假定为均匀的毛细管束，那么液体的流动遵循 Poiseuille公式。

$$V = \frac{P\pi r^4 t}{8\eta l} \tag{3-1}$$

式中，V 为液体的滤过容量；P 为过滤时的操作压力（或滤床面上下压差）；r 为毛细管半径；l 为滤层厚度；η 为滤液黏度；t 为滤过时间。显而易见，过滤的影响因素可归纳为：①操作压力；②滤液的黏度；③滤材中毛细管半径；④滤层厚度。

为了提高过滤效率，以防止孔隙被堵塞，保持一定孔隙率，减少阻力，可使用助滤剂，助滤剂是一种特殊形式的过滤介质，具有多孔性、不可压缩性，在其表面可形成微细的表面沉淀物，阻止沉淀物接触和堵塞过滤介质，从而起到助滤的作用。常用的助滤剂有纸浆、硅藻土、滑石粉、活性炭等。加入助滤剂的方法有两种：①先在滤材上铺一层助滤剂，然后开始过滤；②将助滤剂混入待滤过液中，搅拌均匀，可使部分胶体被破坏，过滤过程中形成一层较疏松的滤饼，使滤液易于通过并滤清。

（二）过滤器

1. 砂滤棒 国内主要产品有两种。一种是硅藻土滤棒，主要成分为 SiO_2 和 Al_2O_3，质地较松散，一般使用于黏度高，浓度较大滤液的过滤。另一种是多孔素瓷滤棒，系白陶土烧结而成，质地致密，滤速慢，适用于低黏度液体的滤过。砂滤棒易于脱砂，对药液吸附性强，吸留药液多，难于清洗，且有改变药液 pH 的情况，但是砂滤棒价廉易得，滤速快，适用于大生产粗滤之用。砂滤棒使用后要进行处理。

2. 垂熔玻璃滤器 这种滤器系用硬质玻璃细粉烧结而成。通常有垂熔玻璃漏斗、垂熔玻璃滤球和垂熔玻璃滤棒三种。规格有 1 ~ 6 号，3 号多用于常压过滤，4 号多用于减压或加压过滤，6 号作无菌过滤。垂熔玻璃滤器的特点是：①化学稳定性，除强碱与氢氟酸外几乎不受化学药品的腐蚀，对药液的 pH 无影响；②过滤时无介质脱落，对药物无吸附作用；③易于清洗，可以热压灭菌。清洗时先用水抽洗，并以 1% ~ 2% 硝酸钠硫酸溶液浸泡处理。缺点是：价格较贵，脆而易破，操作压力不能超过 98kPa。

3. 微孔滤膜滤器 微孔滤膜是用高分子材料制成的薄膜过滤介质。在薄膜上分布有大量的穿透性微孔，分成多种规格。微孔滤膜的特点是：①孔径小而均匀、截留能力强，不受流体流速和压力的影响；②质地轻而薄（0.1 ~ 0.155mm）而且空隙率大，滤速快；③滤膜是一个连续的整体，过滤时无介质脱落；④不影响药液的 pH；⑤滤膜吸附性小，不滞留药液；⑥滤膜用后弃去，药液之间不会产生交叉污染。由于微孔滤膜的过滤精度高，广泛应用于注射剂生产中。但是也存在易于堵塞以及有些纤维素类滤膜稳定性不理想的缺点。微孔滤膜的种类主要有醋酸纤维素膜、硝酸纤维素膜、醋酸纤维与硝酸纤维混合酯膜、聚四氟乙烯膜、聚碳酸酯膜、聚砜膜、聚氯乙烯膜、聚丙烯膜等多种滤膜。

微孔滤膜在医药方面的应用主要有以下几个方面：①滤除药液中污染的少量微粒，提高药剂的澄明度合格率；②用于对热敏药物的除菌过滤，可作除菌过滤用的孔径为 0.22μm。③微孔滤膜针头滤器用于静脉注射，防止细菌和微粒注入人体内产生的不良反应。

三、热原去除技术

1. 热原的概念 热原（pyrogen）是指微量即能引起恒温动物体温异常升高的物质的总称。热原是微生物产生的一种内毒素，它存在于细菌的细胞膜和固体膜之间。内毒素是由磷脂、脂多糖和蛋白质所组成的复合物，其中脂多糖是内毒素的主要成分，具有特别强的热原活性，因而大致可以认为内毒素 = 热原 = 脂多糖。

2. 热原的性质

（1）耐热性　一般说来，热原在 60℃ 加热 1 小时不受影响，100℃ 也不会发生热解，在 180℃ 干热 3 ~ 4 小时，250℃ 干热 30 ~ 45 分钟或 650℃ 干热 1 分钟可使热原彻底破坏。

（2）滤过性　热原体积小，在 1 ~ 5nm 之间，即使是微孔滤膜，也不能截留，但是热原可以被活性炭吸附。

（3）水溶性　热原的结构含有多糖链，所以热原能溶于水。

（4）不挥发性　热原本身不具有挥发性，但在蒸馏时，往往可随水蒸气雾滴带入蒸馏水，所以应设法防止。

（5）其他　热原能被强酸、强碱所破坏，也能被强氧化剂如高锰酸钾或过氧化氢所破坏，超声波及某些表面活性剂也能破坏热原。

3. 污染热原的途径

（1）从注射用水中带入　这是注射剂出现热原的主要原因。蒸馏器结构不合理，或操作不当，或注射用水贮藏时间过长都会污染热原。故应使用新鲜注射用水，最好随蒸随用。

（2）从原辅料中带入　容易滋长微生物的药物，如葡萄糖因贮存年久包装损坏常致污染热原。用生物方法制造的药品如右旋糖酐、水解蛋白或抗生素等常因热原未除尽而引起发热反应。

（3）从容器、用具、管道和设备等带入　因此在生产中对这些容器用具等物要认真处理洗涤干净，合格后方能使用。

（4）从制备过程中的带入　制备过程中，由于室内卫生条件差，操作时间长，装置不密闭，均增加污染细菌的机会，而可能产生热原。

（5）从注射器具中带入　有时注射剂或输液本身不含热原，但仍发现热原反应，这往往是由于注射器具如输液吊瓶污染所致。

4. 热原的除去方法

（1）高温法　250℃加热30分钟以上，可以破坏热原。

（2）酸碱法　重铬酸钾硫酸清洁液或稀氢氧化钠处理，可将热原破坏。

（3）吸附法　活性炭对热原有较强的吸附作用，同时有助滤脱色作用，所以在注射剂中使用较广。常用量为0.1%～0.5%。

（4）超滤法　一般用3.0～15nm的超滤膜除去热原。

（5）蒸馏法　利用热原的不挥发性，在多效蒸馏水器中制备蒸馏水时，热原仍留在浓缩水中。为了防止热原随水蒸气中的雾滴带入蒸馏水，在蒸发室的上部设有隔沫装置，以分离雾滴和上升蒸气，或采用旋风分离法进行水汽分离，确保去除热原。

（6）离子交换法　热原带有负电荷，因而可以被碱性阴离子交换树脂吸附。已有利用离子交换树脂吸附去除注射剂中热原的报道，并在大生产中采用。

（7）凝胶滤过法　国内有用二乙氨基乙基葡聚糖凝胶（分子筛）和交联葡聚糖100等除热原，凝胶可以再生，可反复使用。

（8）反渗透法　通过三醋酸纤维膜除去热原，是近几年发展起来的新方法。

（9）其他　二次以上的湿热灭菌法、适当提高灭菌温度和时间，或微波处理在一些情况下也可以破坏热原。

四、渗透压调节技术

注射液的处方设计时，需要调节溶液的渗透压，以保证注射液和体液等渗或等张，以避免产生刺激性或溶血等现象发生。

1. 等渗溶液　系指渗透压与血浆渗透压相等的溶液。等渗是一个物理化学的概念，是溶液的依数性之一。0.9%的氯化钠溶液和5%的葡萄糖溶液与血浆具有相同的渗透压，故为等渗溶液。注射低渗溶液可能会出现溶血现象。注入高渗溶液时，红细胞内水分渗出而使红细胞萎缩，但只要注射速度缓慢，由于血液可自行调节使渗透压很快恢复正常，所以不致发生不良影响。至于脊髓腔内注射，由于易受渗透压的影响，必须调至等渗。

2. 渗透压的调节　根据前面的讨论，设计注射剂处方时，对于低渗的溶液必须进行调节，常用渗透压调整的方法如下。

（1）冰点降低数据法　血浆的冰点为 - 0.52℃，因此任何溶液，只要其冰点降低为0.52℃，即与血浆等渗。表3-1列出一些药物的1%水溶液的冰点降低数据，根据这些数据可以计算该药物配成等渗溶液的浓度。

表 3–1　一些药物水溶液的冰点降低与氯化钠等渗当量

名称	1%（g/ml）水溶液冰点		1g 药物氯化钠等渗	等渗浓度溶液的溶血情况		
	降低（℃）	当量（E）	浓度（%）	溶血（%）	pH
硼酸	0.28	0.47	1.9	100	4.6
盐酸乙基吗啡	0.19	0.15	6.18	38	4.7
盐酸阿托品	0.08	0.10	8.85	0	5.0
盐酸可待因	0.09	0.14	6.33	47	4.4
氯霉素	0.06				
依地酸钙钠	0.12	0.21	4.5	0	6.1
盐酸麻黄碱	0.16	0.28	3.2	96	5.9
无水葡萄糖	0.10	0.18	5.05	0	6.0
葡萄糖（含水）	0.09	0.16	5.51	0	5.9
氢溴酸后阿托品	0.097	0.17	5.67	92	5.0
盐酸吗啡	0.086	0.15			
碳酸氢钠	0.381	0.65	1.39	0	8.3
氯化钠	0.58	0.9	0	6.7	
青霉素 G 钾	0.16	5.48	0	6.2	
硝酸毛果芸香碱	0.133	0.22			
聚山梨酯 80	0.01	0.02			
盐酸普鲁卡因	0.12	0.18	5.05	91	5.6
盐酸地卡因	0.109	0.18			

例 3–1　用氯化钠配制 100ml 等渗溶液，问需要多少氯化钠？

从表中查得，1% 氯化钠溶液的冰点降低为 0.58℃，设氯化钠在等渗溶液中的浓度为 $X\%$，则：$1\% : X\% = 0.58 : 0.52$。求得 $X = 0.9\%$，即配制 100ml 的等渗氯化钠溶液需 0.9g 氯化钠。

例 3–2　配制 100ml 2% 盐酸普鲁卡因溶液，需要加多少氯化钠，使成等渗溶液？

$$W = \frac{0.52 - a}{b} \tag{3-2}$$

式中，W 为配成等渗溶液所需加入药物的量（%，g/ml）；a 为未经调整的药物溶液的冰点下降度数；b 为用以调整等渗的药物 1%（g/ml）溶液的冰点下降度数。

按本例要求查表，得 $a = 0.12 \times 2 = 0.24$℃，$b = -0.58$℃，代入上式得：

$$W = \frac{0.52 - 0.24}{0.58} = 0.48\%\ （g/ml）$$

配制 100ml 时，$100 \times 0.48\% = 0.48$g，即需增加 0.48g 的氯化钠，可使 2% 的盐酸普鲁卡因溶液 100ml 成为等渗溶液。

对于成分不明或查不到的冰点降低数据的注射液，可通过实验测定冰点降低数据，再依上法计算。计算时选用药物的冰点降低值，其浓度应与配制溶液的浓度相近，结果更为准确。

（2）氯化钠等渗当量　即与 1g 药物呈等渗效应的氯化钠量。例如盐酸普鲁卡因的氯化钠等渗当量为 0.18，即 1g 的盐酸普鲁卡因溶液中，能产生 0.18g 氯化钠相同的渗透压效应。例如头孢噻吩钠的氯化钠等渗当量为 0.24，若配制 2% 的头孢噻吩钠溶液 100ml，欲使其等渗，需加入氯化钠为 $0.9 - 0.24 \times 2 = 0.42$g 氯化钠。渗透压调节剂常用氯化钠与葡萄糖。

3. 等张溶液　是指与红细胞膜张力相等的溶液。在等张溶液中既不会发生红细胞体积改变，更不会发生溶血，所以等张是个生物学概念。红细胞膜对于许多药物的水溶液来说可视为理想的半透膜，即它只能让溶剂分子出入，而不让溶质分子通过，因此，许多药物的等渗浓度与等张浓度相同或相近。如0.9%的氯化钠溶液，既是等渗溶液又是等张溶液。但还有些药物如盐酸普鲁卡因、甘油、尿素等，红细胞就不是理想的半透膜，因它们能迅速自由地通过细胞膜，同时促使细胞膜外水分进入细胞，使红细胞胀大破裂，引起溶血。关于促使水分进入细胞的机制目前尚不完全清楚。这类药物一般加入适量氯化钠或葡萄糖后即可避免溶血。一个药物的等张浓度，可用溶血法进行测定。将人的红细胞放在各种不同浓度的氯化钠溶液中（从0.36%到0.45%），则出现不同程度的溶血。同样，将人的红细胞液放入某种药物不同浓度的溶液中，也将出现不同浓度的溶血。将两种溶液的溶血情况比较，对溶血情况相同者认为它们的渗透压也相同。

五、灭菌与无菌技术

灭菌制剂 是指采用某种物理、化学方法杀灭或除去制剂中所有活的微生物的一类药物制剂。目前使用的注射剂、滴眼剂等大多数属于这一类制剂。

无菌制剂 是指在无菌环境中采用无菌操作法或无菌技术制备的不含任何活的微生物的一类药物制剂。对于那些热稳定性差的药物，常采用无菌操作法制备无菌制剂。

但对于任何一批无菌制剂而言，绝对无菌既无法保证也无法用试验来证实，一批制剂的无菌特性只能相对地通过制剂中活微生物的概率低至某个可接受水平来表述，即非无菌概率（probability of a non-sterile unit，PNSU）或无菌保证水平（sterility assurance level，SAL）作为评价制剂的灭菌效果质控指标，即无菌保证水平不得高于 10^{-6}。

灭菌法是指用适当的物理或化学手段将物品中活的微生物杀灭或除去，从而使物品残存活微生物的概率下降至预期的 PNSU 或 SAL 的方法。微生物包括细菌、真菌、病毒等，微生物的种类不同、灭菌方法不同，灭菌效果也不同。细菌的芽孢具有较强的抗热能力，因此灭菌效果，常以杀灭芽孢为准。灭菌是制剂制备中一项重要的操作，对注射液、眼用制剂等无菌制剂是不可缺少的环节。

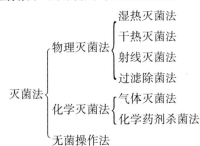

1. **无菌** 系指在特定物体、介质或环境中，不得存在任何活的微生物。
2. **无菌操作** 系指整个操作过程在无菌环境中制备无菌制剂的方法和技术。
3. **灭菌** 系指用适当的物理或化学手段将物品中活的微生物杀灭或除去的过程。
4. **防腐** 系指低温或化学药品防止和抑制微生物生长繁殖。
5. **消毒** 系指用物理和化学方法将病原微生物杀死。

药剂学中灭菌措施的基本目的是，既要除去或杀灭微生物，又要保证药物的稳定性、治疗作用及用药安全。因此选择灭菌方法时必须结合药物的性质加以全面考虑。故灭菌法的研究对保证产品质量有着重要意义。灭菌法可分类以下几类。

（一）物理灭菌法

物理灭菌法系指采用加热、射线和过滤等方法杀灭或除去微生物的技术，亦称物理灭菌技术。

1. 湿热灭菌法 是在饱和蒸汽或沸水或流通蒸汽中进行灭菌的方法，由于蒸汽潜热大，穿透力强，容易使蛋白质变性或凝固，所以灭菌效率比干热灭菌法高。

（1）热压灭菌法 用压力大于常压的饱和水蒸气加热杀灭微生物的方法。此法具有很强的灭菌效果，灭菌可靠，能杀灭所有细菌繁殖体和芽孢，是制剂生产中应用最广泛的一种灭菌方法。凡能耐高压蒸汽的药物制剂、玻璃容器、金属容器、瓷器、橡胶塞、膜滤器等均能采用此法。

卧式热压灭菌柜是常用的热压灭菌设备，如图 3-5 所示。

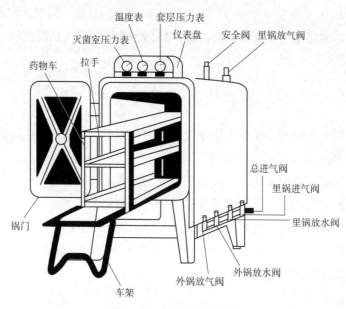

图 3-5 卧式热压灭菌柜

>>> **知识链接** ○---

热压灭菌柜的操作方法

用前先做好柜内清理工作，然后开夹层蒸汽阀及回汽阀，使蒸汽通入夹套中加热，同时将待灭菌物品放置柜内，关闭柜门，旋紧门闩，此后应注意温度表，当温度上升至所需温度，即为灭菌开始时间，柜室压力表应固定在相应的压力，待灭菌时间到达后，先关闭总蒸汽和夹层进汽阀，再开始排气，待柜室压力降至零后 10~15 分钟，再全部打开柜门，待灭菌物品冷却后取出。

使用注意：①必须将灭菌柜内的空气排除；②必须使用饱和蒸汽；③灭菌时间必须由全部药液温度真正达到所要求的温度时算起；④灭菌完毕后停止加热，必须使压力逐渐降到 0 才能放出锅内蒸汽。

影响热压灭菌的因素有：①细菌的种类和数量。不同细菌，同一细菌的不同发育阶段对热的抵抗力有所不同，细菌芽孢的耐热性更强。细菌数越少，灭菌时间越短。②药物性质与灭菌时间。灭菌温度越高灭菌时间越短。但是温度越高，药物的分解速度越快，因此在达到有效灭菌的前提下可适当降低灭菌温度或缩短灭菌时间。③蒸汽的性质。蒸汽有饱和蒸汽、湿饱和蒸汽、过热蒸汽。饱和蒸汽热含量较高，热的穿透力较大，因此灭菌效力高。④介质的性质。制剂中含有营养物质，如糖类、蛋白质等，可增强细菌的抗热性。细菌的生活能力也受介质 pH 的影响。一般中性环境耐热性最大，碱性次之，酸性不利于细菌的发育。

（2）流通蒸汽灭菌法 是在常压下 100℃流通蒸汽加热杀灭微生物的方法。通常灭菌时间为 30~60 分钟。本法不能保证杀灭所有的芽孢，是非可靠的灭菌法，可适用于消毒或不耐热制剂的辅助灭菌手段。

（3）**煮沸灭菌法**　把待灭菌物品放入沸水中加热灭菌的方法。通常煮沸 30~60 分钟。本法灭菌效果差，常用于注射器、注射针等器皿的消毒。必要时加入适当的抑菌剂，如甲酚、氯甲酚、苯酚、三氯叔丁醇等，可杀死芽孢菌。

（4）**低温间歇灭菌法**　将待灭菌的物品，用 60~80℃ 水或流通蒸汽加热 1 小时，将其中的繁殖体杀死，然后在室温中放置 24 小时，让其中的芽孢发育成为繁殖体，再次加热灭菌、放置，反复进行 3~5 次，直至杀灭芽孢为止。本法适用于不耐高温的制剂的灭菌。缺点是：费时，工效低，且芽孢的灭菌效果往往不理想，必要时加适量的抑菌剂，以提高灭菌效率。

2. 干热灭菌法　加热可以导致蛋白质变性或凝固，核酸破坏，酶失去活性，使微生物死亡。干热灭菌法是利用火焰或干热空气进行灭菌的方法。

（1）**火焰灭菌法**　直接在火焰中灼烧灭菌的方法。灭菌迅速、简便可靠，适用于耐火焰材质的物品，如金属、玻璃及瓷器等用具的灭菌，不适用于药品的灭菌。

（2）**干热空气灭菌法**　系指将物品置于干热灭菌柜、隧道灭菌器等设备中，利用干热空气达到杀灭微生物或消除热原物质的方法。由于干燥状态下微生物的耐热性强，必须长时间受高热的作用才能达到灭菌的目的。干热灭菌温度范围一般为 160~190℃，当用于除热原时，一般为 170~400℃。如 160~170℃ 需 2 小时以上；170~180℃ 需 1 小时以上；250℃ 需 45 分钟。无论采用何种灭菌条件，均应保证灭菌后的物品的 $PNSU \leq 10^{-6}$。此法适用于耐高温但不宜用湿热灭菌法灭菌的物品灭菌，如玻璃器具、金属制容器、纤维制品、陶瓷制品、固体试药、液状石蜡及不允许湿气穿透的油脂类等。本法缺点是穿透力弱，温度不易均匀，而且灭菌温度较高，灭菌时间较长，不适于橡胶、塑料及大部分物品。

3. 射线灭菌法　系采用辐射、微波和紫外线杀灭微生物的方法。

（1）**辐射灭菌法**　系指利用电离辐射杀灭微生物的方法。常用的辐射射线有 ^{60}Co 或 ^{137}Cs 衰变产生的 γ 射线、电子加速器产生的电子束和 X 射线装置产生的 X 射线。射线可使有机化合物的分子直接发生电离，产生破坏正常代谢的自由基，导致微生物体内的大分子化合物分解。辐射灭菌的特点是不升高灭菌产品的温度，穿透力强，适合于不耐热药物的灭菌。常用的辐射灭菌剂量为 25kGy（千格瑞）。但是辐射灭菌法的设备费用高，对某些药品可能产生药效降低、产生毒性物质或发热物质，且溶液不如固体稳定，同时要注意安全防护等问题。

（2）**紫外线灭菌法**　是指用紫外线照射杀灭微生物的方法。一般用于灭菌的紫外线波长是 200~300nm，灭菌力最强的波长是 254nm。紫外线作用于核酸蛋白促使其变性，同时空气受紫外线照射后产生微量臭氧，从而起共同杀菌作用。紫外线穿透力微弱，但可以穿透清洁空气及纯净的水。因此本法适用于照射物表面之灭菌、无菌室的空气及蒸馏水的灭菌；不适用于药液的灭菌、固体物质深部的灭菌；普通玻璃可吸收紫外线，因此装于容器中的药液不能灭菌。

（3）**微波灭菌法**　用微波照射而产生的热杀灭微生物的方法。微波是指频率在 300MHz~300kMHz 之间的电磁波。水分子是极性分子，在交变电场的作用下极化并能产生剧烈的转动而发热，因而具有强烈的微波吸收能力。微波能穿透到介质的深部，通常可使介质表里一致地加热。本法适用于水性注射液的灭菌。

4. 过滤除菌法　本法是利用细菌不能通过致密具孔滤材的原理而除去微生物的方法，是一种机械除菌的方法。主要适用于对热不稳定的药物溶液、气体、水等的除菌。繁殖型细菌很少有小于 1μm 者，芽孢大小为 0.5μm 或更小些。所以常用的除菌滤器有微孔薄膜滤器，滤膜的孔径一般不超过 0.22μm。过滤法应配合无菌操作技术，并必须对成品进行无菌检查，以保证其除菌质量。

（二）化学灭菌法

化学灭菌法是用化学药品直接作用于微生物而将其杀死的方法。化学杀菌剂不能杀死芽孢，仅对繁殖体有效。化学杀菌剂的效果依赖于微生物种类及数目，物体表面的光滑度或多孔性以及杀菌剂的性质。化学杀菌的目的在于减少微生物的数目，以控制无菌状况至一定水平。化学灭菌法可分为气体灭菌法、汽相灭菌法和液相灭菌法。

1. 气体灭菌法 系指用化学灭菌剂形成的气体杀灭微生物的方法。常用环氧乙烷，一般与80% ~ 90%的惰性气体混合使用，在充有灭菌气体的高压腔室内进行。使用时应注意灭菌气体的可燃可爆性、致畸性和残留毒性。该法适用于不耐高温、不耐辐射物品的灭菌，如医疗器械、塑料制品和药品包装材料等，干粉类产品不建议采用本法灭菌。

2. 汽相灭菌法 系指通过分布在空气中的灭菌剂杀灭微生物的方法。常用的灭菌剂包括过氧化氢（H_2O_2）、过氧乙酸（CH_3CO_3CH）等。汽相灭菌适用于密闭空间的内表面灭菌。灭菌前灭菌物品应进行清洁。灭菌时应最大限度地暴露表面，确保灭菌效果。灭菌后应将灭菌剂残留充分去除或灭活。

3. 液相灭菌法 系指将被灭菌物品完全浸泡于灭菌剂中达到杀灭物品表面微生物的方法。灭菌剂包括：甲醛、过氧乙酸、氢氧化钠、过氧化氢、次氯酸钠等。此外，还有0.1% ~ 0.2%苯扎溴铵溶液、2%左右的酚或煤酚皂溶液、75%乙醇等。该法常应用于其他灭菌法的辅助措施，即皮肤、无菌设备和其他器具的消毒等。

（三）无菌操作法

无菌操作所用的一切用具，材料以及环境，均需按照前述的灭菌法灭菌，操作须在无菌操作室或无菌柜内进行。

1. 无菌操作室的灭菌 为防止制品在操作过程中受到污染，常用空气灭菌法对无菌操作室施行灭菌，如甲醛溶液加热熏蒸法、丙二醇或过氧醋酸熏蒸法、紫外线空气灭菌法、药液灭菌法和臭氧灭菌法，常用甲醛溶液加热熏蒸法。将甲醛溶液蒸气经风道由鼓风机送入无菌室，连续3小时后，将鼓风机关闭。室温保持在25℃以上，以避免室温过低甲醛蒸气聚合而附着于冷壁上，相对湿度应保持在60%以上，密闭熏蒸12 ~ 24小时以后，再用25%氨水加热（每立方米用8 ~ 10ml），从风道送入氨气约15分钟，以吸收甲醛蒸气，然后开启出风口排风，并通入经处理的无菌空气直到室内无甲醛为止。

2. 无菌操作 操作人员进入操作室之前要洗澡，并换上已灭菌的工作服和清洁的鞋子和帽子，以免造成污染。安瓿要150 ~ 180℃，2 ~ 3小时干热灭菌。橡皮塞要以121℃，1小时热压灭菌、有关器具都要经过灭菌。用无菌操作法制备的注射剂，大多需加入抑菌剂。小量无菌制剂的制备，普遍采用层流洁净工作台进行无菌操作，使用方便，效果可靠，为无菌操作创造了良好的条件。

3. 无菌检查法 系指检查药品与辅料是否无菌的一种方法。经灭菌或无菌操作法处理后的制剂必须经过无菌检查法检验证实已无微生物生存后方能使用。《中国药典》现行版通则规定的无菌检查法有"直接接种法"和"薄膜过滤法"。无菌检查的全部过程应严格遵守无菌操作，防止微生物的污染，因此多在层流洁净工作台中进行。

六、灭菌参数

（一）D值与Z值

1. D值 指一定温度下，将微生物杀灭90%（即使之下降一个对数单位）所需的时间，以分钟表示。D值是微生物的耐热参数，D值大，说明该微生物耐热性强。研究表明，微生物受高温、辐射、化学药品等作用时就会被杀灭，其杀灭速度符合一级动力学过程，即：

$$\frac{dN}{dt} = -kN_t \tag{3-3}$$

$$\lg N_t = \lg N_0 - \frac{kt}{2.303} \qquad (3-4)$$

式中，N_0 为原有微生物数；N_t 为灭菌时间为 t 时残存的微生物数；k 为杀灭速度常数。$\lg N_t$ 对 t 作图得一直线，斜率 $= -k/2.303 = (\lg N_t - \lg N_0)/t$，令斜率的负倒数为 D 值，即：

$$D = \frac{2.303}{k} = \frac{t}{\lg N_0 - \lg N_t} \qquad (3-5)$$

式中，当 $\lg N_0 - \lg N_t = 1$ 时 $D = t$，即 D 的物理意义为，在一定温度下杀灭微生物 90% 或残存率为 10% 时所需的灭菌时间。

2. Z 值　灭菌温度系数，指某一种微生物的 D 值下降一个对数单位，灭菌温度升高的值（℃），通常取 10℃。

灭菌条件不同，其灭菌速率也不同。当温度升高时，速度常数 k 增大，因而 D 值（灭菌时间）随温度的升高而减小。在一定温度范围内（100~138℃）$\lg D$ 与温度 T 之间呈直线关系。

$$Z = \frac{T_2 - T_1}{\lg D_1 - \lg D_2} \qquad (3-6)$$

故 Z 值为降低一个 $\lg D$ 值所需升高的温度数。即灭菌时间减少到原来的 1/10 所需升高的温度。如 $Z = 10℃$，意思是灭菌时间减少到原来灭菌时间的 10%，而具有相同的灭菌效果，所需升高的灭菌温度为 10℃。式（3-6）可以改写为：

$$D_1/D_2 = 10^{(T_2 - T_1)/Z} \qquad (3-7)$$

设 $Z = 10℃$，$T_1 = 110℃$，$T_2 = 121℃$，

则有：$D_1/D_2 = 10^{(121-110)/10}$，$D_1/D_2 = 10^{11/10}$，$D_1/D_2 = 12.59$

即：$D_2 = 0.079 D_1$

其物理意义在于：110℃灭菌 10 分钟与 121℃灭菌 0.79 分钟的灭菌效果相当。

（二）F 值与 F_0 值

1. F 值　F 值的数学表达式如下：

$$F = \Delta t \sum 10^{(T - T_0)/Z} \qquad (3-8)$$

式中，Δt 为测量被灭菌物料温度的时间间隔，一般为 0.5~1.0 分钟。T 是每个时间间隔 Δt 所测得被灭菌物料温度，T_0 是参比温度。根据表达式，F 值为在一系列温度 T 下给定 Z 值所产生的灭菌效力与在参比温度 T_0 下给定 Z 值所产生的灭菌效力相同时，T_0 温度下所相当的灭菌时间，以分为单位。即整个灭菌过程效果相当于 T_0 温度下 F 时间的灭菌效果。F 值常用于干热灭菌。

2. F_0 值　在湿热灭菌时，参比温度 T_0 定为 121℃，以嗜热脂肪芽孢杆菌作为微生物指示菌，该菌在 121℃时，Z 值为 10℃。则：

$$F_0 = \Delta t \sum 10^{(T - 121)/10} \qquad (3-9)$$

显然，F_0 值为某一灭菌温度（T），Z 为 10℃所产生的灭菌效果与 $T_0 = 121℃$，Z 值为 10℃所产生的灭菌效力相同时的等效时间（分钟）。不管温度如何变化，t 分钟内的灭菌效果相当于温度在 121℃下灭菌 F_0 分钟的效果，亦即它把不同温度下灭菌效果都转化成 121℃下灭菌的等效值。因此称 F_0 为标准灭菌时间（分钟）。按式（3-9）定义的 F_0 也称物理 F_0，F_0 应用目前仅限于热压灭菌。

F_0 值的计算要求测定灭菌物品内部的实际温度，并将不同温度与时间对灭菌的效果统一在 121℃湿热灭菌的灭菌效力，它包括了灭菌过程中升温、恒温、冷却三部分热能对微生物的总致死效果。故 F_0 值可作为灭菌过程的比较参数，对于灭菌过程的设计及验证灭菌效果具有重要意义。

F_0 值的影响因素主要有：①容器大小、形状、热穿透系数；②灭菌产品溶液黏度、容器充填量；③容器在灭菌器内的数量与排布等。

F_0 值是121℃时微生物降解所需时间，参考式（3-10），F_0 值等于 D_{121} 值与微生物的对数降低值的乘积。由于 F_0 由微生物的 D 值和微生物的初始数及残存数所决定，所以 F_0 又称生物 F_0。

$$F_0 = D_{121} \times (\lg N_0 - \lg N_t) \tag{3-10}$$

式中，N_t 为灭菌后预期达到的微生物残存数，又称染菌度概率。一般取 N_t 为 10^{-6}（原有菌数的百万分之一，或100万个制品中只允许有一个制品染菌）即可以达到可靠的灭菌效果。比如，将含有200个嗜热脂肪芽孢杆菌的5%葡萄糖水溶液以121℃热压灭菌时，其 D 值为2.4分钟。则：

$$F_0 = 2.4 \times (\lg 200 - \lg 10^{-6}) = 19.92 \text{ 分钟}$$

因此，F_0 值也可认为是以相当于121℃热压灭菌时杀死容器中全部微生物所需要的时间。

为了保证灭菌效果，应注意以下两个问题：①根据式（3-10），若 N_0 越大，即被灭菌物中微生物数越多，则灭菌时间越长，故尽可能减少各工序中微生物对药品的污染，分装好的药品应尽快灭菌，以使初始微生物数在最低水平，最好使每个容器的含菌量控制在10以下（即 $\lg N_0 \leqslant 1$）；②应适当考虑增强安全因素，一般增加50%。如果规定 $F_0 > 10$ 分钟，那么在实际操作中应控制 $F_0 > 15$ 分钟为好。

七、空气净化技术

（一）概述

制剂生产车间需要采取空气净化技术，去除车间空气中的粉尘、烟、蒸汽、不良气体、微生物等，保证制剂生产的洁净环境。空气洁净技术是能够创造洁净空气环境的各种技术的总称。主要通过空气过滤（包括处理）、气流组织和气压控制三种措施达到空气净化的目的。

洁净室的设计必须符合相应的洁净度要求，我国《药品生产质量管理规范》（2010年修订）将无菌药品生产所需洁净室分为 A、B、C、D 四个级别。

A 级为高风险操作区，如灌装区、放置胶塞桶、无菌制剂直接接触的敞口包装容器的区域及无菌装配或连接操作的区域，相当于动态100级。

B 级为 A 级区所处的背景区域，相当于静态100级。

C 级相当于10万级净化，对无菌要求不太严格的洁净区。

D 级为生产无菌药品过程中重要程度较差的洁净操作区。

以上各级别空气悬浮粒子的标准规定和洁净区微生物监控的动态标准见表3-2，表3-3。

表3-2　洁净区空气悬浮粒子的标准（用尘埃粒子计数器检测）

洁净度级别	空气中悬浮粒子最大允许浓度（个/m^3）			
	静态		动态	
	≥0.5μm	≥5μm	≥0.5μm	≥5μm
A 级	3520	20	3520	20
B 级	3520	29	352000	2900
C 级	352000	2900	3520000	29000
D 级	3520000	29000	不作规定	不作规定

表 3 - 3　洁净区微生物监测的动态等级标准（可用浮游菌采集器）

洁净度级别	浮游菌 cfu/m³	沉降菌（φ90mm）（cfu/4 小时）	表面微生物	
			接触（φ55mm）（cfu/碟）	5 指手套（cfu/手套）
A 级	<1	<1	<1	<1
B 级	10	5	5	5
C 级	100	50	25	—
D 级	200	100	50	—

（二）空气净化技术

1. 空气的过滤　目前主要采用空气过滤器对空气进行净化。过滤器按过滤效率可分为四类：初效过滤器、中效过滤器、亚高效过滤器、高效过滤器。

（1）初效过滤器　主要滤除粒径大于 5μm 悬浮粉末、过滤效率可达 20% ~ 80%，通常用于上风侧的新风过滤，除了捕获大粒子外，还防止中、高效过滤器被大粒子堵塞，以延长中、高效过滤器的寿命，因此也叫预过滤器。

（2）中效过滤器　主要用于滤除大于 1μm 的尘粒，过滤效率达到 20% ~ 70%，一般置于高效过滤器之前，用以保护高效过滤器。中效过滤器的外形结构大体与初效过滤器相似，主要区别是滤材。

（3）亚高效过滤器　主要滤除小于 1μm 的尘埃，过滤效率在 95% ~ 99.9% 之间，置于高效过滤器之前以保护高效过滤器，常采用叠式过滤器。

（4）高效过滤器　主要滤除小于 1μm 的尘埃，对粒径 0.3μm 尘粒的过滤效率在 99.97% 以上。一般装在通风系统的末端，必须在中效过滤器或在亚高效过滤器的保护下使用。高效过滤器的结构主要是折叠式空气过滤器。高效过滤器的特点是效率高、阻力大、不能再生、安装时正反不能倒装。

（5）过滤器的组合　在高效空气净化系统中通常采用三级过滤装置：初效过滤→中效过滤→高效过滤。使空气由初效到高效通过，逐步净化。组合的过滤器级别不同，得到不同的净化效果。组合式净化空调系统的基本流程如图 3 - 6 所示。

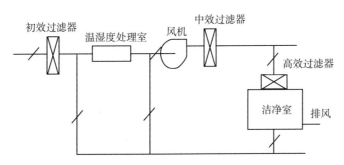

图 3 - 6　净化空调系统基本流程图

2. 层流洁净技术　垂直层流以高效过滤器为送风口布满顶棚，地板全部做成回风口，使气体自上而下地流动。实现层流必须有足够的气速，以克服空气对流。垂直层流的端面风速在 0.25m/s 以上，换气次数在 400 次/小时左右，造价及运转费用很高。

水平层流以高效过滤器为送风口布满一侧壁面，对应壁面为回风墙，气流以水平方向流动。为克服尘粒沉降，端面风速不小于 0.35m/s。水平层流的造价比垂直层流低。

垂直层流和水平层流气流流动方式如图 3 - 7 所示。

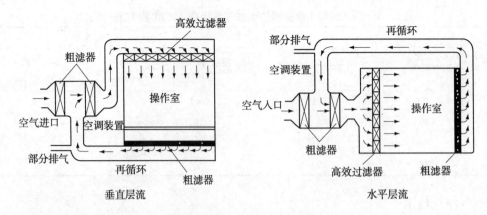

图 3 – 7　垂直层流和水平层流气流流动方式示意图

3. 非层流洁净技术　非层流洁净技术是用高度净化的空气将操作室内的尘粒加以稀释的空气净化技术。其作用原理是"稀释原理"，气流运动形式是乱流、非单向流或称紊流。非层流洁净技术因设备投入及运行成本比较低，在药品生产上得到广泛运用，但洁净效果较差。

▷ 第三节　注射剂的处方组成

注射剂的处方主要由主药、溶剂和 pH 调节剂、抗氧化剂、络合剂等附加剂组成。

一、注射用原料药的要求

注射用原料质量标准高，除了对杂质和重金属的限度更严格外，还对微生物以及热原等有严格的规定，如要求无菌、无热原。配制注射剂时，必须使用注射用规格的原料药，必须符合《中国药典》现行版或相应的国家药品质量标准的要求。

二、常用注射用溶剂

（一）注射用水

注射用水是最常用的溶剂，配制注射剂时必须用注射用水，有关注射用水的制备和质量要求请参见本章第二节。

（二）注射用油

注射用油应无异臭，无酸败味。

《中国药典》现行版关于注射用大豆油的具体规定为：碘值为 126～140；皂化值为188～195；酸值不大于 0.1；过氧化物、不皂化物、碱性杂质、重金属、砷盐、脂肪酸组成和微生物限度等应符合要求。另外，还用芝麻油、茶油等。酸值、碘值、皂化值是评定注射用油的重要指标。酸值说明油中游离脂肪酸的多少，酸值高质量差，也可以看出酸败的程度。碘值说明油中不饱和键的多少，碘值高，则不饱和键多，油易氧化，不适合注射用。皂化值表示油中游离脂肪酸和结合成酯的脂肪酸的总量多少，可看出油的种类和纯度。考虑到油脂氧化过程中，有生成过氧化物的可能性，故对注射用油中的过氧化物要加以控制。注射用油应贮于避光密闭洁净容器中，避免日光、空气接触，还可考虑加入抗氧剂等。

（三）其他注射用溶剂

对于不溶或难溶于水或在水溶液中不稳定的药物，常根据药物性质选用其他溶剂或复合溶剂。以增加药物溶解度、防止水解及增加稳定性。

1. 乙醇　适用于在水中溶解度小或不稳定，而在稀醇中稳定的药物。本品与水、甘油等可任意混合。可供肌内或静脉注射，但浓度超过 10% 时肌内注射就有疼痛感。

2. 甘油　本品的黏度和刺激性均较大，常与乙醇、丙二醇、水等混合应用，常用浓度一般为 1% ~50%。

3. 丙二醇　即 1，2 - 丙二醇，本品与水、乙醇、甘油相混溶，丙二醇的溶解范围较广，有一定的刺激性。能溶解多种挥发油，可供肌内、静脉等给药。常用浓度为 1% ~30%。

4. 聚乙二醇（PEG）　PEG300 ~400，可用作注射用溶剂，PEG400，相对密度为 1.110 ~1.140，运动黏度应为 37 ~45mm²/s，无色或几乎无色的黏稠液体，略有特臭，能与水、乙醇相混合，化学性质稳定，常作注射用溶剂。常用浓度为 1% ~50%。

5. 苯甲酸苄酯　本品不溶于水和甘油，能与乙醇（95%）、脂肪油相混溶。为水不溶性溶剂。

6. 二甲基乙酰胺　本品为澄明的中性液体，能与水、乙醇任意混合，极易溶于有机溶剂和矿物油中。连续使用时，应注意其慢性毒性。

（四）注射剂的附加剂

为了提高注射剂的有效性、安全性和稳定性，注射剂中除主药外还可添加其他物质，这些物质统称为"附加剂"。常用的附加剂见表 3 -4。

表 3 - 4　常用注射剂附加剂

附加剂	浓度范围（%）	附加剂	浓度范围（%）
增溶剂、润湿剂或乳化剂		**抗氧剂**	
聚山梨酯 20	0.01	亚硫酸钠	0.1 ~0.2
聚山梨酯 40	0.05	亚硫酸氢钠	0.1 ~0.2
聚山梨酯 80	0.04 ~4.0	焦亚硫酸钠	0.1 ~0.2
聚乙烯吡咯烷酮	0.2 ~1.0	硫代硫酸钠	0.1
卵磷脂	0.5 ~2.3	**抑菌剂**	
脱氧胆酸钠	0.21	三氯叔丁醇	0.25 ~0.5
普朗尼克 F - 68	0.2	苯甲醇	1 ~2
缓冲剂		羟苯丁酯	0.015
醋酸，醋酸钠	0.22，0.8	羟苯丙酯	0.01
枸橼酸，枸橼酸钠	0.5，4.0	苯酚	0.25 ~0.5
乳酸	0.1	**局麻剂**	
酒石酸，酒石酸钠	0.65，1.2	盐酸普鲁卡因	0.5 ~2
助悬剂		利多卡因	0.5 ~1.0
甲基纤维素	0.03 - 1.05	**渗透压调节剂**	
羧甲基纤维素钠	0.01 - 0.75	氯化钠	0.5 ~0.9
明胶	2.0	葡萄糖	4 ~5
填充剂		**保护剂**	
乳糖	1 ~8	甘氨酸	1 ~10
甘露醇	1 ~10	乳糖	2 ~5
螯合剂		蔗糖	2 ~5
EDTA - 2Na	0.01 - 0.05	麦芽糖	2 ~5
		人血白蛋白	0.2 ~2

第四节 注射剂的制备

注射剂生产过程包括原辅料的准备、配制、灌封、灭菌、质量检查、包装等步骤，对于非最终灭菌产品的无菌生产操作环境区域划分为 A 级、B 级、C 级和 D 级，但对最终灭菌产品的生产操作环境区域划分为 A 级、C 级和 D 级，最终灭菌注射剂产品生产工艺流程如图 3-8 所示。具体要求见《药品生产质量管理规范》（2010 年修订）（GMP 2010 版）。

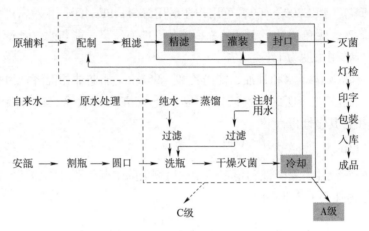

图 3-8 最终灭菌注射剂产品生产工艺流程与操作环境区域划分

一、注射剂的容器和处理方法

（一）注射剂容器的种类和式样

注射剂的容器是指由硬质中性玻璃制成的安瓿或其他式样的容器（如青霉素小瓶、输液瓶等）。由于塑料工业的发展，注射剂的包装也有采用塑料容器的。

安瓿的式样目前采用有颈安瓿与粉末安瓿两种，其容积通常为 1、2、5、10、20ml 等几种规格，此外还有曲颈安瓿。粉末安瓿系供分装注射用粉末或结晶性药物之用。故瓶的口颈粗或带喇叭口，便于将药物装入。

>>> 知识链接 o- -

双室西林瓶

近年来开发一种可同时盛装粉末与溶剂的注射容器，容器分两隔室，下面隔室装无菌药物粉末，上面隔室盛溶剂，中间用特制的隔膜分开，用时将顶上的塞子压下，使隔膜打开，溶剂流入下隔室，将药物溶解后使用，这种注射用容器，特别适用于一些在溶液中不稳定的药物。

- o

（二）安瓿的检查

为了保证注射剂质量，安瓿要经过一系列检查。一般必须通过物理和化学检查。物理检查主要包括安瓿外观、尺寸、应力、清洁度、热稳定性等，具体要求及检查方法，可参照中华人民共和国国家标准（安瓿）。化学检查主要包括玻璃容器的耐酸性、耐碱性检查和中性检查，可按有关规定的方法进行。必要时特别当安瓿材料变更时还需要进行装药试验，证明无影响方能应用。

（三）安瓿的洗涤

一般质量好的安瓿可直接洗涤，但质量差的安瓿需要先灌瓶蒸煮，进行热处理。一般使用离子交换水，质量较差的安瓿需用0.1%的盐酸或5%醋酸水溶液，灌满后，以100℃ 30分钟热处理。目的是使瓶内灰尘和附着的砂粒等杂质经加热浸泡后落入水中，容易洗涤干净，同时也是一种化学处理，让玻璃表面的硅酸盐水解，微量的游离碱和金属离子等溶解，使安瓿的化学稳定性提高。安瓿的洗涤方法有甩水洗涤法、加压喷射气水洗涤法和超声波洗涤法。

（四）安瓿的干燥和灭菌

安瓿洗涤后，一般要在烘箱内用 120 ~ 140℃ 温度干燥。盛装无菌操作或低温灭菌的安瓿则须用180℃干热灭菌1.5 小时。大量生产，多采用由红外线发射装置与安瓿自动传送装置两部分组成的隧道式烘箱，隧道内平均温度200℃左右，有利于安瓿连续化生产。安瓿在连续的层流洁净空气的保护下，经过350℃的高温，很快就完成了干热灭菌，而且安瓿极为洁净。灭菌好的空安瓿存放柜应有净化空气保护，安瓿存放时间不应超过24 小时。

二、注射剂的配制与过滤

（一）注射剂的配制

1. 原辅料的质量要求与投料计算　注射用原辅料，生产前还需作小样试制，检验合格后方能使用。在配制前，应先将原料按处方规定计算其用量，如果注射剂在灭菌后含量有下降时，应酌情增加投料量。

投料量可按下式计算：

$$原料（附加剂）用量 = 实际用量 \times 成品含量\%$$
$$实际配液量 = 实际灌注量 + 实际灌注时损耗量$$

2. 配制用具的选择与处理　大量生产用夹层配液锅，同时应装配轻便式搅拌器，夹层锅可以通蒸汽加热也可通冷水冷却。此外还可用不锈钢配液缸、搪瓷桶等容器。

3. 配制方法　配制方法有两种：一种是将原料加入所需的溶剂中一次配成所需的浓度即所谓稀配法，原料质量好的可用此法。另外还有全部原料药物加入部分溶剂中配成浓溶液，加热过滤，必要时也可冷藏后再过滤，然后稀释至所需浓度，此法叫浓配法，溶解度小的杂质在浓配时可以滤过除去。配制所用注射用水其贮存时间不得超过12 小时。配制油性注射剂一般先将注射用油在150 ~ 160℃，干热灭菌1 ~ 2 小时，冷却后进行配制。

（二）注射剂的过滤

1. 过滤机制及影响过滤的因素　详见本章第二节。

2. 滤器的种类与选择　生产中一般采用二级滤过（初滤和精滤），常用滤器有垂熔玻璃滤器、砂滤棒、板框压滤器、膜滤器等多种。由于各中滤器用途不完全相同，故须了解它们的性能，合理选用，才能达到理想的滤过效果。详见本章第二节。

3. 过滤装置　注射剂的过滤通常有高位静压过滤、减压过滤及加压过滤等方法。

三、注射剂的灌封

灌封包括灌注药液和封口两步，灌封应在同一室内进行。灌注后立即封口，以免污染。灌封室是灭菌制剂制备的关键地区，其环境要严格控制，达到尽可能高的洁净度（如 A 级）。

药液灌封要求做到剂量准确，药液不沾瓶，不受污染。注入容器的量要比标示量稍多，以补偿在给药时由于瓶壁黏附和注射器及针头的吸留而造成的损失，保证用药剂量。为使灌注容量准确，在每次灌注以前，必须用精确的小量筒校正注射器的吸取量，然后试灌若干支安瓿，符合规定时再行灌注。

安瓿封口要严密不漏气，颈端圆整光滑，无尖头和小泡。目前规定采用拉封的方法封口。某些不稳定产品，安瓿内要通入惰性气体以置换安瓿中的空气，常用的有氮气和二氧化碳。

注射剂生产从洗涤到灭菌、包装，经过多道工序，因此将这些工序联接起来，组成联动机，是当前注射剂生产中迫切需要解决的问题。我国现已制成洗、灌、封联动机，使生产效率有很大提高，但灭菌包装还没有联动化。

四、注射剂的灭菌和检漏

（一）灭菌

注射剂的常用灭菌法、操作原理、使用范围及操作要点参见本章第二节灭菌与无菌技术。灭菌与保持药物稳定性是矛盾的两个方面，温度高灭菌时间长，容易把微生物杀死，但却不利于药物的稳定。因此我们在选择灭菌方法时，必须注意这两个方面，根据具体品种的性质，选择不同的灭菌方法和时间，必要时，可以采用几种灭菌方法联合使用。

（二）检漏

检漏一般应用灭菌检漏两用灭菌器。灭菌完毕后，稍开锅门，从进水管放进冷水淋洗安瓿使温度降低，然后关紧锅门并抽气，灭菌器内压力逐渐降低，如有漏气安瓿，则安瓿内空气也被抽出。当真空度达到 85.3～90.6kPa（640～680mmHg）后，停止抽气。将颜料溶液吸入灭菌锅中至盖过安瓿后，然后关闭色水阀，放开气阀，再将色水抽回贮器中，开启锅门，将注射剂车架推出，淋洗后检查，剔去带色的漏气安瓿。除此之外还可用仪器检查安瓿隙裂。

五、注射剂的印字和包装

在包装前先要印字，印上注射剂的名称、规格及批号。印字机可使印字速度大大提高，而且质量较好。目前不少生产单位已制成了印字、装盒、贴签及包装等联成一体的印包装联动机，大大提高了安瓿的印包效率。

六、注射剂的举例

例 3-3　维生素 C 注射液（抗坏血酸）

【处方】维生素 C　104g　　　依地酸二钠　0.05g　　　碳酸氢钠　49g

亚硫酸氢钠　2g　　　注射用水加至 1000ml

【制法】在配制容器中，加配制量 80% 的注射用水，通二氧化碳饱和，加维生素 C 溶解后，分次缓缓加入碳酸氢钠，搅拌使完全溶解，加入预先配制好的依地酸二钠溶液和亚硫酸氢钠，搅拌均匀，调节药液 pH 6.0～6.2，添加二氧化碳饱和的注射用水至足量，用垂熔玻璃漏斗与微孔滤膜过滤，溶液中通二氧化碳，并在二氧化碳或氮气流下灌封，灭菌。

本品为维生素类药。参与机体新陈代谢，减轻毛细管脆性，增加机体抵抗能力。用于预防及治疗坏血病等。

注：（1）维生素 C 分子中有烯二酸式结构，故显强酸性。注射时刺激性大，产生疼痛，故加入碳

酸氢钠，使部分维生素 C 中和成钠盐，以避免疼痛。同时碳酸氢钠起调节 pH 的作用，以增加本品的稳定性。

（2）维生素 C 的水溶液与空气接触，易发生氧化水解而失去治疗作用。

（3）影响本品稳定性的因素还有空气中的氧、溶液的 pH 和金属离子（特别是铜离子）。因此生产上采取充填惰性气体、调节药液 pH、加抗氧剂及金属离子络合剂等措施。但实验表明抗氧剂只能改变本品色泽，对稳定制剂的含量没有作用，亚硫酸盐和半胱氨酸对改善本品色泽作用较显著。

（4）温度影响本品的稳定性，灭菌温度高、时间长会使药物的分解增加，因此操作过程应尽量在避菌条件下进行，严防污染。

例 3-4　醋酸可的松注射液

【处方】醋酸可的松微晶　25g　　　硫柳汞　0.01g　　　氯化钠　3g　　　聚山梨酯80　1.5g
羧甲基纤维素钠（30~60cPa·s）　5g　　　　　　注射用水加至1000ml

【制法】①硫柳汞加于 50% 总量的注射用水中，加羧甲基纤维素钠，搅匀，过夜溶解后，用 200 目尼龙布滤过，密闭备用；②氯化钠溶于适量注射用水中，经 G4 垂熔漏斗滤过；③将①项溶液置水浴中加热，加②项溶液及聚山梨酯 80 搅匀，使水浴沸腾，加醋酸可的松，搅匀，继续加热 30 分钟。取出冷却至室温，加注射用水调至总体积，用 200 目尼龙布过筛两次，于搅拌下分装于瓶内，扎口密封，灭菌。

◈ 第五节　注射剂的质量检查

一、可见异物（澄明度）检查

关于注射液中微粒污染造成的危害，详见本章第九节输液部分。可见异物检查，不但可以保证用药安全，而且可以发现生产中的问题。例如，白点多为原料或安瓿产生；纤维多半因环境污染所致；玻屑往往是由于割口灌封不当所造成。

《中国药典》现行版通则对可见异物检查的方法有灯检法和光散射法。一般常用灯检法，也可采用光散射法。灯检法的具体检查装置、试验方法和结果判断标准参看《中国药典》现行版通则。灯检法不适用的品种（如用深色透明容器包装或液体色泽较深的品种）应选用光散射法；混悬型、乳状液型注射液和滴眼液不能使用光散射法。

二、热原检查法和细菌内毒素检查法

热原检查目前各国药典法定的方法仍以家兔法为主。

1. 热原检查法　选用家兔作实验动物，是因为家兔对热原的反应和人是相同的。具体实验方法和结果判断标准参看《中国药典》现行版通则。实验的关键是动物状况、房屋条件和规范操作。为此，目前已采用直肠热电偶代替直肠温度计，热电偶在整个实验中固定在直肠内，其温度可在仪表中显示出来，因而免除肛表多次插入的测量操作。

2. 细菌内毒素检查法（鲎试验法）　家兔法费时，操作繁琐，细菌内毒素检查法的原理是利用鲎的变形细胞溶解物与内毒素间的凝集反应。因为鲎细胞中含有一种凝固酶原和一种凝固蛋白原，前者经内毒素激活而转化成具有活性的凝固酶，使凝固蛋白原转变为凝固蛋白而形成凝胶。鲎试验法特别适用于某些不能用家兔进行热原检测的品种，如放射性药剂、肿瘤抑制剂等。由于鲎试验法试验操作简单，试验费用少，结果迅速可靠。因而特别适用于生产过程中的热原控制。但其对革兰阴性菌以外的内毒素不够灵敏，故尚不能代替家兔热原实验法。

三、无菌检查

任何注射剂在灭菌操作完成后，必须抽出一定数量的样品进行无菌试验，以检查制品的灭菌质量。具体检查方法参看《中国药典》现行版通则。

四、不溶性微粒

微粒引入人体可能造成很大危害，可见异物检查只能检查大于 $50\mu m$ 的微粒和异物，但是不可见的微粒和异物也能造成严重的后果，所以《中国药典》现行版通则对溶液型静脉用注射剂中的不溶微粒的大小和数量进行检查。其检查方法有光阻法和显微计数法，为了保证检查的准确性，所用的溶剂使用前须经不大于 $1.0\mu m$ 的微孔滤膜滤过。

五、装量

标示装量在 50ml 以下者，小心开启注意避免损失，将内容物分别用相应体积的干燥注射器及注射针头抽尽，然后注入经标化的量具内，在室温检视。每支装量均不得少于其标示量。标示装量在 50ml 以上的注射液及浓溶液应照《中国药典》现行版通则检查。

六、装量差异

除另有规定外，注射用无菌粉末需检查装量差异。取供试品 5 瓶（支），除去标签、铝盖。容器外壁用乙醇擦净，干燥，开启时避免玻璃屑等异物落入容器中，分别迅速精密称定，倾出内容物，容器用水或乙醇洗净，在适宜条件下干燥后，再分别称定每一容器的重量，求出每瓶（支）的装量与平均装量。每瓶（支）装量与平均装量相比（如有标示装量，则与标示装量相比较），应符合下列规定，如有 1 瓶（支）不符合规定，应另取 10 瓶（支）复试，应符合规定（表 3 - 5）。

表 3 - 5　注射剂装量差异限度

标示装量或平均装量	装量差异限度
0.05g 及 0.05g 以下	±15%
0.05g 以上至 0.15g	±10%
0.15g 以上至 0.50g	±7%
0.50g 以上	±5%

凡规定检查含量均匀度的注射用无菌粉末，一般不再进行装量差异检查。

七、降压物质检查

有些注射剂品种如生物制品要求检查降压物质，以猫为实验动物。可参照《中国药典》现行版通则规定的方法进行。

八、渗透压摩尔浓度

除另有规定外，静脉输液及椎管注射用注射液按各项下规定检查外，渗透摩尔浓度测定按《中国药典》现行版通则检查，应符合规定。

除此之外，注射剂的鉴别、含量测定、pH 的测定、毒性试验、刺激性试验等按具体品种要求进行检查。

第六节 输 液

一、概述

输液（infusion solution）是指由静脉滴注输入体内的大容量注射液（除另有规定外，一般不小于100ml，生物制品一般不小于50ml）。由于其用量和给药方式与普通注射剂不同，故质量要求、生产工艺等均有一定特点。

输液按临床用途可分为电解质输液、营养输液、胶体输液和含药输液等。

1. 电解质输液 用以补充体内水分、电解质、纠正体内酸碱平衡等。如氯化钠注射液、复方氯化钠注射液、乳酸钠注射液等。

2. 营养输液 用于不能口服吸收营养的患者，主要有糖类、氨基酸、维生素、脂肪乳等。

3. 胶体输液 用于调节体内渗透压。胶体输液有多糖类、明胶类、高分子聚合物等，如右旋糖酐、淀粉衍生物、明胶、聚维酮等。

4. 含药输液 含有治疗药物的输液，如替硝唑输液、苦参碱输液等。

输液质量要求与普通注射剂类似，但由于这类产品的注射量大，直接进入血液循环，故对无菌、无热原及可见异物这三项要求更加严格，应注意：①pH尽量与血液的pH相等，过高或过低会引起酸碱中毒；②渗透压应为等渗或偏高渗，不能用低渗溶液输入静脉内；③不得添加抑菌剂；④应无不良反应，要求不能有引起过敏反应的异种蛋白及降压物质。

二、输液的一般生产工艺、质量检查及举例

（一）生产车间的要求

根据《药品生产质量管理规范》（2010年修订）规定，无菌药品生产必须在符合GMP要求的车间内进行生产。一般生产线分为：洗涤、配液、过滤、灌封等步骤。高污染风险最终可以灭菌的产品其灌封应在C级背景下的局部A级条件下进行，产品的配制和过滤、直接接触药品的包装材料和器具最终清洗后的处理在C级条件下进行；对于非最终灭菌产品无菌操作过程中，处于未完全密封状态下产品的操作和转运、灌装前无法除菌过滤的药液或产品的配制、直接接触药品的包装材料、器具灭菌后的装配以及处于未完全密封状态下的转运和存放以及无菌原料药的粉碎、过筛、混合、分装要求在B级背景下的A级条件下操作（图3-9）。

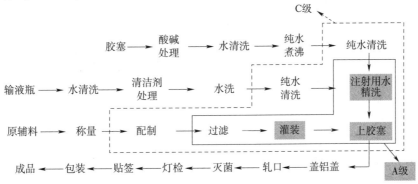

图3-9 玻璃瓶装输液生产工艺流程图

（二）输液瓶的质量要求和清洁处理

输液剂的容器有输液瓶、无毒软性聚氯乙烯塑料袋、非 PVC 复合物软袋和聚丙烯塑料瓶。我国目前仍以输液瓶为主。

1. 玻璃瓶 玻璃瓶是最传统的输液容器，其质量应符合国家标准。玻璃瓶具有透明、热稳定性好、耐压、瓶体不变形等优点，但是存在口部密封性差、易碎不利于运输等缺点。输液瓶应用硬质中性玻璃制成，需配有胶塞、铝盖或外层塑料盖。其耐热、耐腐蚀，物理化学性质稳定，阻隔性好，质量要求符合国家有关标准。

容器洗涤洁净与否对澄明度影响较大，洗涤工艺的设计与容器原来的洁净程度有关。通常有直接水洗、酸洗、碱洗等方法，一般认为用重铬酸钾清洁液洗涤效果较好。因为它既有强力的消灭微生物及热原的作用，还能对瓶壁游离碱起中和作用。但其主要缺点是对设备腐蚀性大，操作不便，劳动保护要求高。

胶塞的质量对溶液澄明度影响很大，其质量要求如下：①富于弹性及柔软性；②针头刺入和拔出后应立即闭合，能耐受多次穿刺而无碎屑脱落；③具耐溶性，不会增加药液中的杂质；④可耐受高温灭菌；⑤有高度化学稳定性；⑥对药液中药物或附加剂的吸附作用应达最低限度；⑦无毒性，无溶血作用。输液胶塞质量正在逐步提高，国内目前主要使用丁基橡胶塞，主管部门也相继颁布了一系列注射剂用丁基胶塞的相关标准。

2. 塑料瓶 除玻璃输液瓶外，现在已开始采用聚丙烯塑料瓶。此种输液瓶耐水耐腐蚀，具有无毒、质轻、耐热性好、机械强度高、化学稳定性强的特点，可以热压灭菌。目前新型输液生产设备已将制瓶、灌装、密封三位一体化，在无菌条件下完成大输液的自动化生产，精简了输液的生产环节，有利于对产品质量的控制。

3. 塑料袋 软塑料袋吹塑成型后无需洗涤，直接灌装药液，可以减少污染，提高生产效率。软塑料袋通常采用无毒聚氯乙烯（PVC）塑料袋和非 PVC 复合膜软袋。其重量轻，不易破损，耐压，便于运输和储存。尤其是非 PVC 新型输液软塑料袋是当今输液体系中较理想的输液形式，具有很低的透水性、透气性及迁移性，适用于绝大多数药物的包装，在国外取代玻璃瓶广泛用于输液包装。

（三）输液的配制

原辅料的质量好坏，对输液质量影响较大。注射用水一般用前述流程制备，配液必须用新鲜注射用水，要注意控制注射用水的质量，特别是热原、pH 与铝盐，原料应选用优质注射用原料。输液配制，通常加入 0.01% ~ 0.5% 的针用活性炭，具体用量，视品种而异，活性炭有吸附热原、杂质和色素的作用，并可作助滤剂。

（四）输液的过滤

输液过滤方法、过滤装置与注射剂基本相同，过滤多采用加压过滤法，效果较好。过滤材料一般用陶瓷滤棒、垂熔玻璃滤棒或板框式压滤机进行预滤，也可用微孔钛滤棒或滤片，还可用由超细玻璃纤维或超细聚丙烯纤维加工制成的预滤膜预滤。精滤目前多采用微孔滤膜过滤。

（五）灌封

灌封一般由药液灌注、盖橡胶塞和轧铝盖三步组成。要严格控制室内的洁净度，防止细菌粉尘的污染。药液维持 50℃ 为好。目前药厂生产多用旋转式自动灌封机、自动翻塞机、自动落盖轧口机完成整个灌封过程，实现了联动化机械化生产，提高了工作效率和产品质量。灌封完成后，应进行检查，对于轧口不紧松动的输液，应剔出处理，以免灭菌时冒塞或贮存时变质。

（六）灭菌

输液常采用热压灭菌，为了减少微生物污染繁殖的机会，输液从配制到灭菌，以不超过 4 小时为宜。根据输液的质量要求及输液容器大且厚的特点，输液灭菌开始应逐渐升温，如果骤然升温，能引起输液瓶爆炸，待达到灭菌温度维持一定时间，然后停止升温，待锅内压力下降到零，放出锅内蒸汽，开启灭菌锅门。对于塑料输液袋或其他软袋输液，为了防止灭菌时输液袋膨胀破裂，有些采用外加布袋，或在灭菌时间达到后，通入压缩空气驱逐锅内蒸汽，待冷却后，再打开灭菌器取出。

（七）输液的质量检查

1. 可见异物（澄明度）检查　输液可见异物按《中国药典》现行版通则规定的方法，用目检视，应符合关于澄明度检查判断标准的规定。

2. 不溶性微粒检查　由于肉眼只能检出 50μm 以上的粒子，为了提高输液产品的质量，《中国药典》现行版通则规定了注射液中不溶性微粒检查法，该法规定在澄明度符合规定后，用以检查 100ml 以上的静脉滴注用注射液。检查方法，一种方法是将药物溶液用微孔滤膜滤过，然后在显微镜下测定微粒的大小及数目；另一种方法是采用光阻法。

3. 热原、无菌检查　输液的热原和无菌检查非常重要，必须按《中国药典》现行版通则规定方法进行检查。

4. 酸碱度及含量测定　根据具体品种要求进行测定。

（八）输液的包装

检验合格的产品，贴上印有品名、规格、批号的标签，以免发生差错。装箱时注意装严装紧，便于运输。

（九）输液的举例

例 3 – 5　葡萄糖输液

【处方】	规格	5%	10%
	注射用葡萄糖	50g	100g
	1% 盐酸	适量	适量
	注射用水加至	1000ml	1000ml

【制法】按处方量将葡萄糖投入煮沸的注射用水内，使成 50%～60% 的浓溶液，加盐酸适量调节溶液的 pH 在 3.8～4.0，同时加浓溶液量的 0.1%（g/ml）的活性炭，混匀，加热煮沸约 15 分钟，趁热滤过脱炭。滤液加注射用水稀释至所需量，测定 pH 及含量合格后，反复滤过至澄清，即可灌装封口，热压灭菌。

注：（1）葡萄糖注射液有时产生云雾状沉淀，一般是由于原料不纯或滤过时漏炭等原因造成，解决办法一般采用浓配法，滤膜滤过，并加入适量盐酸，中和胶粒上的电荷，加热煮沸使糊精水解，蛋白质凝聚，同时加入活性炭吸附过滤除去。

（2）葡萄糖注射液另一个不稳定的表现为：颜色变黄和 pH 下降。有人认为葡萄糖在酸性溶液中，首先脱水形成 5 – 羟甲基呋喃甲醛，5 – 羟甲基呋喃甲醛进一步聚合而显黄色。影响本品稳定性的主要因素，是灭菌温度和溶液的 pH。因此，为避免溶液变色，一方面要严格控制灭菌温度与时间，同时调节溶液的 pH 在 3.8～4.0 较为稳定。

三、输液存在的问题及解决方法

当前输液生产中主要存在三个问题，即染菌、热原和可见异物与微粒问题。

（一）染菌问题

有些输液染菌后出现霉团、云雾状、浑浊、产气等现象，也有些即使含菌数很多，但外观上没有任何变化。如果使用这种输液，将会造成严重后果，能引起脓毒症、败血病、内毒素中毒甚至死亡。输液染菌的原因，主要是由于生产过程中严重污染、灭菌不彻底、瓶塞不严松动、漏气等造成。尽量减少生产过程中的污染，同时还要严格灭菌，严密包装。

（二）热原问题

输液的热原反应，临床上时有发生，关于热原污染的途径及防止办法，参阅本章第二节热原去除技术项下。但使用过程中的污染导致的热原反应比例也很高，一方面要加强生产过程的控制，同时更应重视使用过程中的污染。国内现已规定使用一次性全套输液器，包括插管、导管、调速、加药装置、末端滤过、排除气泡及针头等，并在输液器出厂前进行了灭菌，为使用过程中解决热原创造了有利的条件。

（三）可见异物（澄明度）与微粒的问题

输液中的微粒包括炭黑、碳酸钙、氧化锌、纤维素、纸屑、黏土、玻璃屑、细菌、真菌、真菌芽孢和结晶体等。近年来，注射液特别是输液中异物与微粒污染所造成的危害，已引起人们普遍的关注。较大的微粒，可造成局部循环障碍，引起血管栓塞；微粒过多，造成局部堵塞和供血不足，组织缺氧而产生水肿和静脉炎；异物侵入组织，由于巨噬细胞的包围和增殖而引起肉芽肿。

微粒产生的原因是多方面的，主要有以下几种。

（1）工艺操作中的问题　如生产车间空气洁净度差，输液瓶、胶塞等容器和附件洗涤不净，滤器选择不当，过滤方法不好，灌注操作不合要求，工序安排不合理等。

（2）原辅料质量的问题　原料和附加剂的质量对可见异物影响较显著，如注射用葡萄糖有时含有水解不完全的产物糊精、少量蛋白质、钙盐等杂质；氯化钠、碳酸氢钠中含有较高的钙盐、镁盐和硫酸盐；氯化钙中含有较多的碱性物质。这些杂质的存在可使输液产生乳光、小白点、浑浊。活性炭杂质含量多，不仅影响输液的可见异物检查指标，而且还影响药液的稳定性。因此，原辅料的质量必须严格控制。

（3）胶塞与输液容器质量　胶塞与输液容器质量不好，在储存中有杂质脱落而污染药液。有人对输液中"小白点"进行分析，发现有钙、锌、硅酸盐与铁等物质；对储存多年的氯化钙输液检测有钙、镁。这些物质主要来自胶塞和玻璃输液容器。有人对聚氯乙烯袋装输液与玻璃瓶装输液进行对比试验，将检品不断振摇 2 小时，发现前者产生的微粒比后者多 5 倍，经薄层层析和红外光谱分析，表明微粒为对人体有害的增塑剂二乙基邻苯二甲酸酯。提高胶塞和输液容器的质量可减少药液的污染。

（4）医院输液操作以及静脉滴注装置的问题　无菌操作不严、静脉滴注装置不净或不恰当的输液配伍都可引起输液的污染。在输液终端安装过滤器（0.8μm 孔径的薄膜）是解决微粒污染的重要措施。

四、营养输液

由于某种原因，患者一切所需营养完全由非胃肠途径输入体内，这种疗法称为胃肠外的全营养液，它对于某些疾病的治疗，有着重要的意义，特别对于不能口服的危重患者，起到挽救生命的作用。糖、脂肪、蛋白质是人的三大营养成分，而营养输液就是根据这种需要考虑的，主要有糖的输液、静脉注射脂肪乳剂、复方氨基酸输液等。

（一）复方氨基酸注射液（输液）

氨基酸是构成蛋白质的成分，也是生物合成激素和酶的原料。在生命体内具有特殊的生理作用。因此近年来都积极开展复方氨基酸注射液的研究。

例 3 - 6　复方氨基酸注射液（14AA）

【处方】8.5%

L - 赖氨酸醋酸盐	8.7g	L - 丙氨酸	6.0g
L - 缬氨酸	5.6g	L - 组氨酸	2.4g
L - 亮氨酸	7.7g	L - 苯丙氨酸	4.8g
L - 异亮氨酸	5.9g	L - 苏氨酸	3.4g
L - 精氨酸	8.1g	L - 色氨酸	1.3g
甘氨酸	11.9g	L - 甲硫氨酸	4.5g
亚硫酸氢钠	0.5g	L - 脯氨酸	9.5g
甘油	30.0g	L - 丝氨酸	5.0g

注射用水加至 1000ml

总氨基酸浓度按游离碱记为 8.5%。

【制法】将各氨基酸溶于 800ml 热注射用水，加亚硫酸氢钠，使溶解，加 1mol/L 氢氧化钠调节 pH 至 5.0 ~ 7.0，加入注射用水适量，加入针用炭脱色，保温搅拌 15 分钟，过滤除碳，用 0.2μm 微孔滤膜滤至澄清，灌封，充氮，加塞，轧盖，110℃灭菌 30 分钟。

（二）静脉注射脂肪乳剂

静脉注射脂肪乳剂输液是一种浓缩的高能量肠外营养液，是以植物油脂为主要成分，加乳化剂与注射用水而制成的水包油型乳剂，可供静脉注射，能完全被机体代谢与利用。

1. 质量要求　注射用乳剂除应符合注射剂各项规定外，还必须符合下列条件：①微粒直径 90% < 1μm，微粒大小均匀；不得有大于 5μm 的微粒；②成品耐受高压灭菌，在贮存期内乳剂稳定，成分不变；③无不良反应，无抗原性，无降压作用与溶血作用。

2. 原料和乳化剂的选择　原料一般选用植物油，如大豆油、麻油、红花油、棉子油等，所用油必须符合《中国药典》的要求。静脉注射用脂肪乳剂的乳化剂常用的有卵磷脂、豆磷脂及普朗尼克 F - 68。一般以卵磷脂为好，稳定剂常用油酸钠。由于卵磷脂极不稳定，在 -20℃ 条件下保存有效期 6 个月。现用现购。

例 3 - 7　静脉注射脂肪乳剂

【处方】大豆油（注射用）　150g　　大豆磷脂（精制品）　15g　　甘油（注射用）　25g
　　　　注射用水加至 1000ml

【制法】将大豆油和已用注射用水稀释的甘油溶液分别经 0.2μm 孔径的微孔滤膜过滤。另将乳化剂大豆磷脂加入 55℃的新鲜注射用水中搅拌使分散均匀，将前述两液加入，搅拌，使成乳剂，用 40μm 的滤膜过滤，然后经高压乳匀机匀化两次，再经 10μm 滤膜滤过，最后在氮气流条件下装瓶密封，用旋转式灭菌器 121℃ 灭菌 5 分钟，质检包装。

成品经过显微镜检查观察，测定油滴分散度，并进行溶血试验、热原试验、降压试验、油及甘油含量、过氧化值、酸值、pH 等项质量检查。

五、血浆代用液

血浆代用液在机体内有代替血浆的作用，但不能代替全血。对于血浆代用液的质量，除符合注射剂有关质量要求外，代血浆应不妨碍血型试验，不妨碍红细胞的携氧功能，在血液循环系统内，可保留较长时间，易被机体吸收，不得在脏器组织中蓄积。胶体输液是主要的血浆代用品。

（一）右旋糖酐注射液

右旋糖酐的通式为（$C_6H_{10}O_5$）$_n$。右旋糖酐按分子量不同分中分子量（4.5 万～7 万）、低分子量（2.5 万～4.5 万）和小分子量（1 万～2.5 万）三种。分子量愈大，排泄愈慢，一般中分子右旋糖酐 24 小时排出 50% 左右，低分子则排出 70%。

例 3-8　右旋糖酐注射液

【处方】 右旋糖酐（中分子量）　60g　　　氯化钠　9g　　　注射用水加至 1000ml

【制法】 将注射用水适量加热至沸，加入计算量的右旋糖酐，使浓度为 12%～15% 搅拌溶解，加入 1.5% 的活性炭，保持微沸 1～2 小时，加压滤过脱炭，浓溶液加注射用水稀释成 6% 的溶液，然后加入氯化钠，搅拌使溶，冷却至室温，取样，测定含量和 pH，pH 宜控制在 4.4～4.9，再加活性炭 0.5%，搅拌，加热至 70～80℃，滤过，至药液澄清后灌装，用 112℃，灭菌 30 分钟。

（二）羟乙基淀粉注射液

羟乙基淀粉注射液，又名 706 代血浆，是将淀粉经酸水解后再在碱性条件下与环氧乙烷反应（羟乙基化）而成。引入羟乙基使水解淀粉在输入血管后不易被水解，而在血循环系统中，以原型保持较长时间，其平均分子量以 2.5 万～4.5 万为宜，过大则易在体内蓄积，过小则易从血管中排出。

第七节　注射用无菌粉末

一、概述

注射用无菌粉末简称粉针。凡是在水溶液中不稳定的药物，不能制成水溶性注射剂更不能在溶液中加热灭菌，均需制成注射用无菌粉末。注射用无菌粉末的生产必须在无菌室内进行。注射用无菌粉末的质量要求与注射用水溶液基本一致，其质量检查都应符合《中国药典》现行版通则关于注射用药物的各项规定及注射用无菌粉末的各项检查。

注射用无菌粉末依据生产工艺不同，可分为注射用无菌分装产品和注射用冷冻干燥制品两种。

二、注射用无菌分装产品

将符合注射用要求的药物粉末在无菌操作条件下直接分装于洁净灭菌的小瓶或安瓿中，密封而成。

（一）注射用无菌粉末物理化学性质的测定

1. 物料热稳定性的测定　测定物料稳定性的目的是确定产品最后能否进行灭菌处理。例如，结晶青霉素在 150℃ 1.5 小时，170℃ 1 小时，效价均无损失。故生产上目前最后经 120℃ 灭菌 1 小时是比较安全的。

2. 临界相对湿度的测定　青霉素钾盐临界相对湿度为 81%，而青霉素钠盐为 71%，所以生产环境的相对湿度必须控制在分装产品的临界相对湿度以下，以免吸潮变质。

3. 粉末晶型检查　粉末晶型与制备工艺有密切关系，如喷雾干燥法制得的多为球形，机械分装易于控制。而溶剂结晶者有针形、片状或各种形状的多面体等，针形粉末最难分装。青霉素钾盐系针状结晶，为了解决分装装量问题，生产上将分离后的湿晶体，通过螺旋挤压机使针状结晶断裂，再通过颗粒机，真空干燥，就能符合分装要求。

4. 粉末的松密度（比容）的测定　粉末的松密度（比容），即单位体积内药物的重量，如青霉素钾盐其比容在 400mg/ml 以上时，则分装易于控制。

（二）生产工艺

1. 原材料及容器的准备 安瓿或小瓶均按本章第四节所述方法处理，但均需进行灭菌。无菌原料可用灭菌结晶法或喷雾干燥法制备。必要时需进行粉碎、过筛等操作，在无菌条件下制得符合注射用的无菌粉末。

2. 无菌粉末的分装 分装必须在高度洁净的无菌室中按照无菌操作法进行。目前使用分装机械有插管分装机、螺旋自动分装机、真空吸粉分装机等。分装好后小瓶立即加塞并用铝盖密封，安瓿用火焰熔封。分装机宜有局部层流装置。

3. 灭菌和异物检查 对于能耐热的品种如青霉素，一般可按前述条件进行补充灭菌，以确保安全。对于不耐热的品种，必须严格无菌操作，产品不能灭菌。异物检查一般在传送带上，用目检法。

4. 印字包装 目前生产上均已实现机械化。此外，青霉素类等 β - 内酰胺类分装车间应与其他车间严格分隔并专用，防止交叉污染。

（三）无菌分装工艺中存在的问题及解决办法

1. 装量差异 药粉因吸潮而黏性增加，导致流动性下降，药粉的物理性质如晶型、粒度、比容及机械设备性能等因素均能影响装量差异。应根据情况采取相应措施。

2. 可见异物（澄明度） 由于药物粉末经过一系列处理，导致污染机会增多，往往使粉末溶解后出现毛屑、小点，以致澄明度不合要求。因此应从原料的处理开始控制环境，严格防止污染。

3. 无菌 成品无菌检查合格，只能说明抽查那部分产品是无菌的，不能代表全部产品完全无菌。由于产品系无菌操作法制备，稍有不慎就有可能使局部受到污染，而微生物在固体粉末中繁殖又较慢，不易为肉眼所见，危险性更大。为了保证用药安全，解决无菌分装过程中的污染问题，国内外正在采用层流净化装置，为高度无菌提供保证。

4. 贮存过程中的吸潮变质 对于瓶装无菌粉末，这种情况时有发生，主要原因是由于橡胶塞的透气性所致。因此，一方面对所有橡胶塞要进行密封防潮性能测定，选择性能好的胶塞。同时铝盖压紧后瓶口烫蜡，防止水气透入。

三、注射用冷冻干燥制品

冷冻干燥是将需要干燥的药物溶液预先冻结成固体，然后在低温低压条件下，从冻结状态不经过液态而直接升华除去水分的一种干燥方法。凡是对热敏感而且在水溶液中不稳定的药物，可采用此法制备。冷冻干燥的优点是：①不耐热药物可避免因高热而分解变质；②所得产品质地疏松，加水后迅速溶解恢复药液原有的特性；③含水量低，一般在 1% ~3% 范围内，同时干燥在真空中进行，故不易氧化，有利于产品长期贮存；④产品中的微粒物质比用其他方法生产者少，因此污染机会相对减少；⑤产品剂量准确，外观优良。冷冻干燥制品也有不足之处，如溶剂不能随意选择，需特殊设备，成本较高。

（一）冷冻干燥原理与工艺

冷冻干燥是将含有大量水分的物料先冻结至冰点以下（通常为 -10 ~ -40℃）的固体，然后在高真空条件下加热，使水分直接从固体中升华出来进行干燥的方法。

1. 冷冻干燥原理 冷冻干燥可用水的三相图加以说明，如图 3 - 10 所示。图中 OA 线是冰和水的平衡曲线，在此线上冰、水共存；OB 线是水和水蒸气的平衡曲线，在此线上水、汽共存；OC 线是冰和水蒸气的平衡曲线，在此线上冰、汽共存；OD 线是 OB 的延长线，是过冷水和水蒸气的介稳平衡线；O 点是冰、水、汽的平衡点（也称三相点），在这个温度和压力时冰、水、汽共存，这个温度为 0.01℃，压力为 613.3Pa（4.6mmHg）。从图可以看出当压力低于 613.3Pa（4.6mmHg）时，不管温度如何变化，只有水的固态和气态存在，液态不存在。固相（冰）受热时不经过液相直接变为气相；而气相遇冷时放热直接变为冰。根据平衡曲线 OC，对于冰，升高温度或降低压力都可打破气固平衡，使整个系统朝着冰转化为汽的方向进行，冷冻干燥就是根据这个原理进行的。

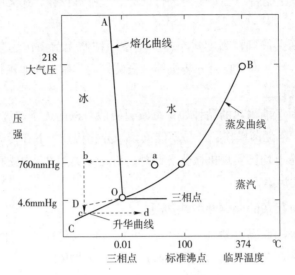

图 3-10 冻干原理及水的三相平衡图

处于 a 点的水经过恒压降温过程，将沿 ab 线移动并在 OA 的交叉点上结冰，最后到达 b；再经恒温减压，到达 c；再经恒压升温操作，水分（冰）将沿 cd 方向移动，在 OC 线的交叉点上开始气化（升华）成水蒸气，并到达 d 处，汽化的水蒸气被减压抽去，使物品本身得到干燥。

2. 冷冻干燥工艺过程 制品在冻干之前的处理，基本上与水性注射剂相同，但分装时溶液厚度要薄些，需采取各种措施增加蒸发表面，通过试制，确定各步工艺操作的条件。

（1）预冻 制品在干燥之前必须进行预冻，如果不经过预冻，而直接抽真空，当压力降低到一定程度时，溶于溶液中的气体迅速逸出而引起类似"沸腾"现象，部分药液可能冒出瓶外。预冻温度应低于产品共熔点 10~20℃。如果预冻温度不在低共熔点以下，抽真空时则有少量液体"沸腾"而使制品表面凹凸不平。预冻方法有速冻法和慢冻法。

（2）升华干燥 升华干燥法有两种，一种是一次升华法，另一种是反复预冻升华法。

一次升华法：此种升华法适用于低共熔点 -10~-20℃ 的制品，而且溶液浓度、黏度不大，装量厚度在 10~15mm 的情况。

反复冷冻升华法：此方法适用于某些熔点较低，或结构比较复杂黏稠如蜂蜜、蜂王浆等产品，这些产品在升华过程中，往往冻块软化，产生气泡，并在制品表面形成黏稠状的网状结构，从而影响升华干燥、影响产品外观。为了保证产品干燥顺利进行，可用反复预冻升华法，例如某制品低共熔点为 -25℃，可速冻到 -45℃ 左右。然后将制品升温如此反复处理，使制品晶体结构改变，制品表层外壳由致密变为疏松，有利于水分升华。此法可缩短冷冻干燥周期，处理一些难于冻干的产品。

（3）再干燥 当升华干燥阶段完成后，为尽可能除去残余的水，需要进一步干燥。再干燥温度，根据制品性质确定，如 0℃、25℃ 等。制品在保温干燥一段时间后，整个冻干过程即告结束。再干燥可保证冻干制品的含水量小于 1%。

（二）冷冻干燥过程中常出现的异常现象及处理方法

1. 含水量偏高 装入容器液层过厚，超过 10~15mm，干燥过程中热量供给不足，使蒸发量减少；

或真空度不够；或冷凝器温度偏高等，均可造成含水量偏高，可采用旋转冷冻机及其他相应的办法解决。

2. 喷瓶 主要是产品冻结不实；升华时供热过快；局部过热，部分制品熔化为液体；在高真空条件下产生喷瓶，为防止喷瓶，必须控制预冻温度在低共熔点以下 10 ~ 20℃，同时加热升华，温度不要超过共熔点。

3. 产品外形不饱满或萎缩成团粒 形成此种现象的原因，可能是冻干时，开始形成的已干外壳结构致密，升华的水蒸气穿过阻力很大，水蒸气在已干层停滞时间较长，使部分药品逐渐潮解，以致体积收缩，外形不饱满或成团粒。黏度较大的样品更易出现这类现象。解决办法主要从配制处方和冻干工艺两方面考虑，可以加入适量甘露醇、氯化钠等填充剂，或采用反复预冷升华法，改善结晶状态和制品的通气性，使水蒸气顺利逸出，产品外观就可得到改善。

（三）冷冻干燥制品举例

例 3 - 9 注射用盐酸阿糖胞苷

【处方】盐酸阿糖胞苷 500g　　　5% 氢氧化钠溶液 适量　　　注射用水加至 1000ml

【制法】在无菌操作室内称取阿糖胞苷 500g，置于适当无菌容器中，加无菌注射用水约 95ml，搅拌使溶，加 50% 氢氧化钠溶液调节 pH 至 6.3 ~ 6.7 范围内，补加无菌注射用水至足量，然后加配制量的 0.02% 活性炭，搅拌 5 ~ 10 分钟，用无菌抽滤漏斗铺二层灭菌滤纸滤过，再经灭菌的 G6 垂熔玻璃漏斗精滤，滤液检查合格后，分装于 2ml 安瓿中，低温冷冻干燥约 26 小时后无菌熔封即得。

第八节 滴眼剂

一、概述

滴眼剂（eye drops）是原料药物与适宜辅料制成的供滴入眼内的无菌液体制剂。以水溶液为主，包括少数水性混悬液或乳状液，也有将药物做成片剂等固态形式，临用时配成水溶液。

洗眼剂是指原料药物制成的无菌澄明水溶液，供冲洗眼部异物或分泌液、中和外来化学物质的眼用液体制剂。

滴眼剂和洗眼剂属于眼用液体药剂。工业生产只有滴眼剂，少数洗眼剂如生理氯化钠溶液，2% 硼酸溶液由医院药剂科配制，供临床眼部冲洗用，不发给患者自用。滴眼剂起眼部的杀菌、消炎、散瞳、麻醉等作用。有的在眼球内部，有的在眼球外部发挥作用。

滴眼剂虽然是外用剂型，但质量要求类似注射剂，对 pH、渗透压、无菌、可见异物与粒度等都有一定的要求。

（1）pH　pH 对滴眼剂有重要的影响，由 pH 不当而引起的刺激性，可增加泪液的分泌，导致药物迅速流失，甚至损伤角膜。正常眼可耐受的 pH 为 5.0 ~ 9.0。

（2）渗透压　眼球能适应的渗透压范围相当于浓度为 0.6% ~ 1.5% 的氯化钠溶液，超过 2% 就有明显的不适。

（3）无菌　滴眼剂为无菌制剂，除另有规定外，照无菌检查法（《中国药典》2020 版四部通则 1101）检查，应符合规定。多剂量眼用制剂一般应加适当抑菌剂，供外科手术用和急救用的滴眼剂，均不得加抑菌剂或抗氧剂或不适当的附加剂，且应采用一次性使用包装。

（4）可见异物（澄明度）与粒度　滴眼剂的可见异物要求比注射剂要低些。一般玻璃容器的滴眼剂按注射剂的澄明度检查方法检查，但有色玻璃或塑料容器的滴眼剂应在照度 2000 ~ 3000lx 下用眼检视，溶液应澄明，特别不得有玻璃屑。混悬型滴眼剂应进行药物颗粒细度检查，大于 $50\mu m$ 的粒子不得过 2 个，并不得检出大于 $90\mu m$ 的粒子。

（5）黏度　滴眼剂的黏度适当增大可使药物在眼内停留时间延长，从而增强药物的作用，同时黏度增加后减少刺激作用，也能增加药效。合适的黏度为 $4.0 ~ 5.0 mPa \cdot s$。

（6）稳定性　眼用溶液类似注射剂，也要注意稳定性问题。

二、眼用药物吸收途径及影响吸收的因素

（一）吸收途径

眼是视觉器官，由眼球、眼内容物、眼的附属器三个部分组成，其结构如图 3 - 11 所示。药物溶液滴入结膜囊内主要经过角膜和结膜两条途径吸收。但何者为主要吸收途径，要视药物而定。一般认为滴入眼中的药物首先进入角膜内，药物透过角膜至前房，进而至虹膜。药物经结合膜吸收途径是通过巩膜，到达眼球内部。

（二）影响吸收的因素

1. 药物从眼睑缝隙的损失　人正常泪液容量约为 $7\mu l$，若不眨眼，可容纳 $30\mu l$ 左右的液体。一般的滴眼药一滴为 $50 ~ 75\mu l$，估计约有 70% 的药液从眼溢出而造成损失，若眨眼将有 90% 的药液损失。

2. 药物经外周血管消除　滴眼液中药物进入眼睑和眼结膜的同时也通过外周血管迅速从眼组织消除。结膜含有许多血管和淋巴管，当由外来物引起刺激时，血管处于扩张状态，透入结膜的药物有很大比例进入血液中，并有可能引起全身性不良反应。

3. pH 与 pK_a　角膜上皮层和内皮层均有丰富的类脂

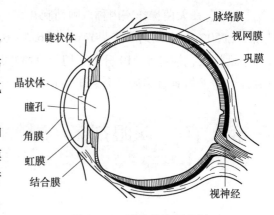

图 3 - 11　眼的结构示意图

物，脂溶性药物较易渗入，水溶性物质则比较容易渗入基质层中。两相都能溶解的药物较易透过角膜，完全解离或完全不解离的药物不能透过完整的角膜。结膜下是巩膜，水溶性药物易通过，而脂溶性药物则不易通过。

4. 刺激性　眼用制剂的刺激性较大时，能使结膜的血管和淋巴管扩张，增加了药物从外周血管的消除，并能使泪腺分泌增多，泪液能将药物浓度稀释，并通过泪系统洗刷进入鼻腔或口腔，从而影响药物的吸收利用，降低药效。

5. 表面张力　滴眼剂的表面张力对其与泪液的混合及对角膜的渗透均有较大影响。表面张力越小，越有利于滴眼剂与泪液混合，也有利于药物与角膜的接触，使药物容易渗入。

6. 黏度　增加黏度，可使滴眼剂中的药物与角膜接触时间延长，例如 0.5% 甲基纤维素（$4 mPa \cdot s$）溶液对角膜接触时间可延长 3 倍。从而有利于药物的吸收。增加黏度，还可以降低药物的刺激性，如某些滴眼剂中加入玻璃酸钠。

三、滴眼剂的生产工艺

滴眼剂一般有下列三种生产工艺。

（1）药物性质稳定者　原辅料→配液→滤过→滤液　　瓶（塞）→清洗→灭菌　　}灭菌/无菌操作分装→质检印字→包装

（2）主药不耐热的品种全部无菌操作法制备。

（3）对用于眼部手术或眼外伤的制剂，必须制成单剂量包装制剂。如用安瓿，按注射剂生产工艺进行，保证完全无菌。洗眼液按输液生产工艺制备，用输液瓶包装。

四、滴眼剂附加剂的选用

拟定滴眼剂处方要考虑到药物的溶解度、稳定性、刺激性、无菌等问题，需要通过添加一些附加剂来实现。

（一）pH 的调节剂

确定眼用溶液的 pH，主要从刺激性、溶解度和稳定性着手。常用的缓冲液有磷酸盐缓冲液和硼酸盐缓冲液。

（二）渗透压的调节剂

眼球对渗透压有一定的耐受范围，渗透压的调整不必很精密，低渗溶液最好调至等渗，因治疗有时需要用高渗溶液，眼泪能使滴眼剂浓度下降，所以刺激感觉是短暂的。眼泪的冰点降低值与血液一样。等渗的计算法见本章第二节。

（三）抑菌剂

滴眼剂是多剂量制剂，在使用过程中无法始终保持无菌。因此选用适当的、有效的抑菌剂是十分重要的。不但要求抑菌剂有效，还要求作用迅速，在患者两次使用的间隔时间内达到抑菌，能符合这类要求的抑菌剂不多，虽然有机汞类和季铵盐类作用比较迅速，但是要求有一个合适的 pH 范围并须注意配伍禁忌。常用抑菌剂及其使用浓度见表 3-6。

表 3-6　常用抑菌剂及其使用浓度

抑菌剂	浓度	抑菌剂	浓度
苯乙醇	0.5%	羟苯甲酯与丙酯的混合物	甲酯 0.03%～0.1% 丙酯 0.01%
三氯叔丁醇	0.35%～0.5%	氯化苯甲羟胺	0.01%～0.02%
硝酸苯汞	0.002%～0.004%	硫柳汞	0.005%～0.01%

（四）增黏剂

适当增加滴眼剂的黏度，可以使滴眼剂的刺激性减低，药物在眼内停留时间延长，这二方面都能提高疗效。合适的黏度是 4.0～5.0mPa·s。常用的增黏剂是甲基纤维素。甲基纤维素与某些抑菌剂有配伍禁忌，如羟苯酯类、氯化十六烷基吡啶等，但与酚类、有机汞类、苯扎溴铵无禁忌。羧甲基纤维素钠不常用，因其与生物碱盐及洗必泰有配伍禁忌，其他如聚乙烯醇及聚维酮也可使用。近年来也开发了眼用凝胶制剂，可以明显地延长药物的作用，提高生物利用度。如盐酸毛果芸香碱的卡波姆凝胶。

（五）其他附加剂

稳定剂、增溶剂、助溶剂等的添加参见本章第三节，根据具体情况区别对待。

五、滴眼剂的包装

滴眼剂的包装形式很多，应按具体条件选用。滴眼剂的包装，应以眼外伤的有无为前提，有眼外伤的要严格无菌，不用多剂量包装，包装容量要小，用过一次就废弃。滴眼剂包装的材料有玻璃、橡胶和塑料。

六、滴眼剂的举例

例3-11 氯霉素滴眼液

【处方】氯霉素（主药） 2.5g 氯化钠（渗透压调节剂） 9.0g

羟苯甲酯（抑菌剂） 0.23g 羟苯丙酯（抑菌剂） 0.11g

蒸馏水加至1000ml

【制法】取蒸馏水适量加热近沸，加入羟苯甲酯、羟苯丙酯搅拌使溶解，加入60℃左右的蒸馏水，使总量为约900ml，加入氯霉素搅拌使溶，过滤，自滤器上添加蒸馏水至足量，100℃ 30分钟灭菌，无菌操作精滤至澄明度合格，分装于滴眼瓶中。

（1）氯霉素溶解度为1:400，0.25%已达饱和，因此溶解时用60℃的水加速溶解，但温度不宜过高，以免分解。

（2）用氯化钠调节渗透压较硼酸盐缓冲体系稳定性好，且刺激性小。

（3）羟苯酯类水中溶解度小，溶解速度慢，因此用近沸水溶解，使能迅速溶解。

（4）有的处方中加入0.2%的玻璃酸钠，可增加黏度，润滑干涩的眼睛。

◁ 目标测试 ▷

答案解析

一、A型题（最佳选择题）

1. 葡萄糖注射液属于哪种类型注射剂（ ）

　　A. 注射用无菌粉末　　　　B. 溶胶型注射剂　　　　C. 混悬型注射剂

　　D. 乳剂型注射剂　　　　　E. 溶液型注射剂

2. 对于易溶于水，在水溶液中不稳定的药物，可制成哪种类型注射剂（ ）

　　A. 注射用无菌粉末　　　　B. 溶液型注射剂　　　　C. 混悬型注射剂

　　D. 乳剂型注射剂　　　　　E. 溶胶型注射剂

3. 注射剂一般要求pH范围为（ ）

　　A. 3.5~11　　　　　　　　B. 4~9　　　　　　　　　C. 5~10

　　D. 3~7　　　　　　　　　E. 6~8

4. 配制注射液时除热原常采用（ ）

　　A. 高温法　　　　　　　　B. 酸碱法　　　　　　　　C. 吸附法

　　D. 微孔滤膜过滤法　　　　E. 离子交换法

5. 制备注射剂应加入的等渗调节剂为（ ）

　　A. 碳酸氢钠　　　　　　　B. 氯化钠　　　　　　　　C. 焦亚硫酸钠

　　D. 枸橼酸钠　　　　　　　E. 依地酸钠

6. 影响滤过的影响因素可用哪个公式描述（ ）

　　A. Stokes方程　　　　　　B. Arrhenius指数定律　　　C. Noyes方程

　　D. Noyes-Whitney方程　　E. Poiseuille公式

7. 热压灭菌法所用的蒸汽是（ ）

　　A. 流通蒸汽　　　　　　　B. 过热蒸汽　　　　　　　C. 含湿蒸汽

　　D. 饱和蒸汽　　　　　　　E. 115℃蒸汽

8. 输液配制，通常加入0.1%~0.5%的针用活性炭，活性炭作用不包括（ ）

    A. 吸附热原   B. 吸附杂质   C. 吸附色素

    D. 稳定剂   E. 助滤剂

二、X型题（多项选择题）

9. 注射剂的质量要求主要有（ ）

    A. 安全性   B. pH   C. 溶出度

    D. 降压物质   E. 渗透压

10. 制药用水包括（ ）

    A. 饮用水   B. 纯化水   C. 注射用水

    D. 乙醇水   E. 灭菌注射用水

书网融合……

     思政导航   本章小结   题库

第四章 散 剂

PPT

◎ 学习目标

知识目标

1. 掌握 粉体学性质的定义及制剂学意义；粉碎、筛分、混合的目的、意义、方法；散剂的定义、特点与分类、制备与质量检查。

2. 熟悉 粉体学各性质的表示方法。

3. 了解 粉体学性质的测定方法；压缩和混合机制。

能力目标 通过本章的学习，能够根据物料不同采用不同的粉碎、过筛、混合方法制备散剂及应用粉体学知识分析和解决散剂中出现的常见问题，具备运用固体制剂各单元操作的知识体系进行固体制剂设计、创新的能力。

第一节 粉体学简介

一、粉体学概述

粉体是无数个固体粒子集合体的总称。粉体学是研究粉体的基本性质及其应用规律的科学。粉体具有一定的形状、大小和抗形变能力，本质是固体，但因具有与液体相类似的界面和流动性、具有与气体相类似的压缩性，因此常把粉体视为不同于气体、液体和固体的第四种物态来研究。

粒子是粉体中不能再分离的运动单元，也是组成粉体的基本单元。习惯上把小于等于 $100\mu m$ 的粒子叫"粉"，大于 $100\mu m$ 的粒子叫"粒"。

通常组成粉体的每个粒子的形状、大小、表面状态都不同，而粉体的性质随着单个粒子的微小变化而发生很大变化，因此，粉体的性质可以分为粉体单个粒子的性质和集合体的性质两大类。尽管粉体的性质还不能像气体、液体那样用数学模式精确地描述或定义，然而，粉体性质的研究对固体制剂的处方设计、生产以及质量控制等仍然有重要的指导价值。

二、粉体粒子的基本性质

（一）粒子径

粒子的大小称为粒子径，是决定粉体其他性质的最基本的性质，一般利用几何学概念和物理学概念进行定义，不规则的粒子，其粒子径的表示方法不同、测定方法不同，测定值也不同，因此一定要标注是什么粒子径。

粒子径的常用表示方法有以下几种。

1. 几何学粒子径 根据投影的几何学尺寸定义的粒子径，反映了粒子的特征尺寸，见图 4 - 1。

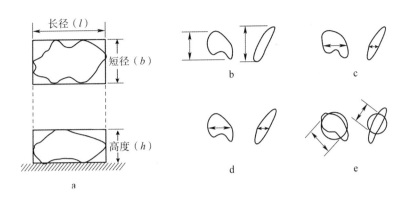

图 4-1 几何学粒子径

a. 三轴径；b. Feret 径；c. Krummbein 径；d. Martin 径；e. Heywood 径

（1）三轴径 在粒子的平面投影图上测得的粒子的长径、短径、高度，如图 4-1a 所示。

（2）定方向径 在粒子的平面投影图上按某一方向测得的特征径。如图 4-1b ~ d 所示。

（3）圆相当径 常见有投影面积相当径和投影周长相当径，分别是指与粒子的投影面积和周长相等的圆的直径，图 4-1e 所示为投影面积相当径。

（4）球相当径 常见有球体积相当径和球表面积相当径，分别是与粒子的体积或体表面积相同的球体的直径。

2. 筛分径 当粒子通过粗筛网且被截留在细筛网时，粗细筛孔直径的算术或几何平均值称为筛分（平均）径，记作 D_A。

$$算术平均径：D_{Aa} = \frac{a + b}{2}$$

$$几何平均径：D_{Ag} = \sqrt{ab}$$

式中，a 为粒子通过的粗筛网直径；b 为粒子被截留的细筛网直径。也可用粒径范围表示粒径大小，如（$-a$，$+b$），表示该粒子群的粒径小于 a，大于 b。

3. 有效径 是指用在液相中与粒子具有相同沉降速度的球的直径表示的粒子径，该粒径是根据 Stocke 方程计算所得，因此又称 Stocke 径，或沉降速度相当径，记作 D_{stk}。

$$D_{stk} = \sqrt{\frac{18\eta}{(\rho_p - \rho_t) \cdot g} \cdot \frac{h}{t}}$$

式中，ρ_p，ρ_t 分别表示被测粒子与液相的密度；η 为液相的黏度；h 为等速沉降距离；t 为沉降时间。

（二）粒度分布

多数粉体由粒径不等的粒子群组成，粒度分布反映不同粒径大小的粒子的分布情况。可用频率分布或累积分布来表示。

频率分布表示各个粒径相对应的粒子群在全体粒子群中所占的百分比（微分型）；累积分布表示小于（或大于）某粒径的粒子在全体粒子群中所占的百分比（积分型）。频率分布与累积分布可以用表格的形式表示，见表 4-1，也可用函数图像表示，见图 4-2。用筛分法测定累积分布时，小于某筛孔直径的累积分布叫筛下分布；大于某筛孔直径的累积分布叫筛上分布。

表 4 - 1　频率分布与累积分布

粒径（μm）	算数平均径（μm）	个数	频率分布（%）	累积分数（%）
(0, 10)	5	20	2	2
(10, 20)	15	180	18	20
(20, 30)	25	300	30	50
(30, 40)	35	300	30	80
(40, 50)	45	180	18	98
(50, 60)	55	20	2	100
合计		1000		

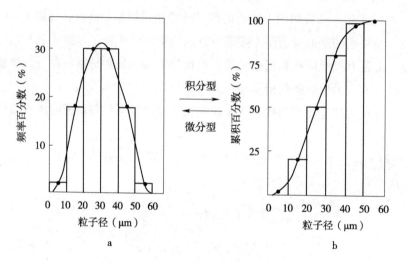

图 4 - 2　用图形表示的粒度分布示意图

a. 个数基准频率分布；b. 个数基准累积分布

　　粒度分布基准可以是个数基准、质量基准、也可以是长度基准等，基准不同，粒度分布曲线不同，因此表示粒度分布时必须注明是什么粒度分布基准，理论上不同基准的粒度分布可以互相换算。在药学的粉体处理过程中实际应用较多的是质量和个数基准的粒度分布。此外，粒径的表示方法不同，粒度分布曲线也不同，如图 4 - 3 所示。

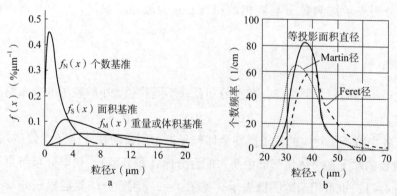

图 4 - 3　粒度分布曲线图

a. 不同基准的粒度分布；b. 不同粒径的粒度分布

（三）平均粒子径

在制药行业中最常用的平均粒子径为中位径，也叫中值径，是指在累积分布中累积值正好为50%所对应的粒子径，常用 D_{50} 表示。

>>> **知识链接** ○--

粒子径测定方法——激光衍射法

激光衍射测定粒径分布是近年发展起来且被广泛应用的新方法。当光通过颗粒时产生衍射现象，衍射光的角度与颗粒的大小成反比。不同大小的颗粒在通过激光光束时其衍射光会落在不同的位置，位置信息反映颗粒大小；如果同样大的颗粒通过激光光束时其衍射光会落在相同的位置，即在该位置上的衍射光的强度叠加后就比较高，所以衍射光强度的信息反映出样品中相同大小的颗粒所占的百分比多少。激光衍射法就是采用一系列的光敏检测器来测量未知粒径的颗粒在不同角度（位置）上的衍射光的强度，通过衍射模型和数学过程计算得到样品颗粒的粒径分布。激光衍射法分为湿法和干法两种方式，具有分析检测时间短，重现性较好，测量范围较宽等优点。

---●

1. 显微镜法 显微镜法是将粒子放在显微镜下，根据投影像测得粒径的方法，主要测定几何学粒径。光学显微镜可以测定微米级粒径，电子显微镜可以测定纳米级粒径。测定时必须避免粒子间的重叠，以免产生测定的误差。近年的图像处理技术的进步给显微镜法带来极大的方便，可用于测定以个数、面积为基准的粒度分布。

2. 库尔特记数法 库尔特记数法的测定原理是小孔通过法，如图4-4所示，将电解质溶液用隔离壁隔开，隔离壁上有一细孔，当细孔两侧加有电极时，产生电压，电流通过，两电极间的电阻与细孔内电解质体积有关。将粒子放入隔离壁的一侧混悬，当粒子通过细孔流入另一侧时，粒子在细孔内排开电解质而电阻发生改变。利用电阻的变化与粒子所排开的体积成比例的关系将电信号换算成等体积球相当径。电阻的脉冲数目反映通过细孔的粒子个数，从而可以测得个数基准的粒度分布，也可以换算成体积基准的粒度分布。

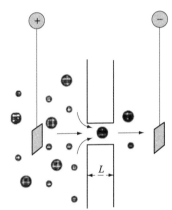

图4-4 库尔特法测定原理

3. 沉降法 是利用液相中混悬粒子的沉降速度，根据 Stocke 方程求出。该方法适用于 $100\mu m$ 以下的粒径测定，常用 Andreasen 吸管法和沉降天平法，这种装置固定一定沉降高度。沉降法有齐沉降法和分散沉降法，齐沉降法将粒子群从溶剂的上端同时沉降，而分散沉降法将粒子群均匀混悬分散于溶剂中后进行沉降。沉降开始，在一定时间间隔内测定粒子的沉降速度和所对应的沉降粒子的量，从而获得粒子径与重量基准的粒度分布，如图4-5所示。采用本法测定时，应注意溶剂对粒子应不溶解。

4. 筛分法 筛分法是粒径分布测量中使用最早、应用最广、最简单和快速的方法。常用测定范围在 $45\mu m$ 以上。

（1）筛分原理 利用筛孔机械阻挡的分级方法。将筛子由大孔到细孔按筛号顺序上下排列，将一定量粉体样品置于最上层中，振动一定时间，称量各个筛号（筛孔）上的粉体重量，求得各筛号上粉体在整个样品中所占重量百分数，由此获得重量基准的粒度分布及平均粒径。

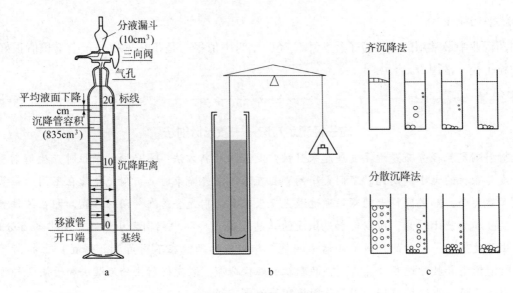

图 4 – 5　沉降法示意图

a. Andreasen 吸管法示意图；b. 沉降天平法；c. 沉降方法

（2）筛号与筛孔尺寸　筛号常用"目"表示。"目"系指在筛面的每 1 英寸（25.4mm）长度上开有的孔数，由于所用筛绳的直径不同，筛孔大小也不同，因此必须注明筛孔尺寸，常用筛孔尺寸单位是微米或毫米。《中国药典》现行版规定药筛选用国家标准的 R40/3 系列，一号筛至九号筛的具体规定见表 4 – 2。

表 4 – 2　《中国药典》标准筛

筛号	筛目（孔/2.54cm）	筛孔内径（μm）
一号筛	10	2000 ± 70
二号筛	24	850 ± 29
三号筛	50	355 ± 13
四号筛	65	250 ± 9.9
五号筛	80	180 ± 7.6
六号筛	100	150 ± 6.6
七号筛	120	125 ± 5.8
八号筛	150	90 ± 4.6
九号筛	200	75 ± 4.1

（四）粒子形态

粒子的形态系指一个粒子的轮廓或表面上各点所构成的图像，可以是规则的球形、立方形，也可以是不规则的鳞状、粒状、棒状等。粒子的形态可影响粉体的流动性、充填性，也会在一定程度上影响粉体的表面积。

（五）粒子的比表面积

粒子的比表面积指单位重量或单位体积粉体所具有的总表面积，表示方法根据计算基准不同可分为体积比表面积 S_v 和重量比表面积 S_w。比表面积随着粒径的减小而增大，粉体的比表面积大小能够反映出药物的特性，如吸附能力、表面粗糙程度与空隙多少等。

直接测定粉体比表面积的常用方法为气体吸附法。气体吸附法系利用粉体吸附气体的性质，气体的吸附量不仅与气体的压力有关（吸附等温线），而且与粉体的比表面积有关。通常在低压下形成单分子层，在高压下形成多分子层。如果已知一个气体分子的截面积 A，测定形成单分层的吸附量 V_m，即可计算出该粉体的比表面积 S_w。详细的测定方法可参考物理化学中的 BET 法等知识。

此外，也可用气体透过法测定，但该法只能测定粒子外部比表面积，粒子内部空隙的比表面积不能测得，因此不适用于多孔性粒子的比表面积与粒径的测定。

三、粉体的性质

（一）粉体的密度和空隙率

1. 粉体密度 粉体中，颗粒内部、颗粒与颗粒之间都含有空隙，因此粉体的密度显得复杂化，根据所取的体积不同密度的意义也不同。粉体密度尤其对于粉体的填充性、流动性有重要影响。

（1）**真密度** 真密度是粉体质量除以真体积求得的密度，是物料固有的性质，真体积不包括颗粒内外空隙的体积。

（2）**颗粒密度** 颗粒密度是粉体质量除以颗粒体积所求得的密度，颗粒体积不包括颗粒与颗粒之间的空隙体积。颗粒内存在的细孔径小于 $10\mu m$ 时水银不能渗入，因此往往采用水银置换法测定颗粒体积。

（3）**堆密度** 堆密度是粉体质量除以该粉体所占体积求得的密度，堆体积实际是装填粉体的容器体积，填充粉体时，经一定规律振动或轻敲后测得的堆密度称振实密度。

2. 粉体空隙率 空隙率是粉体层中空隙在粉体体积中所占有的比率。粉体是由固体粒子和空气所组成的非均相体系，因此粉体的充填体积 V 为固体成分的真体积（V_t）、颗粒内部空隙体积（$V_内$）、颗粒间空隙体积（$V_间$）之和，即 $V = V_t + V_内 + V_间$。相应地将空隙率分为颗粒内空隙率，$\varepsilon_内 = V_内/(V_t + V_内)$；颗粒间空隙率，$\varepsilon_间 = V_间/V$；总空隙率，$\varepsilon_总 = (V_间 + V_内)/V$。粉体空隙率对于片剂制备过程中的物料的流动性、压缩成型性有重要影响。

（二）粉体的流动性与充填性

1. 粉体的流动性 粉体的流动形式很多，如重力流动、振动流动、压缩流动、流态化流动等，不同的流动形式，其对应的评价方法也不同。

（1）**粉体的流动性与评价方法**

休止角：休止角是粒子在粉体堆积层的自由斜面上滑动时所受重力和粒子间摩擦力达到平衡而处于静止状态下形成的最大角。常用的测定方法有注入法、排出法、倾斜角法等。休止角可以直接测定，也可以通过测定粉体层的高度和圆盘半径后计算而得，即 $\tan\theta =$ 高度/半径，见图 4-6。

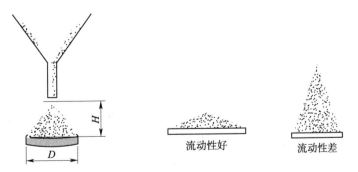

流动性好　　流动性差

图 4-6 休止角测定

休止角是重力流动、振动流动和流态化流动形式中流动性的评价指标，一般认为 θ 小于等于 $30°$ 时流动性好，小于等于 $40°$ 时可以满足生产过程中流动性的需求。虽然休止角是检验粉体流动性好坏的最简便方法，但测量方法不同所得数据有所不同，重现性较差，因此不能把它看作粉体的一个物理常数。

流出速度：流出速度是将物料加入漏斗中，用全部物料流出所需的时间来描述，测定装置如图4-7a所示。如果粉体的流动性很差而不能流出时，可加入100μm的玻璃球助流，如图4-7b，通过测定粉体开始流动所需玻璃球的最少量（w%）以表示流出速度。加入量越多流动性越差。

流出速度是重力流动、振动流动形式中流动性的评价指标，流出速度越大，流动性越好。

压缩度：首先将一定量的粉体轻轻装入量筒后测量最初堆体积 V_0；然后采用轻敲法使粉体处于最紧状态，测量最终的体积 V_f；计算最松密度 ρ_0 与最紧密度 ρ_f，根据下式计算压缩度 C。

$$C = \frac{V_0 - V_f}{V_0} \times 100 \ （\%） = \frac{\rho_f - \rho_0}{\rho_f} \times 100 \ （\%）$$

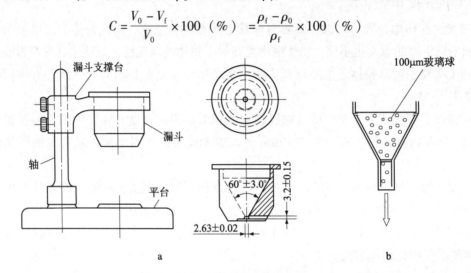

图4-7　流出速度测量装置

压缩度是振动流动和压缩流动形式中粉体流动性的评价指标，压缩度增大时流动性下降，其大小反映粉体的团聚性、松软状态。一般压缩度20%以下时流动性较好，当 C 值达到40%以上时粉体很难从容器中自动流出。

（2）粉体流动性的影响因素与改善方法　流动性对颗粒剂、胶囊剂、片剂等制剂的重量差异影响较大，是保证产品质量的重要性质。流动性的影响因素较多，既有粒子的大小、形态等因素，又有颗粒之间的内摩擦力、黏附力等因素。

影响流动性的主要因素及相应改善措施如下。

粒子大小：小粒子间的接触点数多，粒子间的附着力、凝聚力大，因而流动性差；通过制粒增大粒径是改善流动性的有效方法。

粒子形态及表面粗糙度：球形粒子的光滑表面，接触点数少，从而摩擦力少，流动性好。因此，可以改进粒子的形状，使之尽量接近于少棱角的规则形状有助于改善流动性。

含湿量：在粒子表面吸附的水分往往增加粒子间黏着力，因此适当干燥有利于减弱粒子间作用力。但是粒子过分干燥，可能会因静电作用使粒子的流动性下降。

助流剂的影响：在粉体中加入0.5%～2%滑石粉、微粉硅胶等助流剂时会在粉体层粒子表面填平粗糙面而形成光滑表面，减少粉体的运动阻力，改善粉体的流动性，但过多的助流剂反而增加阻力。

2. 粉体的充填性　充填性在片剂、胶囊剂的装填过程中具有重要意义，充填性的表示方法很多，常用的有堆密度与空隙率。对于一定物料来说，堆密度大、空隙率小表示充填紧密。在粉体的充填中，颗粒的排列方式影响粉体的体积与空隙率。粒子的排列方式中最简单的模型是大小相等的球形粒子的充填方式。图4-8是著名的 Graton - Fraser 模型。表4-3列出不同排列方式的一些参数。理论上球体粒径的大小不影响空隙率及接触点数。

　　实际上，粉体粒子并非球形，粒子大小也不均一。粒子径是影响充填性的重要因素。一般情况下小粒子接触点数多，充填致密，但粒径小于某一限界粒径时，其空隙率反而大、接触点数少，这是因为粒径小的颗粒自重小，附着、团聚作用强，从而在较少的接触点数的情况下能够被支撑。

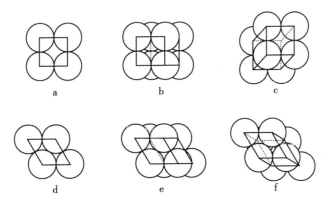

图 4 - 8　Graton - Fraser 模型

表 4 - 3　等大球形粒子的规则充填形式参数

填充名称	空隙率（%）	接触点数	排列号码
立方格子形填充	47.64	6	a
斜方格子形填充	39.54	8	b　d
四面契格子形填充	30.19	10	e
棱面格子形填充	25.95	12	c　f

（三）粉体的压缩性

　　粉体的压缩性表现为体积减少，在一定的压力下可形成坚固的压缩体，由于药物粉末的压缩性和成形性通常是紧密联系在一起的，因此常把粉体的压缩性和成形性简称为压缩成形性。在片剂的制备过程中，如果处方设计或操作过程不当，压缩成形性差就会产生裂片、松片等不良现象。因此粉体的压缩特性，对于处方筛选与工艺选择具有重要意义。粉体压缩性的表现形式如下。

　　（1）可压缩性　指粉体在压力下减少体积的能力，主要体现在压力对空隙率的影响。

　　（2）可成形性　指粉体在压力下形成坚固压缩体的能力，主要体现在压力对抗张强度的影响，也可用硬度表示。

　　（3）可压片性　指粉体在压力下形成具有一定形状和硬度片剂的能力，主要体现在空隙率对抗张强度的影响。

　　把粉体压缩成形的机制很复杂，尚无完全定论，目前比较认可的说法概括如下：①压缩后粒子间的距离减少，从而在粒子间产生范德华力、静电力等吸引力；②粒子在受压时产生塑性变形使粒子间的接触面积增大，结合力增强；③粒子在受压时破碎而产生的新生表面具有较大的表面自由能；④粒子因受压变形而相互嵌合，由此产生机械结合力；⑤物料在压缩过程中由于粒子间或粒子与器壁间产生摩擦而产热，导致粒子间支撑点处局部温度较高，使熔点较低的物料部分地熔融，解除压力后重新固化成"固体桥"；⑥由于压缩导致水分的迁移而使水溶性成分在粒子的接触点处析出结晶形成"固体桥"。

（四）吸湿性与润湿性

　　1. 吸湿性　吸湿性是在固体表面吸附水分的现象。药物粉体的吸湿性取决于物料表面产生的水蒸气压 p_w 与空气中水蒸气分压 p 的相对大小，p 小于 p_w 时发生干燥，反之，则吸湿，相等时则吸湿与干燥达到动态平衡。

吸湿不仅使粉末的流动性下降、固结、液化等，甚至促进化学反应而降低药物的稳定性。常用吸湿平衡曲线表示药物的吸湿特性，即绘制物料的吸湿量（平衡含水量）与空气相对湿度的函数图。

（1）水溶性药物的吸湿性　具有水溶性的药物粉末在相对较低湿度环境时一般吸湿量较小，但当相对湿度提高到某一定值时，药物表面吸附的水分溶解药物形成饱和溶液，导致药物表面产生的蒸气压小于空气中的水蒸气压，使得药物不断吸湿，甚至使药物液化，因而含水量急剧上升，此时的相对湿度被称作临界相对湿度（CRH）。CRH 值的测定通常采用饱和溶液法，可以通过绘制不同相对湿度下的吸湿量的函数图求得。

当制剂处方中有 2 种或 2 种以上水溶性药物或辅料混合时，如果各成分间不发生相互作用，则混合物的 CRH 遵循 Elder 假说，即，其值约等于各成分 CRH 的乘积，而与各成分的量无关。

CRH 是水溶性药物的固有特征参数，其药剂学意义在于：①CRH 越小则越易吸湿，反之，则不易吸湿，按照这一特点，结合混合物的 CRH 遵循的规律，有助于指导处方设计；②为生产、贮藏的环境提供参考，即相对湿度应控制在药物的 CRH 以下。

（2）水不溶性药物的吸湿性　水不溶性药物的吸湿性随着相对湿度的增加而缓慢变化，没有临界点，水不溶性药物混合物的吸湿性不遵循 Elder 假说，而是具有加和性特征。

2. 润湿性　润湿性是固体界面由固 - 气界面变为固 - 液界面时所表现的性质，用接触角表示。如图 4 - 9 所示，将液滴滴到固体表面时，液滴的切线与固体平面间的夹角称接触角。液滴与固体之间的润湿性不同，接触角不同。接触角最小为 $0°$，最大为 $180°$，接触角越小润湿性越好。根据接触角的大小，分为完全润湿（$\theta = 0°$），润湿（$0 < \theta < 90°$），不润湿（$90° < \theta < 180°$），完全不润湿（$\theta = 180°$）。粉体的润湿性对片剂、颗粒剂等固体制剂的崩解性和溶出性等具有重要意义。

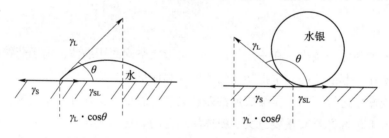

图 4 - 9　在物料表面上水和水银的润湿情况

≫ 第二节　散剂制备的单元操作

粉碎、筛分与混合是散剂制备过程中的常用单元操作。

一、粉碎与筛分

（一）粉碎

1. 粉碎概述　粉碎系指借助外力的作用将大块物料破碎成小块颗粒或细粉的操作。通常用粉碎度或粉碎比表示粉碎的程度，粉碎度或粉碎比系指粉碎前的粒度与粉碎后的粒度之比。粉碎的制剂学意义主要有：①有利于固体各成分混合均匀。②比表面积增大，有利于提高难溶性药物的溶出速度和生物利用度。③有利于制粒过程的顺利进行。④有助于从天然药物中提取有效成分等。同时也要注意粉碎过程可能带来的不良作用，如晶型转变、热分解、粉尘飞扬、黏附与团聚、堆密度减小、粉尘污染、爆炸等。

2. 粉碎的原理 粉碎过程的本质是就是借助外力破坏分子间的内聚力，从而使整块物料破碎成小尺寸物料。常用的外力有：冲击力、压缩力、剪切力、弯曲力、研磨力等，见图4-10。

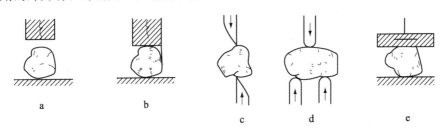

图4-10 粉碎原理示意图

a. 冲击力；b. 压缩力；c. 剪切力；d. 弯曲力；e. 研磨力

一般破碎过程描述如下：首先物料在外力作用下发生弹性变形，当施加应力超过物质的屈服力时物料发生塑性变形，如果外力进一步增大到超过物料本身的分子间力时即可产生裂缝，最后则破碎或开裂。

由于物料性质千差万别，同时所需的粉碎程度也可能不同，因此，所需施加的外力和破碎过程也不同。冲击、压缩和研磨力对脆性物质有效，剪切方法对纤维状物料更有效。粗碎以冲击力和压缩力为主，细碎以剪切力、研磨力为主。

3. 粉碎的方法 依据不同的分类标准，粉碎方法有不同的名称，如干法粉碎、湿法粉碎、单独粉碎、混合粉碎、低温粉碎等。

干法粉碎系指物料在干燥状态下进行粉碎的操作。

湿法粉碎系指物料与适量的水或其他液体混合后进行粉碎的操作。湿法粉碎因水或其他液体小分子渗入药物颗粒的缝隙，减少药物分子间的引力而利于粉碎。

单独粉碎（单研），是将一种物料进行粉碎的操作，适用于贵重或毒剧药物、某些氧化性与还原性强的药物。

混合粉碎（共研），是将两种或两种以上物料混合后进行粉碎的操作。

低温粉碎是利用物料在低温时脆性增加的性质，以提高粉碎效果的方法。多用于软化点低、粉碎熔点低、常温下有热可塑性的物料；低温粉碎有利于保留挥发性和热敏性成分。

4. 常用的粉碎器械

（1）研钵 一般用瓷、玛瑙、铜等材料制成，主要用于小剂量药物的粉碎。

（2）球磨机 系由不锈钢（或陶瓷）制成的圆柱筒与一定数量和大小的钢球（或瓷球）构成，当电机转速适宜时，这些钢球（或瓷球）正好能从最高位置落下，使药物受到强烈的撞击和研磨从而被粉碎，如图4-11。球磨机适用于物料的微粉碎，而且由于密闭操作，可用于贵重物料的粉碎、无菌粉碎、干法粉碎、湿法粉碎、间歇粉碎，必要时可充入惰性气体。缺点是粉碎时间长，粉碎效率较低。

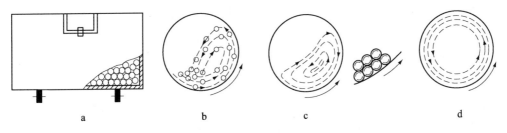

图4-11 球磨机与球的运动状况

影响球磨机粉碎效率的主要因素有：

圆筒的转速:适宜转速为临界转速的 0.5 ~ 0.8 倍。临界转速是使球体随圆筒做旋转运动的最小速度。

球体大小与密度:一般球体的直径越小、密度越大,粉碎后物料的粒径越小。

球和物料的总装量:适宜装量为球体和物料的总装量占罐体总容积的 50% ~ 60%。

(3) 冲击式粉碎机 按冲击式粉碎机的结构可分为锤击式粉碎机(图 4 - 12a)和冲击柱式粉碎机(图 4 - 12b)两种。冲击式粉碎机对物料的作用力以冲击力为主,因此特别适用于脆性物料的中碎、细碎、超细碎等,具有"万能粉碎机"之称。

锤击式粉碎机的结构特点是在高速旋转的轴上安装有数个锤头、机壳上装有衬板、下部装有筛板。当物料从料斗进入到粉碎室时,受到高速旋转锤头的冲击和剪切作用以及被抛向衬板的撞击作用而被粉碎,细料通过筛板出料,粗料继续被粉碎。粉碎粒度可由锤头的形状、大小、转速以及筛网的目数来调节。

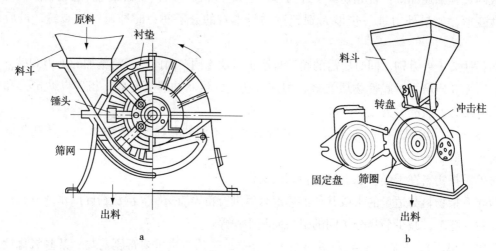

图 4 - 12 冲击式粉碎机

a. 锤击式粉碎机; b. 冲击柱式粉碎机

冲击柱式粉碎机,其结构特点是在高速旋转的转盘上,以及与转盘相对应的固定盖上固定有若干圈冲击柱。物料从料斗进入转盘中心,轴向进入粉碎室,物料因离心作用而从中心部位被甩向外壁,在此过程中物料受到冲击柱的冲击作用而被粉碎,细粒从底部的筛孔出料,粗粉在机内再次粉碎。粉碎程度与盘上固定的冲击柱的排列方式、转速等有关。

(4) 气流粉碎机 如图 4 - 13 所示,气流粉碎机的工作原理是利用高压气流(空气或惰性气体)使药物颗粒之间及颗粒与室壁之间碰撞而产生强烈的粉碎作用。由于其气流在粉碎室膨胀时的冷却效应抵消了粉碎时产生的热量,因而特别适用于抗生素、酶、低熔点药物和其他热敏药物的粉碎,气流粉碎费用高,适用于超微粉碎。

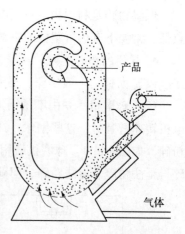

图 4 - 13 流能磨示意图

(二) 筛分

筛分是指利用筛网的孔径大小将物料进行分离的方法。粉碎后颗粒大小并不均匀,具有较大的粒度分布,通常采用过筛法将物料按粒度要求进行分离和收集。

过筛法一般采用药筛,药筛分冲眼筛和编织筛两种,前者是在金属板上冲出圆形的筛孔而成;后者是由具有一定机械强度的金属丝或其他非金属丝编织而成。冲眼筛的优点是筛孔坚固、不易变形,多用于粗颗粒的筛分，编织筛的优点是单位面积上的筛孔多、筛分效率高，多用于细粉的筛分。工业生产常采用按孔径大小顺序排列组装成的筛分装置进行筛分。筛分的粉体根据大小可分成 6 个等级，各等级的规定可参考《中国药典》现行版。

二、混合

1. 混合概述　混合系指将两种以上的物料均匀混合的操作，包括固 – 固、固 – 液、液 – 液等组分的混合，混合操作以含量的均匀一致为目的，是保证制剂产品质量的重要措施之一。由于固体的分散单元是粒子，因此，固体的混合不可能达到分子水平的完全混合。

2. 固体混合度的表示方法　混合度是混合过程中物料混合均匀程度的指标。由于固体的混合只能达到宏观的均匀性，因此常采用统计分析的混合限度作为完全混合状态，并以此为基准比较实际的混合程度。

（1）标准偏差或方差　标准偏差 σ 或方差 σ^2 是评价混合均匀度的常用方法。

$$\sigma = \left[\frac{1}{n-1} \sum_{i=1}^{n} (X_i - \overline{X})^2 \right]^{\frac{1}{2}}$$

$$\sigma^2 = \frac{1}{n-1} \sum_{i=1}^{n} (X_i - \overline{X})^2$$

式中，n 为抽样次数；X_i 为第 i 次抽样的样品中某一组分的重量或个数；$\overline{X}$ 为样品中某一组分的平均重量或个数，以 $\overline{X} = \frac{1}{n} \sum_{i=1}^{n} X_i$ 表示，以表示某一组分的理论分率。计算结果，σ 或 σ^2 越小，越接近于平均值，这些值为 0 时，此混合物达到完全混合。

（2）混合度　混合度（M）可用 Lacey 式表示。

$$M = \frac{\sigma_0^2 - \sigma_t^2}{\sigma_0^2 - \sigma_\infty^2} \tag{4-1}$$

式中，M 为混合度；σ_0^2 为两组分完全分离状态下的方差，即 $\sigma_0^2 = \overline{X}(1 - \overline{X})$；$\sigma_\infty^2$ 为两组分完全均匀混合状态下的方差，即 $\sigma_\infty^2 = \overline{X}(1 - \overline{X})/n$，$n$ 为样品中固体粒子的总数；σ_t^2 为混合时间为 t 时的方差，$\sigma_t^2 = \sum_{i=1}^{N} (X_i - \overline{X})/N$，$N$ 为样品数。

显然，混合度介于 0~1 之间，在混合过程中，随时测定混合度，根据混合条件和混合度的关系，有助于把握混合操作的控制机制和混合速度。

3. 混合机制　混合机内粒子经随机的相对运动完成混合。其机制概括起来有三种运动方式。

（1）对流混合　是固体粒子群在机械转动的作用下，产生较大的位移时进行的总体混合。

（2）剪切混合　是由于粒子群内部力的作用结果，产生滑动面，破坏粒子群的凝聚状态而进行的局部混合。

（3）扩散混合　是相邻粒子间产生无规则运动时相互交换位置所进行的局部混合。

上述的三种混合方式在实际的操作过程中并不是独立发生，而是哪个方式起主导作用。一般来说，在混合开始阶段以对流与剪切为主，随后扩散混合增加。

4. 混合的影响因素　在混合机内多种固体物料进行混合时往往存在着离析现象，离析与粒子混合相反，导致混合程度降低，因此，防止离析是保证均匀混合的必要条件。影响混合速度及混合度的因素概括起来有物料因素、设备因素、操作因素。

（1）物料因素　包括物料的粒子径、粒子形态、密度和含水量等。

（2）设备因素　包括混合机的形状及几何尺寸、内部插入物（挡板，强制搅拌等）、材质及表面情况等。

（3）操作条件的影响　包括物料的充填量容积比（即物料容积与混合机容积之比）、装料方式、混合比、混合机的转动速度及混合时间等操作条件。

5. 混合设备 制剂工业生产一般采用搅拌和容器旋转的方式，以驱动物料的局部和整体运动，实现物料的均匀混合，固体的混合设备也因此分为容器旋转型和容器固定型两大类。

（1）容器旋转型混合设备 如图 4-14 所示为各种形式的旋转型混合机，根据容器的形状可进一步分为 V 形、锥形和圆筒形混合设备，其共同特征是主要依靠容器的旋转作用带动物料二维或三维运动从而使物料混合的设备。图 4-15 所示为 V 形混合筒内物料的运动轨迹，物料在圆筒内旋转时，"分开"与混合反复进行，从而在短时间内混合均匀。

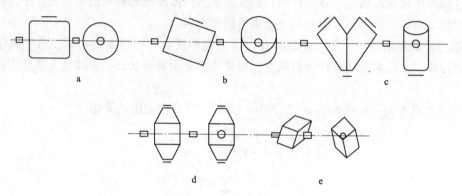

图 4-14 容器旋转型混合机

a. 水平圆筒形；b. 倾斜圆筒形；c. V 形；d. 圆锥形；e. 立方形

（2）容器固定型混合设备 是指容器本身固定，依靠容器内的叶片、螺带或气流的搅拌作用带动物料运动从而使物料混合的设备。如图 4-16 和图 4-17 所示分别为带式混合机和螺旋混合机，其原理是容器固定，分别依靠螺带状的搅拌浆和螺旋浆的运动带动物料运动，实现药物混合。前者的特点是混合强度较小，混合时间较长，当两种密度差较大的物料混合时，密度大的物料易沉积于底部；后者的特点是混合速度快、混合度高，混合量比较大时也能达到均匀混合。

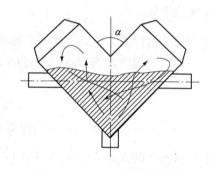

图 4-15 V 形混合机内物料的运动轨迹

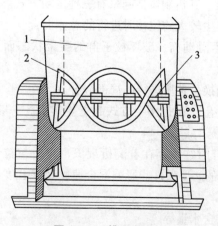

图 4-16 槽形混合机

1. 混合槽；2. 搅拌浆；3. 固定轴

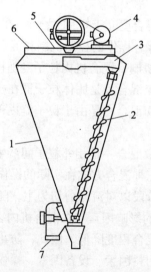

图 4-17 锥形垂直螺旋混合机

1. 锥形筒体；2. 螺旋浆；3. 摆动臂；4. 马达；

5. 减速器；6. 加料口；7. 出料口

◇ 第三节 散 剂

一、概述

（一）散剂的概念

散剂系指原料药物或与适宜的辅料经粉碎、均匀混合制成的干燥粉末状制剂。散剂是古老的传统剂型，在化学药品中应用不多，在中药制剂中仍有广泛的应用。

（二）散剂的分类与用法

散剂可分为口服散剂和局部用散剂。

1. 口服散剂 一般溶于或分散于水、稀释液或者其他液体中服用，也可直接用水送服，用于全身治疗，如平胃散等。

2. 局部用散剂 可供皮肤、口腔、咽喉、腔道等处应用，专供治疗、预防和润滑皮肤的散剂也可称为撒布剂或撒粉，如痱子粉等。

（三）散剂的特点

散剂具有以下特点：①散剂的粒径小，比表面积大，药物的溶出及吸收快、起效快，但要注意由于分散度大而造成的吸湿性、稳定性、气味、刺激性等方面的不良影响；②外用覆盖面积大，可同时发挥保护和收敛等作用；③制备工艺简单，易于贮存、运输、携带方便；④易于控制剂量，便于婴幼儿服用；⑤散剂口感差，剂量较大的散剂可能造成服用困难。

二、散剂的制备

（一）工艺流程

散剂的制备工艺是制备其他固体剂型的基础，散剂的制备工艺流程如图 4-18 所示。

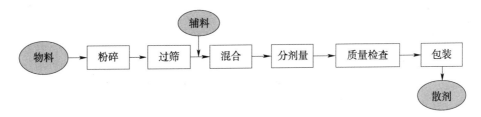

图 4-18 散剂的制备工艺流程

（二）制备工艺

1. 物料的前处理 化学药物、辅料要进行充分干燥，以利于粉碎；如果是中药，则根据处方中的各个药材的性质进行适当的处理，如洗净、干燥、切割或粗碎等供粉碎之用。

2. 粉碎与过筛 详见第二节，供制散剂的原料药物均应粉碎，除另有规定外，口服用散剂为细粉，儿科和局部用散剂应为最细粉。

3. 混合 散剂的粒度小、分散度大，混合均匀是保证散剂质量的关键，故混合操作是制备散剂的关键技术。下面根据散剂的特点，对在制备过程中经常遇到的问题和对策加以说明。

（1）各组分的混合比例相差较大 此时采用等量递增法（又称配研法）混合，即在少量药粉中加入等量的多量成分，混合均匀后，再将多量成分按前面混合物的量等量加入、混匀，如此倍量增加混合至全部混匀，再采用过筛混合即成。

小剂量的毒剧药与数倍的稀释剂制成的散剂叫"倍散"。稀释倍数由剂量而定：剂量 0.01 ~ 0.1g 可配成 10 倍散（即 9 份稀释剂与 1 份药物均匀混合的散剂），剂量 0.001 ~ 0.01g 可配成 100 倍散，0.001g 以下配成 1000 倍散。

配制倍散时应采用等量递增法与稀释剂混匀，常用的稀释剂有乳糖、糖粉、淀粉、糊精、沉降碳酸钙、磷酸钙、白陶土等惰性物质。

（2）各组分的密度差异较大　一般先将密度小者放于研钵内，再加密度大者等量研匀，这样可避免密度小者浮于上面，密度大者沉于底部而不易混匀。必须指出的是：粒径少于 30μm 时，密度的差异不会是离析的主要原因，因此，此时容易混合均匀。

（3）药物具有黏附性或带电性　这类药物粉末对混合器械具有黏附性，不仅影响混合均匀，而且造成损失导致剂量不足。一般应先用不易吸附或量大的药粉或辅料垫底，再加量少或易吸附的物料进行混合。混合时摩擦起电的粉末不易混匀，通常加少量表面活性剂或润滑剂，如十二烷基硫酸钠、硬脂酸镁等消除静电作用。

（4）含液体或易吸湿性组分　如在处方中有液体成分时，可用处方中其他成分作为液体吸附剂；若液体成分量较多时，可另加吸附剂，如磷酸钙、白陶土、蔗糖和葡萄糖等吸附液体；含易吸湿性药物，则可在低于其临界相对湿度条件下迅速混合，并密封防潮包装；若混合物引起吸湿，则采用分别包装，临用时混合。

（5）含形成低共熔混合物的组分　低共熔混合物的形成与混合物的比例有关。形成低共熔物可能对药物的药理作用产生影响，此时应尽量避免形成低共熔物的混合比例，或将各成分分装，服用时混合。

（6）各组分的色泽相差悬殊　此时应采用打底套色法，所谓打底是指将量少、色深的药粉先放入量多药粉饱和的研钵中，作为基础，即"打底"，然后将量多、色浅的药粉逐次加入研钵中，轻研混合，即"套色"。该法的缺点是只侧重色泽。

4. 分剂量　分剂量是将混合均匀的物料，按剂量要求分装的操作。常用方法有三种：目测法、重量法、容量法。机械化生产多用容量法分剂量。

5. 包装与贮存环境　由于散剂表面积大，容易吸潮，使散剂出现潮解、结块、变色、分解、霉变等不稳定现象，影响散剂的质量及用药安全性，因此散剂的包装与贮存的重点在于防潮。

（1）包装材料　应选择高阻湿性包装材料密封包装，并密闭贮藏。包装材料的透湿性可用透湿系数（P）来评价，P 小者，防湿性能好。表 4 - 4 列举了一些常用包装材料的透湿系数。

表 4 - 4　一些包装材料的透湿系数

名称	P 值	名称	P 值	名称	P 值
蜡纸 A	3	玻璃纸	222	聚乙烯丁醛	30
蜡纸 B	12	硫酸纸	534	硝酸纤维素	35
蜡纸 C	22	滤纸	1230	醋酸乙烯	50
亚麻油纸	160	聚乙烯	2	聚乙烯醇	270
桐油纸	190	聚苯乙烯	6		

（2）贮存环境　由于散剂容易吸湿，故贮存时应控制环境湿度。对于水溶性药物散剂，环境的湿

度应控制在药物的临界相对湿度以下；对于水不溶性药物散剂，应使空气状态符合药物平衡含水量的要求。

三、散剂的举例

硫酸阿托品散

【处方】硫酸阿托品　0.25g　　　乳糖　24.5g　　　胭脂红乳糖（1.0%）　0.25g

【制法】研磨乳糖使研钵饱和后倾出，将硫酸阿托品与胭脂红乳糖置研钵中研合均匀，再以等量递增法逐渐加入乳糖，研匀，待色泽一致后，分装，每包0.1g。

【注解】①本品以胭脂红为着色剂，以便于观察散剂的均匀性和区别不同稀释度散剂及原药。②处方中各组分的混合比例相差较大，故采用等量递增法混合，同时，用量大的乳糖垫底。③胭脂红乳糖的制法：取胭脂红1g，置乳钵中，加90%乙醇10～20ml，研磨使溶，再按配研法加入乳糖99g，研磨均匀，在50～60℃干燥、过筛，即得。

四、散剂的质量要求

《中国药典》现行版通则收载了散剂的质量检查项目，主要包括以下几项。

【粒度】除另有规定外，化学药局部用散剂和用于烧伤或严重创伤的中药局部用散剂及儿科用散剂，照下述方法检查，应符合规定。

检查法　除另有规定外，取供试品10g，精密称定，照粒度和粒度分布测定法（通则0982 单筛分法）测定。化学药散剂通过七号筛（中药通过六号筛）的粉末重量，不得少于95%。

【外观均匀度】取供试品适量，置光滑纸上，平铺约5cm²，将其表面压平，在明亮处观察，应色泽均匀，无花纹与色斑。

【干燥失重】化学药和生物制品散剂，除另有规定外，取供试品，照干燥失重测定法（通则0831）测定，105℃干燥至恒重，减失重量不得过2.0%。

【水分】中药散剂照水分测定法（通则0832）测定，除另有规定外，不得过9.0%。

【装量差异】单剂量包装的散剂，按如下方法检查，应符合规定。

检查法　除另有规定外，取供试品10 袋（瓶），分别精密称定每袋（瓶）内容物的重量，求出内容物的装量与平均装量。每袋（瓶）装量与平均装量相比较〔凡有标示装量的散剂，每袋（瓶）装量应与标示装量相比较〕，按表4－5 中的规定，超出装量差异限度的散剂不得多于2 袋（瓶），并不得有1 袋（瓶）超出装量差异限度的1 倍。凡规定检查含量均匀度的化学药和生物制品散剂，一般不再进行装量差异的检查。

表4－5　散剂装量差异限度要求

平均装量或标示装量	装量差异限度（中药、化学药）	装量差异限度（生物制品）
0.1g 及 0.1g 以下	±15%	±15%
0.1g 以上至 0.5g	±10%	±10%
0.5g 以上至 1.5g	±8%	±7.5%
1.5g 以上至 6.0g	±7%	±5%
6.0g 以上	±5%	±3%

【装量】除另有规定外，多剂量包装的散剂，照最低装量检查法（通则0942）检查，应符合规定，

见表4-6。

表4-6 散剂装量限度要求

标示装量	平均装量	每个容器装量
20g 以下	不少于标示装量	不少于标示装量的93%
20g 至 50g	不少于标示装量	不少于标示装量的95%
50g 以上	不少于标示装量	不少于标示装量的97%

【无菌】除另有规定外，用于烧伤 [除程度较轻的烧伤（Ⅰ°或Ⅱ°外）]、严重创伤或临床必需无菌的局部用散剂，照无菌检查法（通则1101）检查，应符合规定。

【微生物限度】除另有规定外，照非无菌产品微生物限度检查：微生物计数法（通则1105）和控制菌检查法（通则1106）及非无菌药品微生物限度标准（通则1107）检查，应符合规定。凡规定进行杂菌检查的生物制品散剂，可不进行微生物限度检查。

目标测试

答案解析

一、A1 型题（最佳选择题）

1. 适合热敏性物料粉碎的设备是（　　）

　　A. 球磨机　　　　　　　　　　　　　　B. 锤击式粉碎机

　　C. 冲击式粉碎机　　　　　　　　　　　D. 气流粉碎机

　　E. 万能粉碎机

2. 药物剂量为 0.003g 时，宜配制成（　　）

　　A. 普通散　　　　　　B. 10 倍散　　　　　　C. 100 倍散

　　D. 1000 倍散　　　　　E. 300 倍散

3. 比重不同的药物在制备散剂时，最佳的混合方法是（　　）

　　A. 等量递加法

　　B. 多次过筛

　　C. 搅拌

　　D. 将重者加在轻者之上

　　E. 将轻者加在重者之上

二、X 型题（多项选择题）

4. 下列关于药物吸湿性的说法正确的是（　　）

　　A. 水不溶性药物的混合物的吸湿性具有加和性

　　B. 根据 Elder 假说，水溶性药物混合物的 CRH 约等于各成分 CRH 的乘积，而与各成分的量无关

　　C. 一般药物的 CRH 越大，药物越易吸湿

　　D. 药物应贮存在相对湿度低于其 CRH 的环境下，以防吸湿

　　E. 吸湿可使粉末的流动性下降、固结、液化等，但不会促进化学反应而降低药物的稳定性

5. 关于散剂的特点说法正确的是（　　）

　　A. 比表面积大，易分散、起效快

B. 外用覆盖面积大，可同时发挥保护和收敛等作用

C. 制备工艺简单

D. 稳定性较好

E. 便于儿童服用

书网融合……

思政导航　　　　本章小结　　　　题库

第五章　颗粒剂

PPT

学习目标

知识目标

1. 掌握　制粒的目的，颗粒剂的定义、特点与分类，颗粒剂的质量控制要求。

2. 熟悉　制粒方法的分类、每种制粒方法的原理与特点；固体干燥的原理、干燥速率与分类。

3. 了解　制粒机制；常用的固体干燥设备的结构。

能力目标　通过本章的学习，能够掌握各种常用制粒、干燥方法，制备各类合格的颗粒剂，具备分析颗粒剂出现结块、粒度不均、焦屑等质量问题的原因并找到相应的解决办法的能力。

第一节　制粒单元操作

一、概述

制粒（granulation）是将粉末、块状、熔融液、水溶液等状态的物料经过加工，制成具有一定形状与大小的粒状物的操作。制粒作为粒子的加工过程，在固体制剂如颗粒剂、胶囊剂、片剂等剂型中有广泛的应用。

粉末状物料制粒的目的总体上是为了改善制剂的性能和易化后续工艺操作，一般可总结为：①防止粉尘飞扬及器壁上的黏附；②改善物料流动性；③改善片剂生产中压力的均匀传递。④防止各成分的离析，保持多成分的混合均匀性；⑤调整堆密度，改善溶解性能。

药物的制粒方法可归纳为三大类：①湿法制粒；②干法制粒；③其他制粒方法，如喷雾制粒法等。表 5-1 中列出了分属于不同类别的制粒方法。

表 5-1　制粒类别与制粒方法

制粒类别	制粒方法
湿法制粒	挤压制粒、高速搅拌制粒、转动制粒、流化制粒等
干法制粒	滚压法、压片法
其他方法	喷雾制粒、熔融微丸化、液相中晶析制粒法

二、湿法制粒

（一）概述

湿法制粒（wet granulation）是在药物粉末中加入润湿剂或液体黏合剂，粉末靠黏合剂的架桥或黏结作用聚结在一起，并在机械力的作用下形成具有一定大小和形状的颗粒的方法。

　　湿法制粒的颗粒具有美观、流动性好、耐磨性较强、压缩成形性好等优点，因而在医药工业中应用最为广泛，但该法不宜用于热敏性、湿敏性、极易溶性等物料的制粒。

（二）制粒方法与设备

　　1. 挤压制粒法　将混合后的物料先制备成具有一定塑性的软材，然后将软材强制通过孔板或筛网而塑化成粒的方法。具体操作程序为：原、辅料混合→捏合（制软材）→挤出制粒→颗粒。

　　这类设备主要有螺旋挤压式、旋转挤压式、摇摆挤压式等，见图5－1。

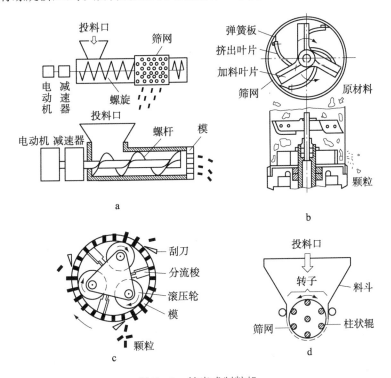

图5－1　挤出式制粒机

a. 螺旋挤出制粒机；b. 篮式基础制粒机；c. 环模式辊压挤出制粒机；d. 摇摆式挤出制粒机

　　挤压式制粒的注意要点：①制软材为关键步骤，必须选择好适宜的黏合剂（或润湿剂），确定适宜用量。黏合剂（或润湿剂）用量多，则挤出物成条状；黏合剂（或润湿剂）用量少，则粉状物多而不能成粒；②颗粒大小由筛网的孔径大小调节。因此，可根据需要选择合适的筛网。

　　挤压式制粒的特点是：①制粒工序多（先混合、后制软材、再制粒）、重现性较差、劳动强度大；②粒度分布较均匀，粒子形状多为柱状；③不适合大批量和连续生产；④筛网寿命短，需经常更换。

　　2. 转动制粒法　将混合后的物料置于容器中，在容器或底盘转动的同时喷洒黏合剂（或润湿剂）以制备球形粒子的方法（图5－2）。

　　图5－2a是传统的容器转动型制粒锅，将混合好的物料放入倾斜锅内，锅转动带动物料上下运动的同时，将黏合剂（或润湿剂）均匀喷洒在物料表面，在黏合剂（或润湿剂）和粉状物料的相互作用下，粉状物料聚结成颗粒，颗粒在重力作用下沿着倾斜面往下滑落而滚圆。

　　转动制粒过程一般可分为三个阶段：即母核形成，母核长大，压实，如图5－3所示。

　　母核形成阶段：在粉末中喷入少量黏合剂（或润湿剂），以液滴为核心形成大量母核。在中药生产中称为起模。

　　母核长大阶段：转动中的母核在不断喷洒加入的黏合剂（或润湿剂）的作用下，散布的药粉黏附并层积于母核表面，如此反复多次，层积成更大的粒状物。在中药生产中称为泛制。

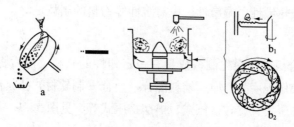

图 5 - 2　转动制粒示意图

a. 倾斜转动制粒锅；b. 转动圆盘型制粒机；b₁. 粒子的滚圆示意图；b₂. 整体物料的运动流线

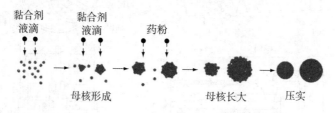

图 5 - 3　转动制粒三个阶段示意图

压实阶段：此阶段停止加入黏合剂（或润湿剂）和药粉，在继续转动过程中，由于相互碰撞而使多余的液体渗入至未被充分润湿的层积层中或被挤到表面，使颗粒不断被压实而形成具有一定机械强度的颗粒。

如果要得到均匀微丸，一般应在起模后过筛以获得均匀母核，或先制备均匀的空白丸芯，然后使药物从母核或丸芯表面逐层层积。这种转动制粒机多用于 2～3mm 药丸的生产，凭经验看、摸、感觉来控制，所以生产的重现性较差。

为了提高机械化程度，近年来出现了转动圆盘型制粒机，亦称离心制粒机，其结构如图 5 - 2b 所示，主要由固定容器、转盘、喷头组成。成粒原理为：物料一方面在高速旋转的圆盘作用下受到离心作用而靠拢器壁旋转，如图 5 - 2b₁，另一方面又因受到从圆盘周边吹出的空气流的作用而向上运动，同时在重力作用下向下滚落到圆盘中心，多种运动方式最终合成为使物料不停地做类似麻花样滚转运动，如图 5 - 2b₂，滚转运动有利于形成球形颗粒。在物料进行麻花样滚转运动的同时，喷头不断地向物料层表面定量雾化加入黏合剂（或润湿剂），使得物料表面不断均匀润湿，散布的药粉或辅料得以层层均匀包裹并聚结成颗粒，如此反复操作可使颗粒尺寸不断增大，得到所需大小的球形颗粒。调整在圆盘周边上升的气流温度可同时对颗粒进行干燥。

3. 高速搅拌制粒法　是指高速搅拌机容器内的物料，在高速搅拌桨的分散作用下与黏合剂（或润湿剂）均匀混合，再在黏合剂（或润湿剂）的作用下聚结成粒的制粒方法。高速搅拌制粒设备主要由容器、搅拌桨、切割刀等组成，参见图 5 - 4。

搅拌制粒原理：在搅拌桨的作用下，粉状物料和黏合剂（或润湿剂）均匀混合、翻滚、分散，甩向器壁后因受到容器壁的阻力而向上运动，同时因重力作用又向中心滚落，多种作用力的作用，使整体物料作漩涡状运动。漩涡状运动的物料，在不断加入的黏合剂（或润湿剂）的作用下逐渐聚结成较大颗粒；而更大块的颗粒则在切割刀的作用下被绞碎并继续与其他颗粒聚结，由于搅拌桨、容器壁和切割刀的相互

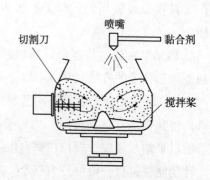

图 5 - 4　高速搅拌制粒机示意图

作用使颗粒得到强大的挤压和滚动，从而形成致密且均匀的颗粒。最终粒度的大小取决于外部剪切力与颗粒内部凝聚力的平衡，通过调整搅拌桨和切割刀的转速可控制粒度的大小。图5-5系搅拌制粒的原理图。

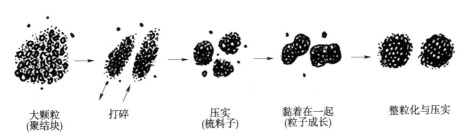

大颗粒　　　　打碎　　　　压实　　　　黏着在一起　　　整粒化与压实
（聚结块）　　　　　　　　（梳料子）　　（粒子成长）

图5-5　搅拌制粒示意图

影响搅拌制粒粒径大小与致密性的因素极为复杂，大体可归结如下四类因素：①原料粉末粒度与表面性质；②黏合剂（或润湿剂）的种类、加入量与加入方法；③搅拌速度；④设备结构如搅拌器形状与角度、切割刀的位置等。

高速搅拌制粒的特点：①混合、捏合、制粒等整个制粒过程在一个密闭操作系统中完成；②和传统的挤压制粒相比，具有省工序、省黏合剂（或润湿剂）量、操作简单、快速等优点；③可根据需要，通过控制制粒条件制备致密、高机械强度的适用于装胶囊的颗粒，也可制备松软的适合压片的颗粒。

4. 流化制粒法　容器内因受自下而上气流作用而保持悬浮流化状态的粉末物料，在向流化层中喷入的液体黏合剂（或润湿剂）的作用下而聚结形成颗粒的方法即流化制粒法。由于在一台设备内可完成物料混合、制粒、干燥等多个单元操作过程，所以又称"一步制粒"。流化制粒设备为流化床制粒机，其结构如图5-6所示，主要由容器、气体分布装置、喷嘴、气固分离装置、空气进口和出口、物料排出口等组成。

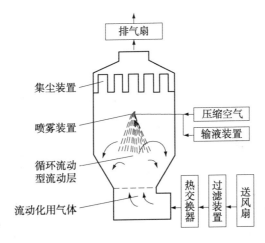

图5-6　流化床制粒示意图

流化床的制粒机制如图5-7所示，当黏合剂（或润湿剂）均匀喷于松散悬浮的粉体层时，黏合剂（或润湿剂）液滴使接触到的粉末润湿并使粉末聚结在液滴周围形成粒子核，继续喷入的液滴落在粒子核或粉末粒子表面，在粒子核与粒子核之间、粒子核与粒子之间产生架桥作用而使其相互聚结，使粒子核逐渐长成较大的颗粒。干燥后，粉末间的液体桥干燥为固体桥，使粉末粒子间形成牢固结合。

流化床制粒的影响因素：①空气流的上升速度，影响物料的流化状态和干燥速度；②空气温度，影响物料表面润湿与干燥两个同时发生过程的平衡；③黏合剂的加入量，影响粒径的大小，一般加入量增加，粒径变大；④喷雾速度与雾粒大小，影响粒子间的结合速度和颗粒大小的均匀性；⑤喷嘴的高度，影响喷雾均匀性与润湿程度等。

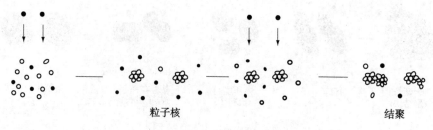

粒子核   结聚

图 5-7   流化床制粒机制示意图

流化床制粒的特点：①制得的颗粒为粒度均匀、多孔性、表面积较大的疏松颗粒，具有粒子机械强度小、流动性和压缩成形性好等性质；②混合、制粒、干燥，甚至是包衣等单元操作在一台设备内进行，具有简化工艺、节约时间、劳动强度低和减少污染等特点。

5. 复合型制粒机   为发挥各种制粒方法的优势，近年开发了将多种机制的优势集于一体的新型多功能制粒机。图 5-8 表示各种单功能制粒机和复合型制粒机的组合示意图。如转动和流化制粒组合的转动流化制粒机，搅拌和流化制粒组合的搅拌流化制粒机，搅拌、转动和流化制粒组合在一起的搅拌转动流化制粒机。集多种制粒机制于一身的复合型制粒机不仅使混合、制粒、干燥、包衣等多个单元操作在一台设备内完成，而且综合了各种设备的机能优点，功能多，占地面积小，省能、省力，在自动化的实施中具有不可估量的价值，可以预见，复合型制粒机将有广阔的前景。表 5-2 比较了各种制粒方法的工艺适应点和所得颗粒的特点。

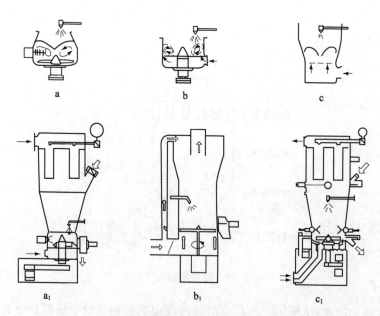

图 5-8   复合型制粒机组合示意图

a. 搅拌制粒机；b. 转动制粒机；c. 流化制粒机；a₁. 搅拌流化制粒机；

b₁. 转动流化制粒机；c₁. 搅拌转动流化制粒机

表 5 - 2 挤压、搅拌、转动、流化床的各种操作功能的比较

方式		挤压制粒	搅拌制粒	转动制粒	流化床制粒	复合型制粒
单元操作的可行性	混合	×	●	▲	▲	●
	造粒	●	●	●	●	●
	干燥	×	▲ ×	▲ ×	●	●
	包衣	×	×	●	▲ ×	●
	冷却	×	▲ ×	▲ ×	●	●
特性	粒径（mm）	0.3 ~ 3	0.1 ~ 2.0	0.1 ~ 5.0	0.1 ~ 2.0	0.1 ~ 2.0
	形状	柱状	接近球状	接近真球状	聚集体	真球 ~ 聚集体
	堆密度	重质、轻质	重质	重质	轻质	重质 ~ 轻质

注：●非常适应；▲有些适应；×不适应。

三、干法制粒

干法制粒（dry granulation）是将药物和辅料的粉末均匀混合后，经挤压成大片状或板状，再经粉碎、整粒制成所需颗粒的方法。干法制粒主要是利用机械压力使粒子间的距离缩短而产生结合力，必要时可加入干黏合剂以增加粒子间结合力，从而确保所得颗粒压制成片剂后，片剂的硬度和脆碎度合格。干法制粒适用于如阿司匹林、克拉霉素等热敏性或遇水易分解药物的制粒。干法制粒的方法有压片法和滚压法。

压片法：系指首先利用重型压片机将物料粉末压制成直径为 20 ~ 25mm 的胚片，然后再破碎成一定大小颗粒的方法。

滚压法：系指利用转速相同的两个滚动圆筒将流入其间缝隙中的药物粉末滚压成板状物（图 5 - 9），然后破碎成一定大小颗粒的方法。

图 5 - 10 为干法制粒机结构的示意图与其操作流程。首先将药物粉末投入料斗 1 中，然后用加料器 2 将粉末送至压轮 3，由压轮 3 将粉末压缩成薄片状胚片，在该胚片落入料斗后，首先被粗轮 4 破碎成块状物，然后依次进入具有较小凹槽的中碎轮 5 和细碎轮 6，经相应的碎轮进一步破碎，最后进入振荡筛进行整粒。筛分后的粗粒重新送入粗轮 4 继续粉碎，过细粉末送入料斗 1 与原料混合重复上述过程。

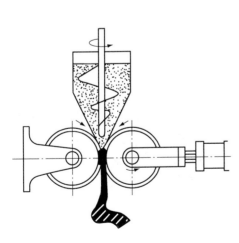

图 5 - 9 滚压成板状示意图

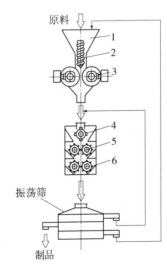

图 5 - 10 干法制粒机结构示意图

1. 料斗；2. 加料器；3. 压轮；

4. 粗轮；5. 中碎轮；6. 细碎轮

与湿法制粒相比，干法制粒具有以下特点：①将粉体原料直接制成满足用户要求的颗粒状产品，无需任何中间体和添加剂；②造粒后产品粒度均匀，堆积密度显著增加；③不仅可控制污染，又可减少粉料和能源费；④适用于湿法制粒无法作业的物料；⑤制粒方法简单、省工省时；⑥单机产能较低、造价较高、噪声较大；⑦高压可能引起晶型转变及活性降低。

四、制粒机制

Rumpf 指出：多个粉末粒子黏结形成颗粒时，粒子间的结合力存在以下五种形式。

1. 由范德华力（分子间引力）、静电力和磁力产生的引力 这些作用力虽然很小，但粒径 $< 50\mu m$ 时引力较大而不能忽视，其特点是：随着粒径的减小或颗粒间距离的减小而明显增大；显然，这些引力在干法制粒中的作用非常重要。

2. 由低黏度流体产生的界面张力和毛细管力 这是液体在粒子之间形成架桥时产生的结合力，因此与液体的充填状态有关。充填状态可由饱和度（S）定量表示，是指液体体积（V_L）占据颗粒间空隙（V_T）的比例，即 $S = V_L / V_T$。按液体的饱和度与粉体组合的结构关系可分为四种类型，如图 5 - 11 所示，四种类型的名称与表 5 - 3 的编号相对应。液体的饱和度与结合力密切相关，其关系可参见表 5 - 3。一般，在颗粒内部液体以钟摆状存在时，颗粒松散；以毛细管状存在时，颗粒发黏；液体以索带状存在时可得到较好的颗粒。

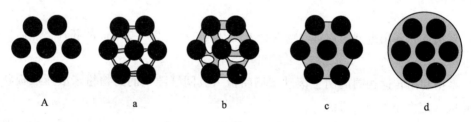

图 5 - 11　液体的充填状态

表 5 - 3　液体的充填状态与饱和度以及结合力之间关系

编号	液体充填状态	液体的饱和度（S）	液体状态	空气状态	粒子间结合力
A	干粉	$S = 0$	无液体	连续相	无
a	钟摆状	$S \leq 0.3$	分散相	连续相	弱
b	索带状	$0.3 < S < 0.8$	连续相	分散相	较强
c	毛细管状	$S \geq 0.8$	连续相，充满颗粒内部空隙	无	强
d	泥浆状	$S \geq 1$	连续相，颗粒混悬于液体中	无	无

3. 高黏度流体产生的附着力与黏着力 高黏度液体产生的结合力主要是依赖于涂布于固体表面而产生强大的附着力与黏着力，其表面张力很小，如图 5 - 12a。淀粉糊制粒主要依赖于这种结合力。

4. 粒子间固体桥 如图 5 - 12b 所示，其形成机制有以下几种类型：①可溶性物质经干燥后析出结晶，结晶充当固体桥；②液体状态的黏合剂干燥固化而形成的固体桥；③熔融液体冷却后形成固体桥；④化学反应产物形成固体桥。制粒中常见的固体架桥是由黏合剂固化或结晶析出后而得，而熔融冷凝固化架桥发生在压片，挤压制粒或喷雾凝固等操作中。

5. 粒子间机械镶嵌 多发生在搅拌和压缩操作中，结合强度较大，但在一般制粒中所占的比例不大，如图 5 - 12c。

由液体架桥产生的结合力主要影响粒子的成长过程，颗粒产物的粒度分布等，而固体桥的结合力直接影响颗粒的强度和溶出度等性质。

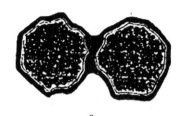 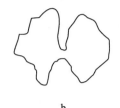 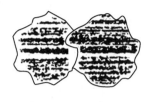

图 5 - 12　粒子间的架桥方式

a. 粒子表面附着液层的架桥；b. 粒子间固体桥；c. 粒子间机械镶嵌

>>> **知识链接** ○－－

制粒技术的新进展

目前喷雾干燥制粒在实践生产中应用较多。喷雾干燥制粒是将物料溶液或混悬液用特殊的雾化器雾化形成细微液滴，在干燥室内通过热气流的作用直接干燥得到近似球形的细小颗粒的方法。该技术具有干燥与制粒的双重作用，如以干燥为目的时称为喷雾干燥，以制粒为目的时则称为喷雾制粒。喷雾干燥制粒的特点是：①由液体直接获得固体颗粒；②干燥速度快，适合热敏性物料；③制得中空的球状粒子较多，分散性、流动性及溶解性好。将喷雾干燥技术与流化技术相结合就是流化床喷雾制粒法，喷雾干燥还可以和冷冻干燥、微波干燥等其他干燥形式相结合，使其在中药领域中的应用更加广泛。此外，新出现的制粒技术有熔融制粒、液相中晶析制粒、蒸汽制粒技术及超临界流体重结晶技术制粒等。如熔融制粒是应用较低熔点的黏合剂，当温度升高后黏合剂由固态转变成液态，起到液态黏合剂的作用，制粒完成后，降温使黏合剂冷却为固体，发挥固体桥的作用聚集成粒。液相中晶析制粒是借助液体架桥剂和搅拌作用使药物在液相中析出晶体的同时与另一种药物或辅料的晶体或微粒聚结成球形颗粒物。

＞ **第二节　固体的干燥**

一、概述

干燥（drying）是利用热能使湿物料中的湿分气化，并利用气流或真空带走气化了的湿分，从而获得干燥产品的操作。物料中的湿分一般为水分，带走湿分的气流一般为空气。在制剂生产中需要干燥的物料多数为湿法制粒物，也有固体原料药及中药浸膏等。由于干燥过程一般采用热能，因此，干燥热敏性物料时必须注意物料的化学稳定性问题。

固体干燥的目的：①改善粉体的流动性和充填性；②保证药品的质量和提高药物的稳定性；③使物料便于加工、运输、贮藏和使用等。但并不是说水分含量越低越好，过分干燥不仅增加生产成本，还容易产生静电，或压片时易产生裂片等，因此干燥后的含湿量应根据药物的性质和后续加工的需要来控制。

二、干燥原理

（一）干燥原理

物料的干燥是热量的传递和质量的传递同时进行的过程。当湿物料与热空气接触时，热量的传递过程是热空气将热能传递给湿物料，质量的传递过程是湿物料得到热量后，物料中的水分气化并向空气中移动。

图 5 – 13 为对流干燥时热空气与湿物料之间发生的传热和传质过程示意图：湿物料的表面温度为 t_w，水蒸气分压为 p_w（物料充分润湿时，p_w 为 t_w 下的饱和蒸气压）；物料表面有一层厚度为 δ 的气膜，气膜以外是温度为 t 的热空气主体，空气中水蒸气分压为 p。由于热空气温度 t 高于物料表面温度 t_w，所以热能从空气传递到物料表面，传热的推动力是温差（$t - t_w$）。物料表面产生的水蒸气分压 p_w 大于空气中的水蒸气分压 p，水蒸气必然从物料表面扩散到热空气中，其扩散传质推动力为（$p_w - p$）。当热空气不断地把热能传递给湿物料时，湿物料表面的水分不断地气化，物料内部的水分又不断地以液态或气态扩散到物料表面，因而湿物料的水分不断减少，直至物料中所含水分量达到该空气的平衡水分量为止。

干燥过程能够进行的必要条件是被干燥物料表面产生的水蒸气分压大于干燥空气介质中的水蒸气分压，即 $p_w - p > 0$；当 $p_w - p = 0$ 时，表明干燥介质与物料表面的水蒸气分压处于平衡状态，干燥停止；如果 $p_w - p < 0$，物料吸潮。

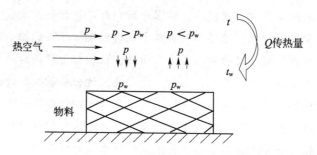

图 5 – 13　湿物料与热空气的传热与传质示意图

由上述分析可知：干燥速率与空气的性质、物料内部水分的性质有关。

（二）空气湿度的表征

空气中含有水分，是绝干空气和水蒸气的混合物，空气中含有的水蒸气量可用湿度和相对湿度来表征。

空气的湿度是指单位质量绝干空气所带有的水蒸气质量（kg 水蒸气/kg 干空气）。湿度（H）与水蒸气分压（p）之间有如下关系。

$$H = 0.622\frac{p}{P - p}$$

式中，P 为湿空气的总压，0.622 是水分子量 18 与空气分子量 29 之比。

相对湿度（RH）是指在一定总压及温度下，空气中水蒸气分压 p 与饱和空气中水蒸气分压 p_s 之比的百分数，常用 $RH\%$ 表示。

$$RH\% = \frac{p}{p_s} \times 100\%$$

相对湿度直接反映空气中湿度的饱和程度：饱和空气的 $RH = 100\%$，绝干空气的 $RH = 0\%$，未饱和空气的 $RH < 100\%$。为了达到有效的干燥目的必须选用适宜的空气状态和干燥方式。

除上述常用的空气湿度性质的表征方法外，空气的湿度也可用湿比热、湿比容、湿含等方法表示，有关内容详见化工原理。

（三）物料中水分的性质

1. 平衡水分与自由水分　平衡水分与自由水分是物料中所含水分能否干燥的量度。

一定空气条件下，物料中所含水分能否被干燥，与物料中水分的性质有关。平衡水分是指在一定的空气状态下，物料表面产生的水蒸气压与空气中水蒸气分压相等时，物料中所含的水分。由此可见平衡水分是在该空气条件下干燥不能除去的水分，它既与物料性质有关，也与空气状态有关。

自由水分，也称游离水分，是指物料中所含水分中大于平衡水分的那一部分水分，即在干燥过程中能被除去的水分。

2. 结合水分与非结合水分　结合水分与非结合水分是物料中所含水分干燥难易的量度。

结合水分是指以物理化学方式结合的水分，这种水分与物料具有较强的结合力，干燥速度缓慢，数量上等于 $RH = 100\%$ 时物料的平衡水分，可见，结合水分仅与物料的性质有关，而与空气状态无关。结合水分包括物料内毛细管中水分、可溶性固体溶液中的水分、动植物物料细胞壁内的水分等。

非结合水分是指主要以机械方式结合的水分，与物料的结合力很弱，干燥速度较快，如物料表面润湿的水分。

图 5 – 14 表示 20℃ 时非那西丁的平衡含水量曲线。根据定义，$RH = 100\%$ 时物料的平衡含水量为结合水与非结合水的分界点。例如，非那西丁的含水量为 7%，在 RH 为 20%、t 为 20℃ 的空气条件下干燥，根据平衡曲线查到：①平衡水分为 0.4%；②自由水分为 6.6%；③结合水分为 3%；④非结合水分为 4%。

由以上分析可知平衡水分与药物性质及空气状态有关；而结合水分仅与物料性质有关。可见研究水分的性质对研究干燥速率很有帮助。

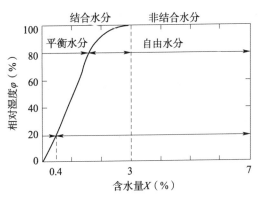

图 5 – 14　非那西丁的平衡含水量曲线

三、干燥器的物料衡算与干燥速率

（一）干燥器的物料衡算

1. 物料中含水量的表示方法　湿物料是由绝干物料和水分所组成，物料含水量可用湿基含水量与干基含水量表示：

（1）湿基含水量（w）：以湿物料为基准表示的水分质量百分数。

$$w = \frac{湿物料中水分的质量}{湿物料总质量} \times 100\%$$

（2）干基含水量（x）：以绝干物料为基准表示的水分质量百分数。

$$x = \frac{湿物料中水分的质量}{湿物料中绝干物料质量} \times 100\%$$

湿基含水量的测定方便，工业生产中使用较多。但在干燥过程中，湿基含水量的基准发生变化，干基含水量的基准不发生变化，因此在干燥计算中常采用干基含水量。湿基含水量和干基含水量的换算关系如下：

$$w = \frac{x}{1 + x}$$

$$x = \frac{w}{1 - w}$$

2. 干燥器的物料衡算　图 5 – 15 为干燥器的物料衡算示意图。根据干燥前后的物料总量（G_1、G_2）、物料中的含水量（w_1、w_2 或 x_1、x_2）、空气在干燥过程中状态的变化（如湿度由 H_1 变化到 H_2）等进行物料衡算，可以计算出水分蒸发量（W）及空气消耗量（L）等。

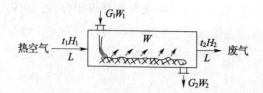

图 5 - 15 干燥器的物料衡算示意图

（1）水分蒸发量 W（kg/s） 已知干燥前后物料量分别为 G_1、G_2，物料在干燥前后的含水量（w_1、w_2，x_1、x_2），根据物料衡算可计算出水分蒸发量 W。干燥前后物料中绝干物料量 G 不变，$G = G_1(1 - w_1) = G_2(1 - w_2)$，水分蒸发量按干基计算如下：

$$W = G(x_1 - x_2)$$

水分蒸发量按湿基计算如下：

$$W = G_1 \frac{\omega_1 - \omega_2}{1 - \omega_2} = G_2 \frac{\omega_1 - \omega_2}{1 - \omega_1}$$

（2）空气消耗量 L（kg 干空气/s） 在干燥过程中，进入和离开干燥器的绝干空气质量不变，蒸发的水分被空气带走，空气湿度由 H_1 变化到 H_2，因此水分的蒸发量等于空气中水分的增加量，即 $W = L(H_2 - H_1)$。所以空气消耗量为：

$$L = \frac{W}{H_2 - H_1}$$

（二）干燥速率

干燥速率是在单位时间、单位干燥面积上被干物料中所气化的水分量，其单位为 kg/（m² · s）。根据定义：

$$U = \frac{\mathrm{d}W}{A\mathrm{d}t} = -\frac{G\mathrm{d}x}{A\mathrm{d}t}$$

式中，U 为干燥速率，kg/（m² · s）；$\mathrm{d}t$ 为干燥时间（s）；$\mathrm{d}W$ 为在 $\mathrm{d}t$ 内水分的蒸发量，kg；A 为被干物料的干燥面积，m²；G 为湿物料中所含绝干物料质量，kg；$\mathrm{d}x$ 为物料的干基含水量的变化，kg 水/kg 绝对干料。负号表示物料中的含水量随干燥时间的增加而减少。

1. 干燥速率曲线 干燥速率可由实验测定。首先根据实验测得的物料的含水量和表面温度在干燥过程中随时间的变化绘制曲线，如图 5 - 16 所示，该绘制的曲线即为干燥曲线，然后，根据干燥曲线求得斜率后整理而得干燥速率曲线，如图 5 - 17 所示。由干燥速率曲线图可知：图 BC 段，物料含水量从 x' 降至 x_0，物料的干燥速率不随含水量的变化而变化，保持恒定，称为恒速干燥段。物料预热的 AB 段时间短，一般归在恒速干燥段处理。干燥速率曲线图 CDE 段，从含水量低于 x_0 直到平衡水分 x^* 为止，物料的干燥速率随含水量的减少而降低，称为降速干燥段。恒速干燥段与降速干燥段的分界点为临界点（C 点），该点所对应的物料含水量 x_0，称为临界含水量。

2. 干燥速率的影响因素 物料的干燥由内部水分向表面迁移和表面气化两部分组成，依据干燥速率曲线可知：不同干燥阶段的干燥机制不同，因而干燥速率的影响因素也不同。

（1）恒速干燥阶段 此阶段物料中水分含量多，物料表面的水分气化扩散到空气中时，内部水分能及时补充到表面，使表面保持充分润湿的状态。此时物料表面产生的水蒸气压为该温度下的饱和蒸气压 p_w，物料表面温度为该空气条件下的湿球温度 t_w。恒速干燥阶段由于干燥推动力（$p_w - p$）不变，干燥速率取决于水分在表面的气化速率，故也称表面气化控制阶段。根据上述原理，该阶段可有以下强化干燥速度的措施：提高空气的流速，改善物料与空气的接触面积，加快水分的气化速度；提高空气温度或降低空气中湿度，以提高传热和传质的推动力。

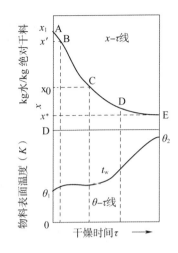

图 5 – 16　恒定干燥条件下某物料的干燥曲线

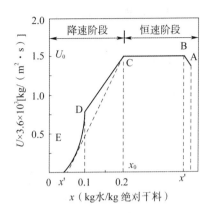

图 5 – 17　恒定干燥条件下的干燥速率曲线

（2）降速干燥阶段　此阶段物料中水分含量低于 x_0，此时物料内部水分向表面移动的速率小于表面水分气化速率，导致物料表面逐渐变干，温度上升。物料表面的水蒸气压及传质推动力下降，干燥速率降低。由于降速阶段的干燥速率主要由物料内部水分向表面扩散的速率所决定，所以也称内部水分扩散控制阶段。由于内部水分的扩散速率主要取决于物料本身的结构、大小、形状等，因此改变空气的状态及流速对干燥的影响不大。基于上述原理，降速干燥阶段的强化途径有：提高物料的温度；改善物料的分散程度，以促进内部水分向表面扩散。

（三）水分含量的测定方法

物料干燥后测定水分含量常用干燥失重测定法。该法的干燥常用保干器干燥法、常压加热干燥法、减压干燥法等。减压干燥时除另有规定外，压力应在 2.67kPa 以下。干燥器中常用的干燥剂有五氧化二磷、无水氯化钙或硅胶等，可根据物料性质选择适当的干燥方法与干燥剂。

精确测定微量含水量时，必须采用费休法或甲苯法。方法详见《中国药典》现行版四部通则。

四、干燥方法与设备

在工业生产中，由于被干燥物料的性质、干燥程度、生产能力的大小等不同，所采用的干燥方法及设备也不同。

（一）干燥方法

干燥方法因分类标准不同而有不同的分类方式。按操作压力可分为常压干燥和真空干燥；按操作方式可分为间歇式干燥和连续式干燥；按加热方式可分为热传导干燥、对流干燥、辐射干燥和介电加热干燥等。对流干燥是将热能以对流方式由热气体传给被干物料，使被干物料中的湿分气化并由气流带走而干燥的操作，此时热空气既是载湿体，又是载热体。传导干燥是将热能以传导方式通过接触面传给被干物料，使被干物料中的湿分气化而进行干燥的操作。辐射干燥与介电加热干燥不常用于颗粒的干燥，读者可参考有关文献以进一步了解。

（二）干燥设备

1. 厢式干燥器　厢式干燥器是湿颗粒干燥最常用的设施，其结构和空气的路径如图5 – 18a所示，在厢体内设置多层支架，在支架上放入物料盘。图 5 – 18b 表示干燥器中空气性质的变化过程：进入干燥厢内的空气 A，经预热器后温度升高，湿度不变，相对湿度降低，为图中空气 B；预热后的空气进入干燥室内，通过物料时传热到被干物料表面使被干物料表面的水分气化并蒸发进入空气中，因而空气中的湿度增加,温度降低,为图中空气 C;空气 C 再次加热,温度升高,湿度不变,相对湿度降低为图中空气 D;再次进入干燥室内通过物料时传热到被干物料表面使被干物料表面的水分气化并蒸发进入空气中,空气的湿度增加,温度降低,依次类推反复加热以降低空气的相对湿度,提高干燥速率。为了使干燥均匀,物料盘内的物料层不能铺展得过厚,必要时,可翻动被干物料,或在物料盘上开孔,使用网状物料盘等以使空气透过被干物料层。

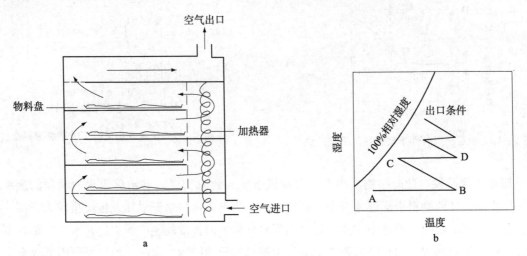

图 5-18 厢式干燥器(a)和干燥器中热空气的温度和湿度变化(b)

厢式干燥器的优点是设备简单、适应性强,为间歇式干燥器,适用于小批量生产物料的干燥;缺点是热量消耗大、劳动强度大,为提高该设备的热效率,实际生产中常采用部分废气循环法和中间加热法。

2. 流化床干燥器 流化床干燥器也是湿颗粒常用的干燥设备,干燥时,热空气以一定速率自下而上通过被干物料层时,被干物料形成松散而悬浮的流化状态,空气与物料间发生传热和传质,使得物料干燥,这种干燥方式称为流化干燥。由于悬浮的流化状态类似于液体的沸腾,因此流化床干燥器也叫沸腾干燥器。流化床干燥器按照其立体结构有立式和卧式两种,在制剂工业中多用卧式多室流化床干燥器,其结构和空气路径如图 5-19 所示。

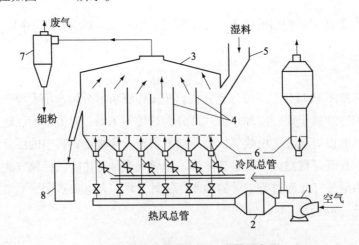

图 5-19 卧式多室流化干燥器示意图
1. 风机;2. 预热器;3. 干燥室;4. 挡板;5. 料斗;6. 多孔板;7. 旋风分离器;8. 干料桶

干燥时,将被干物料由加料器送入干燥器内多孔气体分布板(筛板)之上,加热后的空气通过流化床底部的筛板与物料接触,在空气流的动力和被干物料受到的重力作用下,被干物料呈悬浮状态并上下翻动，同时发生传热和传质作用而使被干物料干燥。干燥后的废气由干燥器的顶部排出，经袋滤器或旋风分离器回收其中夹带的粉尘后排除，干燥后的产品由卸料口排出。

流化床干燥器的特点：①结构简单，操作方便；②操作时颗粒与气流间的相对运动激烈，接触面积大，强化了传热、传质，提高了干燥速率；③物料的停留时间可通过控制气流速度加以调节；④由于被干物料处于流化状态，因而，物料温度均匀、干燥时间短，适用于热敏性物料；⑤由于易黏结成团、含水量高的物料不易流化，因此，流化床干燥器不适宜于具有这些特征物料的干燥。此外，干燥时要求粒度适宜，粒度过大的颗粒难以流化，过小的颗粒易被气流带走而损失。

⊗ 第三节　颗粒剂

一、概述

颗粒剂系指原料药物与适宜的辅料混合制成具有一定粒度的干燥颗粒状制剂。颗粒剂可直接吞服，也可冲入水中饮服。根据在水中的状态，颗粒剂可分为可溶颗粒（通称为颗粒）、混悬颗粒、泡腾颗粒等；根据颗粒剂的功能特点，颗粒剂也有肠溶颗粒、缓释颗粒等类型。

1. 混悬颗粒　系指难溶性原料药物与适宜辅料混合制成的颗粒剂。临用前加水或其他适宜的液体振摇即可分散成混悬液供口服。

2. 泡腾颗粒　系指含有碳酸氢钠和有机酸，遇水可放出大量气体而呈泡腾状的颗粒剂。泡腾颗粒中的原料药物应是易溶性的，加水产生气泡后应能溶解，有机酸一般用枸橼酸、酒石酸等。泡腾颗粒应溶解或分散于水中后服用，不得直接吞服。

3. 肠溶颗粒　系指采用肠溶材料包裹颗粒或其他适宜方法制成的颗粒剂。肠溶颗粒耐胃酸而在肠液中释放活性成分或控制药物在肠道内定位释放，可防止药物在胃内分解失效，避免对胃的刺激。

4. 缓释颗粒　系指在规定的释放介质中缓慢地非恒速释放药物的颗粒剂。

与散剂相比，颗粒剂具有以下特点：飞散性、附着性、团聚性、吸湿性等均较少；服用、贮存、运输方便；必要时可对颗粒进行包衣，根据包衣材料的性质可使颗粒具有防潮性、肠溶性或缓释性等，包衣时需注意颗粒大小均匀性及表面光洁度；多种成分混合后用黏合剂制成颗粒，可防止各种成分的离析。

二、颗粒剂的制备

颗粒剂的制备主要涉及制粒技术，制粒方法大体分为湿法制粒和干法制粒两大类。制粒之前，首先将药物进行粉碎、过筛、混合等前处理，这些操作与散剂的制备过程相同。传统的湿法制粒是目前制备颗粒剂的主要方法，工艺流程如图 5 - 20 所示。

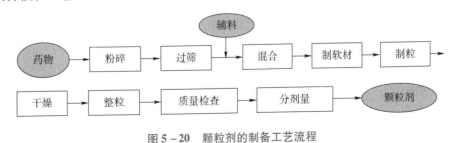

图 5 - 20　颗粒剂的制备工艺流程

具体操作步骤如下。

1. 制软材　将药物与辅料（稀释剂、崩解剂等）按比例混合均匀，加入适量的润湿剂或其他黏合剂制软材。制软材是一种大量固体粉末和少量液体进行混合的过程，也叫捏合。制软材是湿法制粒的关键技术，黏合剂少，不成颗粒，黏合剂过多，颗粒互相粘连，一般根据经验"手握成团，轻压即散"为原则掌握软材的质量。

颗粒剂的制备中，除可加入稀释剂、崩解剂等辅料外，还可根据需要加入适宜的矫味剂、芳香剂、着色剂和防腐剂等。由于淀粉和纤维素衍生物兼具黏合和崩解两种作用，所以是制备颗粒剂的常用辅料。中药一般具有一定的黏性，故通常用一定浓度的乙醇作为润湿剂，而不使用黏合剂溶液。

2. 制备湿颗粒　颗粒剂中颗粒的制备常采用挤出制粒法。将软材用机械挤压通过筛网，即可制得湿颗粒。近年来流化床制粒、搅拌制粒、离心制粒等也广泛应用于颗粒剂的制备中，这些制粒方法可以不经过制软材阶段，而是直接将黏合剂或润湿剂喷雾到混合物料中进行制粒，具有方便、快速、可减少物料和操作者的接触等优点。

3. 颗粒的干燥　利用热能从湿法制得的颗粒中除去水分，从而获得干燥颗粒。为防止结块或受压变形，通常湿颗粒应在湿颗粒制备完成后立即进行干燥。颗粒的干燥常用厢式干燥或流化床干燥法。厢式干燥法使湿颗粒处于静态下干燥，因而颗粒不易结块或受压变形，但容易粘连，因此需要经常翻动。而流化床干燥法是湿颗粒在流化状态下干燥，由于颗粒之间碰撞激烈，因而易破碎颗粒，但不易粘连。

4. 整粒与分级　整粒过程就是对干燥后的颗粒给予适当的整理，以使结块、粘连的颗粒散开，获得具有一定粒度的均匀颗粒。一般采用过筛的方法进行整粒和分级。

5. 质量检查与分剂量　将制得的颗粒进行含量和粒度测定等质量检查，按剂量装入适宜包装袋中。颗粒剂的贮存基本与散剂相同，应注意多组分颗粒的分层以及吸潮等问题。

颗粒制备中应注意药物与辅料要混合均匀，并根据前述各制粒技术的特点选用合适的制粒方法。此外，凡属挥发性药物或遇热不稳定的药物在制备过程中应注意控制适宜的温度条件，凡遇光不稳定的药物应避光操作。

三、颗粒剂的质量评价

颗粒剂的质量评价，除主药含量、外观外，《中国药典》现行版的制剂通则项下还规定了粒度、干燥失重、水分、溶化性以及装量差异等检查项目。

1. 外观　颗粒剂应干燥，颗粒均匀，色泽一致，无吸潮、软化、结块、潮解等现象。

2. 粒度　除另有规定外，按照《中国药典》制剂通则中粒度和粒度分布测定法测定，不能通过一号筛与能通过五号筛的总和不得超过供试量的15%。

3. 干燥失重　除另有规定外，化学药品和生物制品颗粒按照《中国药典》干燥失重测定法测定，即于105℃干燥至恒重，含糖颗粒应在80℃减压干燥，减失重量不得超过2.0%。

4. 水分　中药颗粒剂照《中国药典》水分测定法测定，除另有规定外，水分不得超过8.0%。

5. 溶化性　除另有规定外，颗粒剂照下述方法检查，应符合规定。含中药原粉的颗粒剂不进行溶化性检查。

可溶颗粒检查法：取供试品10g（中药单剂量包装取1袋），加热水200ml，搅拌5分钟，立即观察，可溶颗粒应全部溶化或轻微浑浊。

泡腾颗粒检查法：取供试品3袋，将内容物分别转移至盛有200ml水的烧杯中，水温为15~25℃，应迅速产生气体而呈泡腾状，5分钟内颗粒均应完全分散或溶解在水中。

颗粒剂按上述方法检查,均不得有异物,中药颗粒还不得有焦屑。

混悬颗粒以及已规定检查溶出度或释放度的颗粒剂,可不进行溶化性检查。

6. 装量差异 单剂量包装的颗粒剂,按照下述方法检查,应符合规定(表5-4)。

检查法:取供试品 10 袋(瓶),除去包装,分别精密称定每袋(瓶)内容物的重量,求出每袋(瓶)内容物的装量与平均装量。每袋(瓶)装量与平均装量相比较〔凡无含量测定的颗粒剂或有标示装量的颗粒剂,每袋(瓶)装量应与标示装量比较〕,超出装量差异限度的颗粒剂不得多于 2 袋(瓶),并不得有 1 袋(瓶)超出装量差异限度 1 倍。

表5-4 颗粒剂装量差异限度要求

平均装量或标示装量	装量差异限度(%)
1.0g 及 1.0g 以下	±10.0
1.0g 以上至 1.5g	±8.0
1.5g 以上至 6.0g	±7.0
6.0g 以上	±5.0

凡规定检查含量均匀度的颗粒剂,一般不再进行装量差异的检查。

7. 装量 多剂量包装的颗粒剂,按照最低装量检查法检查,应符合规定。

8. 微生物限度 以动物、植物、矿物质来源的非单体成分制成的颗粒剂,生物制品颗粒剂,照非无菌产品微生物限度检查:微生物计数法(通则1105)和控制菌检查法(通则1106)及非无菌药品微生物限度标准(通则1107)检查,应符合规定。规定检查杂菌的生物制品颗粒剂,可不进行微生物限度检查。

除上述颗粒一般性检查项目外,一些功能性或特殊颗粒也需要检查以下项目:如混悬颗粒剂、肠溶颗粒剂、缓释颗粒剂应进行溶出度或释放度的检查,检查方法和质量应符合相应功能制剂的要求,必要时,包衣颗粒应检查残留溶剂。

四、颗粒剂的举例

例5-1 感冒颗粒

【处方】金银花 33.4kg　　大青叶 80kg　　桔梗 43kg　　连翘 33.4kg　　苏叶 16.7kg

　　　　甘草 12.5kg　　板蓝根 80kg　　芦根 33.4kg　　防风 25kg

【制备】①连翘、苏叶加 4 倍水,提取挥发油备用;②其余 7 种药材与①项残渣残液混合在一起,并凑足 6 倍量水,浸泡 30 分钟,加热煎煮 2 小时;第 2 次加 4 倍量水,煎煮 1.5 小时;第 3 次加 2 倍量水,煎煮 45 分钟;合并 3 次煎煮液,静置 12 小时,上清液过 200 目筛,滤液待用;③滤液减压蒸发浓缩至稠膏状,停止加热,向稠膏中加入 2 倍量 75% 乙醇液,搅拌,静置过夜,上清液过滤,滤液待用;④滤液减压回收乙醇,并浓缩至稠膏状,加入 5 倍量的蔗糖,混合均匀,加入 70% 乙醇少许,制成软材,过 14 目尼龙筛制粒,湿颗粒于 60℃ 干燥,干颗粒过 14 目筛整粒,再过 4 号筛(65 目)筛去细粉,在缓慢的搅拌下,将第①项挥发油和乙醇混合液(约 200ml)喷入干颗粒中,并闷 30 分钟,然后分装,密封,包装即得。

答案解析

目标测试

一、A1 型题（最佳选择题）

1. 对湿热不稳定的药物可采用（　）
   A. 挤压制粒　　　　　B. 干法制粒　　　　　C. 流化制粒
   D. 转动制粒　　　　　E. 高速搅拌制粒

2. 关于颗粒剂的错误表述是（　）
   A. 飞散性、附着性较小　　　　　　　　B. 吸湿性、团聚性较小
   C. 颗粒剂可包衣或制成缓释制剂　　　　D. 干燥失重不得超过 8%
   E. 可适当加入芳香剂、矫味剂、着色剂

3. 一般颗粒剂的制备工艺是（　）
   A. 原辅料混合→制软材→制湿颗粒→干燥→整粒与分级→质量检查与分剂量
   B. 原辅料混合→制湿颗粒→制软材→干燥→整粒与分级→质量检查与分剂量
   C. 原辅料混合→制湿颗粒→干燥→制软材→整粒与分级→质量检查与分剂量
   D. 原辅料混合→制软材→制湿颗粒→整粒与分级→干燥→质量检查与分剂量
   E. 原辅料混合→制湿颗粒→干燥→整粒与分级→制软材→质量检查与分剂量

4. 干燥时，湿物料中不能除去的水分是（　）
   A. 结合水　　　　　D. 非结合水　　　　　C. 平衡水分
   D. 自由水分　　　　E. 毛细管中水分

二、X 型题（多项选择题）

5. 下列有关颗粒剂质量要求的叙述，正确的是（　）
   A. 颗粒剂中能通过五号筛的粉末不得超过 15%
   B. 泡腾颗粒遇水后立即出现泡腾状
   C. 中药颗粒剂水分不得超过 8%
   D. 标示装量不同，颗粒剂的装量差异限度也不同
   E. 《中国药典》现行版四部规定颗粒剂含水量不得超过 9%

6. 颗粒剂按溶解性能和溶解状态可分为（　）
   A. 混悬颗粒　　　　　B. 可溶颗粒　　　　　C. 泡腾颗粒
   D. 缓释颗粒　　　　　E. 块状冲剂

7. 常用的颗粒剂辅料有（　）
   A. 枸橼酸　　　　　B. 碳酸氢钠　　　　　C. 蔗糖
   D. 糊精　　　　　　E. 滑石粉

8. 下列关于干燥的表述正确的是（　）
   A. 传热过程中，环境温度应大于物料温度
   B. 传质过程中，物料中水蒸气分压应小于环境水蒸气分压
   C. 平衡水分与物料性质及空气状况有关，结合水仅与物料性质有关
   D. 恒速干燥阶段，干燥速率取决于水分在物料表面气化速率
   E. 降速干燥阶段，干燥速率取决于水分在物料表面气化速率

三、名词解释

颗粒剂

四、简答题

制粒的目的是什么？常用的制粒方法有哪些？

书网融合……

思政导航　　　　　　本章小结　　　　　　题库

第六章　片　剂

PPT

◎ 学习目标

知识目标

1. 掌握　片剂的定义、特点与分类；片剂常用辅料的种类、性质与应用；片剂的制备方法。

2. 熟悉　压片过程中可能发生的问题和解决方法；片剂包衣的目的、种类、包衣工艺；片剂的质量检查。

3. 了解　压片机的构造、性能及其使用保养；片剂形成理论。

能力目标　通过本章的学习，能够从事片剂生产中相应岗位；具备对片剂原辅料及成品质量进行评价的能力；具备片剂研究与开发的基本科研设计、创新的能力。

第一节　概　述

一、片剂的定义与特点

片剂（tablets）系指药物与适宜辅料均匀混合后压制而成的圆片状或异形片状的固体制剂。它是现代药物制剂中应用最为广泛的剂型之一。近年来，随着科学技术的不断发展，使片剂的生产技术和加工设备也得到了很大的发展，不仅片剂的品种不断增多，而且质量也得到了很大的提高。

片剂始创于19世纪40年代，世界各国药典收载的制剂中以片剂为最多。近年来，随着科学技术的蓬勃发展，出现了多种新辅料、新技术、新设备等，推动了片剂品种的多样化、提高了片剂的质量、实现了连续化大规模生产。

片剂的优点：①剂量准确，含量均匀，以片数作为剂量单位；②化学稳定性较好，因体积较小、致密，受外界空气、光线、水分等因素的影响较少，必要时可通过包衣增强稳定性；③携带、运输、服用均较方便；④生产机械化、自动化程度较高，产量大，成本及售价较低；⑤可以制成不同类型的片剂，如分散片（速效）、控释片（长效）、肠溶衣片、咀嚼片和含片等，以满足不同临床医疗的需要。

片剂的不足之处：①幼儿及昏迷患者不易吞服；②片剂处方及制备工艺较为复杂、质量控制要求高；③含有挥发性成分的片剂，不宜长期保存；④普通片剂对于难溶性药物可能会影响吸收及生物利用度。

二、片剂的分类

片剂以口服用片剂为主，另有口腔用片剂、外用片剂等。

（一）口服用片剂

1. 普通片（compressed tablets）　系指药物与辅料混合、压制而成的片剂。

2. 包衣片（coated tablets） 系指在普通片的表面包上一层衣膜的片剂。根据包衣材料不同可分为两种。

（1）糖衣片（sugar coated tablets） 系指以蔗糖为主要包衣材料进行包衣的片剂，主要用于药物的保护或掩盖不良气味，如黄连素糖衣片。

（2）薄膜衣片（film coated tablets） 系指用羟丙甲纤维素等高分子成膜材料进行包衣的片剂，如头孢呋辛酯片等。

3. 泡腾片（effervescent tablets） 系指含有碳酸氢钠和有机酸，遇水可产生气体而呈泡腾状的片剂。有机酸一般用枸橼酸、酒石酸、富马酸等。口服时，常将片剂放入水杯中迅速崩解后饮用，非常适用于儿童、老人及吞服药片有困难的患者，如对乙酰氨基酚泡腾片。

4. 咀嚼片（chewable tablets） 系指于口腔中咀嚼后吞服的片剂。咀嚼片一般应选择甘露醇、山梨醇、蔗糖等水溶性辅料作填充剂和黏合剂，咀嚼片的硬度应适宜。适合于儿童服用，或治疗胃肠道疾患的药物宜制成咀嚼片，如阿昔洛韦咀嚼片。

5. 分散片（dispersible tablets） 系指在水中能迅速崩解并均匀分散的片剂。分散片中的药物应是难溶性的，可加入水中分散后口服，也可将其含于口中吮服或吞服，如尼莫地平分散片。

6. 缓释片（sustained release tablets） 系指在规定的释放介质中缓慢地非恒速释放药物的片剂。与相应的普通片相比，具有服药次数少、治疗作用时间长等优点，如氨茶碱缓释片、双氯芬酸钠缓释片。

7. 控释片（controlled release tablets） 系指在规定介质中缓慢地恒速释放药物的片剂。与相应的缓释片相比，血药浓度更加平稳，如硝苯地平控释片、格列吡嗪控释片。

8. 多层片（multilayer tablets） 系指由两层或多层构成的片剂。一般由两次或多次加压而制成，每层含有不同的药物或辅料，这样可以避免复方制剂中不同药物之间的配伍变化，或者制成缓释和速释组合的双层片，如胃仙－U（双层片）、维C银翘片（双层片）等。

9. 口崩片（orally disintegrating tablets） 系指在口腔内不需要用水即能迅速崩解或溶解的片剂。一般适合于小剂量原料药物，常用于吞咽困难或不配合服药的患者。可采用直接压片和冷冻干燥法制备。口崩片应在口腔内迅速崩解或溶解、口感良好、容易吞咽，对口腔黏膜无刺激性。常加入山梨醇、赤藓糖、甘露醇、枸橼酸钠等作为调味剂，如盐酸多奈哌齐口腔崩解片、硫酸沙丁胺醇口腔崩解片。

（二）口腔用片剂

1. 舌下片（sublingual tablets） 系指置于舌下能迅速溶化，药物经舌下黏膜吸收发挥全身作用的片剂。可避免肝脏对药物的首过效应，主要适用于急症的治疗，如硝酸甘油舌下片用于心绞痛的治疗。

2. 含片（troches） 系指含于口腔中缓慢溶化产生局部或全身作用的片剂。主要起局部消炎、杀菌、收敛、止痛或局部麻醉作用，多用于口腔或咽喉疾病的治疗，如复方草珊瑚含片、利巴韦林含片。含片要求10分钟内不应全部崩解或溶化。

3. 口腔贴片（buccal tablets） 系指粘贴于口腔，经黏膜吸收后起局部或全身作用的片剂。可在口腔内缓慢释放药物，用于口腔及咽喉疾病的治疗，如甲硝唑口腔贴片等。

（三）外用片剂

1. 可溶片（solution tablets） 系指临用前能溶解于水的非包衣片或薄膜包衣片。一般用于口服、外用、含漱等，如复方硼砂漱口片、滴眼用利福平片等。

2. 阴道片（vaginal tablets）与阴道泡腾片（vaginal effervescent tablets） 系指置于阴道内应用的片剂。阴道片和阴道泡腾片的形状应易置于阴道内，可借助器具将阴道片送入阴道。主要起局部消炎、杀菌等作用，也可用于性激素类药物，如壬苯醇醚阴道片、甲硝唑阴道泡腾片等。

✑ 第二节 片剂的常用辅料

片剂由药物和辅料组成。辅料（excipients）系指片剂内除药物以外的所有附加物料的总称，亦称赋形剂。不同辅料可提供不同功能，即填充作用、黏合作用、崩解作用和润滑作用，有时还起到着色作用、矫味作用及美观作用等。根据所起作用的不同，将辅料分成四类：稀释剂与吸收剂、黏合剂与润湿剂、崩解剂和润滑剂。

片剂的辅料应具备：①较高的化学稳定性，不与主药发生任何理化反应；②对人体无毒、无害、无不良反应；③不影响主药的疗效和含量测定。目前已知乳糖能降低戊巴比妥、螺内酯的吸收，淀粉能延缓水杨酸钠的吸收，碳酸钙能影响四环素类药物的吸收。因此，应当根据主药的理化性质和生物学性质，结合具体的生产工艺，通过体内试验，选用适当的辅料。

一、稀释剂与吸收剂

稀释剂和吸收剂统称为填充剂。稀释剂（diluents）主要用来增加片剂的重量或体积，亦称为填充剂（fillers）。片剂的直径一般不小于6mm，片重多在100mg以上。稀释剂的加入不仅保证一定的体积大小，而且减少主药成分的剂量偏差，改善药物的压缩成形性等。当含有挥发性成分或其他液体成分可加吸收剂（absorbents）吸收。

1. 淀粉（starch） 淀粉有玉米淀粉、马铃薯淀粉、小麦淀粉等，其中常用的是玉米淀粉，玉米淀粉为白色粉末，无臭、无味、不溶于冷水与乙醇。粒径为 5~30μm，含水量在 10%~14%，性质稳定，可与大多数药物配伍，吸湿性小，外观色泽好，价格便宜，即可作稀释剂、吸收剂又可作崩解剂，但可压性较差，因此常与可压性较好的蔗糖、糊精、乳糖等混合使用。

2. 糖粉（powdered sugar） 从甘蔗和甜菜中提取的结晶性蔗糖经低温干燥、粉碎而得的白色粉末，无臭、味甜。水中极易溶解，在无水乙醇中几乎不溶。优点是黏合力强，可用来增加片剂的硬度，使片剂的表面光滑美观；缺点是吸湿性较强，长期贮存，会使片剂的硬度过大，崩解或溶出困难，除含片或可溶片外，一般不单独使用，常与糊精、淀粉配合使用。

3. 糊精（dextrin） 是淀粉水解的中间产物，为白色或类白色的无定形粉末，无臭、味微甜。在冷水中溶解较慢，较易溶于热水，不溶于乙醇。具有较强的黏结性，使用不当会使片面出现麻点、水印及造成片剂崩解或溶出迟缓。一般不单独使用，常与淀粉、蔗糖配合使用。

4. 乳糖（lactose） 从牛乳清中提取而得。是由等分子葡萄糖及半乳糖组成，为白色结晶性粉末，味微甜（甜度是蔗糖的15%），易溶于水。常用的乳糖是一分子结晶水 α-乳糖，无吸湿性，可压性好，压成的药片光洁美观，性质稳定，可与大多数药物配伍。由喷雾干燥法制得的乳糖为球形，流动性、可压性良好，可供粉末直接压片。

5. 预胶化淀粉（pregelatinized starch） 将淀粉部分或全部胶化而成，又称可压性淀粉。《中国药典》《英国药典》《美国药典》及《日本药局方》皆已收载，目前上市的品种是部分预胶化淀粉。白色粉末状，无臭、无味，在冷水中可溶10%~20%，不溶于乙醇。具有良好的流动性、可压性、润滑性和干黏合性，并有较好的崩解作用。作为多功能辅料，常用于粉末直接压片。

6. 微晶纤维素（microcrystalline cellulose，MCC） 系从纯棉纤维经水解制得的粉末。白色或类白色粉末，无臭、无味，由多孔微粒组成，干燥失重不得超过5%。微晶纤维素具有较强的结合力与良好的可压性，亦有"干黏合剂"之称，可用作粉末直接压片。另外，片剂中含20%以上微晶纤维素时崩解较好。

7. 无机盐类 一些无机钙盐，如硫酸钙、磷酸氢钙及碳酸钙等。其中二水硫酸钙较为常用，其性质稳定，无臭、无味，微溶于水，可与多种药物配伍，制成的片剂外观光洁，硬度、崩解均好，对药物也无吸附作用，为挥发性成分良好吸收剂。在片剂辅料中常使用二水硫酸钙，但应注意硫酸钙对某些主药（四环素类药物）的含量测定有干扰时不宜使用。

8. 糖醇类 甘露醇和山梨醇互为同分异构体。均为白色、无臭，具有甜味的结晶性粉末或颗粒。甜度约为蔗糖的一半，在溶解时吸热，有凉爽感，适用于咀嚼片、口崩片等，但价格较贵，常与蔗糖配合使用。近年来开发的赤藓糖，其甜度为蔗糖的 80%，溶解速度快、有较强的凉爽感，口服后不产生热能，在口腔内 pH 不下降（有利于牙齿的保护），是制备口崩片的最佳辅料，但价格也较贵。

二、润湿剂与黏合剂

（一）润湿剂

润湿剂（moistening agent）系指本身没有黏性，而通过润湿能诱发待制粒物料的黏性，以利于制粒的液体。在制粒过程中常用的润湿剂有如下两种。

1. 纯化水（purified water） 价格低廉，来源丰富，是首选的润湿剂。但干燥温度高、干燥时间长，对于水敏感的药物非常不利。在处方中水溶性成分较多时可能出现发黏、结块、湿润不均匀、干燥后颗粒发硬等现象，此时最好选择适当浓度的乙醇 – 水溶液，以克服上述不足。其溶液的混合比例根据物料性质与实验结果而定。

2. 乙醇（ethanol） 可用于遇水易分解的药物或遇水黏性太大的药物。中药浸膏的制粒常用乙醇 – 水溶液作润湿剂，随着乙醇浓度的增大，润湿后所产生的黏性降低，应根据物料的性质选择适宜浓度，常用浓度为 30% ~ 70%。

（二）黏合剂

黏合剂（adhesives）系指对无黏性或黏性不足的物料给予黏性，从而使物料聚结成粒的辅料。常用黏合剂如下。

1. 淀粉浆 是淀粉在水中受热后糊化（gelatinization）而得。最常用的是玉米淀粉浆，其完全糊化的温度是 77℃，常用浓度为 8% ~ 15%。淀粉浆的制法主要有冲浆法和煮浆法，冲浆法是将淀粉混悬于少量（1 ~ 1.5 倍）水中，然后根据浓度要求冲入一定量的沸水，不断搅拌糊化而成；煮浆法是将淀粉混悬于全量的水中，在夹层容器中加热并不断搅拌，直至糊化。由于淀粉价廉易得，且黏合性良好，因此是制粒中首选的黏合剂。

2. 纤维素衍生物 天然的纤维素经处理后制成的各种纤维素衍生物。

（1）甲基纤维素（methylcellulose，MC） 系甲基醚纤维素，白色或类白色纤维状或颗粒状粉末，在水中溶胀成澄清或微浑浊的胶体溶液，在热水及无水乙醇中不溶。应用于水溶性及水不溶性物料的制粒中，颗粒的压缩成形性好，且不随时间变硬。

（2）羟丙纤维素（hyprolose，HPC） 系羟丙基醚纤维素，白色或类白色粉末，易溶于冷水，在水中溶胀成胶体溶液，在乙醇、丙酮或乙醚中不溶，既可作湿法制粒的黏合剂，也可作粉末直接压片的干黏合剂。

（3）羟丙甲纤维素（hypromellose，HPMC） 系羟丙基醚甲基纤维素，白色或类白色纤维状或颗粒状粉末，无臭，在无水乙醇、乙醚、丙酮中几乎不溶，在冷水中溶胀成澄清或微浑浊的胶体溶液。可用于制粒的黏合剂，又在凝胶骨架片缓释制剂中得到广泛应用。

（4）羧甲基纤维素钠（carboxymethylcellulose sodium，CMC – Na） 白色或微黄色的纤维状或颗粒

状粉末，无臭，有引湿性，在水中溶胀成胶体溶液，在乙醇、乙醚中不溶。其黏性较强，常用于可压性较差的药物，但应注意是否造成片剂硬度过大或崩解超限。

（5）乙基纤维素（ethylcellulose，EC） 系乙基醚纤维素，白色颗粒或粉末，无臭，在水中不溶，溶于乙醇等有机溶剂。其黏性较强，且在胃肠液中不溶解，会对片剂的崩解及药物的释放产生阻滞作用，除用于制粒的黏合剂，目前常用于不溶性骨架片的缓释制剂中。

3. 聚维酮（povidone，PVP） 系乙烯基吡咯烷酮聚合物，根据分子量不同分为多种规格，如 K30、K60、K90，其中最常用的型号是 K30（分子量 60000Da）。聚维酮的最大优点是既溶于水，又溶于乙醇，因此可用于水溶性或水不溶性物料及对水敏感性药物的制粒，还可用作粉末直接压片的干黏合剂，常用于泡腾片及咀嚼片的制粒中。最大缺点是吸湿性强。

4. 明胶（gelatin） 是动物胶原蛋白的水解产物，微黄色至黄色、透明或半透明，微带光泽的薄片或颗粒状粉末，无臭、无味，浸在水中时会膨胀变软，能吸收其自身质量 5~10 倍的水。在乙醇中不溶，在酸或碱中溶解，在热水中溶解，冷水中形成胶冻或凝胶，故制粒时明胶溶液应保持较高温度。明胶的缺点是制粒物干燥后比较硬，适用于在水中不需崩解或延长作用时间的含片等。

5. 聚乙二醇（polyethylene glycol，PEG） 系环氧乙烷与水聚合而成的混合物，根据分子量不同有多种规格，其中常用作黏合剂的型号为 PEG4000、PEG6000，白色蜡状固体薄片或颗粒状粉末，略有特殊臭。在水和乙醇中易溶，可根据药物的性质选用水溶液或不同浓度的乙醇溶液作为黏合剂。制得的颗粒压缩成形性好，片剂不变硬，适用于水溶性与水不溶性物料的制粒。

6. 其他黏合剂 50%~70% 的蔗糖溶液，海藻酸钠溶液等。

制粒时主要根据物料的性质以及实践经验选择适宜的黏合剂、浓度及其用量等，以确保颗粒与片剂的质量。部分黏合剂的常用剂量见表 6-1。

表 6-1 常用于湿法制粒的黏合剂与参考用量

黏合剂	溶剂中质量浓度（w/w）%	使用溶剂
淀粉	5~25	水
预胶化淀粉	5~10	水
明胶	2~10	水
蔗糖	50~70	水
聚维酮（PVP）	0.5~25	水或乙醇
甲基纤维素（MC）	1~5	水
羟丙纤维素（HPC）	3~5	水或乙醇
羟丙甲纤维素（HPMC）	2~10	水或乙醇
羧甲基纤维素钠（CMC-Na）	1~6	水
乙基纤维素（EC）	1~3	乙醇
聚乙二醇（PEG4000、PEG6000）	10~50	水或乙醇

三、崩解剂

崩解剂（disintegrant）是促使片剂在胃肠液中迅速碎裂成细小颗粒的辅料。除了缓控释片、含片、咀嚼片、舌下片等有特殊要求的片剂外，一般均需加入崩解剂。片剂的崩解是药物溶出的第一步，特别是难溶性药物的溶出成为药物在体内吸收的限速阶段，其片剂的快速崩解更具实际意义。

（一）崩解剂的作用机制

崩解剂的主要作用是消除因黏合剂或高度压缩而产生的结合力。片剂的崩解过程经历润湿、吸水膨胀、瓦解过程。崩解剂的作用机制如下。

1. 毛细管作用 崩解剂在片剂中形成易于润湿的毛细管通道，当片剂置于水中时，水能迅速地随毛细管进入片剂内部，使整个片剂润湿而瓦解。淀粉及其衍生物、纤维素衍生物属于此类崩解剂。

2. 膨胀作用 自身具有很强的吸水膨胀性，从而瓦解片剂的结合力，如羧甲淀粉钠。膨胀率是表示崩解剂的体积膨胀能力大小的重要指标，膨胀率越大，崩解效果越显著。

$$膨胀率 = \frac{膨胀后体积 - 膨胀前体积}{膨胀前体积} \times 100\% \qquad (6-1)$$

3. 润湿热 有些药物在水中溶解时产生热，使片剂内部残存的空气膨胀，促使片剂崩解。

4. 产气作用 由于化学反应产生气体的崩解剂。如在泡腾片中加入的枸橼酸或酒石酸与碳酸钠或碳酸氢钠遇水产生二氧化碳气体，借助气体的膨胀而使片剂崩解。

（二）常用的崩解剂

不同崩解剂有不同的崩解机制，常用的崩解剂如下。

1. 干淀粉 是一种经典的崩解剂，在 100~105℃下干燥 1 小时，含水量在 8% 以下。干淀粉的吸水性较强，其吸水膨胀率为 186% 左右。淀粉的可压性、流动性不好，用量多时可影响片剂的硬度及流动性。适用于水不溶性或微溶性药物的片剂，对易溶性药物的崩解作用较差。

2. 羧甲淀粉钠（sodium starch glycolate，CMS-Na） 淀粉的羧甲醚钠盐，不溶于水，吸水膨胀作用非常显著，其吸水后膨胀率为原体积的 200~300 倍，是一种性能优良的崩解剂。

3. 低取代羟丙纤维素（low-substituted hydroxypropylcellulose，L-HPC） 白色或黄白色的粉末或颗粒，无臭，不溶于水。近年来应用较多的一种崩解剂。具有很大的表面积和孔隙率，有很好的吸水速度和吸水量，其吸水膨胀率为 500%~700%。

4. 交联羧甲基纤维素钠（croscarmellose sodium，CCNa） 白色或类白色粉末，有引湿性，在水中溶胀并形成混悬液。由于交联键的存在不溶于水，能吸收 4~8 倍于本身重量的水而膨胀，具有较好的崩解作用，当与羧甲淀粉钠合用时，崩解效果更好，但与干淀粉合用时崩解作用会降低。

5. 交联聚维酮（crospovidone，PVPP） 是流动性良好的白色粉末，在水、有机溶剂及强酸强碱溶液中均不溶解，但在水中迅速表现出毛细管活性和优异的水化能力，最大吸水量为 60%，无凝胶倾向，因而其崩解性能十分优越。

6. 泡腾崩解剂（effervescent disintegrant） 专用于泡腾片的特殊崩解剂，最常用的是由碳酸氢钠与枸橼酸组成的混合物。遇水时产生二氧化碳气体，使片剂在几分钟之内迅速崩解。含有这种崩解剂的片剂，应妥善包装，避免受潮造成崩解剂失效。

（三）崩解剂的加入方法

崩解剂的加入方法有外加法、内加法和内外加法。

（1）外加法 是将崩解剂加入压片之前的干颗粒中，片剂的崩解将发生在颗粒之间。

（2）内加法 是将崩解剂加入制粒过程中，片剂的崩解将发生在颗粒内部。

（3）内外加法 是内加一部分崩解剂，外加一部分崩解剂，可使片剂的崩解既发生在颗粒内部又发生在颗粒之间，从而达到良好的崩解效果，通常内加崩解剂量占崩解剂总量的 50%~75%，外加崩解剂量占崩解剂总量的 25%~50%（崩解剂总量一般为片重的 5%~20%），根据崩解剂的性能加入量有所不同。

近年来开发应用的高分子崩解剂一般比淀粉的用量少且明显缩短崩解时间，常用崩解剂的用量见表 6-2。

表 6 - 2　常用崩解剂及其用量

传统崩解剂	质量分数（%，W/W）	新型崩解剂	质量分数（%，W/W）
干淀粉（玉米、马铃薯）	3 ~ 15	羧甲基淀粉钠	2 ~ 8
微晶纤维素	5 ~ 20	交联羧甲基纤维素钠	0.5 ~ 5
海藻酸	1 ~ 5	交联聚维酮	2 ~ 5
海藻酸钠	2.5 ~ 10	羧甲基纤维素钙	1 ~ 15
泡腾酸 - 碱系统	3 ~ 20	低取代羟丙基纤维素	5 ~ 25

四、润滑剂

广义的润滑剂（lubricants）是一个广义的概念，是助流剂、抗黏剂和润滑剂（狭义）的总称。

1. 助流剂（glidants）　降低颗粒之间摩擦力，从而改善粉体流动性，减少重量差异。

2. 抗黏剂（antiadherents）　防止压片时物料黏着于冲头与冲模表面，以保证压片操作的顺利进行及片剂表面光洁。

3. 润滑剂（lubricants）　降低物料与模壁之间的摩擦力，以保证在压片和推片时，压力分布均匀，从模孔推出顺利，是狭义概念的润滑剂。

因为它们的作用机制不同，到目前还没有一种润滑剂同时具有三种功能，因此实际应用时应明确区分各种辅料的不同功能，以解决实际存在的问题。润滑剂的作用机制比较复杂，概括起来有以下三种：①改善粒子表面的静电分布；②改善粒子表面的粗糙度，减少摩擦力；③改善气体的选择性吸附，减弱粒子间的范德华力等。目前常用的润滑剂如下。

（1）硬脂酸镁　白色粉末，触摸有细腻感，为优良的润滑剂，易与颗粒混匀，减少颗粒与冲模之间的摩擦力，压片后片面光洁美观。用量一般为 0.1% ~ 1%；用量过大时，由于其疏水性，会使片剂的崩解（或溶出）迟缓。另外，镁离子影响某些药物的稳定性，如阿司匹林等。

（2）微粉硅胶（aerosol）　为轻质白色粉末，无臭，触摸细腻，比表面积大，常用量为 0.1% ~ 0.3%，为优良的助流剂，可用作粉末直接压片的助流剂。

（3）滑石粉　经过纯化的含水硅酸镁。白色粉末，触摸柔软，附着于颗粒表面填平凹陷处，减低颗粒表面的粗糙度，降低颗粒间的摩擦力，改善颗粒流动性，为优良的助流剂和抗黏剂。常用量一般为 0.1% ~ 3%，最多不要超过 5%。

（4）氢化植物油　由精制植物油经催化氢化制得。白色或黄白色细粉或片状，不溶于水，溶于石油或液状石蜡等，应用时，将其溶于轻质液状石蜡，然后喷于干颗粒上，以利于均匀分布，用作润滑剂。常用量为 1% ~ 6%，常与滑石粉合用。

（5）聚乙二醇　水溶性润滑剂，具有良好的润滑效果，片剂的崩解与溶出不受影响。常用 PEG4000 和 PEG6000。

（6）十二烷基硫酸钠　为阴离子型表面活性剂，白色或乳白色、有光滑感的粉末，有特征性臭味，在水中易溶，在片剂的制备中具有良好的润滑效果，不仅能增强片剂的机械强度，而且促进片剂的崩解和药物的溶出。

除以上辅料外，为了改善口感和外观，在片剂中还可加入着色剂、矫味剂等。

◎ 第三节　片剂的制备

压片过程的三大要素是流动性、压缩成形性和润滑性。①流动性好：保证物料从加料斗中顺利流出并充填于模内，减少片剂重量差异；②压缩成形性好：防止裂片、松片，获得致密而有一定硬度的片剂；③润滑性好：避免黏冲，获得完整、光洁的片剂。

片剂的制备方法按制备工艺分为制粒压片法和直接压片法。制粒压片法又可分为湿法制粒压片法和干法制粒压片法，直接压片法可分为直接粉末（结晶）压片法和半干式颗粒（空白颗粒）压片法。制粒是改善物料的流动性、压缩成形性的有效方法，因此制粒压片法是传统而基本的片剂制备方法。近年来，优良辅料和先进压片机的出现，粉末直接压片法（不需制粒）得到了越来越多的关注。

一、片剂的制备方法

（一）湿法制粒压片法

湿法制粒压片法是将物料经湿法制粒干燥后进行压片的方法，如图 6-1a 所示。在此制备工艺中，关于粉碎、过筛、混合的工艺制备过程详见第四章散剂，片剂制备中一般原辅料细度以通过六号筛为宜。关于制粒工艺过程详见第五章颗粒剂，现阶段制粒生产多采用高速搅拌制粒、流化床制粒，影响湿颗粒质量的工艺条件主要有：装料量和黏合剂的温度、用量、加入方法及速度、搅拌转速、切碎转速、搅拌切碎时间等。尽管片剂的制粒工艺几乎与颗粒剂的制粒制备完全相同，但对制粒的要求与颗粒剂不同，在颗粒剂中符合最终产品的质量要求，而在片剂中制粒是中间过程，要求颗粒具有良好的流动性和压缩成形性。湿法制粒压片法目前应是医药工业中应用最为广泛的方法，最大缺点在于不适宜于热敏性、湿敏性、极易溶性物料的制粒压片。

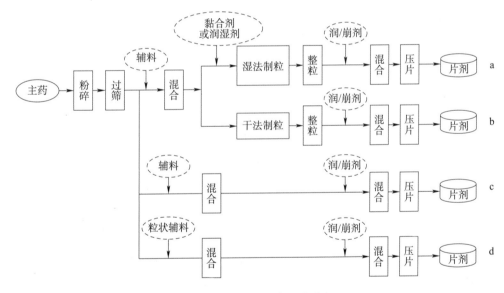

图 6-1 片剂的制备工艺流程

a. 湿法制粒压片法；b. 干法制粒压片法；c. 粉末直接压片法；d. 半干式颗粒压片法

（二）干法制粒压片法

干法制粒压片法是将物料经干法制粒后进行压片的方法，如图 6-1b 所示。适宜于热敏性、遇水不稳定物料的制粒压片，如阿司匹林。干法制粒时需要干黏合剂，以保证片剂的硬度或脆碎度合格，常用的干黏合剂为甲基纤维素、羟丙甲纤维素、微晶纤维素等。目前国内多采用滚压法制粒机制粒，利用强力挤压的方法，可直接将物料（药物与辅料的混合物）制成干颗粒再压片。

（三）粉末直接压片法

粉末直接压片法是不经过制粒过程直接把药物和辅料混匀后进行压片的方法，如图 6-1c 所示。粉末直接压片法存在流动性差、片剂重量差异大、易裂片等问题，故未能获得广泛应用，但粉末直接压片法省去了制粒步骤，具有工序少、工艺简单、省时节能的优点，特别适用于对湿、热不稳定的药物压片。因没有经过制粒，片剂崩解后呈粉末状态，药物的溶出表面积大，溶出速率较快。随着 GMP 规范化管理的实施，简化工艺也成了制剂生产关注的热点。近 20 年来随着科学技术的迅猛发展，可用于粉末直接压片的优良药用辅料与高效旋转压片机的研制获得成功，促进了粉末直接压片的发展。

国外已有许多用于粉末直接压片的药物辅料，如各种型号的微晶纤维素、喷雾干燥乳糖、磷酸氢钙二水物、预胶化淀粉、微粉硅胶（优良助流剂）等，目前国外有 40% 的片剂采用这种工艺。随着我国医药科学技术的发展，药物辅料的开发和压片机的改进，粉末直接压片这种新工艺必将在国内得到更加广泛的应用。

（四）半干式颗粒压片法

半干式颗粒压片法是将药物粉末和预先制好的辅料颗粒（空白颗粒）混合进行压片的方法，如图 6-1d 所示。该法适合于对湿、热敏感且压缩成形性差的药物，这些药物可借助辅料的优良压缩特性顺利制备片剂。

二、片重的计算与压片机

（一）片重的计算

1. 按主药含量计算片重　为保证每片中药物的剂量，应对颗粒中主药的实际含量进行测定，并计算片重。

$$片重 = \frac{每片含主药量（标示量）}{颗粒中主药的百分含量（实测值）} \qquad (6-2)$$

例：某片剂中含主药量为 0.2g，测得颗粒中主药的百分含量为 50%，则每片重量应为：0.2/0.5 = 0.4g，即片重应为 0.4g。若片重的重量差异限度为 5%，本品的片重上下限为 0.38～0.42g。

2. 按干颗粒总重计算片重　在中药的片剂生产中成分复杂，没有准确的含量测定方法时，根据实际投料量与预定片剂个数计算片重。

$$片重 = \frac{干燥粒重 + 压片前加入的辅料量}{预定的应压片数} \qquad (6-3)$$

（二）压片机

常用压片机按其结构分为单冲压片机和旋转压片机。

1. 单冲压片机　图 6-2 为单冲压片机的主要结构示意图，其主要结构包括以下几部分。①加料器：加料斗、饲粉器；②压缩部件：一副上、下冲和模圈；③各种调节器：压力调节器、片重调节器、出片调节器。压力调节器连在上冲杆上，用以调节上冲下降的深度，下降越深，上、下冲间的距离越近，压力越大，反之则小；片重调节器连在下冲杆上，通过调节下冲下降的深度，来调节模孔的容积而控制片重；出片调节器连在下冲杆上，用以调节下冲推片时抬起的高度，恰使与模圈的上缘相平，被下冲推上的片剂由饲粉器推开。

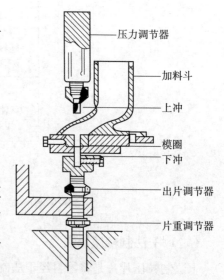

图 6-2　单冲压片机主要构造示意图

单冲压片机的压片过程如图 6-3 所示。①上冲抬起，饲粉器移动到模孔之上；②下冲下降到适宜深度，饲粉器在模圈上摆动，颗粒填满模孔；③饲粉器由模孔上移开，使模孔中的颗粒与模孔的上缘相平；④上冲下降并将颗粒压缩成片，此时下冲不移动；⑤上冲抬起，下冲随之抬起到与模孔上缘相平，将药片由模孔中推出；⑥饲粉器再次移到模孔之上，将模孔中推出的片剂推开，同时进行第二次饲粉，如此反复进行饲粉、压片、推片等操作。

单冲压片机的产量为 80~100 片/分，最大压片直径为 12mm，最大填充深度 11mm，最大压片厚度 6mm，最大压力 15kN，多用于新产品的试制。重型单冲压片机的压片压力和片径都比较大，可压制圆形片，也可压制异形片。

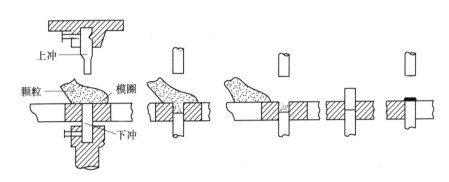

图 6-3　单冲压片机的压片过程

2. 旋转压片机　结构示意图与工作原理如图 6-4 所示，其主要工作部件有：机台、压轮、片重调节器、压力调节器、加料斗、饲粉器、吸尘器、保护装置等。机台分为三层，机台的上层装有若干上冲，在中层的对应位置上装着模圈，在下层的对应位置装着下冲。上冲与下冲各自随机台转动并沿着固定的轨道有规律地上、下运动，当上冲与下冲随机台转动，分别经过上、下压轮时，上冲向下、下冲向上运动，并对模孔中的物料加压；机台中层的固定位置上装有刮粉器，片重调节器装于下冲轨道的刮粉器所对应的位置，用以调节下冲经过刮粉器时的高度，以调节模孔的容积即片重；用上下压轮的上下移动位置调节压缩压力。

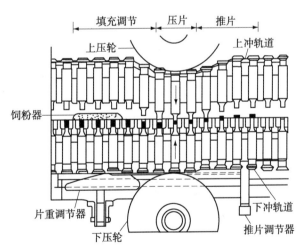

图 6-4　旋转压片机的结构与工作原理示意图

旋转压片机的压片过程大体和单冲压片机相同，但具有很多优势：①饲料方式合理，片剂重量差异小；②上下冲同时加压，片剂内部压力分布均匀，避免松片、裂片现象；③生产效率高，产量高。

旋转压片机有多种型号，按冲数分有 16 冲、19 冲、27 冲、33 冲、55 冲、75 冲等，压力分布均匀（上、下冲同时加压），饲料方式合理，机械噪音很小，生产效率较高。旋转压片机按流程分单流程和双流程两种：①单流程仅有一套上、下压轮，旋转一周每个模孔仅压出一个药片，如 19 冲压片机为单流程，大规模生产中已极少使用；②双流程有两套各种工作部件，均装于对称位置，中盘转动一周，每副冲压制两个药片，目前生产中使用较多的 33 冲旋转压片机为双流程，产量较高，两套压轮交替加压，减少了机器的振动和噪音。双流程旋转压片机的冲数皆为奇数，51 冲、55 冲的双流程压片机是效率更高的高速压片机，目前已在国内药厂应用，除能将片重差异控制在一定范围外，对缺角、松裂片等不良片剂也能自动鉴别并剔除。

片剂的形状多数为扁平圆形，近年来出现的各种异形片丰富和活跃了片剂的产品，如椭圆形、三角形、长圆形、方形、菱形、圆环形等。另外，随着新剂型的发展需要，出现了双层、三层、包芯片等特殊片剂，以满足复方制剂的稳定性，定时释放等特殊要求，这些片剂都是在特制的压片机上完成的。

>>> 知识链接 o--

压片机的进展

我国压片机起步于 1949 年，经历了从单冲压片机到旋转式压片机，再到高速压片机的发展历程。高速压片机也已从一般的高速压片机发展到双出料高速压片机再到三出料高速压片机。高速压片机具有产量大、速度快的优点。随着国家对于制药企业安全生产要求的不断提高，国内 JB 20021 - 2004 高速旋转式压片机的行业标准中规定高速压片机的转台线速度应超过 60m/min。

--·

三、片剂特性的评价方法

在实际应用中片剂的特性常用硬度与抗张强度、脆碎度、弹性复原率来评价。

（一）硬度与抗张强度

硬度（hardness）是片剂的径向破碎力，常用孟山都硬度计、硬度测定仪等测定。抗张强度（tensile strength，T_s）是表示单位面积的破碎力。硬度计示意图如图 6 - 5 所示。

$$T_s = \frac{2F}{\pi \cdot D \cdot L} \tag{6-4}$$

式中，T_s 为片剂的抗张强度，kPa 或 MPa；F 为片剂的硬度，kN；D 为片剂的直径，m；L 为片剂的厚度，m。硬度和抗张强度都可反映物料的结合力和可压性，其中抗张强度消除面积的影响，更有实际意义。硬度和抗张强度广泛应用于片剂的质量评定和处方设计中。

（二）脆碎度

脆碎度（breakage，Bk）反映片剂的抗磨损震动能力，用于检查非包衣片脆碎情况。常用 Roche 脆碎度测定仪，测定脆碎度时，根据《中国药典》规定取若干药片，精密称重（W_0，g），置脆碎度测定仪圆筒中，转动 100 次，取出后吹除粉末，精密称重（W，g），计算脆碎度。脆碎度不得过 1%。脆碎度测定仪如图 6 - 6 所示。

$$Bk = \frac{W_0 - W}{W_0} \times 100\% \tag{6-5}$$

（三）弹性复原率

弹性复原率（elastic recovery，E_R）将片剂从模孔中推出后，由于内应力的作用发生弹性膨胀。把这种现象称为弹性复原或弹性后效。弹性复原率是将片剂从模孔中推出后弹性膨胀引起的体积增加值和片剂在最大压力下的体积之比。

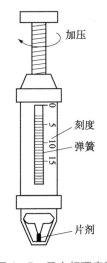

图 6 - 5 孟山都硬度计

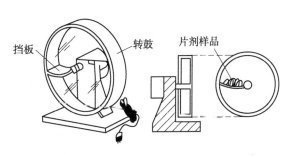

图 6 - 6 Roche 脆碎度测定仪

$$E_R = \frac{V - V_0}{V_0} = \frac{H - H_0}{H_0} \times 100\% \tag{6-6}$$

式中，V、H 分别表示膨胀后片剂的体积和高度；V_0、H_0 分别表示最大压力下（膨胀前）片剂的体积和高度。一般普通片剂的弹性复原率在 2% ～ 10%，如果药物的弹性复原率较大，结合力降低，甚至易于裂片。

四、片剂成形的影响因素

1. 压缩成形性 压缩成形性是物料被压缩后形成一定形状的能力。片剂的制备过程就是将药物和辅料的混合物压缩成具有一定形状和大小的坚固聚集体的过程。多数药物在受到外加压力时产生塑性变形和弹性变形，其塑性变形产生结合力，易于成形；其弹性变形不产生结合力，趋向于恢复到原来的形状，因此物料的塑性变形是物料压缩成形的必要条件。若药物的压缩成形性不佳，可用辅料调节。

2. 药物的熔点及结晶形态 药物的熔点低有利于"固体桥"的形成，在其他条件相同时，药物熔点低，片剂的硬度大，但溶点过低，压片时容易黏冲；立方晶系的结晶对称性好、表面积大，压缩时易于成形；鳞片状或针状结晶容易形成层状排列，所以压缩后的药片容易裂片；树枝状结晶易发生变形而且相互嵌接，可压性较好，易于成形，但缺点是流动性极差。

3. 黏合剂和润滑剂 黏合剂增强颗粒间的结合力，易于压缩成形，但用量过多时易于黏冲，或影响片剂的崩解和药物的溶出。常用润滑剂为疏水性物质（如硬脂酸镁），且黏性差，因此会减弱颗粒间的结合力、降低片剂的润湿性，但用量较少，一般不会影响片剂质量。

4. 水分 适量的水分在压缩时使颗粒易于变形并结合成形，但过量的水分易造成黏冲，另外，水分可使颗粒表面的可溶性成分溶解，当药片失水时发生重结晶而在相邻颗粒间架起"固体桥"，从而使片剂的硬度增大。

5. 压力 一般情况下，压力愈大，颗粒间的距离愈近，结合力愈强，压成的片剂硬度也愈大，但当压力超过一定范围后，压力对片剂硬度的影响减小，甚至出现裂片。

五、片剂制备中可能发生的问题及原因分析

（一）裂片

片剂发生裂开的现象称为裂片。如果裂开的位置发生在药片的顶部，称为顶裂，在药片中间裂开时称为腰裂，如图6-7a、b所示，它们是裂片的常见形式。压力分布不均匀以及由此而带来的弹性复原率的不同是造成裂片的主要原因，如图6-8所示，具体可分为处方因素和工艺因素，其处方因素有：①物料中细粉太多，压缩时空气不能排出，解除压力后，空气体积膨胀而导致裂片；②易脆碎的物料和易弹性变形的物料塑性差，结合力弱，易于裂片等。其工艺因素有：①单冲压片机比旋转压片机易出现裂片（压力分布不均匀）；②快速压片比慢速压片易裂片（塑性变形不充分）；③凸面片剂比平面片剂易裂片（应力集中）；④一次压缩比多次压缩（一般2次或3次）易出现裂片（塑性变形不充分）等。

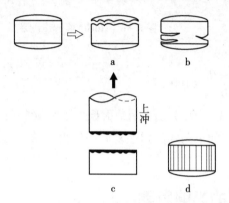

图6-7 片剂的不良现象
a. 顶裂；b. 腰裂；c. 黏冲；d. 黏壁

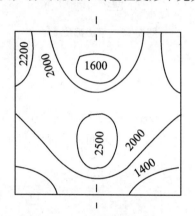

图6-8 片剂内部应力分布图

解决裂片的主要措施：①选用弹性小、塑性大的辅料；②选用适宜制粒方法；③选用适宜压片机和操作参数，从整体上提高物料的压缩成形性，降低弹性复原率。

（二）松片

片剂硬度不够，稍加触动即散碎的现象称为松片。主要原因是黏性差，压缩压力不足等。解决松片原因应根据实际情况：①或改用黏性较强的黏合剂，或适当增加其用量重新制粒；②控制好含水量。

（三）黏冲

片剂的表面被冲头黏去一薄层或一小部分，造成片面粗糙不平或有凹痕的现象称为黏冲，如图6-7c所示；若片剂的边缘粗糙或有缺痕，则可相应地称为黏壁，如图6-7d所示。造成黏冲或黏壁的主要原因有：颗粒不够干燥、物料较易吸湿、润滑剂选用不当或用量不足、冲头表面锈蚀或粗糙等，应根据实际情况，确定原因加以解决。

（四）片重差异超限

当片重的重量差异超出《中国药典》规定时，称为重量差异超限。产生片重差异超限的主要原因及解决办法是：①颗粒流动性不好，应重新制粒或加入较好的助流剂如微粉硅胶等，改善颗粒流动性；②颗粒内的细粉太多或颗粒的大小相差悬殊，应除去过多的细粉或重新制粒；③加料斗内的颗粒时多时少，造成加料的重量波动也会引起片重差异超限，应保持加料斗内始终有1/3量以上的颗粒；④冲头与模孔吻合性不好等，应更换冲头、模圈。

（五）崩解迟缓

片剂超过了《中国药典》规定的崩解时限，称为崩解超限或崩解迟缓。除了缓释、控释等特殊片剂以外，一般口服片剂都应在消化道内迅速崩解，因此，《中国药典》规定了具体的崩解时限检查法并根据实际生产状况，对普通片、糖衣片、可溶片、舌下片、泡腾片、薄膜衣片、肠溶包衣片、结肠定位肠溶衣规定了不同的崩解时限。水分的渗入是片剂崩解的首要条件，而水分渗入的快慢与片剂内部的孔隙状态和物料的润湿性有关。尽管片剂的外观为一压实的片状物，但却是一个多孔体，水分正是通过这些孔隙而进入到片剂内部。因此影响片剂崩解的主要因素有：①片剂内部的孔隙结构（是否有足够的空隙率和毛细管网络）；②片剂内部的结合力（如黏合剂的作用和物料的塑性变形）；③物料的润湿性（水分能否渗入内部）；④物料的吸水膨胀性（崩解剂的作用能否瓦解内部结合力）。应根据实际情况找出原因加以解决。

（六）溶出超限

片剂在规定的时间内未能溶解出规定量的药物，称为溶出超限或称溶出度不合格。影响药物溶出的主要原因有片剂不崩解、颗粒过硬、药物的溶解度差等，应根据实际情况予以解决。对于难溶性药物来说，药物的溶出是影响吸收的限速过程，应予以重视。

（七）含量不均匀

所有造成片重差异过大的因素，皆可造成药物含量的不均匀。对于小剂量的药物来说，除了混合不均匀之外，干燥过程中可溶性成分的迁移也是不可忽视的原因之一。在干燥过程中，物料内部的水分向物料表面扩散时可溶性成分也被带到物料表面，水分蒸发后物料沉积于表面，这就是所谓的迁移过程。这种过程会使可溶性成分在物料层内部和表面的浓度不均匀，尤其是采用厢式干燥时，这种迁移现象更为显著，因此需要经常翻动颗粒，以减少可溶性成分在物料层表面迁移。采用流化（床）干燥法时，由于湿颗粒各自处于流化运动状态，并不相互紧密接触，所以一般不会发生颗粒间的可溶性成分迁移，有利于提高片剂的含量均匀度。

（八）制备中药片剂时存在的问题和解决的方法

中药片剂的制备方法大体与西药片剂相同，但中药成分比较复杂，给片剂的制备带来不少困难，需对原材料进行相应的前处理。中药材经过处理之后得到的多为药材粉末、浸膏或挥发油等。以这些材料为原料制备片剂时多采用制粒压片法，此时普遍存在的问题和解决的方法如下。

1. 以药材粉末为主要原料的压片 因这种材料的弹性较大，在压片时容易发生松片现象，其克服措施有：在制粒时加入黏性较大的黏合剂；在压片过程中采用较大的压力。

2. 以浸膏为主要原料的压片 因原料本身黏性较强，容易造成硬度过大或崩解迟缓，其克服措施是：在制粒时一般采用较高浓度的乙醇作为润湿剂，从而降低物料（软材）的黏性，使之易于制粒并使成品颗粒不至于过硬；在压片过程中，也不宜使用太大的压力；由于浸膏易吸潮，所以应在较低湿度的环境中进行压片，包装时应注意防潮。

3. 以挥发油为原料的压片 一般采用空白颗粒法制粒后压片，即将挥发油用足够的吸收剂（空白颗粒等）吸收或制成包合物或微囊，混合均匀后压片。

六、片剂的举例

根据下列典型例子了解片剂的处方与制备工艺对片剂质量的影响，充分认识各种辅料在片剂制备过程中的重要作用，以提高片剂的处方设计与制备的能力。

（一）性质稳定、易成形药物的片剂

例 6 - 1　复方磺胺甲基异噁唑片（复方新诺明片）

【处方】磺胺甲基异噁唑（SMZ）　400g　　　三甲氧苄氨嘧啶（TMP）　80g

淀粉　40g　　　10% 淀粉浆　24g

干淀粉　23g（4% 左右）　　　硬脂酸镁　3g（0.5% 左右）

制成 1000 片（每片含 SMZ 0.4g）

【制备】将 SMZ、TMP 过 80 目筛，与淀粉混匀，加淀粉浆制成软材，用 14 目筛制粒后，置 70 ～ 80℃干燥后于 12 目筛整粒，加入干淀粉及硬脂酸镁混匀后，压片，即得。

【注解】这是最普通的湿法制粒压片的实例，处方中 SMZ 为主药，TMP 为抗菌增效剂，常与磺胺类药物联合应用以使药物对革兰阴性杆菌（如痢疾杆菌、大肠埃希菌等）有更强的抑菌作用。淀粉主要作为填充剂，同时兼有内加崩解剂的作用；干淀粉为外加崩解剂；淀粉浆为黏合剂；硬脂酸镁为润滑剂。

（二）不稳定药物的片剂

例 6 - 2　复方乙酰水杨酸片

【处方】乙酰水杨酸（阿司匹林）　268g　　　对乙酰氨基酚（扑热息痛）　136g

咖啡因　33.4g　　　淀粉　266g

淀粉浆（15% ～ 17%）　85g　　　滑石粉　25g（5%）

轻质液状石蜡　2.5g　　　酒石酸　2.7g

制成 1000 片

【制备】将咖啡因、对乙酰氨基酚与 1/3 量的淀粉混匀，加淀粉浆（15% ～ 17%）制软材，过 14 目或 16 目尼龙筛制湿颗粒，于 70℃干燥，干颗粒过 12 目尼龙筛整粒，然后将此颗粒与乙酰水杨酸及酒石酸混合均匀，最后加剩余的淀粉（先在 100 ～ 105℃干燥）及吸附有液状石蜡的滑石粉，共同混匀后，再过 12 目尼龙筛整粒，颗粒经含量测定合格后，用 12mm 冲压片，即得。

【注解】处方中的液状石蜡为滑石粉的 10%，可使滑石粉更易于黏附在颗粒的表面上，在压片震动时不易脱落。车间中的湿度亦不宜过高，以免乙酰水杨酸发生水解。淀粉的剩余部分作为崩解剂而加入，但要注意混合均匀。在本品中加其他辅料的原因及制备时应注意的问题如下：①乙酰水杨酸遇水易水解成对胃黏膜有较强刺激性的水杨酸和醋酸，长期应用会导致胃溃疡。因此，本品中加入相当于乙酰水杨酸量 1% 的酒石酸，可在湿法制粒过程中有效地减少乙酰水杨酸的水解。②本品中三种主药混合制粒及干燥时易产生低共熔现象，所以将咖啡因和对乙酰氨基酚混合制粒，乙酰水杨酸压片前直接加入，可避免乙酰水杨酸与水直接接触，从而保证了制剂的稳定性。③乙酰水杨酸的水解受金属离子的催化，因此必须采用尼龙筛网制粒，同时不得使用硬脂酸镁，而采用滑石粉作为润滑剂。④乙酰水杨酸的可压性极差，因而采用了较高浓度的淀粉浆（15% ～ 17%）作为黏合剂。⑤乙酰水杨酸接触角（θ）= 73° ～ 75°，因此必要时可加入适宜的表面活性剂，如聚山梨酯 80 等，加快其崩解和溶出（一般加入 0.1% 即可有显著的改善）。⑥为了防止乙酰水杨酸与咖啡因等的颗粒混合不匀，可采用干法制粒将乙酰水杨酸制成干颗粒，然后再与咖啡因等的颗粒混合。总之，当遇到像乙酰水杨酸这样理化性质不稳定的药物时，要从多方面综合考虑其处方组成和制备方法，从而保证用药的安全性、稳定性和有效性。

（三）小剂量药物的片剂

例 6 - 3　硝酸甘油片

【处方】乳糖　88.8g　　　蔗糖　38.0g　　　17% 淀粉浆适量

10% 硝酸甘油乙醇溶液　0.6g（硝酸甘油量）　　　硬脂酸镁　1.0g

制成 1000 片（每片含硝酸甘油 0.5mg）

【制备】首先制备空白颗粒，然后将硝酸甘油制成10%的乙醇溶液（按120%投料）拌于空白颗粒的细粉中（30目以下），过10目筛两次后，于40℃以下干燥50～60分钟，再与事先制成的空白颗粒及硬脂酸镁混匀，压片，即得。

【注解】这是一种通过舌下吸收治疗心绞痛的小剂量药物的片剂，不宜加入不溶性的辅料（除微量的硬脂酸镁作为润滑剂以外）；为防止混合不匀造成含量均匀度不合格，采用主药溶于乙醇再加入（也可喷入）空白颗粒中的方法。在制备中还应注意防止振动、受热和吸入，以免造成爆炸及操作者的剧烈头痛。另外，本品属于急救药，片剂不宜过硬，以免影响其舌下的速溶性。

（四）中药片剂

例6-4 维C银翘片（多层片）

【处方】

山银花	180g	连翘	180g	荆芥	72g	淡豆豉	90g
淡竹叶	72g	牛蒡子	108g	芦根	108g	桔梗	108g
甘草	90g	马来酸氯苯那敏	1.05g			对乙酰氨基酚	105g
维生素C	49.5g	薄荷素油	1.08ml			制成	1000片

【制备】以上十三味，连翘、荆芥、山银花提取挥发油，药渣与淡竹叶、淡豆豉、芦根、桔梗、甘草加水煎煮两次，每次2小时，滤过，合并滤液；牛蒡子用60%乙醇加热回流提取两次，每次4小时，滤过，合并滤液，回收乙醇，加入石蜡使溶解，冷却至石蜡浮于液面，除去石蜡层。合并上述药液，浓缩至适量，干燥成干膏粉，与适量的辅料制成颗粒，加入上述挥发油及薄荷素油混匀；对乙酰氨基酚、马来酸氯苯那敏和维生素C与适量的辅料混匀，制成颗粒，与上述颗粒压制成1000片（双层片），包薄膜衣。或合并上述药液，浓缩成稠膏，加入适量的辅料，干燥，粉碎，干浸膏粉与对乙酰氨基酚和马来酸氯苯那敏混匀，制成颗粒，加入上述挥发油及薄荷素油，混匀，与维生素C压制成1000片（夹心片或多层片），包糖衣或薄膜衣；或干浸膏粉与对乙酰氨基酚和用辅料包膜制成的维生素C微粒混匀，制成颗粒，干燥，加入马来酸氯苯那敏，混匀，加入上述挥发油及薄荷素油，压制成1000片，包糖衣或薄膜衣，即得。

【注解】维C银翘片（多层片）在感冒药市场中属于领军产品之一，收载于《中国药典》，本产品采用干法制粒、双层压片、薄膜包衣等新技术、新工艺，是中西药完美结合的典范之作。

（1）从压片类型来看维C银翘片（普通糖衣片）采用混合制粒压片，中西药成分相互影响，维生素C易被氧化，生产、贮藏过程中含量降低，治疗效果差；而维C银翘片（薄膜衣双层片），中药、西药分别压制成双层片，维生素C含量稳定，更好地保证了药品疗效。

（2）从包衣类型来看维C银翘片（普通糖衣片），辅料用量大，体内崩解迟缓，吸收慢，药物发挥疗效慢，含糖；而维C银翘片（薄膜衣双层片），辅料用量小，体内崩解快速，吸收、起效快；不含糖。

（3）从制粒工艺来看维C银翘片（普通糖衣片）采用湿法制粒工艺，药品稳定性差，质量可控性差；而维C银翘片（薄膜衣双层片）采用干法制粒工艺，药品稳定性好，质量控制更全面，药物疗效可保证。

◈ 第四节　片剂的包衣

包衣系指在片剂（片芯）的外表面均匀地包裹上一定厚度的衣膜，也可用于颗粒或丸剂的包衣。包衣的目的有：①避光、防潮、防止空气氧化，以提高药物的稳定性；②遮盖药物的不良气味，增加患者的顺应性；③隔离配伍禁忌成分；④采用不同颜色包衣，增加药物的识别能力，提高用药的安全性；⑤包衣后表面光洁，提高美观度；⑥改变药物释放的位置及速度，如胃溶，肠溶，缓释、控释等。

包衣的基本类型有：①糖包衣；②薄膜包衣；③压制包衣等方式。常用的包衣方式为前两种。过去以糖包衣为主，但糖包衣具有包衣时间长、所需辅料量多、防吸潮性差、片面上不能刻字、受操作熟练程度的影响较大等缺点，逐步被薄膜包衣所代替。

包衣方法主要有：包衣锅法、包衣锅喷雾法、流化床包衣法、压制包衣法及静电包衣法等。

由于包衣过程的影响因素较多，操作人员之间的差异等原因，批与批之间的差异经常发生。目前随着包衣装置的不断改善和发展，包衣操作由人工控制发展到自动化控制，使包衣过程更可靠、重现性更好。

除符合一般片剂质量要求外，片芯形状要求双凸面，棱角小，利于包衣；硬度比普通片大，脆碎度小；在包衣前需将破碎片或片粉筛去；包薄膜衣的片芯表面平整、细腻。

一、糖包衣工艺与材料

糖包衣是以蔗糖为主要材料对片剂进行包衣的方法。糖包衣的生产工艺主要步骤如图 6-9 所示。

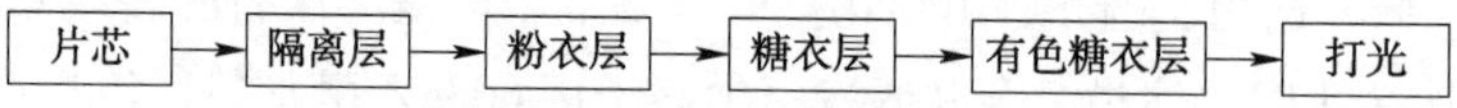

$$片芯 \rightarrow 隔离层 \rightarrow 粉衣层 \rightarrow 糖衣层 \rightarrow 有色糖衣层 \rightarrow 打光$$

图 6-9 糖包衣工艺流程

为了达到各个步骤的目的，所用的材料亦不同，现将包衣材料与工艺过程结合起来介绍。

1. 隔离层 首先在片芯上包不透水的隔离层，以防止在后面的包衣过程中水分浸入片芯。用于隔离层的材料有：10% 的玉米朊乙醇溶液、15% ~20% 的虫胶乙醇溶液、10% 的纤维醋法酯（CAP）乙醇溶液及 10% ~15% 的明胶浆。

其中最常用的是玉米朊包制的隔离层。CAP 为肠溶性高分子材料，使用时注意包衣厚度以防止在胃中不溶解。因为包隔离层使用有机溶剂，所以应注意防爆防火，采用低温干燥（40~50℃），每层干燥时间约 30 分钟，一般包 3~5 层。

2. 粉衣层 在隔离层的外面包上一层较厚的粉衣层，以消除片剂的棱角，主要物料是糖浆和滑石粉。常用糖浆浓度为 65%（g/g），滑石粉过 100 目筛。操作时洒一次浆、撒一次粉，然后热风干燥 20~30 分钟（40~55℃），重复以上操作 15~18 次，直到片剂的棱角消失。为了增加糖浆的黏度，也可在糖浆中加入 10% 的明胶或阿拉伯胶。粉衣层的增重可达片芯的 30% ~50%。

3. 糖衣层 包完粉衣层的片子表面比较粗糙、疏松，因此再包糖衣层使其表面光滑平整、细腻坚实。操作要点是加入稍稀的糖浆，逐次减少用量（湿润片面即可），在低温（40℃）缓缓吹风干燥，一般包 10~15 层。

4. 有色糖衣层 包有色糖衣层与上述包糖衣层的工艺完全相同，目的是为了片剂的美观和便于识别，区别仅在于糖浆中添加了食用色素。每次加入的有色糖浆中色素的浓度应由浅到深，以免产生花斑，一般包 8~15 层。

5. 打光 目的是为了增加片剂的光泽和表面的疏水性。一般用川蜡，用前需精制，即加热至 80~100℃ 熔化后过 100 目筛，去除杂质，并掺入 2% 的硅油混匀，冷却，粉碎成 80 目的细粉待用，每万片用 3~5g 蜡粉。操作时先将所需蜡粉的 2/3 量撒入药片中，转动即产生光滑表面，再慢慢加入剩余的蜡粉，转动直至衣面极为光亮，取出。

糖包衣的工艺复杂、费时、费料，在相当程度上依赖操作者的经验和技艺。

二、薄膜包衣工艺与材料

有关薄膜包衣片的文献发表在 1930 年，但直到 1954 年才由 Abbott 药厂生产出第一批市售薄膜包衣片。由于薄膜包衣增重少（包衣材料用量少）、包衣时间短、片面上可以印字、美观、包衣操作可以自动化等优势很快得到普及。特别是近年来高分子分散体乳胶包衣技术的发展，有取代糖包衣的趋势。

常用薄膜包衣工艺有有机溶剂包衣法和水分散体乳胶包衣法。采用有机溶剂包衣时包衣材料的用量较少，表面光滑、均匀，但必须严格控制有机溶剂的残留量。水分散体乳胶包衣法不使用有机溶剂，安全，但与有机溶剂包衣法相比增重较多。薄膜包衣的材料主要分为普通型、肠溶型和水不溶型（缓释型）三大类。

（一）薄膜包衣工艺

薄膜包衣的基本生产工艺流程，如图 6-10 所示。

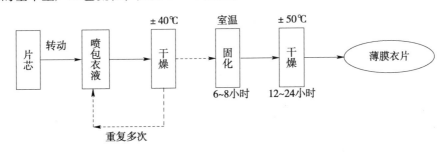

图 6-10　薄膜包衣工艺流程

具体操作过程如下。

（1）将片芯放入包衣锅内转动，均匀喷入一定量的薄膜衣材料的溶液，使片芯表面均匀湿润。

（2）吹入 40℃ 左右的热风使溶剂蒸发，温度最好不超过 40℃，以免干燥过快，出现"皱皮"或"起泡"现象；也不能干燥过慢，否则会出现"粘连"或"剥落"现象。如此重复上述操作若干次，直至达到一定的厚度为止。

（3）在室温或略高于室温下自然放置 6~8 小时使之固化完全。

（4）在 50℃ 下干燥 12~24 小时，完全除尽残余有机溶剂。

（二）薄膜衣的形成机制

聚合物水分散体是水不溶性高分子材料在水中形成的胶体分散系，呈牛奶状，亦称水分散体乳胶液。现代的薄膜衣多采用不溶性聚合物的水分散体作为包衣材料，有取代有机溶剂包衣的趋势。

聚合物水分散体的成膜机制：将水分散体包衣材料喷洒在片剂表面，包衣初期为润湿阶段，聚合物粒子黏附于片剂表面，形成一个不连续膜；随后经热处理使水分蒸发，这些粒子紧密接触、变形、凝聚、融化，使缝隙消失，最后形成聚合物粒子彼此相连的连续膜。此过程经历 4 个阶段。①第一阶段：片剂表面形成的乳胶膜失水；②第二阶段：聚合物粒子从水膜中分离，形成致密的粒子排列；③第三阶段：粒子变形；④第四阶段：聚合物微粒扩散形成薄膜，其示意图如图 6-11 所示。

（三）薄膜包衣材料

薄膜包衣材料通常由高分子材料、增塑剂、释放速度调节剂、增光剂、固体物料、色素和溶剂等组成。

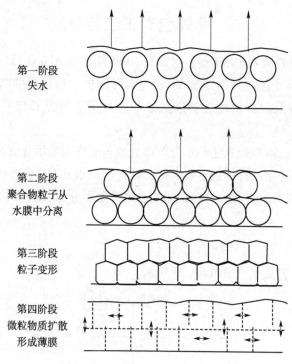

第一阶段
失水

第二阶段
聚合物粒子从
水膜中分离

第三阶段
粒子变形

第四阶段
微粒物质扩散
形成薄膜

图 6-11 聚合物水分散体成膜机制

1. 高分子包衣材料 按衣层的作用分为普通型、缓释型和肠溶型三大类。

（1）普通型包衣材料 主要用于改善吸潮和防止粉尘污染等，如羟丙甲纤维素（HPMC）、甲基纤维素（MC）、羟乙基纤维素（HEC）、羟丙纤维素（HPC）等。

（2）缓释型包衣材料 主要用于调节药物的释放速度。常用材料是在整个生理 pH 范围内不溶性高分子材料，如丙烯酸树脂 EuRS、EuRL 系列，乙基纤维素（EC），乙酸纤维素（CA）等。

（3）肠溶型包衣材料 是指在胃酸条件下不溶、到肠液环境下才开始溶解的高分子材料。常用的材料有纤维醋法酯（CAP）、聚乙烯醇酞酸酯（PVAP）、乙酸纤维素苯三酸酯（CAT）、羟丙甲纤维素酞酸酯（HPMCP）、丙烯酸树脂 EuS100、EuL100 等。

2. 增塑剂 增塑剂改变高分子薄膜的物理机械性质，使其更具柔顺性，易于成膜。聚合物与增塑剂之间要具有化学相似性。①纤维素材质的增塑剂有甘油、丙二醇、PEG 等，一般带有—OH；②脂肪族非极性聚合物的增塑剂有甘油单醋酸酯、甘油三乙酸酯、二丁基癸二酸酯、邻苯二甲酸二丁酯（二乙酯）、蓖麻油、玉米油、液状石蜡等。

3. 释放速度调节剂 亦称致孔剂。在水不溶性薄膜衣中夹有水溶性物质时，遇水先溶解形成多孔膜，可根据致孔剂的加入量控制药物的释放速度。常用的水溶性致孔剂有蔗糖、氯化钠、表面活性剂、PEG 及 PVP 等。

4. 固体物料及色素 包衣过程中有些聚合物的黏性过大，需适当加入固体粉末以防止颗粒或片剂的粘连。如滑石粉、硬脂酸镁、二氧化硅、微粉硅胶等。

色素的应用主要是为了便于鉴别、美观、防止假冒、遮光等，但色素的加入有时存在降低薄膜的拉伸强度、增加弹性模量和减弱薄膜柔性的作用。

三、膜包衣设备

包衣装置大体分为三大类，即锅包衣装置、转动包衣装置、流化包衣装置。锅包衣装置主要用于片剂的包衣，转动包衣装置常用于小丸的制备与包衣，流化床包衣适合于微丸的包衣。

（一）锅包衣装置

1. 倾斜包衣锅 倾斜包衣锅为传统的转动型包衣机，如图 6 – 12 所示。包衣锅的轴与水平面的夹角为 30°~50°，转速为 30~32r/min。将片剂置于锅内，在适宜转速下，使片剂既能随锅的转动方向滚动，并能上升到一定高度后沿着锅的斜面滚落下来，做反复、均匀而有效的翻转，将包衣液均匀涂布于每个片剂表面，经滚转运动，反复喷洒和干燥获得包衣片。

这种锅内空气流通差，干燥慢，其改良方式是在包衣锅内插进喷头和空气入口，称埋管包衣锅，如图 6 – 13 所示。这种包衣方法使包衣液的喷雾在物料层内进行，热气通过物料层，不仅能防止喷液的飞扬，而且加快物料的运动速度和干燥速度。

2. 高效水平包衣锅 为改善传统的倾斜型包衣锅的干燥能力差的缺点而开发的新型包衣锅，如图 6 – 14 所示。其干燥速度快，包衣效果好，已成为包衣装置的主流，可用于糖包衣和薄膜包衣。

将片剂装入锅内，随转筒运动做滚转运动，喷雾器安装于物料层斜面上部，向物料层表面喷洒包衣溶液，干燥空气从转锅前面的空气入口进入，透过物料层从锅的夹层排出。

特点：①物料层的运动比较稳定；②空气透过物料层，干燥速度快，不易粘连，包衣效果好；③装置可密闭、卫生、安全、可靠。

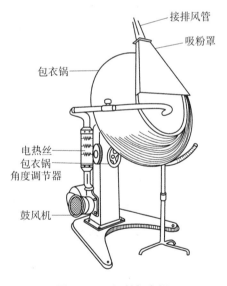

图 6 – 12 倾斜包衣锅

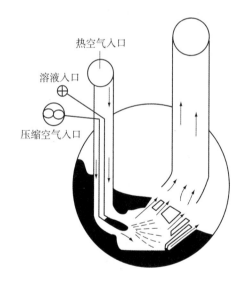

图 6 – 13 埋管包衣锅

（二）转动包衣装置

转动包衣装置是在转动制粒机的基础上发展起来的包衣装置，其结构与操作原理基本和转动制粒机相同。如图 6 – 15 所示为典型的转动包衣操作原理示意图，粒子层在旋转过程中形成麻绳样旋涡状环流，包衣液的喷雾和干燥交替反复进行，直至符合包衣要求。

该装置主要用于微丸的包衣，可制备多层微丸。黏合剂的喷雾和粉末的撒布交替进行，使粉末在表面均匀黏附，从而防止颗粒间的粘连，保证撒布的不同粉末层层包裹，形成多层微丸。需要干燥时从圆盘外周缝隙送入热空气，如图 6 – 16 所示为多层微丸断面。

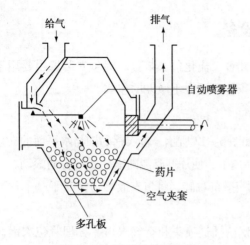

图 6-14 高效水平包衣锅

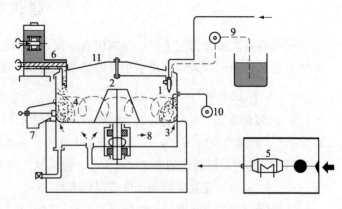

图 6-15 转动包衣装置

1. 喷嘴; 2. 转子; 3. 进气; 4. 粒子层; 5. 热交换器; 6. 粉末加料器; 7. 出料斗; 8. 气室; 9. 计量泵; 10. 湿分计; 11. 容器盘

转动包衣装置的特点是: ①粒子的运动主要靠圆盘的机械运动, 不需用强气流, 防止粉尘飞扬; ②由于粒子的运动激烈, 小粒子包衣时可减少颗粒间粘连; ③在操作过程中可开启装置的上盖, 直接观察颗粒的运动与包衣情况; ④由于粒子运动激烈, 易磨损颗粒, 不适合脆弱粒子的包衣; ⑤干燥能力相对较低, 包衣时间较长。

(三) 流化包衣装置

流化包衣装置有三种形式, 如图 6-17 所示。

1. 流化型包衣装置 包衣液的喷雾装置设在流化层上部, 构造及操作与流化制粒基本相同。粒子的运动主要依靠气流运动, 因此干燥能力强, 包衣时间短; 装置为密闭容器, 卫生安全可靠; 但由于喷雾位置较高, 包衣效果差, 小颗粒容易粘连。

2. 喷流型包衣装置 包衣液的喷雾装置设在底部, 并配有圆筒, 形成高强度的喷雾区。喷雾区域粒子浓度低, 运动速度大, 不易粘连, 适合小粒子的包衣; 可制成均匀、圆滑的包衣膜; 但容积效率低, 大型机的放大有困难。

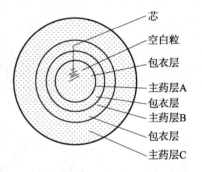

图 6-16 多层包衣断面

3. 流化转动型包衣装置 在底部设有转动盘, 包衣液由底部以切线方向喷入。粒子运动激烈, 不易粘连; 干燥能力强, 包衣时间短, 适合比表面积大的小颗粒的包衣; 但设备构造较复杂, 价格高; 粒子运动过于激烈易磨损脆弱粒子。

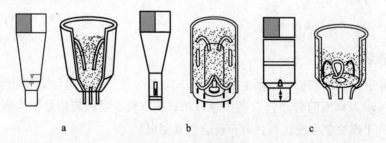

图 6-17 流化包衣装置

a. 流化型包衣装置; b. 喷流型包衣装置; c. 流化转动型包衣装置

四、压制包衣设备

一般采用两台压片机联合起来实施压制包衣，两台压片机以特制的传动器连接配套使用。一台压片机专门用于压制片芯，然后由传动器将压成的片芯输送至包衣转台的模孔中（此模孔内已填入包衣材料作为底层），随着转台的转动，从片芯的上面再加入约等量的包衣材料，然后加压，使片芯压入包衣材料中间而形成压制的包衣片剂。本方法的优点在于可以避免水分、高温对药物的不良影响，生产流程短、自动化程度高、劳动条件好，但对压片机械的精度要求较高。

▷ 第五节 片剂的质量评价、包装与贮存

一、片剂的质量评价

（一）外观

片剂表面应色泽均匀、完整光洁、无杂斑、无异物。

（二）重量差异

应符合《中国药典》现行版通则对片重差异限度的要求，见表 6 - 3。

表 6 - 3 《中国药典》现行版通则规定的片重差异限度

平均片重或标示片重	重量差异限度
0.30g 以下	±7.5%
0.30g 及 0.30g 以上	±5%

片重差异过大，意味着每片中主药含量不一，对治疗可能产生不良影响。具体检查法：取供试品 20 片，精密称定总重量，求得平均片重后，再分别精密称定每片的重量，每片重量与平均片重比较（凡无含量测定的片剂或有标示片重的中药片剂，每片重量应与标示片重比较），按表 6 - 3 中的规定，超出重量差异限度的药片不得多于 2 片，并不得有 1 片超出限度 1 倍。

糖衣片的片芯应检查重量差异并符合规定，包糖衣后不再检查重量差异。薄膜衣片应在包薄膜衣后检查重量差异并符合规定。凡已规定检查含量均匀度的片剂，不必进行重量差异检查。

（三）硬度和脆碎度

硬度和脆碎度反映药物的压缩成形性，对片剂的生产、运输和贮存带来直接影响，而且对片剂的崩解，主药的溶出均有直接影响。《中国药典》对硬度没有明确规定，但一般认为，普通片剂的硬度应在 40 ~ 50N 之间，抗张强度在 1.5 ~ 3.0MPa 之间为好。《中国药典》现行版通则中规定脆碎度小于 1% 为合格片剂，其检查方法详见《中国药典》现行版通则。

（四）崩解时限

崩解时限用于检查固体制剂在规定条件下的崩解情况。咀嚼片不进行崩解时限的检查，另外凡规定检查溶出度、释放度的片剂，不再进行崩解时限的检查。不同片剂的崩解时限要求见表 6 - 4。

表 6-4 《中国药典》现行版通则中规定的片剂的崩解时限

片剂	崩解时限	温度
普通片	15 分钟	37℃ ±1℃
糖衣片	60 分钟	37℃ ±1℃
可溶片	3 分钟	15 ~ 25℃
舌下片	5 分钟	15 ~ 25℃
泡腾片	5 分钟	37℃ ±1℃
薄膜衣片	盐酸溶液 (9→1000) 30 分钟	37℃ ±1℃
肠溶包衣片	在盐酸溶液 (9→1000) 中 2 小时内不裂缝、崩解；再在盐酸缓冲液 (pH 6.8) 中 1 小时内全部崩解	37℃ ±1℃
结肠定位肠溶片	在盐酸溶液 (9→1000) 及 pH 6.8 以下的磷酸盐缓冲液中不释放或不崩解；在 pH 7.5 ~ 8.0 的磷酸盐缓冲液中 1 小时内全部释放或崩解	37℃ ±1℃
口崩片	60 秒	37℃ ±1℃
含片	大于 10 分钟	37℃ ±1℃

(五) 溶出度或释放度

溶出度系指活性药物从片剂、胶囊剂或颗粒剂等制剂中在规定条件下溶出的速率和程度。释放度系指药物从缓释制剂、控释制剂、肠溶制剂及透皮贴剂等在规定条件下释放的速率和程度。《中国药典》现行版通则中要求口腔贴片应进行溶出度或释放度检查，分散片应进行溶出度检查，缓释片、控释片、肠溶片需检查释放度。

溶出度的测定方法有篮法、桨法、小杯法等。选择使用总的要求为：①能体现药物在体内条件下的溶出与吸收过程；②分辨率高，能灵敏地区别溶出速度的差别；③重现性好；④结构简单，部件易标准化；⑤耐腐蚀性强。

释放度的测定方法，除另有规定外至少取 3 个时间点，即：①开始 0.5 ~ 2 小时的取样时间点，用于考查药物是否有突释；②中间取样时间点 (释放约 50%)，用于确定释放特性；③最后取样时间点，用于考查释药是否完全。此三点用于表征片剂在体内的药物释放度。

溶出度或释放度的试验是预测药物在体内溶出或释放的重要手段。片剂的崩解度合格不一定能保证药物快速而完全溶解出来，因此，《中国药典》现行版对有些药物片剂规定了溶出度检查。目前检查溶出度的品种和数量不断增加，大有取代崩解时限检查的趋势。但必须指出，溶出度或释放度的检查只有在与体内吸收情况存在相关性时，才能起到控制片剂质量的目的。其检查方法详见《中国药典》现行版通则中溶出度检查法、释放度检查法。

(六) 含量均匀度

含量均匀度系指小剂量或单剂量的固体制剂、半固体制剂和非均匀相液体制剂的每片 (个) 含量符合标示量的程度。

每片标示量不大于 25mg 或每片主药含量不大于 25% 时，均应检查含量均匀度。一般片剂的含量测定只是平均含量，易掩盖小剂量药物由于混合不匀而造成的每片含量差异。为此，《中国药典》现行版通则中规定了含量均匀度的检查方法及其判断标准。含量均匀度的检查方法详见《中国药典》现行版通则。

(七) 微生物限度

《中国药典》现行版通则中规定微生物检查项目包括细菌数、霉菌数、酵母菌数及控制菌检查，其检查方法详见《中国药典》现行版通则。

（八）其他检查

1. 分散均匀性 《中国药典》现行版通则中规定分散片分散均匀性检查符合规定。具体检查法：取供试品 6 片，置 250ml 烧杯中，加 15~25℃的水 100ml，振摇 3 分钟，应全部崩解并通过二号筛。

2. 发泡量 《中国药典》现行版通则中规定阴道泡腾片发泡量检查应符合规定。具体检查法：取 25ml 具塞刻度试管（内径 1.5cm）10 支，各精密加水 2ml，置 37℃±1℃水浴中 5 分钟后，各管中分别投入供试品 1 片，密塞，20 分钟内观察最大发泡量的体积，平均发泡体积应不少于 6ml，且少于 3ml 的不得超过 2 片。

3. 阴道片 《中国药典》现行版通则中规定阴道片检查融变时限，其检查方法详见《中国药典》通则。

二、片剂的包装与贮存

片剂一般均应密封包装与贮存，包装材料直接接触药物，必须确保所装药物的药效，同时还要保证药物使用可靠、方便。作为药品生产企业在选用包装材料时，要了解包装材料、容器的性质、特点，以便结合药品的某些特殊要求，合理、准确选择药用包装材料。片剂应注意贮存环境中温度、湿度以及光照的影响，除另有规定外，片剂应密封贮存。

（一）多剂量包装

几十片甚至几百片装在一个容器的包装叫多剂量包装。容器多为玻璃瓶和塑料瓶，也有用软性薄膜、纸塑复合膜、金属箔复合膜等制成的药袋。多剂量包装较经济，患者易接受。而片剂是否适合多剂量包装，应根据其化学性质与用药情况决定。

1. 玻璃瓶 是应用最多的包装容器。其优点是密封性好，不透水汽和空气，化学惰性好，不易变质，价格低廉，有色玻璃瓶有一定的避光作用。其缺点是重量较大、易于破损。

2. 塑料瓶 优点是质地轻、不易破碎、容易制成各种形状、外观精美等，其缺点是密封隔离性能不如玻璃制品，在高温及高湿下可能会发生变形等。常用的各种塑料性能见表 6-5。

表 6-5 常用包装材料的性能比较

性能	聚氯乙烯（PVC）	聚乙烯（高密度）	聚苯乙烯
抗湿防潮性	好	好	差
抗空气透过性	好	差	差
抗酸碱性	差*	好	一般
耐热性	好	好	很差**

＊熔点为 138℃；＊＊熔点为 80℃。

我国目前生产的硬质 PVC、热塑薄膜都严格控制了氯乙烯单体（有毒）残余量（1ppm 以下），完全可以作为无毒的药用包装材料使用。软质（加有增塑剂）PVC 是输液袋的主要材料，广泛用于药品及食品的薄膜包装，其优点是透明、柔软、质轻、韧性好。

（二）单剂量包装

单剂量包装主要分为泡罩式（亦称水泡眼）包装和窄条式包装两种形式，均将片剂单个包装，使每个药片均处于密封状态，提高对产品的保护作用，也可杜绝交叉污染，且患者应用更为方便。

泡罩式包装的底层材料（背衬材料）为无毒铝箔与聚氯乙烯的复合薄膜，形成水泡眼的材料为硬质 PVC，硬质 PVC 经红外加热器加热后在成形滚筒上形成水泡眼，片剂进入水泡眼后，即可热封成泡罩式的包装。

窄条式包装是由两层膜片（铝塑复合膜、双纸塑料复合膜）经黏合或热压而形成的带状包装，与泡罩式包装比较，成本较低、工序简便。

选择包装材料时，应注意久贮后，片剂的硬度变大，以致影响崩解度或溶出度。另外，由于受热、光照、受潮、发霉等原因，仍可能使某些片剂发生有效成分的降解，以致影响片剂的实际含量。

目标测试

答案解析

一、A1 型题（最佳选择题）

1. 对于同一种药物，吸收最快的剂型应是（ ）
    A. 普通片剂   B. 糖衣片
    C. 舌下片   D. 咀嚼片

2. 片剂中的稀释剂的主要作用是（ ）
    A. 减少片重差异
    B. 增大物料之间的黏合力
    C. 诱发物料的黏性
    D. 增加片剂的重量和体积

3. 可将混合、制粒、干燥在一台设备中实现的是（ ）
    A. 挤压制粒   B. 干法制粒
    C. 流化制粒   D. 高速搅拌制粒

4. 以下辅料可作为片剂崩解剂的是（ ）
    A. 乙基纤维素   B. 羟丙甲纤维素
    C. 滑石粉   D. 羧甲淀粉钠

5. 片剂辅料中既可以作填充剂又可作黏合剂与崩解剂的物质是（ ）
    A. 糊精   B. 微晶纤维素
    C. 羧甲基纤维素纳   D. 微粉硅胶

6. 可用于反映难溶性固体药物体内吸收情况的是（ ）
    A. 溶出度   B. 崩解时限
    C. 片重差异   D. 溶化性

二、X 型题（多项选择题）

7. 影响片剂成形的因素有（ ）
    A. 原辅料性质   B. 润滑剂   C. 水分
    D. 压片机冲头的多少   E. 黏合剂

8. 下列有关片剂叙述中，正确的是（ ）
    A. 黏合剂主要降低药片与冲模间的摩擦力
    B. 加崩解剂的片剂崩解快，而内外同时加崩解剂的片剂的溶出较外加快
    C. 薄膜衣时，加入增塑剂主要改变高分子薄膜的物理机械性质，使其更具柔顺性
    D. 小剂量药物制备片剂时常加入有颜色的辅料，其目的是增加片剂的美观
    E. 制备糖衣片时常用包衣材料为蔗糖，但包粉衣层的主要材料为滑石粉

9. 片剂制备过程中，造成黏冲的原因有（　　）

　　A. 润滑剂用量不足　　　　B. 崩解剂用量不足　　　　C. 黏合剂用量不足

　　D. 颗粒含水量高　　　　　E. 冲模表面粗糙

书网融合……

思政导航　　　　　　本章小结　　　　　　题库

第七章 胶囊剂与滴丸

PPT

学习目标

知识目标

1. **掌握** 胶囊剂与滴丸的定义、特点；硬胶囊及软胶囊的制备方法；滴丸的制备方法和原理。

2. **熟悉** 硬胶囊与软胶囊囊壳的处方组成；内容物的处方组成与性质。

3. **了解** 胶囊剂与滴丸的质量评价及包装与贮存。

能力目标 通过本章的学习，能够拟定胶囊剂处方及初步设计制备工艺，对影响滴丸质量的因素进行分析，具备分析、解决胶囊剂生产中工艺问题的能力及根据滴丸特点进行科研设计、创新的能力。

第一节 胶囊剂

一、概述

（一）胶囊剂的定义与特点

胶囊剂（capsules）系指原料药物或与适宜辅料充填于空心胶囊或密封于软质囊材中的固体制剂。硬质胶囊壳或软质胶囊壳的材料（以下简称囊材）都由明胶、甘油、水及其他的药用辅料组成，但各成分的比例不尽相同，制备方法也不同。近年来也有应用甲基纤维素、海藻酸钙（或钠盐）、聚乙烯醇、变性明胶、植物纤维素及其他高分子材料制备硬质空心胶囊或软质囊壳，以改变胶囊剂的溶解度或产生肠溶性。

胶囊剂起源较早，我国明代已有用食包囊药物（面囊），类似胶囊的应用。现代胶囊剂问世于 19 世纪中叶，随着工业发展和自动胶囊填充机的问世，胶囊剂从理论到生产都有了很大的发展，世界各国药典收载的胶囊剂品种仅次于片剂和注射剂。随着现代制药技术的发展，一些新型胶囊剂也相继产生，如肠溶胶囊剂、缓控释胶囊剂等。

胶囊剂具有如下特点。①能掩盖药物的不良嗅味、提高药物稳定性：药物装在胶囊壳中与外界隔离，避开了水分、空气、光线的影响，对具不良嗅味、不稳定的药物有一定程度上的遮蔽、保护与稳定作用；②药物在体内起效快：胶囊剂中的药物是以粉末或颗粒状态直接填装于囊壳中，不受压力等因素的影响，所以在胃肠道中迅速分散、溶出和吸收，一般情况下其起效快于丸剂、片剂等剂型；③液态药物固体剂型化：含油量高的药物或液态药物难以制成丸剂、片剂等，但可制成软胶囊剂，将液态药物以个数计量，服药方便；④可延缓药物的释放或定位释药：可将药物按需要制成缓释颗粒装入胶囊中，以达到缓释延效作用；或制成肠溶胶囊剂、直肠给药或阴道给药的胶囊剂，产生定位释药；对在结肠段吸收较好的蛋白类、多肽类药物，可制成结肠靶向胶囊剂。

具有以下特点的药物不宜制成胶囊剂：①药物的水溶液或稀乙醇溶液能使囊壁溶化；②易溶性药物

（如溴化物、碘化物等）及小剂量刺激性强的药物，因在胃中溶解后，局部药物浓度过高而刺激胃黏膜；③易风化的药物，因药物中的结晶水被胶囊壁吸收，使胶囊壁软化；④易潮解或吸湿的药物，因药物能吸收胶囊壁中的水分，使胶囊壁脆裂。目前也可以采用加入植物油等方法降低其吸湿性，再装胶囊。

（二）胶囊剂的分类

胶囊剂可分为硬胶囊和软胶囊（胶丸），根据释放特性不同还有缓释胶囊、控释胶囊和肠溶胶囊等。

1. 硬胶囊（hard capsules） 通称为胶囊，系指采用适宜的制剂技术，将原料药物或加适宜辅料制成的均匀粉末、颗粒、小片、小丸、半固体或液体等，充填于空心胶囊中的胶囊剂。该类胶囊剂品种多，应用广。

2. 软胶囊（soft capsules） 系指将一定量的液体原料药物直接包封，或将固体药物溶解或分散在适宜的辅料中制备成溶液、混悬液、乳状液（油包水型）或半固体，密封于软质囊材中的胶囊剂。可用滴制法或压制法制备。软质囊材一般是由胶囊用明胶、甘油或其他适宜的药用材料单独或混合制成。软胶囊剂也称胶丸，如维生素 E 软胶囊等。近年来也有将固体、半固体药物制成软胶囊剂。

3. 缓释胶囊（sustained – release capsules） 系指在规定的释放介质中缓慢地非恒速释放药物的胶囊剂。通常是将药物制成具有缓释作用的颗粒、小丸或小片等，再填入空心胶囊制备而成。

4. 控释胶囊（controlled – release capsules） 系指在规定的释放介质中缓慢地恒速释放药物的胶囊剂。通常是将药物制成具有控释作用的颗粒、小丸或小片等，再填充入空心胶囊制备而成。

5. 肠溶胶囊（enteric capsules） 系指肠溶材料包衣的颗粒或小丸充填于胶囊而制成的硬胶囊，或用适宜的肠溶材料制备而得的硬胶囊或软胶囊。肠溶胶囊不溶于胃液，但能在肠液中崩解而释放活性成分。一些需要在肠道中溶解吸收发挥药效的药物，可以制成肠溶胶囊，以达到靶向给药的效果。

二、胶囊剂的制备

（一）硬胶囊的制备

硬胶囊一般是由空心胶囊与内容物（填充物料）两大部分构成，制备的一般工艺流程如图 7 - 1 所示。

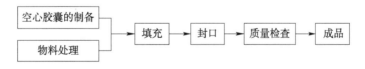

图 7 - 1 硬胶囊制备工艺流程

1. 空心胶囊的制备 空心胶囊呈圆筒形，由大小不同的囊身和囊帽套合而成。

（1）空胶囊的组成 空心胶囊主要由高分子囊材及其他附加剂组成。

①囊材：明胶是空胶囊的主要成囊材料，是由骨、皮水解而制得的（由酸水解制得的明胶称为 A 型明胶，等电点 pH 7 ~9；由碱水解制得的明胶称为 B 型明胶，等电点 pH 4.7 ~5.2）。以骨骼为原料制得的骨明胶，质地坚硬，性脆且透明度差；以猪皮为原料制得的猪皮明胶，富有可塑性，透明度好。为兼顾囊壳的强度和塑性，采用骨、皮混合胶较为理想。近年来国内外开展了大量新型胶囊囊材的研究，如淀粉胶囊、甲基纤维素胶囊、羟丙甲纤维素胶囊等，但目前均未广泛使用。

②附加剂：除囊材明胶外，空胶囊的囊壳还可根据需要加入增塑剂、增稠剂、着色剂、遮光剂、防腐剂等。为增加韧性与可塑性，一般加入增塑剂，如甘油、山梨醇、CMC - Na、HPC、油酸酰胺磺酸钠

等；为减小流动性、增加胶冻力，可加入增稠剂，如琼脂等；对光敏感药物，可加遮光剂，如二氧化钛（2%～3%）等；为美观和便于识别，加食用色素等着色剂；为防止霉变，可加防腐剂，如尼泊金等。以上组分并不是任一种空胶囊都必须具备，而应根据具体情况加以选择。

（2）空心胶囊制备工艺　空胶囊系由囊体和囊帽组成，其主要制备流程如下。

溶胶→蘸胶（制坯）→干燥→拔壳→切割→整理，一般由自动化生产线完成，生产环境洁净度应达 D 级，温度 10～25℃，相对湿度 35%～45%。为便于识别，空胶囊壳除用各种颜色区别外，还可用食用油墨在空胶囊上印字。

（3）空胶囊的规格与质量　空胶囊的质量与规格均有明确规定，空胶囊共有 8 种规格，分别为000、00、0、1、2、3、4、5 号，但常用的为 0～5 号，随着号数由小到大，容积由大到小（表 7-1）。

表 7-1　空胶囊的规格与容积

规格	0	1	2	3	4	5
容积（ml）	0.75	0.55	0.40	0.30	0.25	0.15

空心胶囊有锁口型和普通型（非锁口型）两类。锁口型又分为单锁口型和双锁口型两种，锁口型胶囊的囊帽、囊体有闭合用的槽圈，套合后就不易松开，密闭性良好，能保证硬胶囊剂在生产、贮存和运输过程中不会漏粉。使用非锁口式胶囊（平口套合），填充药物后，为防止药物的泄露，需封口以保证套合后不易松开。大生产中使用的密封机可以用明胶液密封、加热密封、化学密封，不管采用何种密封法均会使制作过程复杂化，因此目前生产中多使用锁口型空胶囊。

空心胶囊的检查项目如下。①外观：色泽鲜明、色度均匀、囊壳光洁、切口平整圆滑等。②含水量：应在 12%～15% 之间。③应无臭、无味。④长度和厚度：全囊长度偏差在 0.6mm 以内，囊帽、囊体之间的长度偏差在 0.03mm 以内，囊壳厚度均匀，囊帽与囊体间松紧度在 0.04～0.05mm 之间。⑤脆碎度：应有一定的强度和弹性，轻捏囊帽和囊体不破碎。⑥崩解时限：取本品 6 粒，装满滑石粉，照崩解时限检查法胶囊剂项下的方法，加挡板进行检查，各粒均应在 10 分钟内崩解，除破碎的囊壳外，应全部通过筛网。如有胶囊壳碎片不能通过筛网，但已软化、黏附在筛网及挡板上，可作符合规定论。如有 1 粒不符合规定，应另取 6 粒复试，均应符合规定。⑦炽灼残渣：对不同品种空胶囊有不同要求，不透明空胶囊灰分不超过 5.0%，半透明空胶囊不超过 3.0%，透明空胶囊不超过 2.0%。⑧微生物限度检查：不得检出大肠埃希菌等致病菌、活螨及螨卵，杂菌总数不得超过 1000/g，霉菌总数不得超过100/g。

空胶囊应保存在密闭容器中，环境温度在 15～25℃ 为宜，不得超过 37℃；相对湿度在 30%～40% 为宜，不得超过 50%。即应置于阴凉干燥处保存备用。

2. 填充物料的制备、填充与封口

（1）物料的处理与填充　空心胶囊中填充的药物有多种形式，若药物粉碎至适宜粒度就能满足硬胶囊的填充要求，即可直接填充。但多数药物由于流动性差等原因，均需加一定的稀释剂、润滑剂等辅料才能满足填充（或临床用药）的要求，如加入蔗糖、乳糖、微晶纤维素、改性淀粉、二氧化硅、硬脂酸镁、滑石粉、羟丙基纤维素（HPC）等辅料后再制成颗粒、小丸或小片等充填入胶囊，以改善物料的流动性或避免分层。

应根据药物的填充量选择空心胶囊的规格型号，由于药物的填充多用容积控制，而药物的堆密度、结晶状态、粒度不同，所占容积也不同，故应先测定待填充物料的堆密度，计算应装剂量的药物所占的容积来选择最小空心胶囊，也可根据经验试装后决定。

胶囊剂填充方式有手工填充和机械填充。机械填充分为半自动填充和全自动填充，目前普遍采用全自动填充机制备。自动填充机能自动把囊帽从空心胶囊上分离，然后填充物料，并将未能分离填充的空胶囊剔除，再套合囊帽，必要时密封胶囊口。胶囊自动填充机可归为四种类型：a 型是由螺旋钻压进物料；b 型是用柱塞上下往复压进物料；c 型是自由流入物料；d 型是在填充管内，先将药物压成单位量药粉块，再填充于胶囊中。从填充原理看，a、b 型填充机对物料要求不高，只要物料不易分层即可；c 型填充机要求物料具有良好的流动性，常需制粒才能达到；d 型适于流动性差但混合均匀的物料，如针状结晶药物、易吸湿药物等。

（2）胶囊的封口　将药物填充于囊体后，即可套合胶囊帽。目前多使用锁口式胶囊，密闭性良好，不必封口；使用非锁口式胶囊（平口套合）时需封口，封口材料常用与制备空心胶囊相同浓度的明胶液，一般是用封腰轮将明胶液在胶囊的囊帽与囊体合处涂一圈，烘干，即得。

（二）软胶囊的制备

软胶囊是将油状药物、药物溶液或药物混悬液、糊状物甚至药物粉末定量压注并包封于胶膜内，形成大小、形状各异的密封胶囊。具有生物利用度高、含量准确、均匀性好、外形美观等特点；若是油状药物，还可省去吸收、固化等技术处理，可有效避免油状药物从吸收辅料中渗出，故软胶囊是油性药物固体制剂最适宜的剂型。

1. 软胶囊的组成及影响其成型的因素　软胶囊又称胶丸剂，系由软质囊壳与内容物组成，其大小不同，形状各异，有球形、椭圆形、卵圆、管状及其他特殊形状。软胶囊系软质囊材包裹液态物料而成，因此有必要了解囊壁和囊芯液对软胶囊成型的影响。

（1）囊壁的组成　囊壁具有可塑性与弹性是软胶囊的特点，也是软胶囊成型的基础，囊壁主要由明胶、增塑剂、水三者所构成，其弹性与三者的比例有关，其重量比例通常是明胶：增塑剂：水 = 1：(0.4 ~ 0.6)：1。若增塑剂用量过低（或过高），则囊壁会过硬（或过软）；在软胶囊的制备及放置过程中可能会有水分的损失，最终囊壳的含水量可能会降低，但明胶与增塑剂的比例应保持不变，以保证其可加工性和机械强度。因此，明胶与增塑剂的比例对软胶囊剂的制备及质量有着十分重要的影响。常用的增塑剂有甘油、山梨醇或二者的混合物。除此之外，还可以根据需要加入崩解剂、着色剂、遮光剂等。软胶囊能否产生较好的生物利用度取决于口服后能否及时崩解。在囊壳中使用少量添加剂，如 PEG400、环糊精、山梨醇等，能提高软胶囊崩解及药物的溶出速度。在标准软胶囊囊壳处方中加入 1% 的各种添加剂，添加剂可引起溶解速率的变化。大部分添加剂只会引起溶解速率的轻微变化，而酸式盐、无机盐和有机酸却能引起溶出速率发生较大变化，可能是由于明胶中的多肽发生酸解引起的。口服软胶囊，在囊膜中添加适量的着色剂以易于辨别品种或增加其美观。对于对光敏感的药物，需要在囊材中加入遮光剂，以减少软胶囊囊膜透光性，常用的遮光剂有氧化铁、二氧化钛等。

（2）内容物　软胶囊可以填充各种油类或对明胶无溶解作用的药物溶液或混悬液，也可以填充固体粉末或颗粒。软胶囊的内容物除主药外，可根据需要加入适宜的附加剂。根据性状和分散状态，其内容物一般分为三类。①药物溶液：药物溶解在液体基质中形成溶液后填充。由于软质囊材以明胶为主，因此内容物应该是对蛋白质性质无影响的基质，大多为液体基质，如各种油类以及聚乙二醇（PEG）、丙二醇、异丙醇或聚山梨酯 80 等。若药物本身是油或油溶性的药物如鱼肝油、维生素 E 等，则一般以油作为基质。油量的多少要通过实验比较加以确定，油量多触变值低，流动性好，但易于渗漏；油量少，稳定性好，但流动性差，不易压丸；若药物是可溶于亲水性基质的，则可以 PEG 等制成溶液填充软胶囊，但这类液体具有吸水性，为防止在贮存过程中吸收胶囊壳中的水分而影响胶囊壳的性质，可在内容物处方中加入 5% ~ 10% 的甘油，并保留 5% 的水分。②混悬液或乳浊液：药物还可以制成混悬液或 W/O 型乳浊液，再填充软胶囊。常用的液体基质为植物油或 PEG400、PEG600。混悬液应有良好的流动性和物理稳定性，药物一般粉碎成 80 目或更细的粉末，并加入助悬剂。对油性基质，助悬剂通常采用 10% ~ 30% 的油蜡混合物，其组成是：氢化大豆油 1 份，黄蜡 1 份，短链植物油（熔点 33 ~ 38℃）

4 份；对于非油性基质，常采用 1% ~15% 的 PEG6000 作为助悬剂。③固体药物：也有将固体粉末或颗粒包封于软胶囊中，但需要专用的胶丸，应用较少。

（3）影响软胶囊成型的因素 囊材与内容物的性质，均会对软胶囊的成型造成影响。在选择软质胶囊硬度及增塑剂时，应考虑到所填充药物的性质及药物与软质囊材之间相互影响。内容物如含水量过高或者挥发性、小分子有机物（乙醇、酮、酸、酯等），能使囊材软化或溶解；醛可使明胶变性，这些均不宜制成软胶囊。液态药物 pH 以 2.5 ~7.5 为宜，否则易使明胶水解或变性，导致泄漏或影响崩解和溶出，可选用磷酸盐、乳酸盐等缓冲液调整。

药物为混悬液对胶囊大小的影响：软胶囊常用固体药物粉末混悬在油性或非油性（PEG400 等）液体介质中包制而成，圆形和卵形者可包制 5.5 ~7.8ml。为便于成形，一般要求尽可能小一些。为求得适宜的软胶囊大小，可用"基质吸附率"（base adsorption）来计算，即 1g 固体药物制成的混悬液时所需液体基质的克数，可按式（7 - 1）计算：

$$基质吸附率 = 基质重量/固体药物重量 \tag{7-1}$$

根据基质吸附率，称取基质与固体药物，混合匀化，测定其堆密度，便可决定制备一定剂量的混悬液所需模具的大小。显然固体药物粉末的形态、大小、密度、含水量等，均会对基质吸附率有影响，从而影响软胶囊的大小。

2. 软胶囊剂的制备方法 常用滴制法和压制法制备软胶囊。

（1）滴制法 滴制法系采用具双层滴头的滴丸机（图 7 - 2）完成。以明胶为主的软质囊材（一般称为胶液）与药液，分别在双层滴头的外层与内层以不同速度喷出，使定量的胶液将定量的药液包裹后，滴入与胶液不相混溶的冷却液中，由于表面张力作用使之形成球形，并逐渐冷却、凝固成胶丸，收集胶丸，除去冷却液，即得软胶囊。如常见的鱼肝油胶丸等。滴丸机系由贮液槽、定量控制器、喷头、冷却器等组成。滴制法制成的软胶囊装量差异小，成品率高，产量高，成本较低。

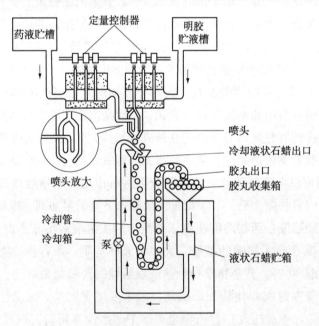

图 7 - 2 软胶囊（胶丸）滴制法生产过程示意图

在滴制过程中，影响软胶囊质量的因素如下。①囊壳的处方组成：以明胶∶甘油∶水 =1∶（0.3 ~ 0.4）∶（0.7 ~1.4）为宜，否则软胶囊壁过软或过硬；②胶液的黏度：一般要求胶液的黏度为 3 ~5E（恩氏度）；③药液、胶液和冷却液三者应有适宜的密度，以保证胶丸在冷却液中有一定的沉降速度，同时有足够的时间使之冷却成型；④温度：药液和胶液应保持 60℃，喷头处为 75 ~80℃，冷却液为 13 ~

17℃，胶丸干燥温度为20~30℃，且需要配合鼓风机的条件。

（2）压制法　压制法是将明胶液制成厚薄均匀的胶片，再将药液置于两个胶片之间，用钢板模或旋转模压制软胶囊的一种方法。制成的软胶囊一般为表面有缝的椭球形或卵形等形状。目前生产上主要采用旋转模压法，其制囊机及模压过程参见图7-3（模具的形状可为椭圆形、球形或其他形状）。由机器自动将明胶液制成厚薄均匀的胶片，均以连续不断的形式向反方向移动，到达旋转模之前，逐渐接近，一部分经加压结合，此时药液由填充泵经导管由注入器压入两胶带之间。由于旋转模不停转动，将胶带与药液压入模的凹槽中，使胶带全部轧压结合，将药物包于胶带中而形成软胶囊，剩余的胶带即自动切割分离。药液的量由填充泵准确控制。该法可连续自动生产，产量高，产量成品率也较高，成品的装量差异很小。

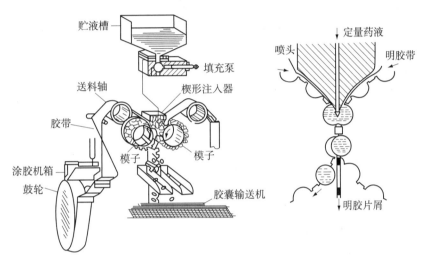

图7-3　自动旋转轧囊机旋转模压示意图

（三）肠溶胶囊剂的制备

肠溶胶囊的主要特征是药物在胃液中不溶解释放而在肠液中溶解释放，从而发挥定向给药的作用。目前肠溶胶囊的制备方法有以下几种。

1. 以肠溶性材料制成肠溶性空心胶囊　常用肠溶性材料有丙烯酸树脂Ⅰ、Ⅱ、Ⅲ类，醋酸纤维素酞酸酯（CAP），虫胶，羟丙甲纤维素酞酸酯（HPMCP）等。肠溶空心胶囊的制备有两种方法，一种是将溶解好的肠溶材料直接加到明胶溶液中，然后加工成肠溶空心胶囊；另一种方法是在普通的明胶胶囊壳表面包被肠溶衣料，如用PVP作底衣层，然后用蜂蜡等作外层包衣，也可用丙烯酸树脂Ⅱ号、CAP等溶液包衣等，其肠溶性较为稳定。

2. 肠溶颗粒或小丸装胶囊　将药物与辅料用适宜的方法制成颗粒或小丸，然后再用肠溶材料包衣，将包衣后的颗粒或小丸当作内容物填充入普通的胶囊壳内，制成肠溶胶囊。用该法制备的肠溶胶囊较为多见。

三、胶囊剂的质量评价、包装与贮存

（一）胶囊剂的质量评价

胶囊剂的质量应符合《中国药典》现行版对胶囊剂的要求。

1. 外观　胶囊外观应整洁，不得有黏结、变形或破裂现象，并应无异臭。

2. 装量差异　取供试品20粒，分别精密称定重量，倾出内容物（不得损失囊壳），硬胶囊剂囊壳用小刷或其他适宜的用具拭净（软胶囊剂囊壳用乙醚等溶剂洗净，置通风处使溶剂挥散尽），再分别精密称定囊壳重量，求出每粒胶囊内容物的装量与 20 粒的平均装量。每粒装量与平均装量相比较，超出装量差异限度的不得多于 2 粒，并不得有 1 粒超出限度 1 倍。

表 7-2 胶囊剂的装量差异限度

平均装量（或标示装量）	装量差异限度
0.30g 以下	±10%
0.30g 及 0.30g 以上	±7.5%（中药 ±10%）

3. 崩解时限 胶囊剂的崩解时限应符合规定。

（1）硬胶囊或软胶囊 除另有规定外，取供试品 6 粒，按《中国药典》现行版通则中崩解时限检查的方法进行。采用 1000ml 烧杯、水为崩解介质，如胶囊剂漂浮在液面可加一块挡板。硬胶囊应在 30 分钟内全部崩解，软胶囊应在 1 小时内全部崩解。软胶囊可改在人工胃液中进行检查。如有 1 粒不能完全崩解，则应另取 6 粒复试，均应符合规定。

（2）肠溶胶囊 除另有规定外，取供试品 6 粒，按上述装置与方法，先在盐酸溶液（9→1000）中不加挡板检查 2 小时，每粒囊壳均不得有裂缝或崩解现象（胶囊内容物包衣法除外）；继将吊篮取出，用少量水洗涤后，各管加入挡板，再按上述方法，在人工肠液中进行检查，1 小时内应全部崩解，如有 1 粒不能完全崩解，应另取 6 粒复试，均应符合规定。

（3）结肠肠溶胶囊 除另有规定外，取供试品 6 粒，按上述装置与方法，先在盐酸溶液（9→1000）中不加挡板检查 2 小时，每粒囊壳均不得有裂缝或崩解现象（胶囊内容物包衣法除外）；继将吊篮取出，用少量水洗涤后，再按上述方法，在磷酸盐缓冲液（pH 6.8）中不加挡板检查 3 小时，每粒的囊壳均不得有裂缝或崩解现象；继将吊篮取出，用少量水洗涤后，各管加入挡板，再按上述方法，改在磷酸盐缓冲液（pH 7.8）中检查，1 小时内应全部崩解。如有 1 粒不能完全崩解，应另取 6 粒复试，均应符合规定。

凡规定检查溶出度或释放度的胶囊剂，可不再检查崩解时限。

4. 其他 除另有规定外，胶囊剂的溶出度、释放度、含量均匀度、微生物限度等应符合要求。必要时，内容物包衣的胶囊剂应检查残留溶剂。

（二）包装与储存

由胶囊剂的囊材性质所决定，包装材料与储存环境如湿度、温度和贮藏时间对胶囊剂的质量都有明显的影响。有实验表明，氯霉素胶囊在相对湿度 49% 的环境中，放置 32 周，溶出度变化不明显，而在相对湿度 80% 的环境中，放置 4 周，溶出度则变得很差。一般来说，高温、高湿（相对湿度 >60%）对胶囊剂可产生不良的影响，不仅会使胶囊吸湿、软化、变黏、膨胀、内容物结团，而且会造成微生物滋生。因此，必须选择适当的包装容器与贮藏条件。一般应选用密闭性能良好的玻璃容器、透湿系数小的塑料容器和泡罩式包装，在小于 25℃、相对湿度不超过 45% 的干燥阴凉处，密闭贮藏。

四、胶囊剂的举例

例 7-1 速效感冒胶囊

【处方】对乙酰氨基酚 300g　　维生素 C 100g　　胆汁粉 100g　　咖啡因 3g
　　　　氯苯那敏 3g　　　　10% 淀粉浆适量　　食用色素适量　　共制成硬胶囊剂 1000 粒

【制法】①取上述各药物，分别粉碎，过 80 目筛；②将 10% 淀粉浆分为 A、B、C 3 份，A 加入少量食用胭脂红制成红糊，B 加入少量食用橘黄（最大用量为万分之一）制成黄糊，C 不加色素为白糊；

③将对乙酰氨基酚分为 3 份，一份与氯苯那敏混匀后加入红糊，一份与胆汁粉、维生素 C 混匀后加入黄糊，一份与咖啡因混匀后加入白糊，分别制成软材后，过 14 目尼龙筛制粒，于 70℃ 干燥至水分 3% 以下；④将上述三种颜色的颗粒混合均匀后，填入空胶囊中，即得。

【注解】本品为一种复方制剂，所含成分的性质、数量各不相同，为防止混合不均匀和填充不均匀，采用适宜的制粒方法使制得颗粒的流动性良好，经混合均匀后再进行填充，这是一种常用的方法；另外，加入食用色素可使颗粒呈现不同的颜色，一方面可直接观察混合的均匀程度，另一方面若选用透明胶囊壳，将使制剂外形比较美观。

例 7 - 2　维生素 AD 胶丸（软胶囊）

【处方】维生素 A　3000 单位　　　维生素 D　300 单位　　　　明胶　100 份

　　　　甘油　55 ~ 66 份　　　　水　120 份　　　　　鱼肝油或精炼食用植物油适量

【制法】取维生素 A 与维生素 D_2 或 D_3，加鱼肝油或精炼食用植物油（在 0℃ 左右脱去固体脂肪），溶解，并调整浓度至每丸含维生素 A 应为标示量的 90.0% ~ 120.0%，含维生素 D 应为标示量的 85.0% 以上，作为药液待用；另取甘油及水加热至 70 ~ 80℃，加入明胶，搅拌溶化，保温 1 ~ 2 小时，除去上浮的泡沫，滤过（维持温度），加入滴丸机滴制，以液状石蜡为冷却液，收集冷凝的胶丸，用纱布拭去黏附的冷却液，在室温下吹冷风 4 小时，置于 25 ~ 35℃ 下烘 4 小时，再经石油醚洗涤 2 次（每次 3 ~ 5 分钟），除去胶丸外层液状石蜡，再用 95% 乙醇洗涤一次，最后在 30 ~ 35℃ 烘干约 2 小时，筛选，质检，包装，即得。

【注解】①本品中维生素 A、维生素 D 的处方比例为《中国药典》所规定；②本品主要用于防治夜盲、角膜软化、眼干燥、表皮角化等及佝偻病和软骨病，亦用以增长体力，助长发育，但长期大量服用可引起慢性中毒，一般剂量，一次 1 丸，一日 3 ~ 4 丸；③在制备胶液的"保温 1 ~ 2 小时"过程中，可采取适当抽真空的方法以便尽快除去胶液中的气泡、泡沫。

◈ 第二节　滴丸

一、滴丸的定义与特点

滴丸（guttate pills）系指原料药物与适宜的基质加热熔融混匀，滴入不相混溶、互不作用的冷凝介质中制成的球形或类球形制剂。主要供口服使用，也可外用。

滴丸始于 1933 年丹麦药厂使用滴制法制备的维生素 A、D 丸，国内始于 1958 年，并在《中国药典》1977 年版首次收载。近年来，随着固体分散技术的应用使滴丸得以迅速发展。

滴丸具有以下特点：①设备简单、操作方便、利于劳动保护，工艺周期短且生产效率高；②质量稳定，剂量准确，受热时间短，易氧化性物质及具挥发性的药物溶于基质后，可增加其稳定性，工艺条件易于控制；③基质容纳液态药物量大，可使液态药物固体化，如芸香油滴丸含油量可达 83.5%；④用固体分散技术制备的滴丸，具有吸收迅速、生物利用度高的特点，还能增加药物稳定性，降低不良反应；⑤发展了眼、耳科用药的新剂型，五官科制剂以半固体或液体剂型居多，作用时间不持久，而制成滴丸具有延效的作用。

二、滴丸的常用基质

滴丸所用的基质一般具备类似凝胶的不等温溶胶与凝胶的互变性。作为基质应具备以下条件：①与主药不发生化学反应，不影响主药的疗效和检测；②熔点较低，水浴加热后能熔化成液态，骤冷后又能迅速凝成固态，在室温下能保持固态；③对人体无害。滴丸的基质一般分为水溶性基质和非水溶性基质两大类：

1. 水溶性基质 常用的有 PEG 类（如 PEG6000、PEG4000 等）、泊洛沙姆、硬脂酸钠、明胶、硬脂酸聚烃氧（40）酯、聚醚等。

2. 非水溶性基质 常用的有硬脂酸、单硬脂酸甘油酯、虫蜡、蜂蜡、石蜡、氢化植物油等。

三、滴丸的制备方法

滴丸采用滴制法制备，滴制法系指将药物均匀分散在熔融的基质中再滴入不相混溶的冷却液里，熔融基质收缩成球状，冷却固化成丸的方法。制备工艺流程如图 7-4 所示。

1. 冷凝液的选择 常用的冷凝液有液状石蜡、植物油、二甲基硅油和水等。根据药物与基质的性质选择适宜的冷凝液是保证滴丸成型与质量及临床疗效的重要条件。选择时要求药物与基质均不能在冷凝液中溶解或与其发生化学反应。脂溶性基质应选用水或不同浓度的乙醇作为冷凝液；水溶性基质应选用液状石蜡、甲基硅油等为冷凝液。

2. 设备 根据基质与冷凝液的相对密度差异，选择不同的滴制设备，如图 7-5 所示。图 7-5a 所示设备适用于冷凝液密度大于滴丸，属于上行滴法（躺滴）；图 7-5b 所示设备则相反，属于下行滴法（悬滴）。

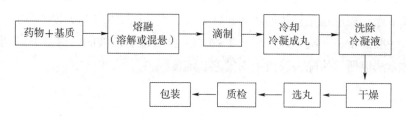

图 7-4　滴丸的制备工艺流程

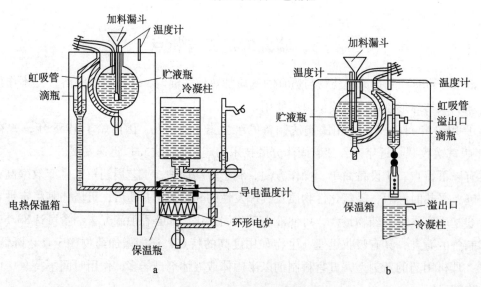

图 7-5　滴丸设备示意图

a. 由下往上滴；b. 由上往下滴

3. 滴制成型 将药物加入熔融的基质中混合均匀，趁热过滤，滤液保持恒定的温度（一般为 80 ~

100℃），经过一定大小管径的滴头匀速滴入冷凝液中，凝固成丸，缓缓沉于器底或浮于冷凝液表面，取出后，洗去冷凝液，干燥后即得滴丸。

四、影响滴丸质量的因素

1. 药物在基质中的分散状态 滴制法为固体分散技术中的熔融法，药物与基质共熔后形成固态溶液、低共熔混合物、玻璃溶液或共沉淀物等固体分散体。难溶性药物用水溶性基质制成固体分散体，可显著提高药物的溶解度。因此，药物在基质中的分散状态是影响药物质量与临床疗效的关键因素，药物以分子、无定形态或微晶化状态均匀地分散于基质中，可增加药物的溶解度，从而提高其生物利用度。

2. 硬度 硬度是滴丸的一个重要质量控制指标。硬度过大，不仅会使溶散时限延长，而且易碎、易出现裂痕。硬度过小，又不利于生产、包装、使用、运输和贮存。在生产过程中会出现硬度不适，表现是软、按之成饼、易碎、空心等。原因是：①工艺处方不合理，含有过多的液体溶剂；②辅料选择不当，选择了低分子量黏度较小的辅料等；③水分含量高；④滴速过快；⑤冷却不完全（可能是药液温度偏高、冷凝液温度偏高、冷却距离过短、冷热交换能力不足）等。

3. 丸重 药液自滴管口自然滴出，液滴的重量即是丸重。

$$滴丸理论丸重 = 2\pi r\gamma \tag{7-2}$$

式中，r 为滴管口半径，γ 为药液的表面张力。通常滴下部分是理论丸重的60%，即滴丸实际丸重 $=2\pi r\gamma \times 60\%$。可见，丸重与滴管口半径有关，在一定范围内，管径越大滴丸也越大，反之则小；由于温度影响液体的表面张力 γ，故丸重也与药液的温度有关，温度升高，γ 减小，丸重减小，反之增大。此外，影响丸重的因素还有：①不同批次之间原辅料的差异较大，尤其是一些中药滴丸，提取物各批次之间的浓度含量、组成比例差异较大时，使得药液的表面张力和黏度发生变化；②化料不均匀：如搅拌效果差，搅拌桨叶变形，搅拌转速低，时间短等原因造成；③个别滴嘴过脏：如滴嘴表面烟化，有附着药液残留物，以及个别滴嘴表面因磕碰损坏等；④滴管管口与冷凝液液面的距离：当距离过大时，液滴会被滴散而产生细粒；⑤滴速过慢或过快：在温度不变的情况下，滴速慢滴丸丸重小，反之丸重增大。

4. 圆整度 圆整度是滴丸的重要特征性指标，反映了滴丸成型性的好坏。影响圆整度的因素如下：①液滴在冷凝液中的移动速度：液滴移动速度越快，受重力或浮力的影响越大，滴丸越容易成扁形。液滴与冷凝液的密度相差大或冷凝液的黏度小均能增加液滴的移动速度，从而影响滴丸的圆整度。②冷凝液温度：在一定范围内降低冷凝液温度，液滴迅速散热凝固，并使基质形成细小结晶，利于滴丸圆整度的提高。同时，在较低温度下，冷凝液的温度增大，滴丸下降速度减缓，也利于滴丸的球形化。通常冷凝液呈梯度冷却时效果较好。③料液温度：料液温度过高，易造成拖尾，使圆整度变差，并降低生产效率。料液温度过高，挥发性物质可能挥发损失，并可能造成局部焦糊现象，而且料温过高易使滴丸表面出现褶皱，导致圆整度变差。此外，料液受热时间也不宜过长，以免造成药物或辅料变质，可通过减少每次的投料量来缩短药液受热时间。④滴丸大小：液滴的大小不同，所产生的单位重量面积也不同，面积越大，收缩成球体的力量就越强，因而小丸的圆整度通常比大丸好；此外，大丸由于丸重增加后散热缓慢，基质容易形成粗大的结晶而使滴丸的表面粗糙，圆整度变差。

5. 溶散时限 《中国药典》制剂通则规定，普通滴丸应在30分钟以内全部溶散，包衣滴丸应在1小时内全部溶散。但是在实际生产中，往往有滴丸超过规定。造成溶散时间不合格的原因主要有：①工艺处方设计不合理，主药辅料比不合适，难溶性成分未得到很好的分散；②辅料差异性，如PEG6000的平均相对分子量为5400~7800，差异很大；③硬度过大；④包装或贮存方式不当，贮存过程发生了老化。

五、滴丸的质量评价、包装与贮存

（一）滴丸的质量评价

滴丸的生产与贮存期间应符合下列规定。

（1）外观应大小均匀，色泽一致，圆整光滑，无粘连现象，表面无冷凝液黏附。

（2）滴丸的含量均匀度和微生物限度等应符合要求。

（3）根据原料药物的性质与使用、贮藏的要求，供口服的滴丸可包糖衣或薄膜衣。必要时，薄膜衣包衣滴丸应检查残留溶剂。

（4）除另有规定外，滴丸应进行以下相应检查。

【重量差异】取供试品 20 丸，精密称定总重量，求得平均丸重后，再分别精密称定各丸的重量。每丸重量与平均丸重相比（无标示丸重的，与平均丸重比较），超出重量差异限度的丸剂不得多于 2 丸，并不得有 1 丸超出限度 1 倍。

单剂量包装的滴丸重量差异，可以取 20 个剂量单位进行检查。其重量差异限度应符合规定。

包糖衣滴丸应检查丸芯的重量差异并符合规定，包糖衣后不再检查重量差异。包薄膜衣滴丸应在包衣后检查重量差异并符合规定；凡进行装量差异检查的单剂量包装滴丸，不再检查重量差异（表7-3）。

表 7 - 3　滴丸的重量差异限度

平均丸重重量	差异限度
0.03g 及 0.03g 以下	±15%
0.03g 以上至 0.1g	±12%
0.1g 以上至 0.3g	±10%
0.3g 以上	±7.5%

【溶散时限】照崩解时限检查法依法操作（《中国药典》现行版），应符合规定。溶散时限的要求是：普通滴丸应在 30 分钟内全部溶散，包衣滴丸应在 1 小时内全部溶散。

（二）包装与贮存

滴丸常用固体药用聚烯烃塑料瓶、玻璃瓶包装。除另有规定，丸剂应密封贮存，防止受潮、发霉、质变。

六、滴丸的举例

例7-3　灰黄霉素滴丸

【处方】灰黄霉素　1 份　　　　　PEG6000　9 份

【制法】取 PEG6000 在油浴上加热至约 135℃，加入灰黄霉素细粉，不断搅拌使全部熔融，趁热过滤，置贮液瓶中，135℃下保温，用管口内、外径分别为 9.0mm、9.8mm 的滴管滴制，滴速 80 滴/分，滴入含 43%煤油的液状石蜡（外层为冰水浴）冷却液中，冷凝成丸，以液状石蜡洗丸，至无煤油味，用毛边纸吸去黏附的液状石蜡，即得。

【注解】①灰黄霉素极微溶于水，对热稳定；熔点为 218～224℃；PEG6000 的熔点为 60℃左右，以 1:9 比例混合，在 135℃时可以成为两者的固态溶液。因此，在 135℃下保温、滴制、骤冷，可形成简单的低共熔混合物，使 95%灰黄霉素均为粒径 2μm 以下的微晶分散，因而有较高的生物利用度，其剂量仅为微粉的 1/2。②灰黄霉素系口服抗真菌药，对头癣等疗效明显，但不良反应较多，制成滴丸，可以提高其生物利用度，降低剂量，从而减弱其不良反应，提高疗效。

例7-4 银杏叶滴丸

【处方】银杏叶提取物 16g PEG4000 44g

【制法】取银杏叶提取物，加入PEG4000，加热熔化，混匀，滴入甲基硅油冷却剂中，制成1000丸，洗去表面油迹，或包薄膜衣，即得。

>> 知识链接 ◦------------------------------------

胶囊剂、滴丸服用注意事项

胶囊剂服用时最佳姿势为站着服用、低头吞咽，整粒吞服。送服的水为温度不超过40℃的白开水，水量100ml左右较为适宜。避免由于胶囊质地轻，悬浮在会厌上部而引起呛咳。

滴丸的服用方法多为舌下含服，起效快，一般含服5~15分钟即能起效。需要时，也可口含，或少量温开水送服。不宜冲泡，防止滴丸中有效成分的破坏。

------------------------------------◦

答案解析

目标测试

一、A1型题（最佳选择题）

1. 适合制成胶囊剂的药物是（ ）

A. 药物的水溶液   B. 易风化的药物

C. 吸湿性很强的药物   D. 性质相对稳定的药物

E. 药物的稀乙醇溶液

2. 胶囊剂服用方式不当的是（ ）

A. 最佳姿势为站着服用   B. 抬头吞咽   C. 须整粒吞服

D. 温开水吞服   E. 水量在100ml左右

3. 滴丸的水溶性基质是（ ）

A. PEG6000   B. 虫蜡   C. 液状石蜡

D. 硬脂酸   E. 石油醚

二、X型题（多项选择题）

4. 适合制备成胶囊剂的药物是（ ）

A. 氯化钾   B. 硫酸镁   C. 亚油酸

D. 维生素E   E. 复方樟脑酊

5. 关于滴丸的服用方式是（ ）

A. 舌下服用起效快   B. 一般一次含服5~15分钟

C. 可口服   D. 可温开水送服

E. 可冲泡服用

书网融合……

思政导航   本章小结   题库

第八章 栓 剂

PPT

◎ 学习目标

知识目标

1. 掌握 栓剂的定义、特点与分类；栓剂的给药方式和制备方法；置换价的定义和计算方法。

2. 熟悉 栓剂基质的类型及常用的栓剂基质，栓剂的质量评价。

3. 了解 特殊栓剂的制备及新型栓剂的发展。

能力目标 通过本章的学习，能够掌握栓剂局部用药与全身用药在给药部位、药物释放特性及基质选择上的区别与特点，具备制备栓剂的基本能力及根据疾病需要进行栓剂处方设计与创新的能力。

▷ 第一节 概 述

一、栓剂的定义与特点

栓剂（suppositories）系指原料药物与适宜基质制成供腔道给药的固体制剂。栓剂在常温下为固体，塞入腔道后，在体温下能迅速软化、熔融或溶解于分泌液，逐渐释放药物而产生局部或全身作用。

栓剂是一种传统剂型，亦称为坐药或塞药，传统应用主要为局部治疗，起润滑、收敛、抗菌、杀虫、局麻等作用。后来发现栓剂也可以通过直肠吸收入血发挥镇痛、镇静、兴奋、扩张支气管和血管等全身作用，而且通过直肠给药可以避免口服给药引起的胃肠道刺激和肝脏首过效应，因此栓剂的研究和应用越来越受到重视。由于新基质的不断出现、栓剂生产的自动化，以及应用单个栓剂密封包装技术的发展，近年来国内外栓剂的品种和数量显著增加。随着我国传统观念的改变，栓剂的应用亦越来越广泛。目前，以局部作用为目的的栓剂有消炎药、局部麻醉药、杀菌剂等，以全身作用为目的的制剂有解热镇痛药、抗生素类药、副肾上腺皮质激素类药、抗恶性肿瘤治疗剂等。

与口服制剂相比，栓剂的特点有：药物不受胃肠道 pH 或酶的破坏；可避免刺激性药物对胃肠道的刺激；减少药物的肝脏首过效应，同时可减少药物对肝脏的不良反应；吸收快、起效快，作用时间长；是不能或不愿吞服药物的患者的有效给药途径，尤其适用于婴幼儿和儿童。

二、栓剂的分类

（一）按给药途径分类

栓剂因施用腔道的不同，分为直肠栓、阴道栓和尿道栓。直肠栓为鱼雷形、圆锥形或圆柱形等（图8-1a）；阴道栓为鸭嘴形、球形或卵形等（图8-1b）；尿道栓一般为棒状。

阴道栓可分为普通栓和膨胀栓。阴道膨胀栓系指含药基质中插入具有吸水膨胀功能的内芯后制成的栓剂；膨胀内芯系以脱脂棉或粘胶纤维等经加工、灭菌制成。

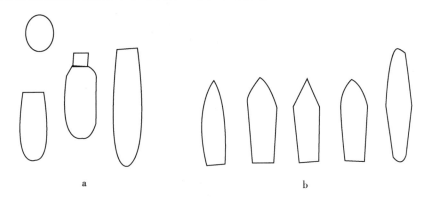

图 8 - 1　栓剂的外形

a. 直肠栓外形；b. 阴道栓外形

（二）按制备工艺和释药特点分类

栓剂按制备工艺和释药特点不同，分为传统工艺制备的普通栓剂和特殊工艺制备的双层栓、中空栓、微囊栓、渗透泵栓、缓释栓及泡腾栓等。

双层栓系将药物分隔在不同层内，通过控制各层的溶化速度，使药物具有不同的释放速度。双层栓一般有三种，第一种为内外两层栓，内外两层含有不同药物，可先后释药而达到特定的治疗目的；第二种为上下两层栓，其下半部的水溶性基质使用时可迅速释药，上半部用脂溶性基质能起到缓释作用，可较长时间使血药浓度保持平稳；第三种也是上下两层栓，不同的是其上半部为空白基质，下半部才是含药栓层，空白基质可阻止药物向上扩散，减少药物经上腔静脉吸收进入肝脏而发生的首过效应，提高了药物的生物利用度。

中空栓系在栓剂中有一空心部分，可填充各种不同类型的液体或固体药物，溶出速度比普通栓剂要快，可以达到快速释药的目的；也可通过调整中空栓外壳的基质调控药物的释放。

微囊栓系指药物经微囊化后制成的栓剂，具有缓释作用；或同时含有药物细粉和微囊的复合微囊栓，兼具速释和缓释两种功能。

渗透泵栓系根据渗透泵原理制备的一种具有较好控释作用的长效栓剂。其外层为一不溶解的微孔膜，内层是包有半透膜的药物贮库，水分能进入而药物不能渗透，内、外层之间一般是吸水层（如蔗糖层），栓剂与体液接触后，药物贮库因吸水压力增大，使药物由半透膜的小孔（激光打孔）释放，与吸水层混合而缓慢渗出微孔膜，因此可以维持较长时间的药效，最终栓剂以原型排出。

缓释栓系指能延缓药物在腔道内的释放速度从而长时间发挥药效的栓剂。该栓在直肠内不溶解、不崩解，通过吸收水分而逐渐膨胀，缓慢释药而发挥其疗效。

泡腾栓系利用泡腾剂的产气原理，如枸橼酸与碳酸氢钠，遇液体后在腔道内产生二氧化碳气体，能够增加药物与黏膜的接触面积。

>>> 知识链接 ○---

栓剂的发展

栓剂是古老的剂型之一，中医将其称为"塞药"或"坐药"。后汉张仲景的《伤寒杂病论》中有通便肛门栓的记载；晋代葛洪《肘后备急方》中有用半夏和水制成小丸置于鼻中的鼻用栓剂和用巴豆鹅脂制成的耳用栓剂等，这是最早的关于鼻用栓和耳用栓的记载。同时在埃及的《伊伯氏纸草本》中也有栓剂的记载。

随着栓剂研究的不断深入，目前出现很多新型栓剂，除中空栓、双层栓、微囊栓、渗透泵栓、泡腾栓、缓释栓外，还有凝胶栓、海绵栓。

凝胶栓是利用具有亲水黏附性和生物学惰性的聚乙烯氧化物为药物载体制备而成。该基质吸水后体积膨胀，柔软而富有弹性，避免异物感，且凝胶基质可以延长药物的滞留和释放时间，提高生物利用度。

海绵栓为海绵状的栓剂，常以明胶为基质。由于明胶海绵在体内可以被酶降解而吸收，使用方便；同时可持久分散于黏膜表面，避免一般栓剂基质因融化而流失的不足，药效维持时间长。

三、栓剂的作用

（一）局部作用

局部作用的栓剂只在腔道局部起作用，应尽量减少吸收，故应选择熔化或溶解、释药速度慢的栓剂基质。水溶性基质制成的栓剂因腔道中的液体有限，使其溶解速度受限，释放药物缓慢，较脂溶性基质更有利于发挥局部药效。通常将润滑剂、收敛剂、局部麻醉剂、甾体、激素及抗菌药物等制成栓剂，可在局部起通便、止痒、局麻、抗菌消炎等作用，局部作用通常在 30 分钟内开始，至少持续 4 小时。

（二）全身作用

全身作用的栓剂一般要求迅速释放药物，特别是解热镇痛类药物宜迅速释放、吸收。全身作用的栓剂宜选用油脂性基质，特别是具有表面活性的油脂性基质。此外，可以根据药物性质选择与药物溶解性相反的基质，有利于药物释放，增加药物吸收。

栓剂经直肠给药发挥全身作用，通常有以下三条途径：一是通过直肠上静脉，经门静脉进入肝脏代谢后由肝胆进入大循环；二是通过直肠下静脉和肛门静脉，经髂内静脉绕过肝进入下腔静脉，再进入体循环；三是药物经过直肠黏膜进入淋巴系统被吸收，其吸收情况类似于经由血液吸收，药物可避免肝脏首过效应，进入淋巴系统发挥全身作用。为此栓剂在应用时塞入距肛门口约 2cm 为宜，这样可有给药总量的 50% ~75% 的药物不经过肝。

四、栓剂的质量要求

制备栓剂用的固体原料药物，除另有规定外，应预先用适宜方法制成细粉或最细粉。根据施用腔道和使用需要，制成各种适宜的形状。根据需要可加入表面活性剂、稀释剂、润滑剂和抑菌剂等。栓剂中的原料药物与基质应混合均匀，外形应完整光滑，放入腔道后应无刺激性，应能融化、软化或溶化，并与分泌液混合，逐渐释放出药物，产生局部或全身作用；并应有适宜的硬度，以免在包装或贮存时变形；阴道膨胀栓内芯应符合有关规定，以保证其安全性；缓释栓应进行释放度检查；除另有规定外，应在 30℃ 以下密闭贮存和运输，防止因受热、受潮而变形、发霉、变质。

◎ 第二节　栓剂的基质与附加剂

一、栓剂的基质

制备栓剂的理想基质应具备以下特点：①在室温时具有适宜的硬度或韧性，塞入腔道时不变形或碎裂，体温下易软化、熔融或溶解于体液；②理化性质稳定，与药物无相互作用，不影响主药的含量测定和药理作用；③对黏膜无刺激性、无毒性、无过敏性反应；④具有润湿或乳化能力，水值较高；⑤基质的熔点与凝固点的间距不宜过大，油脂性基质的酸值在 0.2 以下，皂化值应在 200~245，碘值低于 7。

（一）油脂性基质

油脂性基质主要包括天然油脂，半合成或全合成的脂肪酸甘油酯。

1. 天然油脂 由某些天然植物的种仁提取精制而得。

（1）可可豆脂（cocoa butter） 可可豆脂是梧桐科植物可可树的种仁，经烘烤、压榨而得的固体脂肪。其化学组成是多种脂肪酸如硬脂酸、棕榈酸、油酸、亚油酸和月桂酸的甘油酯。常温下为白色或淡黄、脆性蜡状固体，可塑性好，无刺激性，能与多种药物配伍使用。可可豆脂有 α、β、β′、γ 四种晶型，其中以 β 型最稳定，熔点为 34℃。当油脂加热超过其熔点时，β 稳定型部分转变为不稳定的异构晶体，而使熔点下降，导致制备困难，但一般于室温下放置 2 周后可逐渐复原。因此通常应缓缓加热升温，待基质融化至 2/3 时停止加热，使其逐步融化，以避免晶体转型而影响栓剂成型。可可豆脂吸水量少，可加入适量乳化剂有助于增加其吸水量，且有助于药物混悬在基质中。有些药物如樟脑、薄荷脑、冰片等能使本品的熔点降低，可加入 3%~6% 的蜂蜡、鲸蜡等提高其熔点。

可可豆脂熔点低，在体温下能迅速融化，低于熔点时就会变成固体，是栓剂的理想基质，但产量少，价格较贵，其代用品有香果脂、乌桕脂等。

（2）香果脂 由樟科植物香果树的成熟种仁脂肪油纯化而成。常温下为白色结晶粉末或淡黄色固体块状物，微臭，味淡。熔点为 30~34℃，25℃ 以上开始融化，与乌桕脂配合使用可克服易软化的特点。

（3）乌桕脂 由乌桕科植物乌桕树的种子外层固体脂肪精制而得。为白色或黄白色固体，味特臭而无刺激。熔点 38~42℃，软化点 31.5~34℃。释药速度较可可豆脂缓慢。

2. 半合成或全合成脂肪酸甘油酯 半合成或全合成脂肪酸甘油酯系由天然植物油（如椰子油、棕榈油等）经水解、分馏得到的 C_{12}~C_{18} 脂肪酸，经部分氢化再与甘油酯化而得的甘油三酯、甘油二酯、甘油一酯的混合物。由于其所含不饱和脂肪酸较少，不易腐败，且熔点适宜，是目前取代天然油脂的较理想基质。目前国内已生产的有半合成椰油酯、半合成山苍子油酯、半合成棕榈油酯、硬脂酸丙二醇酯等。

（1）半合成椰油酯 由椰油、硬脂酸与甘油酯化而成，为乳白色块状物，具有油脂臭，熔点为 33~41℃，凝固点为 31~36℃，吸水能力大于 20%，刺激性小。

（2）半合成山苍子油酯 由山苍子油水解，分离得月桂酸，再加硬脂酸与甘油经酯化而得的油脂。也可直接用化学品合成，成为混合脂肪酸酯。三种单酯混合比例不同，产品的熔点也不相同，根据熔点分为四种规格：34 型（33~35℃），36 型（35~37℃），38 型（37~39℃），40 型（39~40℃），其中36 型和 38 型最为常用。本品为黄色或乳白色块状物。

（3）半合成棕榈油酯 系以棕榈仁油经碱处理而得的皂化物，再经酸化得棕榈油酸，加入不同比例的硬脂酸、甘油经酯化而得的油脂。本品为乳白色固体由于原料与制法不同，产品的熔点可在 33~39℃ 之间。本品对直肠和阴道黏膜无不良影响，抗热能力强，酸值和碘值低，是较好的半合成脂肪酸甘油酯。

（4）硬脂酸丙二醇酯 系由硬脂酸与 1,2-丙二醇酯化而得，是硬脂酸丙二醇单酯与双酯的混合物，是全合成脂肪酸甘油酯，为白色或黄色蜡状固体，略有油脂臭。水中不溶，遇热水可膨胀，熔点 35~37℃，对腔道黏膜无明显的刺激性、安全、无毒。

（二）水溶性基质

水溶性基质一般为天然或合成的高分子水溶性物质。常用的水溶性基质有甘油明胶、聚乙二醇、聚氧乙烯单硬脂酸酯类、泊洛沙姆等，其中以甘油明胶、泊洛沙姆等为基质制成的栓剂，冷凝后呈凝胶状，亦称水凝胶基质。

1. 甘油明胶（gelatin glycerin） 系用明胶、甘油和水按照一定比例在水浴上加热溶化，蒸去大部分水，放冷后经凝固而得。本品具有弹性，不易折断，且在体温下不融化，但能软化并缓慢溶于分泌液中，故释药缓慢、药效持久。药物的溶出速度与三者的比例有关，甘油和水的含量越高，溶出速度越快，且甘油能防止栓剂干燥变硬。通常用明胶：甘油：水 = 20：70：10 的配比，水分过多成品变软。以本品为基质的栓剂贮存时应注意在干燥环境中的失水性问题。本品也易滋长真菌等微生物，故需加抑菌剂。

明胶为胶原蛋白的水解产物，凡与蛋白质能产生配伍变化的药物，如鞣酸、重金属盐等均不能以甘油明胶作为基质。

2. 聚乙二醇（polyethylene，PEG） 系由乙二醇逐步加成聚合得到的一类水溶性聚醚。相对分子量在 200～600 的 PEG 为无色透明液体，随分子量增加逐渐呈半固体或固体，熔点也随之升高。PEG 无生理作用，于体温不融化，但能缓缓溶于体液中而释放药物。本品因其强吸水性对黏膜有一定刺激性，加入 20% 的水可减轻其刺激性。为避免刺激还可以在纳入腔道前先用水湿润，也可在栓剂表面涂一层蜡醇或硬脂醇薄膜。PEG 吸湿性较强，其制品吸潮后易变形，应采用防潮包装并贮存于干燥处。

PEG 分子中存在大量的醚氧原子，某些物质能与其形成不溶性络合物而减活或失效，如苯巴比妥、茶碱等；鞣酸、水杨酸、磺胺等也可使 PEG 软化或变色，故不宜与 PEG 合用。

3. 聚氧乙烯（40）单硬脂酸酯类（polyoxyl 40 stearate） 系聚乙二醇的单硬脂酸酯和二硬脂酸酯的混合物，并含有游离乙二醇，呈白色或微黄色，无臭或略有脂肪臭的蜡状固体。商品名为 Myrj 52，商品代号 S‑40。本品可溶于水、乙醇、丙酮等，不溶于液状石蜡，是非离子型表面活性剂，可以与 PEG 混合使用，可制备释放性能较好、性质稳定的栓剂。

4. 泊洛沙姆（poloxamer） 系聚氧乙烯和聚氧丙烯的嵌段聚合物。为一种表面活性剂，易溶于水。随聚合度增大，物态呈液体、半固体至蜡状固体；根据聚合物中聚氧乙烯/聚氧丙烯所占比例不同，泊洛沙姆具有多种型号，其中最为常用的型号为 poloxamer188，为白色至微黄色蜡状固体，微有异臭，易溶于水和乙醇，熔点为 46～52℃。作为栓剂基质能促进药物吸收并具有缓释和延效作用。

二、栓剂的附加剂

除基质外，附加剂对栓剂剂型的成型和药物释放也具有重要作用。应在确定基质的种类和用量的同时，根据不同的用药目的，加入其他附加剂，筛选出适宜的基质配方。栓剂的附加剂如下。

1. 吸收促进剂 系指促进药物被直肠黏膜吸收的物质。发挥全身作用的栓剂，为了增加全身吸收，可加入吸收促进剂。常用的吸收促进剂有：①表面活性剂，在基质中加入适量的表面活性剂，能增加药物的亲水性，尤其对覆盖在直肠黏膜壁上的连续的水性黏液层有胶溶、洗涤作用，并造成有孔隙的表面，从而增加药物的穿透性。其中，非离子型表面活性剂的促进吸收作用最好，如聚山梨酯 80 等。②氮酮（azone）：氮酮为一种高效无毒的透皮吸收促进剂，能与直肠黏膜发生作用，改变生物膜的通透性，能增加药物的亲水性，能加速药物向分泌物中转移，因而有助于药物的释放、吸收。③其他，如氨基乙胺衍生物、乙酰乙酸酯类、β‑二羧酸酯、芳香族酸性化合物、脂肪族酸性化合物等也可作为吸收促进剂。

2. 乳化剂 当栓剂中含有与基质不能相混合的液相，特别是液相的含量较高时（大于 5%），可加入适量的乳化剂。

3. 硬化剂 若制备的栓剂在贮存或使用时过软，可加入适量的硬化剂，如白蜡、鲸蜡醇、硬脂酸、巴西棕榈蜡等调节。但由于硬化剂的结晶体系与构成栓剂基质的甘油三酯大不相同,所得混合物明显缺乏内聚力,因此其效果十分有限。

4. 增稠剂　当药物与基质混合时因机械搅拌情况不良或因生理需要时,栓剂中可酌加增稠剂,常用的增稠剂有氢化蓖麻油、单硬脂酸酯甘油酯、硬脂酸铝等。

5. 抗氧化剂　当主药对氧化反应较敏感时,应加入抗氧化剂,以防止药物变性失活,常用的抗氧化剂有叔丁基羟基茴香醚(BHA)、叔丁基对甲酚(BHT)、没食子酸酯、抗坏血酸、生育酚等。

6. 防腐剂　当栓剂中含有植物浸膏或水性溶液时,易滋生细菌或霉菌等微生物,可使用防腐剂及抑菌剂,如对羟基苯甲酸酯类。使用防腐剂时应验证其溶解度,有效剂量,配伍禁忌及直肠对它的耐受性等。

7. 着色剂　根据处方可选择脂溶性或水溶性着色剂。加入水溶性着色剂时要考察其对栓剂 pH 和乳化剂乳化效率的影响;还需要注意控制脂肪的水解和栓剂的色移现象。

◇ 第三节　栓剂的制备及举例

一、一般栓剂的制备

栓剂一般采用搓捏法、冷压法和热熔法制备。搓捏法适宜于脂肪性基质小量制备;冷压法适宜于大量生产脂肪性基质栓剂;热熔法适宜于脂肪性基质和水溶性基质栓剂的制备。

1. 冷压法(cold compression method)　将药物与基质粉末置于冷却的容器内混合均匀,然后装入制栓机内压制成一定形状的栓剂。冷压法可以避免加热对主药或基质稳定性的影响,但目前生产上已较少采用。

2. 热熔法(hot melt method)　将处方量的基质于水浴上加热熔化(勿使温度过高),然后按药物性质以适宜的方式加入,混合均匀,倾入涂有润滑剂的栓模中至稍溢出模口为宜。放冷至完全凝固后,削去溢出部分,开启模具取出,包装即得。热熔法应用较为广泛,工厂生产一般均已采用机械自动化操作来完成。

热熔法制备栓剂的流程如图 8-2 所示。

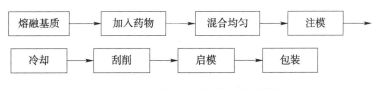

图 8-2　热熔法制备栓剂的工艺流程

栓剂模型如图 8-3 所示。

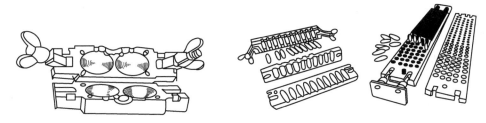

a　　　　　　　　　　　　　　　　b

图 8-3　栓剂模型

a. 阴道栓模型;b. 肛门栓模型

制备栓剂时药物和基质应充分混合均匀，一般混合的方法有：脂溶性药物可直接加入油脂性基质中使其溶解，如果因加入的药量过大而引起基质的熔点降低或使基质过软，可加入适量蜂蜡或石蜡调节；水溶性药物可加入少量水配制成浓溶液，用适量的羊毛脂吸收后再与基质混合；油、水均不溶解的药物应事先用适宜方法制成细粉，并全部通过六号筛后再与基质混匀，但不必过度粉碎，因为主药过细会增加基质的黏性，制成的栓剂放置后可能硬化而影响吸收；原料中若含有浸膏，需先用少量水或稀乙醇软化成半固体后，再与基质混匀。

栓剂模孔内涂的润滑剂通常有两类：①油脂性基质的栓剂，常用软肥皂、甘油各 1 份与 95% 乙醇 5 份的混合液为润滑剂；②水溶性或亲水性基质的栓剂，则用油类为润滑剂，如液状石蜡或植物油等。有的基质不粘模，如可可豆脂或聚乙二醇类，可不用润滑剂。

栓剂制备中基质用量的确定：通常情况下栓剂模型的容量一般是固定的，但它会因基质或药物的密度不同可容纳不同的重量。而一般栓模容纳重量（如 1g 或 2g 重）是指以可可豆脂为代表的基质重量。加入药物会占有一定体积，特别是不溶于基质的药物。为保持栓剂原有体积，就要考虑引入置换价（displacement value, DV）的概念。药物的重量与同体积基质重量的比值称为该药物对基质的置换价。可以用下述方法和公式求得某药物对某基质的置换价：

$$DV = \frac{W}{G - (M - W)} \qquad (8-1)$$

式中，G 为纯基质栓平均重量；M 为含药栓的平均重量；W 为每个栓剂的平均含药重量。

测定方法：取基质作空白栓，称得平均重量为 G，另取基质与药物定量混合做成含药栓，称得平均重量为 M，每粒栓剂中药物的平均重量 W，将这些数据代入上式，即可求得某药物对某一新基质的置换价。

用测定的置换价可以方便地计算出制备这种含药栓需要基质的重量 x：

$$x = \left(G - \frac{y}{DV}\right) \cdot n \qquad (8-2)$$

式中，y 为处方中药物的剂量；n 为拟制备栓剂的粒数。

置换价在栓剂生产中对保证投料的准确性有重要意义。在实际生产中还应考虑到在操作过程中的损耗。

二、特殊栓剂的制备

（一）双层栓的制备

双层栓剂一般有两种，一种是内外两层栓，内外两层含有不同的药物，可先后释药达到特定的治疗目的；另外一种是上下两层，下半部使用水溶性基质可以达到速效的目的，下半部使用脂溶性基质具有缓释作用。

制备上下双层栓剂时一般先将空白层基质加热融化、注模，待冷凝后再将含药层基质预热至适当温度注模，冷凝、切割即得。实验室小量制备内外层含不同药物的双层栓剂时采用特殊栓模。栓模由圆锥形内模和外套组成（图 8-4），先将内模插入模型中固定好，将外层基质和药物熔融混合，注入内模与外套之间，待凝固后，取出内模，再将已熔融的内层基质和药物注入内层，融封即得。

（二）中空栓的制备

制备中空栓剂一般先将基质制成栓壳，再将药物固封在栓壳内。小剂量制备时，可在普通栓模上方插入一个不锈钢管，固定，沿边缘注入熔融的基质，待基质凝固后，拔出钢管，在栓壳的中空部分注入药物，最后用相应的基质封好尾部，即得。也有将基质熔融后加入普通栓剂模具中，等部分基质凝固后翻转模具使中心未凝固的基质流出，形成空腔，再加入药物融封尾部。

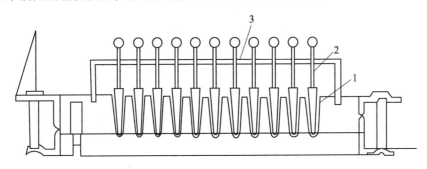

图 8-4 双层栓模型

1. 外套；2. 内模；3. 升降杆

三、栓剂的举例

例 8-1 吡罗昔康栓

【处方】吡罗昔康 10g　　　S-40 500g　　　共制 1000 枚

【制法】取 S-40 在水浴上熔化，吡罗昔康研细，加入上述熔化的基质研磨均匀，保温灌模即得。

【注解】本品有镇痛消炎消肿作用，用于治疗风湿性及类风湿关节炎。

例 8-2 呋喃西林栓

【处方】呋喃西林粉　1g　　　　维生素 E　10g　　　　维生素 A　20 万 U　　　　羟苯乙酯　0.5g

　　　　50% 乙醇　50ml　　　聚山梨酯 80　10ml　　甘油明胶加至 1000g　　　共制 240 枚

【制法】取呋喃西林粉加乙醇煮沸溶解，加入羟苯乙酯搅拌溶解，再加适量甘油搅匀，缓缓加入明胶甘油基质中，保温待用。

另取维生素 E 及维生素 A 混合后加入聚山梨酯，搅拌均匀后，缓缓搅拌下加至上述保温基质中，充分搅拌，保温 55℃，灌模，每枚重 4g。

【注解】本品用于治疗宫颈炎，7~10 天为一疗程。

例 8-3 盐酸洛美沙星中空栓

【处方】盐酸洛美沙星　330g　　　半合成脂肪酸酯适量　　　共制 1000 枚

【制法】称取基质适量，45℃水浴加热熔化，倒入涂有润滑剂的模具中制成外壳；称取处方量盐酸洛美沙星，填入壳内，用熔化的基质封口，冷却后刮平，起模，封装，即得。

【注解】本品通过阴道给药可以用于局部抗菌治疗。

≫ 第四节　栓剂的质量评价、包装与贮存

一、栓剂的质量评价

《中国药典》现行版规定，栓剂中原料药物与基质应混合均匀，外形应完整光滑放入腔道后应无刺激性，应能融化、软化或溶化，并与分泌液混合，逐步释放出药物，产生局部或全身作用；并应有适宜的硬度，以免在包装或贮存时变形。除另有规定外，栓剂应进行以下相应检查。

1. 重量差异　取栓剂 10 粒，精密称定总重量，求得平均粒重后，再分别精密称定各粒的重量。每粒重量与平均粒重相比较（有标示粒重的中药栓剂，每粒重量应与标示粒重比较），超出重量差异限度

的药粒不得多于 1 粒，并不得超出限度 1 倍。栓剂重量差异限度见表 8 – 1。

表 8 – 1 栓剂重量差异限度

平均重量	重量差异限度（%）
1.0g 以下至 1.0g	±10
1.0g 以上至 3.0g	±7.5
3.0g 以上	±5

2. 融变时限 按《中国药典》现行版规定，用融变时限检查、判定。除另有规定外，脂肪性基质的栓剂 3 粒均应在 30 分钟内全部融化、软化或触压时无硬心。水溶性基质的栓剂 3 粒在 60 分钟内全部溶解。如有 1 粒不合格应另取 3 粒复试，均应符合规定。

3. 膨胀值 除另有规定外，阴道膨胀栓应检查膨胀值，并符合规定。检查法：取本品 3 粒，用游标卡尺测其尾部棉条直径，滚动约 90°再测一次，每粒测两次，求出每粒测定的 2 次平均值（R_i）；将上述 3 粒栓用于融变时限测定结束后，立即取出剩余棉条，待水断滴，均轻置于玻璃板上，用游标卡尺测定每个棉条的两端以及中间三个部位，滚动约 90°后再测定三个部位，每个棉条共获得六个数据，求出测定的 6 次平均值（r_i），计算每粒的膨胀值（P_i），3 粒栓的膨胀值均应大于 1.5。其中 $P_i = r_i/R_i$。

4. 微生物限度 除另有规定外，照非无菌产品微生物限度检查：微生物计数法（通则 1105）和控制菌检查法（通则 1106）及非无菌药品微生物限度标准（通则 1107）检查，应符合规定。

此外，药物溶出速度和吸收试验可作为栓剂质量检查的参考项目；也可根据需要测定栓剂的稳定性以及刺激性。

二、栓剂的包装与贮存

目前普遍使用的包装形式是将栓剂置于塑料硬片（如聚乙烯）的凹槽中，再将另一张匹配的硬片通过热合机与其热和密封，再用外盒包装即得。栓剂所用的包装材料应无毒，并不与药物或基质发生物理或化学作用。

除另有规定外，栓剂应在 30℃ 以下密闭贮存和运输。油脂性基质的栓剂应在较低温度下贮存，甘油明胶栓剂和聚乙二醇栓剂可置于室温阴凉处、密闭贮存，防止因受热、受潮而变形、发霉、变质。

目标测试

答案解析

一、A1 型题（最佳选择题）

1. 栓剂中药物重量与同体积基质重量的比为（ ）

  A. 酸值   B. 置换价   C. 碘值

  D. 分配系数   E. 皂化值

2. 全身作用的栓剂在直肠中最佳的用药部位是（ ）

  A. 接近直肠上静脉   B. 应距肛门 2 厘米处

  C. 接近直肠下静脉   D. 接近直肠上、中、下静脉

  E. 应距肛门 6 厘米处

3. 不作为栓剂质量检查的项目是（　　）

    A. 稠度检查　　　　　　　B. 融变时限检查　　　　　C. 重量差异检查

    D. 微生物限度　　　　　　E. 膨胀值

4. 目前，用于全身作用的栓剂主要是（　　）

    A. 阴道栓　　　　　　　　B. 鼻道栓　　　　　　　　C. 耳道栓

    D. 尿道栓　　　　　　　　E. 肛门栓

二、X 型题（多项选择题）

5. 关于栓剂包装材料和贮藏叙述正确的是（　　）

    A. 栓剂应于0℃以下贮藏

    B. 栓剂应于干燥阴凉处30℃以下贮藏

    C. 甘油明胶栓及聚乙二醇栓可室温阴凉处贮存

    D. 甘油明胶栓及聚乙二醇栓宜密闭于容器中以免吸湿

    E. 栓剂贮藏应防止因受热、受潮而变形、发霉、变质

6. 下列关于全身作用栓剂的特点叙述正确的是（　　）

    A. 可部分避免口服药物的首过效应，降低不良反应、发挥疗效

    B. 不受胃肠 pH 或酶的影响

    C. 可避免药物对胃肠黏膜的刺激

    D. 对不能吞服药物的患者可使用此类栓剂

    E. 栓剂的劳动生产率较高，成本比较低

书网融合……

    思政导航　　　　　　　　本章小结　　　　　　　　题库

第九章　外用膏剂

PPT

学习目标

知识目标

1. 掌握　软膏剂的概念和处方组成，各种基质的性质，药物的处理和加入方法，软膏剂的制备方法；眼膏剂、凝胶剂与贴膏剂的概念及基质；贴膏剂的概念和组成。

2. 熟悉　软膏剂的质量要求，软膏中药物的释放、穿透及吸收的测定；凝胶贴膏和橡胶贴膏的基质种类及其性质。

3. 了解　制备软膏剂的设备，软膏剂的包装与储存；眼膏剂、凝胶剂与贴膏剂的制备与质量检查；贴膏剂的制备方法与质量检查。

能力目标　通过本章的学习，能够掌握外用膏剂给药途径的特点及由给药途径所带来的对剂型处方与工艺设计的相应要求，具备分析、解决外用膏剂中影响药物释放与穿透问题的能力及根据处用膏剂特点进行处方、工艺分析与初步的创新设计能力。

第一节　软膏剂

软膏剂（ointments）系指原料药物与适宜基质混合制成的均匀的半固体外用制剂。软膏剂主要发挥保护创面、润滑皮肤及局部和全身治疗作用。软膏剂有良好的附着性、涂展性、携带使用方便等优点，在皮肤科、骨伤科、眼科、耳鼻喉科、化妆品等领域得到广泛应用。传统软膏剂以凡士林、石蜡等为主要基质，而目前的软膏剂是以种类繁多的乳剂型基质和水溶性基质为主制备而成。

一、软膏剂的种类

（一）按分散系统分类

因药物在基质中的分散状态不同，有溶液型、混悬型和乳剂型软膏剂之分。溶液型软膏剂是药物溶解（或共熔）于基质或基质组分中制成的软膏剂；混悬型软膏剂是药物以细粉形式均匀分散于基质中制成的软膏剂，其中大量的固体粉末（一般25%以上）均匀地分散在适宜的基质中所组成的半固体外用制剂称为糊剂（pastes）。乳剂型软膏剂又叫乳膏剂（creams），是指原料药物溶解或分散于乳状液型基质中形成的均匀半固体制剂。乳膏剂由于基质不同，可分为水包油型乳膏剂与油包水型乳膏剂两类。

（二）按基质性质和特殊用途分类

按基质性质和用途可分为油膏剂（oleamen）、乳膏剂、凝胶剂和眼膏等。油膏剂的基质主要由油性基质混合组成。

二、软膏剂的基质

理想的软膏基质应具备以下特点：①性质稳定，与主药和附加剂不发生配伍变化，长期贮存不变质；②无药理活性，无刺激性、过敏性，无生理活性，不妨碍皮肤的正常生理功能；③黏稠度适宜，润滑性好，易于涂布，不融化，黏稠度随季节变化小；④具有吸水性，能吸收伤口分泌物；⑤易洗除，不污染衣服；⑥具有良好的释药性能。在实际工作中，应根据治疗目的与药物的性质，将基质混合使用或加入适宜附加剂。常用的软膏基质包括油脂性基质、乳剂型基质与水溶性基质。

（一）油脂性基质

油脂性基质包括烃类、类脂类、油脂类及硅酮类物质。以烃类基质凡士林为最常用。油脂性基质的共同特点是：润滑、无刺激性，涂于皮肤上能形成封闭性油膜，促进皮肤水合作用，对皮肤有保护和软化作用。缺点是油腻性大，吸水性差，与分泌物不易混合、不易洗除，药物释放性能差，不宜单独用作软膏基质。油脂性基质适用于水不稳定性药物制备软膏，加入表面活性剂可增加其吸水性，常用作乳剂型基质中的油相。

1. 烃类 烃类基质是从石油蒸馏后得到的多种烃的混合物，其中大部分为饱和烃。

（1）凡士林（vaselin） 是液体和固体烃类组成的半固体混合物，熔距 38 ~ 60℃，凝固点 48 ~ 51℃之间。有黄色凡士林和白色凡士林两种，后者是经漂白而成。凡士林能与蜂蜡、石蜡、硬脂酸、植物油融合。凡士林性质稳定，无刺激性，有适宜的黏稠性与涂展性，因此可单独作软膏基质。凡士林油腻性大，涂在皮肤上形成封闭性油膜，可保护皮肤与创面。

凡士林吸水性差（仅能吸收约占自身重量 5% 的水分），而且凡士林在皮肤表面形成的油膜会妨碍水性分泌物排出和热的散发，故不适用于急性且有较多量渗出液的患处。凡士林中加入适量羊毛脂、胆固醇、鲸蜡醇和一些高级脂肪醇类等可提高其吸水性。

（2）石蜡（paraffin）与液状石蜡 石蜡为固体饱和烃混合物，熔距 50 ~ 65℃，能溶于挥发油、矿物油与大多数脂肪油。液状石蜡为液体饱和烃的混合物，能与多数脂肪油或挥发油混合。二者可用于调节凡士林的稠度，也常用作乳膏基质的油相。

2. 类脂类 类脂是高级脂肪酸与高级脂肪醇化合而成的酯及其混合物，物理性质与脂肪类似，但化学性质比脂肪稳定。

（1）羊毛脂（wool fat，lanolin） 是由羊毛中精制获得，主要成分是胆固醇和异胆固醇棕榈酸酯的混合物。羊毛脂为淡黄色黏稠、微有特臭的膏状物，熔距为 36 ~ 42℃，具有良好的吸水性，能与约为自身近 2 倍量的水均匀混合，形成 W/O 型或 O/W 型乳剂型基质。羊毛脂常与凡士林合用（如 1∶9），增加凡士林的吸水性与药物的透过性。它还可在乳剂型基质中起辅助乳化剂的作用，增加软膏的稳定性。无水羊毛脂（anhydrous lanolin）过于黏稠，难于取用；含水羊毛脂（含水 25% ~ 30%）可以形成 W/O 型乳剂型基质。

（2）蜂蜡（beeswax）与鲸蜡（spermaceti） 蜂蜡为黄色或白色块状物，主要成分是棕榈酸蜂蜡醇酯，熔距为 62 ~ 67℃；鲸蜡为白色蜡状物，主要成分是棕榈酸鲸蜡醇酯，熔距为 42 ~ 50℃。两者均较稳定，不易酸败。它们都含有少量游离的高级脂肪醇而具有弱的表面活性作用，为较弱的 W/O 型乳化剂，在 O/W 型乳剂型基质中增加基质的稳定性，常用于取代乳剂型基质中部分脂肪性物质以调节稠度或提高稳定性。

3. 油脂类 油脂是从动、植物中得到的高级脂肪酸甘油酯及其混合物。因含有不饱和双键，久贮易氧化、酸败，需加入抗氧剂及防腐剂。动物来源的脂肪油稳定性差，现在已很少使用。植物油是不饱和脂肪酸甘油酯，常用的有麻油、花生油和棉籽油。一般植物油常与熔点较高的蜡类混合使用，或在乳剂型基质中起着调节稠度的作用，如单软膏的处方中蜂蜡与植物油的比例是 1∶2（W/W）。氢化植物油是饱和或近饱和的脂肪酸甘油酯，较植物油稳定，不易酸败，可用作软膏基质。

4. 硅酮类 硅酮（silicones）类是一系列不同分子量的聚二甲基硅氧烷的总称，简称硅油，其通式

为 $CH_3[Si(CH_3)_2 \cdot O]_n \cdot Si(CH_3)_3$。相对密度为 $0.970 \sim 0.980$。常用二甲基硅油（dimethicone），本品为无色或淡黄色的透明油状液体，无臭，无味，黏度随分子量增加而增大，化学性质稳定，疏水性强，能与羊毛脂、硬脂酸、鲸蜡醇、单硬脂酸甘油酯、聚山梨酯类和脂肪酸山梨坦类等混合。本品易涂布，有极好的润滑效果，对皮肤无刺激性和过敏性。本品常与其他油脂性基质合用，制成防护性软膏，用于防止水性物质及酸、碱等的刺激，也可用作乳剂型基质中的油相，调节基质的润滑性能。本品对眼有刺激性，不宜用作眼膏基质。

（二）乳剂型基质

乳剂型基质与乳剂相似，由水相、油相和乳化剂组成，O/W 型乳膏基质的外相含多量的水，在贮存过程中容易霉变，水分也易蒸发散失而使乳膏变硬，因此还需加入防腐剂和保湿剂等其他附加剂。乳剂型基质稠度适宜，容易涂布，不妨碍皮肤分泌物的分泌和水分的蒸发，对皮肤的正常功能影响较小。

常用的油相成分有硬脂酸、石蜡、蜂蜡、高级脂肪醇及用于调节稠度的凡士林、液状石蜡和植物油等。

O/W 型乳剂型基质油腻性小，较易洗除，故也称可洗性基质，雪花膏类护肤品即属于此型，该类基质含水量大，能与水混合，药物的释放与对皮肤的通透性较好。注意 O/W 型乳剂型基质不宜用于以下情况：①遇水不稳定的药物不宜使用；②如应用于分泌物较多的病灶，如湿疹时，被基质吸收的分泌物可重新渗入皮肤而使炎症恶化。因此可用于亚急性、慢性、无渗出分泌物的皮肤和皮肤瘙痒症，忌用于糜烂、溃疡、水疱及脓疱症。

W/O 型乳剂型基质与冷霜类护肤品相似，性质稳定，油腻性较大，但与油脂性基质相比油腻性小，且水分从皮肤表面蒸发时有缓和的冷却作用。

常用的乳剂型基质有以下几类。

1. 肥皂类

（1）一价皂 常为钠、钾、铵的氢氧化物，硼酸盐或三乙醇胺等有机碱与硬脂酸等脂肪酸作用生成的新生皂，HLB 值一般在 $15 \sim 18$，一般用作 O/W 型基质的乳化剂。一价皂脂肪酸的碳原子数在 $12 \sim 18$ 之间，乳化能力随碳原子数增加而增加，但碳原子数大于 18 时，乳化能力反而下降。故含 18 个碳原子的硬脂酸为最常用的脂肪酸，用量约为基质总量的 $10\% \sim 25\%$。在新生皂的生成过程中，仅一部分与碱反应生成肥皂，未皂化的硬脂酸作为油相，被乳化分散成乳粒，凝固后增加基质的稠度。

新生皂反应中碱性物质的选择对乳剂型基质的质地有较大影响，如以新生钠皂为乳化剂制成的基质较硬；以钾皂为乳化剂制成的基质较软，故有软肥皂之称；以新生成的胺皂为乳化剂的基质较为细腻、有光泽。

使用一价皂作乳化剂时应注意：①避免用于酸、碱类药物软膏剂的制备。特别是忌与含钙、镁离子类药物的配伍，否则形成不溶性皂而破坏其乳化作用；②一价皂为阴离子型乳化剂，忌与阳离子型乳化剂及阳离子型药物，如硫酸新霉素、硫酸庆大霉素、盐酸丁卡因、醋酸氯己定等配伍。

例 9 - 1 含有机铵皂的乳剂型基质

【处方】硬脂酸 100g   蓖麻油 100g   液状石蜡 100g   三乙醇胺 8g
　　　　甘油 40g   羟苯乙酯 0.8g   纯化水 452g

【制法】将硬脂酸、蓖麻油、液状石蜡置蒸发皿中，在水浴上加热（$75 \sim 80℃$）使熔化。另取三乙醇胺、甘油与水混匀，加热至相同温度，缓缓加入油相中，边加边搅直至乳化完全，放冷即得。

【注解】处方中部分硬脂酸与三乙醇胺生成硬脂酸胺作为 O/W 型阴离子型乳化剂，HLB 值为 12，还可加入 0.1% 羟苯乙酯作为防腐剂。本处方忌与大分子阳离子药物配伍。

（2）多价皂 二、三价的金属（如钙、镁、锌、铝等）氧化物与脂肪酸作用生成多价皂，其 HLB

值 <6，用作 W/O 型乳化剂。以多价皂作乳化剂制备的基质油相比例大而较黏稠，新生多价皂较易形成，基质较稳定，但耐酸性差。

例 9 - 2　含多价钙皂的 W/O 型乳膏基质

【处方】硬脂酸　125g　　　蜂蜡　50g　　　地蜡　750g　　　单硬脂酸甘油酯　170g

液状石蜡　4100ml　　白凡士林　670g　双硬脂酸铝　100g　氢氧化钙　10g

羟苯乙酯　10g　　　蒸馏水加至 1000g

【制法】取硬脂酸、单硬脂酸甘油酯、蜂蜡、地蜡在水浴上加热熔化，再加入液状石蜡、白凡士林、双硬脂酸铝，加热至 85℃，另将氢氧化钙、羟苯乙酯溶于蒸馏水中，加热至 85℃，逐渐加入油相中，边加边搅拌，直至冷凝。

【注解】处方中氢氧化钙与部分硬脂酸作用生成钙皂及双硬脂酸铝均为 W/O 型乳化剂，水相中氢氧化钙为过饱和态，应取上清液加至油相中。

2. 高级脂肪醇与脂肪醇硫酸酯类

（1）鲸蜡醇（cetyl alcohol）与硬脂醇（stearyl alcohol）　鲸蜡醇又称十六醇，熔点 45 ~ 50℃。硬脂醇又称十八醇，熔点 56 ~ 60℃。二者性质稳定，无刺激性，不溶于水，但有一定的吸水性，吸水后形成 W/O 型乳状基质。它们常用于 O/W 型乳剂型基质的油相成分，起稳定与增稠的作用。

（2）十二烷基硫酸钠（sodium lauryl sulfate）　为阴离子型 O/W 型乳化剂。本品 HLB 值为 40，常与其他 W/O 型辅助乳化剂配合使用，调整 HLB 值，使达到油相乳化所需的范围。本品使用的 pH 在 4 ~ 8 之间，以 pH 6 ~ 7 为宜。本品用量为 0.5% ~ 2%，可与酸碱性药物、钙镁离子配伍，但不宜与阳离子型表面活性剂或阳离子型药物合用。

例 9 - 3　含十二烷基硫酸钠的 O/W 型乳剂型基质

【处方】硬脂醇　250g　　　白凡士林　250g　　十二烷基硫酸钠　10g　　　丙二醇　120g

羟苯甲酯　0.25g　　羟苯乙酯　0.15g　　纯化水加至 1000g

【制法】取硬脂醇与白凡士林加热熔化，并保持在 75℃；另取月桂醇硫酸钠、丙二醇、羟苯甲酯与羟苯乙酯，溶于纯化水中，加热至与油相相同温度，搅拌下缓缓加入油相中，至凝固。

【注解】十二烷基硫酸钠为 O/W 型乳化剂，硬脂醇和白凡士林为油相，硬脂醇还起辅助乳化和稳定的作用，白凡士林有防止水分蒸发并形成油膜的作用，丙二醇为保湿剂。

3. 多元醇酯类

（1）硬脂酸甘油酯（glyceryl monostearate）　本品为单与双硬脂酸甘油酯的混合物，主要含单硬脂酸甘油酯。为白色蜡状固体，不溶于水，能溶于液状石蜡、脂肪油与植物油中。本品是乳化能力较弱的 W/O 型乳化剂，HLB 值为 3.8。与较强的 O/W 型乳化剂合用，作 O/W 型乳剂型基质的稳定剂与增稠剂，用量一般为 3% ~ 15%。

（2）聚山梨酯与脂肪酸山梨坦类　聚山梨酯即聚山梨酯类，HLB 值在 10.5 ~ 16.7 之间，为 O/W 型乳化剂；脂肪酸山梨坦即司盘类，HLB 值在 4.3 ~ 8.6 之间，为 W/O 型乳化剂。二者均无毒、中性，对热稳定，对黏膜及皮肤的刺激性小。它们均可单独用作乳剂型基质的乳化剂，但为调节 HLB 值而常与其他乳化剂合用，以使基质更加稳定。二者能与酸性盐、电解质配伍，但与碱类、重金属盐、酚类及鞣质均有配伍变化。聚山梨酯类能与某些酚类、羧酸类药物，如间苯二酚、麝香草酚、水杨酸等作用，使乳剂破坏。它还能与羟苯酯类、苯甲酸、季铵盐类等络合，使之部分失活，需要适当增加防腐剂的用量予以克服。

例 9 - 4　含脂肪酸山梨坦的 W/O 型乳剂型基质

【处方】单硬脂酸甘油酯　120g　　白凡士林　50g　　　蜂蜡　50g　　　液状石蜡　250g

石蜡　50g　　　　　　油酸山梨坦　20g　　聚山梨酯 80　10g　　氯甲酚　1g

纯化水加至 1000g

【制法】将单硬脂酸甘油酯、白凡士林、蜂蜡、石蜡、液状石蜡、油酸山梨坦加热熔化，在 80℃ 保温；另将聚山梨酯 80 与氯甲酚溶于热纯化水，并保持 80℃；在搅拌下将水相加入油相中，搅拌至冷凝。

【注解】处方中油酸山梨坦为主要乳化剂，聚山梨酯 80 用以调节适宜的 HLB 值，起稳定作用。处方中单硬脂酸甘油酯为较弱的 W/O 型乳化剂，对基质起稳定与增稠作用。

4. 聚氧乙烯醚类

（1）平平加 O（peregal O）　是以十八（烯）醇聚乙二醇 -800 醚为主要成分的混合物，HLB 值为 15.9，是 O/W 型非离子型表面活性剂。本品在冷水中的溶解度比热水大，性质稳定，耐酸、碱和电解质的能力强，对皮肤无刺激。一般用量为 5% ~10%。常与其他乳化剂及辅助乳化剂配合使用以制得稳定基质。

（2）乳化剂 OP　为烷基聚氧乙烯醚类非离子型表面活性剂，HLB 值为 14.5，是 O/W 型乳化剂。本品为棕黄色膏状物，易溶于水，对皮肤无刺激性，性质稳定，耐酸、碱、还原剂及氧化剂，对盐类较稳定。常与其他乳化剂合用。用量一般为油相重量的 5% ~10%。

例 9-5　含平平加 O 的 O/W 型乳膏基质

【处方】十六醇　100g　　　液状石蜡　100g　　　白凡士林　100g　　　平平加 O　2g

　　　　甘油　2g　　　　　尼泊金乙酯　1.5g　　蒸馏水加至 1000g

【制法】将十六醇、液状石蜡和白凡士林加热熔化，保持温度 90~92℃；另将甘油、平平加 O、尼泊金乙酯溶于热蒸馏水中，并保持 90~92℃；将油相缓缓加入水相中，按同一方向不断搅拌至冷凝，即得。

【注解】本基质与含羟基或羧基的化合物可形成络合物，使形成的乳膏基质被破坏。

（三）水溶性基质

水溶性基质是由天然或合成的水溶性高分子材料溶解于水中而制成的半固体软膏基质。此类基质易溶于水，无油腻性，能与水性物质或渗出液混合，易洗除，药物释放较快。该类基质可用于湿润或糜烂的创面，也常用于腔道黏膜或防油保护性软膏。水溶性基质主要为聚乙二醇和纤维素类。

1. 聚乙二醇（PEG）　PEG 是用环氧乙烷与水或乙二醇逐步加成聚合得到的水溶性聚醚，其通式为 $HOCH_2(CH_2OCH_2)_nCH_2OH$，药剂中常用 PEG 的平均相对分子量为 300~6000。平均分子量不同，所表现的性状不同。平均相对分子量在 700 以下是无色透明的黏稠液体；相对分子量大于 1000 的呈白色油膏状或蜡状，如 PEG1000 和 PEG1500 是糊状半固体；平均相对分子量在 2000 以上为固体。PEG 的黏度随分子量的增大而增大。固体 PEG 与液体 PEG 适当比例混合可得稠度适宜的半固体的软膏基质。此类基质易洗除，能与渗出液混合，能耐高温，不易霉败。缺点是吸水性较强，用于皮肤常有刺激感；对皮肤的保护润滑作用差，久用可引起皮肤干燥；不宜用于遇水不稳定的药物的软膏；与季铵盐类、山梨酯、羟苯酯类及某些酚类药物有配伍变化。

例 9-6　含 PEG 的水溶性基质

【处方】PEG4000（Ⅰ）　400g　　　PEG4000（Ⅱ）　500g　　　PEG400（Ⅰ）　600g

　　　　PEG400（Ⅱ）　500g

【制法】称取两种 PEG，在水浴上加热至 65℃，搅拌均匀至冷凝，即得。

【注解】处方Ⅱ的稠度大于处方Ⅰ，适合于夏天应用。PEG400 与 PEG4000 的比例可根据环境与所加药物的性质，加以调节。此基质极易溶于水，若与较多的水溶液配伍易引起稠度改变，故与水溶液配伍时应控制在 3% 以下。如需与 6% ~25% 水溶液配合时，可用 30~50g 硬脂酸取代等量的 PEG4000，以调节稠度。

2. 纤维素类　常用的纤维素有甲基纤维素、羟乙基纤维素及羧甲基纤维素钠等。本类为无臭、无味的白色粉末，在水中溶解成凝胶，对化学药品、光线、冷、热均较稳定，但忌与苯酚、间苯二酚、鞣酸、硝酸银配伍。

3. 其他水溶性基质　有甘油明胶（glycerogelatin）、淀粉甘油（glycerinum amyli）、天然树胶如西黄蓍胶、果胶、海藻酸钠、黄原胶、瓜儿胶、琼脂、合成的高分子聚合物如卡波姆及胶体硅酸镁铝等。

（四）常用附加剂

1. 保湿剂　软膏剂多含有水分，尤其是 O/W 型乳膏，其外相的水分易蒸发散失而使软膏变硬，此时常需加入保湿剂（humectants），如甘油、丙二醇、山梨醇、透明质酸等。

2. 防腐剂　软膏剂中存在的水分往往成为制剂受到细菌或霉菌等微生物污染的主要因素，添加防腐剂（antiseptics）能够有效防止制剂被微生物污染。常用防腐剂有羟苯甲酯、羟苯乙酯、苯甲酸、山梨酸、苯扎氯铵、溴化烷基三甲基铵、三氯叔丁醇等。

3. 抗氧剂　抗氧剂（antioxidants）的加入能够提高软膏剂的稳定性。合用金属离子络合剂时，能减弱制剂中微量金属离子的催化氧化作用。

三、软膏剂中药物的透皮吸收

药物透皮吸收包括释放、穿透及吸收三个阶段。释放指药物从基质中释放出来而扩散到皮肤上，穿透指药物通过表皮进入皮肤内，吸收指药物透入皮肤后通过血管或淋巴管进入体循环而产生全身作用。皮肤病灶深浅不同，要求药物作用的部位也不同。有些软膏局限在皮肤表面起作用不需透皮吸收，如具有消毒杀菌作用的硼酸软膏、防裂软膏和角质溶解剂等；有些药物要透过表皮才能在皮肤内部发挥疗效，如治疗皮炎的激素软膏，抗真菌的癣净软膏；某些药物须穿透真皮被吸收入血而产生全身的治疗作用，如治疗心绞痛的硝酸甘油软膏及其他抗过敏类软膏等。

软膏中药物可通过完整表皮与皮肤的附属器官两条途径吸收，前者是药物透皮吸收的主要途径。

（一）影响透皮吸收的因素

药物透皮吸收是一个极为复杂的过程，影响因素较多。除皮肤生理结构因素之外，还受皮肤状况、药物与基质的理化性质等因素的影响。其中，基质对软膏中药物的透皮吸收具有重要影响。

1. 基质的种类　软膏剂中药物的释放、穿透和吸收主要取决于药物本身的性质，但基质在一定程度上也能影响药物的透皮吸收。一般而言，基质对药物释放和穿透皮肤的促进作用大小顺序是：乳剂型基质 > 动物性油脂基质 > 植物性油类基质 > 矿物性油类基质。而水溶性基质透皮吸收或弱或强，不太一致。如在实际应用中，醋酸可的松软膏要求主药透入皮肤深部，所以采用 O/W 型乳剂基质，而水杨酸软膏其作用是软化角质层，不需要被吸收，所以采用凡士林基质。

2. 基质与药物的亲和力　基质对药物分子的亲和力不应太大，否则将影响药物向皮肤组织的分配。一般说来，药物和基质的亲和力小，药物从基质中释放容易，释放量也多，吸收率较高。在选择基质时，既要使药物溶解于基质中，又要使药物在皮肤与基质之间有较好的分配系数，即使药物对皮肤有较大的亲和力。

3. 基质的 pH　基质的 pH 能影响酸性药物与碱性药物的解离程度，因而影响药物的吸收。基质的 pH 小于酸性药物的 pK_a 或大于碱性药物的 pK_a 时，这些药物的非解离状态有显著的增加，脂溶性加大，因而有利于透皮吸收，反之，则影响穿透。

4. 基质对皮肤的水合作用　角质层中的角蛋白或其降解产物与水有一定的结合能力，称为水合作用。它是影响药物穿透皮肤的重要因素之一。由于水合作用能引起角质层细胞膨胀而使紧密结构疏松，皮肤间隙增大，降低皮肤屏障对药物扩散的阻力，大大促进了透皮吸收。如涂擦具有封闭作用的油脂性软膏时，能阻碍汗液及皮肤内水分的蒸发，增进角质层水合作用。通常角质层含水量为 5% ~ 10%，当含水量增加到 50% 以上时，渗透性可增加 4 ~ 5 倍。

（二）透皮吸收促进剂

皮肤对大部分药物而言是一道难以渗透的屏障，可加入氮酮、表面活性剂、非水溶剂、挥发油及某些药用辅料等作为促渗剂，以增强药物渗透皮肤屏障的能力。

四、软膏剂的制备

软膏剂在制备时基质、器皿应干热灭菌。

（一）制备方法及设备

1. 研和法 又称研合法、研磨法，适用于由半固体和液体组分组成的软膏基质的制备。操作时，一般把半固体状态的油脂性基质和研细过筛的药物粉末直接研磨混合制备成软膏剂。将药物研细过筛后，先用等量基质或适宜液体研磨成细腻糊状，然后等量递加其余基质至全量，研匀至无颗粒感即得。本法适用于少量软膏剂的制备，且药物不溶于基质中的情况。在实验室制备时可在乳钵中研磨，大量生产时可用电动研钵制备。

2. 熔和法 又称熔合法、融和法、熔融法，适用于油脂性基质的制备。由熔点较高的组分组成的基质，常温下不能均匀混合，须用熔和法。若主药可溶于基质者亦可用此法混入，或一些药材需用基质加热浸取其有效成分者也用此法。操作时，先将熔点较高的基质，如蜂蜡、石蜡、硬脂酸（55 ~ 60℃）等加热熔化，再按熔点高低依次加入熔化、搅拌混合均匀，滤过，加入药物，搅匀并至冷凝。制备的软膏如果不够细腻，需要通过软膏研磨机进一步研匀。图 9 - 1 是三滚筒式软膏研磨机工作原理示意图。软膏通过滚筒间隙时受到挤压和研磨，固体药物被研细且与基质混匀。

图 9 - 2 为油脂性基质软膏生产设备流程示意图，操作时将通蒸汽的蛇形管放入凡士林桶中，待凡士林完全熔化后，通过泵将其抽入夹层锅中，通 150℃蒸汽灭菌 1 小时，然后通过布袋过滤，再用泵抽入保温贮油槽中；配制前，先将油通过金属滤网接头滤入置于磅秤上的桶中，称重后再通过另一滤网接头滤入配料锅中，在搅拌下加入药物，并通过齿轮泵将物料不断循环，如此回流约 1 小时后将软膏通过出料管输入自动软膏锡管填充机的进料漏斗中进行填

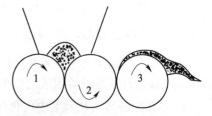

图 9 - 1 滚筒旋转方向示意图

充。此装置中的各段输送管道应考虑其加热和保温，以防冬季生产时管道被凝冻的凡士林阻塞。

3. 乳化法 适合于乳剂型软膏剂的制备。将处方中的油脂性和油溶性成分一起加热至 80℃左右成油溶液；另将水溶性成分溶于水中，并加热至 80℃左右成水溶液。两相混合时为了防止油相中的固体成分过早析出或凝结，使水相温度略高于油相温度。将水相逐渐加入油相中，边加边搅拌，直至冷凝。大量生产时，在温度降低至 30℃时再通过胶体磨或软膏研磨机使其更细腻均匀。

乳化法中水、油两相的混合有三种方法：①两相同时掺合，适用于大批量的机械操作；②分散相加到连续相中，适用于含小体积分散相的乳剂系统；③连续相加到分散相中，适用于多数乳剂系统。如制备 O/W 型乳膏基质时，在搅拌下将水相缓缓加到油相内，开始水相的量小于油相，先形成 W/O 型乳液，继续把水相加入油相时，乳液黏度继续增加，直到 W/O 型乳液水相的体积增加到最大限度，超过此限，乳液黏度降低，发生转相而成为 O/W 型乳液，使内相（油相）分散得更细，冷却后形成 O/W 型乳剂型基质。

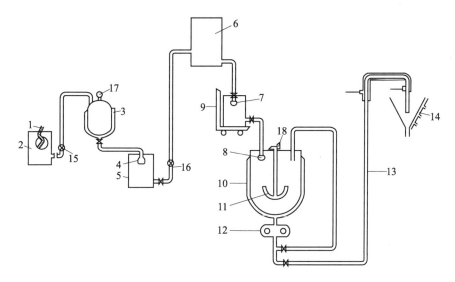

图 9 - 2　大量生产软膏剂设备示意图

1. 蛇形管；2. 凡士林桶；3. 夹层锅；4. 布袋；5. 接受桶；6. 贮油槽；

7、8. 滤网接头；9. 磅秤；10. 混合器；11. 搅拌器；12. 齿轮泵；

13. 出料管；14. 夹层加料斗；15、16. 泵；17. 压力表；18. 齿轮

乳化法使用的乳化机主要有三种类型：乳化搅拌机、胶体磨和均质机。

影响乳剂型基质质量的因素：①搅拌速度。如搅拌速度过小，达不到充分混合的目的，搅拌速度过大，会将气泡带入体系，使之成为三相体系，使乳状液不稳定；此外，有间隔的搅拌方式比连续搅拌方式效果要好。②乳化温度。乳化温度取决于两相中所含有高熔点物质的熔点，另一方面在乳化过程中基质的黏度会增加很多，提高温度，降低黏度有利于基质各成分的混合均匀，一般控制在75～85℃。如有转相温度，则乳化温度应控制在转相温度附近。③乳化时间。要根据油相与水相的容积比、两相的黏度及生成乳状液的黏度、乳化剂的类型及用量、乳化温度及乳化设备等来确定。④稠度控制。按处方制备的软膏应稠度适中，以保证乳膏的质量。

4. 中药软膏剂　中药软膏剂早在战国时代就有记载，如"膏臊""豕膏"等。至魏晋南北朝时期，主要医书记载出现了眼药膏这一新剂型。中药软膏剂是中医外治法的主要剂型形式，且一直使用至现代，在中医内外妇儿科皆有广泛的应用。传统中药软膏除熬制油膏外，还有许多以药物与油脂、犬胆、鸡卵、蜂蜜、谷汁等基质直接拌和的糊膏。

中药软膏剂制备方法与一般软膏剂基本相同，其药材处理方法如下：①药材干燥并粉碎成细粉后与基质混合；②先制成浸出物经适当处理后再与基质混匀；③有些药材可用植物油浸泡、加热浸取有效成分后，滤取油浸液再与基质混匀，或用油与基质共同加热浸取，去渣后冷凝即得。为了便于长期贮存，常加入适量防腐剂。

（二）加入药物的一般方法

1. 基质的处理　油脂性基质一般在加热熔融后通过数层细布或120目铜丝筛网趁热滤除去杂质，然后加热至150℃灭菌1小时，并除去水分。

2. 药物加入基质的方法

（1）药物不溶于基质或基质的任何组分时，宜先用适宜方法将药物粉碎成细粉。将药粉与少量基质或液体组分，如液状石蜡、植物油、甘油等研匀成糊状，再与其余基质混匀。

（2）药物溶于油脂性基质或水溶性基质时，可分别制备溶液性软膏。如果是油溶性药物，把药物先溶解在液体油中，然后与其余的油脂性基质混合均匀；如果药物溶解于水溶性基质（如PEG）中，

把药物溶解在少量水或液体水溶性基质，然后加其余的水溶性基质混合均匀。

（3）药物溶解在乳剂型基质的某一相时，油溶性药物溶解在油相，水溶性药物溶解在水相，然后分别与其他相混合制备乳剂型软膏剂。

（4）把水溶性药物掺和在油脂性基质时，先把水溶性药物溶解在少量水中，用羊毛脂或吸水性基质混匀，再与其余基质混匀。

（5）半固体黏稠性药物（如鱼石脂）不易与凡士林直接混合，可先加等量蓖麻油或羊毛脂混匀，再与其他基质混合。

（6）处方中有挥发性共熔成分（如樟脑、薄荷脑、麝香草酚等）共存时，先研磨至共熔后再与基质混匀。

（7）中药浸出物为液体（如煎剂、流浸膏）时，先浓缩至膏状再加入基质中。固体浸膏可加少量水或稀醇等研成糊状，再与基质混合。

（三）软膏剂的举例

1. 油脂性基质软膏剂

例 9 - 7　清凉油

【处方】樟脑　160g　　薄荷脑　160g　　薄荷油　100g　　　桉叶油　100g

　　　　石蜡　210g　　蜂蜡 90g　　氨溶液（10%）　6.0ml　　凡士林　200g

【制法】先将樟脑、薄荷脑混合研磨使其共熔，然后与薄荷油、桉叶油混合均匀，另将石蜡、蜂蜡和凡士林加热至110℃（除去水分），必要时滤过，放冷至70℃，加入芳香油等，搅拌，最后加入氨溶液，混匀即得。

【注解】本品用于止痛止痒，适于伤风、头疼和蚊虫叮咬。处方中油脂性基质石蜡、蜂蜡和凡士林用量配比应随原料熔点不同加以调整。

2. 乳剂型基质软膏剂

例 9 - 8　阿昔洛韦乳膏

【处方】阿昔洛韦　40g　　单硬脂酸甘油酯　40g　　硬脂酸　120g　　白凡士林　50g

　　　　液状石蜡　100g　　甘油　100g　　　三乙醇胺　4.5g　　十二烷基硫酸钠　4g

　　　　羟苯乙酯　1.5g　　纯化水加至1000g

【制法】将阿昔洛韦研细后通过60目筛，备用。取硬脂酸甘油酯、硬脂酸、白凡士林及液状石蜡加热熔化，作为油相，80℃保温；另将甘油及纯化水加热至85℃，再加入十二烷基硫酸钠及羟苯乙酯溶解，作为水相；然后将水相缓缓倒入油相中，边加边搅，直至冷凝，即得乳剂型基质；将过筛的阿昔洛韦加入上述基质中，搅拌均匀即得。

【注解】本品用于皮肤单纯疱疹病毒感染。本处方中单独使用胺皂或十二烷基硫酸钠，不仅用量多，且乳膏稳定性不理想，使用混合乳化剂效果更好。

3. 水溶性基质软膏剂

例 9 - 9　壬二酸软膏

【处方】壬二酸　150g　　PEG400　428g　　PEG4000　172g　　丙二醇　250g

【制法】取壬二酸、PEG400、PEG4000 与丙二醇，水浴加热熔化（60~70℃）搅拌均匀冷凝，即得。

【注解】丙二醇为保湿剂。本品可用于治疗黑头粉刺和感染性粉刺。

对于易受光、氧化物、湿度影响的药物，可以先将其制备成包合物以提高其稳定性，再进一步制备成软膏剂。

例 9 - 10　喜树碱包合物软膏

【处方】喜树碱:β-环糊精（1:5）　　硬脂酸　3.0g　　单硬脂酸甘油酯　7.0g
　　　　液状石蜡　8.0g　　　　　　甘油　6.0g　　三乙醇胺　1.0g
　　　　普朗尼克 F68　1.0g

【制法】取一定量的 β-环糊精加温水研成糊状物，置 50℃ 水浴上，按喜树碱:β-环糊精 1:5 的比例称取喜树碱置于乙醚中，滴入 β-环糊精，研磨 40 分钟，挥去乙醚，糊状物置于遮光干燥器内干燥，干燥的包合物用少量的异丙醇洗 2 次，抽干，置上述干燥器内干燥，然后称重，研磨成粉，过 6 号筛备用。

　　称取处方量硬脂酸、单甘酯、液状石蜡，置蒸发皿中，在水浴中加热至 70~80℃ 熔化为油相，75℃ 保温；另取蒸馏水、甘油、普朗尼克 F68 及三乙醇胺，在水浴中加热至同一温度，作为水相。然后将水相在搅拌状态下滴于油相中，搅拌至冷却。按 0.03% 的浓度称取喜树碱包合物，按等量稀释法分别混匀加入上述空白基质中即可。

【注解】本品用于治疗银屑病，喜树碱用 β-环糊精制成包合物后可降低喜树碱对光的敏感性，从而提高其稳定性。

五、软膏剂的质量评价

（一）主药含量测定

需采用适宜的溶剂将药物从软膏中溶解提出，再根据药典或其他相关标准和方法测定其含量。

（二）物理性质检测

物理性质的检测项目有熔点或滴点、黏度、稠度、pH、外观等。

熔程采用《中国药典》方法或用显微镜熔点测定仪测定，一般软膏剂的熔程以接近凡士林的熔程（38~60℃）为宜。生产上多采用滴点在 45~55℃ 的标准。

一般对牛顿流体（如液状石蜡等）以其单纯黏度即能说明其流动性质，可用旋转式黏度计（图 9-3a）测定其黏度。而非牛顿流体（如凡士林等）除黏度外，尚伴随着塑变值、塑性黏度及触变指数等流变性质，这些因素的总和统称为稠度，可用插入式稠度计（图 9-3b）测定其稠度。

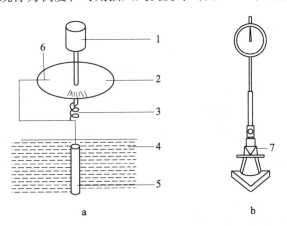

图 9 - 3　黏稠度测定装置

a. 旋转式黏度计结构示意图；b. 插度计

1. 同步电机；2. 刻度盘；3. 游丝；4. 被测试品；5. 转子；6. 指针；7. 锥体

酸碱度以近中性为宜，乳膏基质宜小于 8.5。物理性状应色泽均一、质地细腻、无粗糙感、无污物等。混悬型软膏还需检查粒度，照粒度和粒度分布测定法（《中国药典》通则）检查，不得检出大于 180μm 的粒子。

（三）刺激性

皮肤用软膏采用家兔背部皮肤试验，黏膜用软膏采用家兔眼黏膜试验，观察 24 小时有无发红、发疹、起泡、充血、流泪或其他过敏现象。

（四）装量

按照最低装量检查法（《中国药典》通则 0942）检查，应符合规定。

（五）无菌及微生物限度检查

用于烧伤或严重创伤的软膏剂与乳膏剂，按照无菌检查法（《中国药典》通则 1101）检查；微生物限度检查参照《中国药典》通则 1105 进行，均应符合规定。

（六）稳定性

软膏剂的稳定性要求，主要有性状（酸败、异臭、变色、分层、涂展性）、鉴别、含量测定、卫生学检查、皮肤刺激性试验等方面，在一定的贮存期内应符合规定要求。

（七）药物释放、穿透及吸收的测定

测定方法有体外试验法和体内试验法。体外试验法有离体扩散池法、半透膜扩散法、凝胶扩散法和微生物扩散法等；体内试验法一般将软膏涂于人体或动物皮肤上，经一定时间后进行测定。

六、软膏剂的包装与贮藏

软膏剂的包装容器有塑料盒、塑料管和锡管、铝管。塑料管性质稳定，但因有透湿性，长期贮存软膏可能失水变硬。包装用的金属管一般内涂环氧树脂隔离层。

除另有规定外，软膏剂、糊剂应遮光密闭贮存；乳膏剂应遮光密封，宜置 25℃ 以下贮存，不得冷冻。

第二节　眼膏剂

一、眼膏剂的特点

眼膏剂（eye ointments）系指由原料药物与适宜基质均匀混合，制成无菌溶液型或混悬型膏状的眼用半固体制剂。眼膏剂的基质主要由油脂性基质组成。

眼膏剂的特点是：①基质具有无水和化学惰性的特点，宜于配制遇水不稳定的眼用制剂，如某些抗生素；②与滴眼剂相比眼膏剂在结膜囊内保留时间长，从而起到长效作用；③能减轻眼睑对眼球的摩擦，有助于角膜损伤的愈合，常用于眼科术后用药；④夜晚使用减少给药次数，延长眼内滞留时间。眼膏剂的缺点是有油腻感并使视力模糊。

眼膏剂作为直接用于眼部发挥治疗作用的制剂，其无菌要求和灭菌工艺是其产品质量的重要保障。此外，眼用制剂在启用后最多可使用 4 周。

二、眼膏剂的制备

一般先制备眼膏基质，基质应过滤并灭菌；然后采用适宜方法加入药物，不溶性药物应预先制成极细粉，再制备成眼膏剂。

（一）眼膏基质的制备

例9－11　眼膏基质

【处方】黄凡士林　80g　　　　灭菌液状石蜡　10g　　　　无水羊毛脂　10g

【制法】取无水羊毛脂，液状石蜡及黄凡士林置适宜容器内，加热熔化后，趁热过滤，滤液于150℃干热灭菌1小时，即得。于密闭、凉处保存。

【注解】白凡士林对眼黏膜有刺激性，不宜选用。

（二）眼膏剂的制备

1. 如主药溶于水且性质稳定，可用适量的注射用水溶解，加火菌眼膏基质，研和至水吸尽，再递加其余基质，研匀。

2. 如药物不溶于水或不宜用水溶解，须在无菌条件下将药物研细并通过9号筛，再与基质研匀，无菌分装，质量检查合格后，包装。

三、眼膏剂的质量评价

眼膏剂应均匀、细腻、无刺激性，并易涂布于眼部，便于药物分散和吸收。应进行粒度、金属性异物、重量差异、装量差异、局部刺激性、微生物限度和无菌检查。

四、眼膏剂的举例

例9－12　氢溴酸后马托品眼膏

【处方】氢溴酸后马托品　20.0g　　　　眼膏基质加至1000g

【制法】按无菌操作法，取氢溴酸后马托品置无菌乳钵中，加入少量灭菌液状石蜡，充分研磨后，分次加入眼膏基质，随加随研匀，制成1000g，含量测定合格后无菌分装，即得。

【注解】①本品有毒性，操作时应注意调配均匀；②氢溴酸后马托品在水中溶解度为1：6，在热水中易溶；③本品遇光易变质。水溶液遇碱性盐或碱性物质即析出游离的后马托品，遇高温易水解产生莨菪醇及杏仁醇，药效降低。

▷ 第三节　凝胶剂

一、概述

凝胶剂（gels）系指原料药物与能形成凝胶的辅料制成的具凝胶特性的稠厚液体或半固体制剂。凝胶是指可被水溶胀的半固体交联聚合物网络，由高分子基质制成的凝胶剂又称为胶浆剂，乳状液型凝胶剂又称为乳胶剂（emulgels）。小分子无机药物（如氢氧化铝）凝胶剂是由分散的药物胶体小粒子以网状结构存在于液体中，具有触变性，静止时形成半固体而搅拌或振摇时成为液体，也称混悬型凝胶剂。乳状液型和混悬型凝胶剂属两相分散系统。局部用凝胶剂属单相分散系统，有水性与油性凝胶剂之分，水性凝胶基质一般由水、甘油或丙二醇与高分子材料构成；油性凝胶基质由液状石蜡、聚氧乙烯或脂肪油与胶体硅或铝皂、锌皂制成。必要时可加入保湿剂、防腐剂、抗氧剂、乳化剂、增稠剂和透皮吸收促进剂等附加剂。

凝胶剂按基质类型可分为亲水性凝胶、亲脂性凝胶与乳剂型凝胶。随着新技术的发展与应用，出现了环境敏感性智能型凝胶、脂质体凝胶、快速响应水凝胶、β-环糊精包合物凝胶、微乳凝胶、微粒凝胶、黏膜黏附聚合物凝胶、中药凝胶等新型凝胶剂。

凝胶剂制作简单。以亲水性高分子材料为基质的凝胶剂，能提高药物局部浓度、延长药物的释放或扩散过程，具有比其他剂型生物利用度高、稳定性好、不良反应少及使用方便、舒适等多种优点，临床应用较多。凝胶剂可容纳中药复方的极细粉末、提取物等，适合中药复方制剂的生产现状，便于推广应用，可作为中药传统外用制剂改进的一种选择。

二、凝胶剂基质

（一）水性凝胶基质

构成水性凝胶（hydrogel）基质的高分子材料有天然、半合成和合成三大类。天然高分子材料常用的有淀粉类、海藻酸盐、植物胶和动物胶等。半合成高分子材料有改性纤维素、改性淀粉等。合成高分子材料常用聚乙烯吡咯烷酮、聚乙二醇、聚乙烯醇、乙烯聚合物、丙烯酸类聚合物等。

水性凝胶基质的形成机制是由于水性凝胶材料中亲水基—OH、—COOH、—CONH 等的存在，使亲水性凝胶在生理温度、体内 pH 及离子强度下，可吸水膨胀 10%~98%。将吸收的水性成分束缚在其高分子链交联形成的网格中，从而使凝胶剂基质呈具有弹性的半固体性质。

水性凝胶基质能黏附在皮肤或黏膜上，易清洗，无油腻感，能吸收组织渗出液，不妨碍皮肤正常生理功能。但润滑作用差，易失水和霉变，常需加入保湿剂和防腐剂。

1. 卡波姆（carbomer） 又译作卡波沫，化学名为聚羧乙烯（carboxypolymethylene，CP），商品名为卡波普（carbopol），属丙烯酸类，是丙烯酸与丙烯基蔗糖或季戊四醇烯丙醚交联而成的高分子聚合物，其分子结构中含有 52%~68% 的酸性基团。卡波姆作为优良的凝胶基质被广泛应用。

卡波姆为白色、疏松的粉末，引湿性强，可溶于乙醇和甘油，在水中能迅速溶胀但不溶解。本品在水中形成低黏度的酸性水分散体（pH 2.7~3.5），无毒、无刺激性，与皮肤、黏膜有良好耦合性。其水分散体加碱中和后，形成透明而稠厚的凝胶，pH 6~11 时黏度和稠度最大，pH < 3 或 pH > 12 时黏度降低。

根据聚合物单体的不同结构，卡波姆可分为两类：卡波姆 900 系列和卡波姆 1300 系列，前者由丙烯酸单聚物与烯丙基蔗糖或烯丙基季戊四醇交联而得，后者为丙烯酸-烷基异丁烯酸共聚物与烯丙基季戊四醇交联的聚合物。常用的有卡波姆 910、934、934 P、940、941、971 P、974 P 和 1342（"P" 表明可作为内服制剂辅料使用）。不同型号卡波姆相对分子质量及交联度不同，性质与用途也不同，在药剂中主要用作增稠剂、助悬剂、黏合剂、凝胶剂的基质和缓释、控释制剂的骨架材料等，常用浓度为0.1%~3%，在很低的用量下（0.25%~0.5%）就能产生高效的增稠作用，从而制备出具有很宽黏度范围和不同流变性的凝胶制剂。可用于制备皮肤、眼、口腔、超声诊断用凝胶剂。

卡波姆凝胶基质无油腻性，涂用舒适。但本基质易被电解质、强酸、强碱等破坏，故应注意与阳离子药物、强酸碱等的配伍。

2. 羧甲基纤维素钠 是一种具有黏合、助悬、增稠、乳化、缓释作用的纤维素衍生物，在半固体制剂中用作凝胶基质。其 1% 水溶液的 pH 为 6.5~8.5，当 pH 大于 10 或小于 5 时，黏度显著下降，在pH 为 7 左右时保护胶体性最佳。对热较稳定，但在 20℃ 以下黏度迅速上升，45℃ 左右则变化缓慢，80℃ 以上较长时间加热可使胶体变化而黏度显著下降。

3. 壳聚糖（chitosan） 是甲壳素进行部分或完全脱乙酰化的产物，属大分子阳离子聚合物，在水中可形成凝胶。形成凝胶后可以包裹药物，既可减轻药物对皮肤及胃肠道的刺激，又可控制药物的释放速率。壳聚糖来源广泛，无毒，具有良好的组织相容性、生物可降解性和黏附性。

（二）原位凝胶剂基质

原位凝胶剂的形成机制是利用高分子材料对外界环境的响应，使聚合物在生理条件下发生分散状态或构象的可逆变化，完成由溶液向凝胶的转化过程。

1. 结冷胶（gellant gum） 结冷胶是微生物代谢胶，是由伊乐藻假单胞菌（Pseudomonas elodea）在有氧发酵条件下产生的一种阴离子型脱乙酰化细胞外多糖，由一分子 α - L - 鼠李糖、一分子 β - D - 葡萄糖醛酸和二分子 β - D - 葡萄糖的四糖重复单元聚合而成。Gelrite 溶解于 90℃ 的水中，呈无序的线团状，降低温度可逆地转化为半交错半并行的逆时针双螺旋联接带。溶液中的一价或二价阳离子与聚合物链上的羧基络合，参与形成稳定双螺旋的链间氢键。每二条双螺旋逆向聚集，构成三维凝胶网络。与一价离子形成的凝胶为热可逆凝胶，与二价离子形成的凝胶为热不可逆凝胶。

2. 泊洛沙姆（poloxamer） 泊洛沙姆是聚氧乙烯和聚氧丙烯组成的嵌段共聚物，其中聚氧乙烯链段分子量比例在 10% ~80%。泊洛沙姆溶液的胶凝温度受聚氧乙烯链段和聚氧丙烯链段的比例、聚合物浓度和溶液中电解质的影响，随聚氧乙烯链段的增加，其胶凝温度增加。

3. 海藻酸钠（alginate sodium） 海藻酸钠为褐藻的细胞膜组成成分，是由 β - D - 甘露糖醛酸和 α - L - 葡萄糖醛酸残基通过 1,4 - 糖苷键连接构成的线型多糖类嵌段共聚物。海藻酸钠为无臭、无味、白色至淡黄色的粉末，能缓慢溶于水中，其水溶液的黏度与 pH 和离子强度有关，pH 小于 4 时或在其水溶液中加入二价或三价金属离子形成凝胶，pH 大于 10 时不稳定。

4. 卡波姆 卡波姆分子中存在大量的羧基，加入碱类使羧基离子化，由于负电荷间的排斥作用导致分子链膨胀、伸展并相互缠结形成凝胶。

三、凝胶剂的制备及举例

（一）水性凝胶剂的制备及举例

凝胶剂的制备通常是将基质材料在溶剂中溶胀，制备成凝胶基质，再加入药物溶液及其他附加剂。水溶性药物可以先溶于水或甘油中，水不溶性药物粉末与水或甘油研磨后，再与凝胶基质混合，最后定量，搅拌均匀即可。对有无菌度要求的凝胶剂，应注意无菌操作或采用适宜的方法灭菌。制备凝胶剂时应考虑基质溶胀、溶解的条件，加入药物和附加剂对基质的影响，pH 对稠度的影响（如卡波姆）等。同时也应注意基质与其他成分的配伍禁忌。

例 9 - 13　奥硝唑凝胶

【处方】奥硝唑　5g　　　95% 乙醇　120g　　　三乙醇胺　9g　　　丙二醇　50g
　　　　卡波姆 940　5g　　　纯化水加至 500g

【制法】将卡波姆 940 加入纯化水，充分溶胀后配制成 4% 的水溶液，加入丙二醇和适量纯化水混合均匀，搅拌下加入三乙醇胺使成凝胶基质；将奥硝唑溶于 95% 乙醇中，在不断搅拌下将其加入凝胶基质中，再加入剩余纯化水至全量，搅匀即得。

【注解】奥硝唑具有良好的抗厌氧菌、抗滴虫和抗原虫作用，在 95% 乙醇中较易溶解，三乙醇胺用来调节凝胶基质的 pH 及稠度。丙二醇为保湿剂与促渗剂。本品用于治疗痤疮等感染性疾病。

（二）原位凝胶剂的制备及举例

例 9 - 14　利巴韦林眼用原位凝胶剂

【处方】利巴韦林　10g　　　海藻酸钠　10g　　　羟丙甲纤维素　10g　　　乙二胺四乙酸二钠　2g
　　　　苯扎溴铵　0.1g　　　去离子水加至 1000g

【制法】将利巴韦林加入去离子水中溶解后，加入海藻酸钠、羟丙基甲基纤维素、乙二胺四乙酸二钠及苯扎溴铵，搅拌均匀，热压灭菌，即得。

【注解】本处方用于治疗角膜炎、结膜炎等。

四、凝胶剂的质量评价

凝胶剂应均匀、细腻，在常温时保持胶状，不干涸或液化。一般应检查 pH。除另有规定外，凝胶剂应进行粒度、装量、无菌及微生物限度的检查。

>>> 知识链接 ○--

关于高分子溶液、水性凝胶基质软膏与凝胶的那些事

高分子可分为天然、半合成和合成三类。天然高分子材料常用的有淀粉类、海藻酸盐、植物胶和动物胶等，如淀粉、海藻酸钠、阿拉伯胶、西黄蓍胶、琼脂和明胶等。半合成高分子材料有改性纤维素、改性淀粉等，如甲基纤维素（MC）、乙基纤维素（EC）、羧甲基纤维素钠（CMC－Na）、羟丙基纤维素（HPC）、羟丙甲纤维素（HPMC）、壳聚糖（chitosan）等。合成高分子材料常用聚乙烯吡咯烷酮，聚乙二醇（PEG），聚乙烯醇（PVA），乙烯聚合物，丙烯酸类聚合物如卡波姆、聚丙烯酸、丙烯酸树脂等。采用适宜方法可实现高分子溶液、水性凝胶基质软膏与凝胶之间的成功制备与相互转化。

众所周知，制备高分子溶液时首先要经过溶胀过程，即水分子渗入到高分子化合物分子间的空隙中，与高分子中的亲水基团发生水化作用而使体积膨胀，结果高分子空隙间充满了水分子，这一过程称有限溶胀。至此，凝胶已宣告形成。由于高分子空隙间存在水分子降低了高分子分子间的作用力（范德华力），溶胀过程继续进行，辅之以搅拌或加热等干预手段，最后高分子化合物完全分散在水中形成高分子溶液，这一过程称为无限溶胀。一些亲水性高分子溶液如明胶水溶液、琼脂水溶液具有胶凝性，在温热条件下为黏稠性流动液体，当温度降低时，高分子溶液就形成网状结构，分散介质水被全部包含在网状结构中，至此，形成了不流动的半固体状物，即是凝胶。

且慢，水性凝胶基质软膏呢？别急！软膏的水溶性基质是由天然或合成的水溶性高分子材料溶解于水中而制成的半固体软膏基质。水性凝胶基质的形成机制是由于水性凝胶材料中亲水基—OH、—COOH、—CONH 等的存在，使亲水性凝胶在生理温度、体内 pH 及离子强度下，可吸水膨胀10％～98％。将吸收的水性成分束缚在其高分子链交联形成的网格中，从而使凝胶剂基质呈具有弹性的半固体性质。这段描述怎么这么眼熟？这不就是凝胶么？！

往高分子溶液、水性凝胶基质/凝胶基质中加入药物溶液及其他附加剂，我们就得到了高分子溶液剂、水性凝胶基质软膏剂与凝胶剂。

药剂学原来可以幻变如此！你还能找出多少通过改变高分子的溶解从而制备出的剂型呢？

--○

◎ 第四节　贴膏剂

一、概述

贴膏剂（plasters）系指将原料药物与适宜的基质制成膏状物、涂布于背衬材料上供皮肤贴敷、可产生全身性或局部作用的一种薄片状柔性制剂。贴膏剂包括凝胶贴膏（原巴布膏剂或凝胶膏剂）和橡胶贴膏（原橡胶膏剂），二者的区别主要在于膏体层所使用的基质不同。

贴膏剂通常由三层组成：①支撑层，即含有活性物质的膏体层；②背衬层，作为载体，常用棉布、无纺布、纸等；③盖衬层，覆盖膏体表面，起防黏和保护制剂的作用，常用防黏纸、塑料薄膜、铝箔－聚乙烯复合膜、硬质纱布等。

贴膏剂的膏体层主要由基质组成，根据需要还可加入表面活性剂、乳化剂、保湿剂、抑菌剂或抗氧剂等。

贴膏剂一般应密封、置阴凉处贮藏。使用时预先清洁皮肤，打开包装后移除盖衬层，将膏体层面向皮肤紧密贴合，还可适当辅以揉搓、热熨以促进膏体内药物的释放和透皮吸收。禁用于急性、亚急性炎症及糜烂渗出性皮肤病以及水疱、结痂和溃疡性病变部位；多毛部位不宜使用。

二、凝胶贴膏

凝胶贴膏（gel plasters）系指原料药物与适宜的亲水性基质混匀后涂布于背衬材料上制成的贴膏剂。20 世纪 70 年代，受古老的泥罨剂启发，日本、欧洲将泥状巴布剂逐渐改进为定型巴布剂，即凝胶贴膏。

凝胶贴膏的特点是：①载药量大，尤其适合中药浸膏；②能提高角质层水化作用，与皮肤亲和性强，有利于药物透皮吸收；③生产过程中不使用有机溶剂，安全、环保；④亲水性基质透气、耐汗，不易刺激皮肤或引发过敏；⑤耐老化、可反复揭帖，不污染衣物、易洗除；⑥联合应用透皮吸收控释技术，能平稳血药浓度，持久发挥药效。

凝胶膏剂的基质又称为水凝胶型压敏胶，对制剂成型和使用效果影响显著，一般应符合以下要求：①不影响主药的稳定性，载药后对基质稳定性亦无不良影响；②有适当的弹性、黏性和保湿性；③对皮肤无刺激和过敏性；④不在皮肤上残存，不因汗水、温度作用而软化流淌，稳定性良好。

基质主要由黏着剂、保湿剂、填充剂和透皮吸收促进剂组成，还可加入软化剂、表面活性剂、防腐剂、抗氧剂等其他成分。

黏着剂可采用亲水性高分子材料，包括天然材料海藻酸盐、明胶、琼脂、西黄蓍胶、阿拉伯胶、黄原胶、淀粉等，半合成及合成材料羧甲纤维素及其钠盐、甲基纤维素、聚丙烯酸钠、聚乙烯醇、聚维酮、卡波姆等，交联凝胶材料聚丙烯酸及其钠盐、以甘羟铝为交联剂、枸橼酸或酒石酸为调节剂。

保湿剂用于抑制水分蒸发损失、保持膏体含水量、维护黏性，常用甘油、山梨醇、丙二醇、聚乙二醇等。

填充剂可用于提高药物的分散度和均匀性，同时改善基质的黏弹性，常用高岭土、氧化锌、碳酸钙、微粉硅胶、硅藻土和干燥氢氧化铝凝胶等。

凝胶贴膏的制备工艺流程如图 9 - 4 所示。

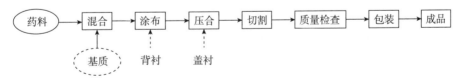

图 9 - 4　凝胶贴膏的制备工艺流程图

例 9 - 15　活血止痛膏

【处方】活血止痛浸膏　220g　　　薄荷醇　0.2g　　　氮酮　0.5g　　　聚丙酸部分中和物　2g
羧甲基纤维素钠　10g　　　高岭土　1g　　　甘羟铝　0.18g　　甘油　23g
依地酸二钠　0.2g　　　酒石酸　0.9g　　　聚乙烯醇　6g　　明胶　3g
羟苯甲酯　0.5g　　　纯化水　32.27g

【注解】本品为凝胶膏剂。

【制法】按处方量称取薄荷醇、氮酮混合均匀，得 A 相；另取聚丙酸部分中和物、羧甲基纤维素钠、高岭土、甘羟铝、甘油、依地酸二钠，混合均匀，得 B 相；在不断搅拌下将 B 相缓慢加至 A 相中，得 C 相；取酒石酸、聚乙烯醇、明胶、羟苯甲酯，加入适量水溶解，得 D 相；取活血止痛浸膏加入 D 相内，混合均匀，倒入 C 相并快速搅拌使充分交联；所得凝胶均匀涂布在无纺布上，切割，即得。

【适应证】活血止痛。用于跌打扭伤、腰痛背痛等症。

三、橡胶贴膏

橡胶贴膏（adhesive plasters）系指原料药物与橡胶等基质混匀后涂布于背衬材料上制成的贴膏剂。

橡胶贴膏黏着力强，携带使用方便，不污染衣物；但膏层薄、载药量少，对皮肤有一定刺激性；不含药者又称胶布。

橡胶贴膏的基质则包括以下组分：①橡胶或热塑性橡胶，是构成基质的主要组分，低传热、有弹性，不透气、不透水；②增黏剂，多为树脂类，包括天然松香、甘油松香酯、氢化松香等；③柔化剂（或软化剂），常用凡士林、羊毛脂、液状石蜡、植物油等，用于改善可塑性、柔软性，增强耐寒度和黏性；④填充剂，常用氧化锌，与松香酸反应生成松香酸锌盐，增强基质黏性，降低松香酸对皮肤的刺激性，兼具缓和与收敛作用；热压工艺中还常用锌钡白，遮盖力强、硬度大。

常用制备方法有溶剂法和热压法。溶剂法常用汽油和正己烷，其工艺流程如图 9 - 5 所示。

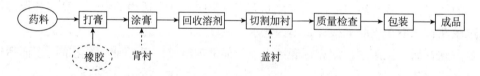

图 9 - 5　橡胶贴膏的制备工艺流程图

热压法利用处方中油脂性药物浸泡橡胶，待充分溶胀后加入其他组分，炼压均匀、涂膏盖衬。此法不用溶剂、无需回收，但成品光滑度稍逊。

例 9 - 16　伤湿止痛膏

【处方】伤湿止痛用流浸膏　50g　　水杨酸甲酯　15g　　颠茄流浸膏　30g　　芸香浸膏　12.5g

　　　　薄荷脑　10g　　　　　　　冰片　10g　　　　　樟脑　20g　　　　　基质　600g

【注解】本品为橡胶膏剂。

【制法】7 味中药粉碎成粗粉，用 90% 乙醇制成相对密度约为 1.05 的流浸膏；按处方量称取各药，另加 3.7 ~ 4.0 倍重的由橡胶、松香、羊毛脂、凡士林、液状石蜡等制成的基质，制成涂料，进行涂膏，切断，盖衬，切成小块，即得。

【适应证】祛风湿，活血止痛。用于风湿性关节炎、肌肉疼痛、关节肿痛。

四、贴膏剂的质量评价

贴膏剂的膏料应涂布均匀，膏面应光洁、色泽一致，应无脱膏、失黏现象，背衬面应平整、洁净、无漏膏现象。

根据原料药物和制剂的特性，除来源于动、植物多组分且难以建立测定方法者之外，贴膏剂的含膏量、含量均匀度、释放度、黏附力、微生物限度等应符合要求。

凝胶贴膏还应检查赋形性，橡胶贴膏还应检查耐热性。

制备过程中使用有机溶剂者，必要时应检查残留溶剂。

答案解析

目标测试

一、A1 型题（最佳选择题）

1. 关于乳剂基质的叙述，错误的是（　　）

　　A. O/W 型乳剂型软膏剂也称为"冷霜"

　　B. 乳剂型基质有水包油（O/W）型和油包水（W/O）型两种

　　C. 乳剂基质的油相多为固相

　　D. O/W 型基质软膏中的药物释放与透皮吸收较快

　　E. 一价皂为 O/W 型乳剂基质的乳化剂

2. 下列关于油脂性基质的叙述，正确的是（　　）

　　A. 硅酮是一类具有表面活性的物质

　　B. 石蜡与液状石蜡为天然油脂性化合物

　　C. 硅酮即为二甲基硅油

　　D. 蜂蜡在 W/O 型基质中起稳定作用

　　E. 羊毛脂可吸收 2 倍量的水而形成 O/W 型乳剂基质

3. 下列关于水性凝胶剂的叙述，错误的是（　　）

　　A. 水性凝胶剂基质易于涂展与清除，无油腻感

　　B. 水性凝胶剂基质能吸收组织液，不妨碍皮肤正常生理功能

　　C. 水性凝胶剂基质对药物释放快

　　D. 水性凝胶剂基质润滑性好

　　E. 水性凝胶剂基质易失水与霉变，常需要加保湿剂和防腐剂

4. 凝胶贴膏曾经又称为（　　）

　　A. 橡胶膏剂　　　　　　　B. 黑膏药　　　　　　　C. 巴布膏剂

　　D. 贴剂　　　　　　　　　E. 胶布

5. 在凝胶贴膏的处方组成中，加入甘油的主要作用是（　　）

　　A. 基质主要组分　　　　　B. 黏着剂　　　　　　　C. 保湿剂

　　D. 填充剂　　　　　　　　E. 透皮吸收促进剂

6. 在橡胶贴膏的处方组成中，加入氧化锌的主要作用是（　　）

　　A. 基质主要组分　　　　　B. 增黏剂　　　　　　　C. 柔化剂

　　D. 填充剂　　　　　　　　E. 乳化剂

二、X 型题（多项选择题）

7. 下列关于眼膏剂的叙述，正确的是（　　）

　　A. 眼膏剂应进行无菌检查

　　B. 眼膏基质需采用干法灭菌

　　C. 眼膏基质需采用热压灭菌

　　D. 眼膏剂应在无菌条件下制备

　　E. 常用基质是黄凡士林：液状石蜡：羊毛脂为 8∶1∶1

8. 关于软膏剂基质的叙述，正确的是（ ）

    A. 硅酮对药物的释放与穿透皮肤性能较凡士林好

    B. 乳剂基质的油相多为固体或半固体状

    C. O/W 型乳剂基质可称为"冷霜"

    D. 一价皂为阴离子型表面活性剂

    E. O/W 型乳剂基质含水量大，无需使用保湿剂

9. 下列关于凝胶剂的叙述，正确的是（ ）

    A. 凝胶剂是指药物与适宜辅料制成的均一、混悬或乳状的乳胶稠厚液体或半固体制剂

    B. 凝胶剂只有单相分散系统

    C. 氢氧化铝凝胶为单相凝胶系统

    D. 卡波姆在水中分散即形成凝胶

    E. 卡波姆在水中分散形成混浊的酸性溶液必须加入 NaOH 中和，才形成凝胶剂

10. 贴膏剂的组成包括（ ）

    A. 膏体层   B. 背衬层   C. 盖衬层

    D. 纱布   E. 玻璃纸

书网融合……

思政导航   本章小结   题库

第十章　气雾剂、喷雾剂与粉雾剂

PPT

学习目标

知识目标

1. **掌握**　气雾剂与喷雾剂的定义、特点与分类；吸入气雾剂的吸收与影响因素，气雾剂和喷雾剂的质量要求；气雾剂的组成；吸入粉雾剂的粒径要求。

2. **熟悉**　气雾剂和喷雾剂的制备、临床应用。

3. **了解**　粉雾剂的定义、特点、分类与质量要求。

能力目标　通过本章的学习，能够掌握气体制剂与其他给药途径剂型的差异及在临床上的使用特点，具备分析、解决吸入气雾剂中影响药物吸收问题的能力。

第一节　气雾剂

一、概述

（一）气雾剂的定义

气雾剂（aerosols）系指原料药物或原料药和附加剂与适宜的抛射剂共同封装于具有特制阀门系统的耐压容器中，使用时借助抛射剂的压力将内容物呈雾状物喷至腔道黏膜或皮肤的制剂。内容物喷出后呈泡沫状或半固体状，则称之为泡沫剂或凝胶剂/乳膏剂。

药用气雾剂始于20世纪初，Erik Rotheim 推出了第一个用于杀虫的带阀门的压力容器。近年来，随着用于局部麻醉、烫伤、哮喘等的气雾剂逐渐上市，气雾剂在治疗呼吸系统疾病、心血管系统疾病、外科等方面发挥着愈来愈重要的作用，如用于支气管哮喘的盐酸异丙肾上腺素气雾剂、沙丁胺醇气雾剂，用于局部麻醉的利多卡因气雾剂，用于支气管哮喘、过敏性鼻炎等的色甘酸钠气雾剂等。同时国内又开发了多种中成药气雾剂，如用于跌打损伤、风湿性关节疼痛等症的云南白药气雾剂，用于止咳平喘的华山参气雾剂，用于上呼吸道感染的双黄连气雾剂等。

（二）气雾剂的特点

气雾剂具有以下优点：①能使药物直接到达作用部位，分布均匀，奏效快；②药物严封于密闭容器中，不易被污染，稳定性高；③可避免胃肠道的破坏作用和肝脏的首过效应，提高生物利用度；④通过阀门控制剂量，使用方便，有助于提高患者的用药顺应性；且通过控制喷出药物的物理形态（如粒度大小），可以获得不同的治疗效果。

气雾剂也有以下不足之处：①气雾剂制备时需要耐压容器、阀门系统及特殊的生产设备，生产成本较高，操作麻烦；②因具有一定的内压，遇热或受撞击后可能发生爆炸；③供吸入用的气雾剂，药物在肺部吸收，干扰因素较多，吸收不完全且变异性较大；④气雾剂的抛射剂，具有一定的毒性，故不适宜心脏病患者作为吸入气雾剂使用；且因高度挥发而有致冷效应，多次使用于受伤的皮肤或其他创面，可引起不适或刺激。

（三）气雾剂的分类

1. 按分散系统分类

（1）溶液型气雾剂　指药物（固体或液体）溶于抛射剂中或在潜溶剂的作用下与抛射剂混合而成的均相分散体（溶液），以细雾状雾滴喷出。

（2）混悬型气雾剂　指不溶于抛射剂的固体药物以微粒状态分散在抛射剂中形成的非均相分散体（混悬液），以雾粒状喷出。

（3）乳状液型气雾剂　指不溶于抛射剂的液体药物与抛射剂经乳化形成的非均相分散体（O/W 型或 W/O 型乳剂），以泡沫状喷出。

2. 按处方组成分类

（1）二相气雾剂　在容器内存在着气体和液体两相，气相是抛射剂所产生的气体，液相为药物溶于抛射剂中所形成的溶液，即溶液型气雾剂。

（2）三相气雾剂　乳状液型气雾剂和混悬型气雾剂具有三相，即在液相中已经形成二相（液－液或液－固），加上液面上部由部分抛射剂汽化的蒸气，故在容器中存在着由气体、固体和液体组成的三相或由气体、液体和液体组成的三相。

3. 按用药途径分类

（1）吸入气雾剂　系指用时将内容物呈雾状喷出并吸入肺部的气雾剂。吸入气雾剂还可分为单剂量或多剂量包装。按处方组成可分为二相气雾剂和三相气雾剂。吸入气雾剂到达肺部后，不仅能迅速起局部作用，而且可以迅速吸收并起全身作用。

（2）非吸入气雾剂　系指使用时直接喷到腔道黏膜（口腔、鼻腔、阴道等）的气雾剂。其中，鼻用气雾剂主要适用于鼻部疾病的局部用药和多肽类药物的系统给药；阴道黏膜用气雾剂，常用 O/W 型泡沫气雾剂，主要用于治疗微生物、寄生虫等引起的阴道炎，也可用于节制生育。

（四）气雾剂的质量要求

气雾剂的一般质量要求：①应无毒性、无刺激性。②抛射剂为适宜的低沸点液化气体。③气雾剂容器应能耐受所需的压力，每压一次，必须喷出均匀的细雾状的雾滴或雾粒，并释放出准确的剂量。④泄漏和压力检查应符合规定，确保安全使用。⑤烧伤［除程度较轻的烧伤（Ⅰ°或浅Ⅱ°）外］、严重创伤或临床必需无菌的气雾剂应无菌。

二、气雾剂中药物的吸收

（一）呼吸系统的结构与吸收

气雾剂中的药物主要通过肺部吸收。药物经肺吸收的途径如图 10-1 所示。

人的呼吸系统由口、鼻、咽喉、气管、支气管、肺泡管、肺泡等组成。肺泡是人体进行气－血交换的场所，为主要吸收部位，人体的肺泡总数约达 34 亿个，总表面积可达 $100 \sim 200 m^2$。肺泡囊壁由单层上皮细胞构成，这些细胞紧靠着致密的毛细血管网（毛细血管总表面积约为 $90 m^2$，且血流量大），细胞壁或毛细血管壁的厚度只有 $0.5 \sim 1 \mu m$。巨大的吸收面积、丰富的毛细血管和极小的转运距离，正是肺吸收性好的重要因素。因此药物到达肺部吸收速度很快，不亚于静脉注射，如异丙肾上腺素气雾剂吸入后 1~2 分钟即可起平喘作用。

（二）影响药物吸收的因素

1. 药物的性质　吸入的药物最好能溶解于呼吸道的分泌液和肺泡液中，否则成为异物，对呼吸道产生刺激。药物从肺部吸收是被动扩散，吸收速度与药物的分子大小及脂溶性有关。小分子化合物易通过肺泡囊表面细胞壁的小孔，因而吸收快；分子量大的糖、酶、高分子化合物等则难以通过肺泡囊吸收；脂溶性药物经脂质双分子膜扩散吸收，少部分由小孔吸收，故油水分配系数大的药物，吸收速度也快。

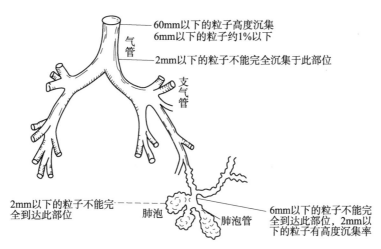

图 10－1　肺吸收途径示意图

　　2. 雾滴（粒）粒径大小　粒子大小是影响药物能否深入肺泡囊的主要因素。气雾剂喷出的药物微粒大小不同，在呼吸道各部位沉积的位置也不同。吸入气雾剂的微粒沉积主要受重力沉降、惯性嵌入和布朗运动三种作用的影响。较粗的微粒因重力沉降，大部分落在口腔、咽部及呼吸气管的各部位，因而吸收少；如果微粒太细，则进入肺泡囊后大部分由呼气排出，沉积减少，吸收较少。具有布朗运动的微粒其粒径约为 $0.5\mu m$，主要沉降在肺泡囊内，因此吸入气雾剂的微粒大小以在 $0.5\sim5\mu m$ 范围内最适宜。《中国药典》通则规定：吸入气雾剂的雾滴（粒）大小应控制在 $10\mu m$ 以下，其中大多数应为 $5\mu m$以下，一般不使用饮片细粉。

　　3. 呼吸道的气流　正常人每分钟呼吸 $15\sim16$ 次，每次吸气量为 $500\sim600m^3$，其中约有 $200m^3$ 存在于咽、气管及支气管之间，气流呈湍流状态，呼气时可被呼出。当空气进入支气管以下部位时，气流速度逐渐减慢，多呈层流状态，易使气体中所含药物细粒沉积。药物进入呼吸系统的分布还与呼吸量及呼吸频率有关，通常粒子的沉积率与呼吸量成正比，而与呼吸频率成反比。

三、气雾剂的组成

气雾剂是由抛射剂、药物与附加剂、耐压容器和阀门系统等四部分组成。

（一）抛射剂

抛射剂（propellants）是气雾剂的动力系统，是喷射压力的来源，同时可兼作药物的溶剂或稀释剂。由于抛射剂是在高压下液化的气体，当阀门开启时，外部压力突然降低（小于 1 个大气压），抛射剂带着药物以雾状喷射，并急剧气化，克服了液体分子间的引力，将药物分散成雾状微粒或泡沫状、干粉状喷出。抛射剂喷射能力的强弱直接受其用量和蒸气压的影响。

　　1. 理想的抛射剂应具备的条件　①为适宜的低沸点液化气体，在常温下的蒸气压大于 1 个大气压。②无毒、无致敏反应和刺激性。③惰性，不与药物、附加剂等发生反应。④不易燃、不易爆炸。⑤无色、无臭、无味。⑥价廉易得。

　　2. 抛射剂的分类　气雾剂过去常用的抛射剂为氟氯烷烃类，又称氟利昂类（Freon），由于氟利昂类受紫外线影响而分解出高活性元素氯，与臭氧发生作用而破坏大气臭氧层，国际社会为保护臭氧层，于

1987 年签定了《关于消耗臭氧层物质的蒙特利尔议定书》。我国承诺到 2010 年为止完全停止氟利昂等产品的生产和使用。

目前常用的抛射剂主要有以下几类。

（1）氢氟烷烃类（hydrofluoroalkane，HFA） 是氟利昂类的主要替代品，由于分子中不含氯，对大气层中臭氧层的破坏作用小。目前国际上用于气雾剂抛射剂的主要有四氟乙烷（HFA－134a）、七氟丙烷（HFA－227）及二氟乙烷（HFA－152a）。HFA－134a 主要缺点是温室效应潜能高，且我国生产能力较低；HFA－227 安全，但价格昂贵，且温室效应潜能高。通常二者合用，主要用于吸入型气雾剂。HFA－152a 温室效应潜能低，可用作局部用气雾剂的抛射剂。缺点是可燃、价格较高。氢氟烷烃类中常用的抛射剂 HFA－134a、HFA－152a、HFA－227 的物理化学性质见表 10－1。

表 10－1 三种常用氢氟烷烃类抛射剂的理化性质

	HFA－134a	HFA－152a	HFA－227
分子式	CF_3-CFH_2	CH_3-CHF_2	C_3HF_7
分子量	102.03	66.05	170.03
沸点（1 大气压，℃）	－26.50	－25.00	－16.50
临界温度（℃）	101.10	113.50	101.70
蒸气压（MPa）	0.44（21.1℃）	0.49（21.1℃）	0.39（20℃）
液体密度（g/cm³）	1.21（21.1℃）	0.91（21.1℃）	1.42（20℃）
臭氧耗损潜能（ODP）	$<1.5\times10^{-5}$	—	0
温室效应潜能（GWP）	1300.00	140.00	2900.00

（2）碳氢化合物 包括丙烷、正丁烷和异丁烷等。此类抛射剂价廉、化学性质稳定、密度低、沸点低，毒性小，但由于易燃、易爆，不宜单独使用。异丁烷（A－31）在国外已广泛用作外用气雾剂的抛射剂，且已被《美国药典》收载，但由于缺乏足够的吸入毒理数据，在 MDI（定量吸入型气雾剂）中的应用进展缓慢。

（3）二甲醚（dimethoxyethane，DME） 二甲醚是一种无色气体，沸点－24.9℃，室温下的饱和蒸气压约为 0.5MPa，对极性和非极性药物有高度的溶解性，具有水溶性和优良的溶剂性能，并且易压缩、易液化或气化，与不燃性物质混合可用作腔道和黏膜气雾剂的抛射剂。但因其具易燃性，故美国 FDA 并未批准用于 MDI。

（4）惰性气体 包括压缩惰性气体二氧化碳、氮气等。具有价格低廉、无毒性、不燃烧，化学性质稳定，在低温可液化等优点。但液化的二氧化碳蒸气压高，要求包装容器有较高的耐压性；若在常温下充入它们的低压气体，则压力容易迅速降低，达不到喷射效果。

3. 抛射剂的用量与蒸气压 气雾剂的喷射能力的强弱直接受抛射剂的用量及自身蒸气压的影响。在一般情况下，用量大，蒸气压高，喷射能力强，反之则弱。为了达到不同医疗用药目的，根据气雾剂所需压力，一般多采用混合抛射剂，并通过调整用量和蒸气压达到适宜的喷射能力。

混合抛射剂的蒸气压可根据拉乌尔（Raoult）定律计算。在一定温度下，溶质的加入导致溶剂蒸气压下降，蒸气压下降与溶液中的溶质摩尔分数成正比；根据 Dalton 气体分压定律，系统的总蒸气压等于系统中各不同组分的分压之和，由此可计算混合抛射剂的蒸气压：

$$P = P_A + P_B + \cdots + P_N \tag{10-1}$$

$$P_A = X_A P_A^0 \tag{10-2}$$

$$P_B = X_B P_B^0 \tag{10-3}$$

式中，P 为混合抛射剂的总蒸气压；P_A、P_B 分别为抛射剂 A、B 的分压；P_A^0、P_B^0 分别为纯抛射剂

A、B 的饱和蒸气压；X_A、X_B 分别表示抛射剂 A、B 的摩尔分数。

（二）药物与附加剂

根据临床需要，药物无论是液体、半固体或是固体均可制成相应的二相或三相气雾剂。

药物制成溶液型气雾剂，可利用抛射剂作溶剂，必要时可加入适量乙醇、丙二醇或聚乙二醇等作潜溶剂，使药物和抛射剂混溶成均相溶液。

固体药物制成混悬型气雾剂时，应先将药物微粉化，为了使药物分散混悬于抛射剂中，常加入表面活性剂包括聚山梨酯类，特别是聚山梨酯 85 以及卵磷脂衍生物。局部用气雾剂可选用矿物油或肉豆蔻异丙酯作为分散剂。

乳状液型气雾剂中的药物若不溶于水或在水中不稳定时，可将药物溶于甘油、丙二醇类溶剂中，加入抛射剂，还需加入适当的乳化剂，如司盘类和聚山梨酯类。若抛射剂为分散相时，可喷出较稳定的泡沫；若抛射剂为连续相时，则泡沫易破坏成液流。

必要时，气雾剂中还可加入抗氧剂，以增加药物的稳定性；在加防腐剂时，应注意防腐剂本身的药理作用。

吸入气雾剂中所有附加剂均应对呼吸道黏膜和纤毛无刺激性、无毒性。非吸入气雾剂中所有附加剂均应对皮肤或黏膜无刺激性。

（三）耐压容器

耐压容器是贮存药物、抛射剂和其他附加剂的部件。应具有一定的耐压性，并不与内容物起作用，轻便，价廉，外形美观。通常耐压容器有玻璃容器、塑料容器和金属容器。

（1）玻璃容器 化学性质稳定，耐腐蚀，抗泄漏，但耐压和耐撞击性差，一般用于压力和容积都不大的气雾剂，因此，为缓冲外界的撞击通常在玻璃容器外面裹一层塑料防护层，以弥补这种缺点。

（2）塑料容器 由聚丁烯苯二甲酸树脂和乙缩醛共聚树脂等制成，质地轻而耐压，抗撞击性和耐腐蚀性较好，但通透性较高，增塑剂等添加剂可能会影响药物的稳定性。

（3）金属容器 常用的有铝、不锈钢等容器，耐压性强，但对药液不稳定，需内涂聚乙烯或环氧树脂等保护层。

（四）阀门系统

阀门系统对气雾剂产品发挥其功能起着十分关键的作用，阀门系统是密封和提供药液喷射的通道，对于定量阀门系统还要准确控制药液喷射的剂量。同时，阀门系统要能承受各种配方液的侵蚀和适应生产线上高速高压的灌装性能。此外，阀门系统必须具有牢固度和强度，以承受罐内高压作用。

1. 非定量吸入气雾剂的阀门系统 由封帽、阀门杆、推动钮、橡胶封圈、弹簧、浸入管等部件组成。其中阀门杆是重要部分，上端有内孔和膨胀室，下端有一段细槽供药液进入定量室，内孔是阀门沟通容器内外的孔道，关闭时被弹性橡胶封圈封住，使容器内外不通，当揿下推动钮时，内孔与药液相通，容器内容物通过内孔进入膨胀室而喷射出来。膨胀室位于内孔之上阀门杆内。容器内容物由内孔进入此室，骤然膨胀，抛射剂气化，将药物分散，连同药物一起呈雾状喷出（图 10-2）。

2. 定量吸入气雾剂的阀门系统 与非定量吸入气雾剂的阀门系统的构造相仿，所不同的是多了一个塑料或金属制的定量室（杯），它的容量决定每次用药剂量。一般定量阀门能给出 0.05~0.2ml 的药液，适用于剂量小，作用强或含有毒性药物的吸入气雾剂。定量小杯下端有两个小孔，用橡胶垫圈封住，灌装抛射剂时，因灌装系统的压力大，抛射剂可经过此小孔注入容器内，抛射剂灌装后小孔仍被橡胶垫圈封住，使内容物不能外漏（图 10-3）。

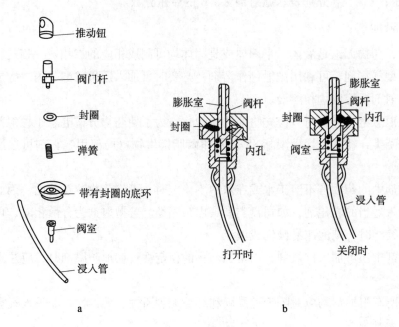

图 10 – 2　非定量吸入气雾剂的一般阀门示意图

a. 阀门的配件；b. 阀门的构造

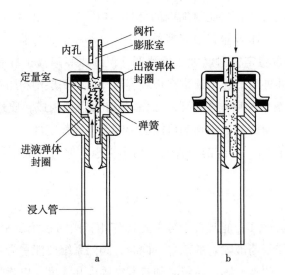

图 10 – 3　定量吸入气雾剂的一般阀门示意图

a. 关闭时；b. 打开时

四、气雾剂的制备

（一）处方设计

气雾剂的处方通常由药物、抛射剂和附加剂（如潜溶剂、抗氧剂、乳化剂、表面活性剂、防腐剂等）组成。应根据药物的性质和所需的气雾剂类型制成适宜的气雾剂。

1. 溶液型气雾剂　溶液型气雾剂是将药物溶于抛射剂中形成的均相分散体系。在抛射剂及潜溶剂中能溶解的药物可制成此类气雾剂，是目前应用最多的一种气雾剂。抛射剂的种类和用量直接影响雾化粒子的大小。抛射剂在处方中占20% ~ 65%，用量大、压力高，喷出的雾粒小，反之雾粒则大。通常发挥全身治疗作用时雾粒大小以 0.5 ~ 1μm 为宜；发挥局部作用时以3 ~ 10μm 为宜；供皮肤用时粒子可大些。为了配制澄明的溶液，经常把乙醇或丙二醇加入抛射剂中形成潜溶剂，增加药物在抛射剂中的溶解度，药物溶液喷射后形成极细的雾滴，抛射剂迅速气化，药物成为气雾，主要用于吸入治疗。

2. 混悬型气雾剂 在抛射剂及潜溶剂中均不溶解的固体药物可制成此类气雾剂。药物在混悬型气雾剂中应具有较好的化学稳定性，但混悬微粒在抛射剂中常存在相分离、絮凝和凝聚等物理稳定性问题。混悬型气雾剂的处方设计必须注意提高分散系统的稳定性，常需加入表面活性剂作为润湿剂、分散剂和助悬剂。具体要求有：①药物先经微粉化，粒度最好控制在 $1 \sim 5\mu m$ 以下，一般不得超过 $10\mu m$。②水分含量要极低，应在 0.03% 以下，以免药物微粒遇水聚结。③选用的抛射剂对药物的溶解度应越小越好，以免在贮存过程中药物结晶变粗。④调节抛射剂与混悬药物粒子的密度，尽量使二者密度相等。可采取不同抛射剂混用，也可加入与药物无相互作用的物质混合，以调节密度。⑤添加适量的助悬剂。

3. 乳状液型气雾剂 在抛射剂及潜溶剂中均不溶解的液体药物可制成此类气雾剂。药物主要溶解在水相中，形成 O/W 型或 W/O 型。如外相为药物水溶液，内相为抛射剂，则可形成 O/W 型乳剂；如内相为药物水溶液，外相外抛射剂，则形成 W/O 型乳剂。气雾剂阀门打开后，乳剂喷出，抛射剂立即气化，使喷出物呈泡沫状。该类气雾剂中乳化剂的选择很重要，其选择原则是：在振摇时应完全乳化成很细的乳滴，外观白色，较稠厚，至少在 $1 \sim 2$ 分钟内不分离，并能保证抛射剂与药液同时喷出。另外，乳状液型气雾剂常加入甘油作泡沫稳定剂，使产生的泡沫持久。

（二）制备方法

气雾剂的工艺流程如图 10-4 所示。

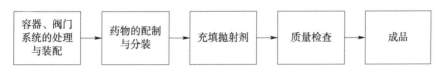

图 10-4 气雾剂的制备工艺流程

气雾剂应在避菌环境下配制，各种用具、容器等须用适宜方法清洁和消毒，整个制备过程应注意防止微生物的污染。

1. 容器、阀门系统的处理与装配

（1）气雾剂容器的处理 将洗净烘干并预热至 $120 \sim 130$℃的玻璃瓶趁热浸入搪塑液中，使瓶颈以下黏附一层搪塑液，倒置，于 $150 \sim 170$℃烘干，备用。对塑料涂层的要求是：能均匀地紧密包裹玻瓶，万一爆瓶不致玻片飞溅，外表平整、美观。

（2）阀门系统的处理与装配 将阀门的各种零件分别作以下处理：塑料、尼龙和橡胶制品可在一定浓度的乙醇中浸泡，烘干备用；不锈钢弹簧在 1% ~3% 碱液中煮沸半小时，蒸馏水冲洗至无油腻，在乙醇中浸泡、烘干备用。最后将上述已处理好的零件，按照阀门的结构装配。

2. 药物的配制和分装 按处方组成及气雾剂的类型，配成所需的分散系统。溶液型气雾剂应制成澄明药液；混悬型气雾剂应将药物微粉化并保持干燥状态；乳状液型气雾剂应制成稳定的乳剂。

将上述配好的药物分散系统，定量分装在已准备好的容器内，安装阀门，轧紧封帽。

3. 抛射剂的填充 抛射剂的填充方法有压灌法和冷灌法两种。

（1）压灌法 目前国内多用此法。操作步骤是：先将配好的药液在室温下灌入容器内，安装阀门并轧紧，抽去容器内的空气，然后通过压力灌装机将定量抛射剂压入容器。

压灌法的特点是：设备简单，可在常温下操作，抛射剂损耗较少。缺点是抛射剂需经阀门进入容器，生产速度稍慢，且受阀门影响，抛射剂进入容器后，同体积的空气无法排出，使成品压力较高，且在使用过程中压力的变化幅度较大。

（2）冷灌法　冷灌法是将包括抛射剂和药物的药液借助冷灌装置中热交换器冷却至 - 30 ~ - 50℃，使罐中的药物 - 抛射剂保持液体状态，一次定量加入敞开的药瓶中，立即将药瓶装阀并密封。本法的主要优点在于简单，能适用于任何接在药瓶上的阀，使生产流程的变化最小化；抛射剂直接灌入容器，速度快，对阀门无影响。缺点是：高能耗（冷却），需制冷设备及低温操作；抛射剂损失较多；湿气冷凝构成污染，含水产品不宜采用此法充填抛射剂。

（三）气雾剂的举例

1. 溶液型气雾剂

例 10 - 1　盐酸异丙肾上腺素气雾剂

【处方】盐酸异丙肾上腺素　2.5g　　　　维生素 C　1.0g　　　乙醇　296.5g

【制法】将药物与维生素 C 加乙醇制成溶液分装于气雾剂容器中，安装阀门，轧紧封帽后，充装抛射剂，共制成 1000g。

【注解】盐酸异丙肾上腺素为肾上腺素 β 受体兴奋剂，对支气管扩张作用较肾上腺素强。为求速效，常制成吸入型气雾剂供支气管哮喘治疗用。其在抛射剂中溶解性能差，故加入乙醇作潜溶剂，维生素 C 为抗氧剂。

2. 混悬型气雾剂

例 10 - 2　速效舒喘灵（沙丁胺醇）两相气雾剂

【处方】沙丁胺醇　28g　　　薄荷脑　50g　　　丙二醇　350g　　　乙醇　3300g　　　四氟乙烷适量

【制法】将沙丁胺醇、薄荷脑、丙二醇分别加入乙醇使之溶解后，搅拌均匀，分剂量灌装，安装阀门，轧紧封帽后，充填四氟乙烷，即得。

【注解】本品为混悬型气雾剂，用于治疗哮喘。处方中的薄荷脑为药物渗透促进剂，四氟乙烷为抛射剂，丙二醇和乙醇为潜溶剂。

3. 乳状液型气雾剂

例 10 - 3　咖啡因乳剂型气雾剂

【处方】七氟丙烷　150ml　　　　　$F_8H_{11}DMP$　1.5g　　　　　全氟辛基溴　95ml

咖啡因一水合物　46.9mg　　氯化钠（0.9%）　5ml

【制法】取 1.5g $F_8H_{11}DMP$ 在缓慢搅拌下溶解于 95ml 全氟辛基溴（PFOB）得油相，将 46.9mg 咖啡因一水合物溶于 5ml 0.9% 的氯化钠溶液中，将该溶液加到油相中后，依次用低压和高压进行均匀化加工处理，温度保持在 40℃，得 W/O 型乳剂。分剂量灌装，封接剂量阀门系统，每 100ml 药物乳剂分别压入 150ml 七氟丙烷，即得咖啡因乳剂型气雾剂。

【注解】①PFOB 为该喷雾剂的外油相。②由于七氟丙烷抛射剂的水溶性较差，故若要让形成的乳剂均匀稳定，必须制备成 W/O 型乳剂，外层的 PFOB 油相可与七氟丙烷抛射剂互溶。③$F_8H_{11}DMP$ 是氟化的表面活性剂，为乳剂型气雾剂的稳定剂、乳化剂。

五、气雾剂的质量评价

气雾剂质量检查项目较多，《中国药典》现行版规定制成的气雾剂应进行泄漏检查，确保使用安全。除此之外，主要有如下检查项目。

1. 每揿主药含量　定量气雾剂每揿主药含量应为每揿主药含量标示量的 80% ~ 120%。

2. 微细粒子剂量　除另有规定外，吸入气雾剂微细药物粒子百分比应不少于每吸主药含量标示量的 15%。

3. 喷射速率　非定量气雾剂每罐的平均喷射速率应符合各品种项下的规定。

4. 喷出总量　非定量气雾剂每罐喷出量均不得少于标示装量的85%。

5. 每揿喷量　定量气雾剂每罐10个喷量的平均值。除另有规定外，应为标示喷量的80%～120%。

凡进行每揿递送剂量均一性检查的气雾剂，不再进行每揿喷量检查。

6. 粒度　除另有规定外，混悬型气雾剂应作粒度检查。吸入制剂中原料药物粒度大小通常应控制在10μm以下，其中大多数应在5μm以下。

7. 无菌　除另有规定外，用于烧伤［除程度较轻的烧伤（Ⅰ°或浅Ⅱ°）外］、严重创伤或临床必需无菌的气雾剂，照无菌检查法检查，应符合规定。

六、气雾剂的临床应用与注意事项

1. 临床应用　气雾剂可用于呼吸道吸入给药，或直接喷至腔道黏膜、皮肤给药，也可用于空间消毒。

2. 注意事项

（1）使用前应充分摇匀储药罐，使罐中药物和抛射剂充分混合。首次使用前或距上次使用超过1周时，先向空中试喷一次。

（2）气雾剂药物使用耐压容器、阀门系统，有一定的内压。气雾剂药物遇热和受撞击有可能发生爆炸，贮存时应注意避光、避热、避冷冻、避摔碰，即使药品已用完的小罐也不可弄破、刺穿或燃烧。

第二节　喷雾剂与粉雾剂

一、喷雾剂

（一）喷雾剂的定义

喷雾剂（sprays）系指原料药物或与适宜辅料填充于特制的装置中，使用时借助手动泵的压力、高压气体、超声振动或其他方法将内容物呈雾状物释出，直接喷至腔道黏膜或皮肤等的制剂。喷雾剂不含抛射剂，喷射药液的动力是借助手动泵的压力或压缩在容器内的气体。

（二）喷雾剂的分类

1. 按内容物组成分类　可分为溶液型、乳剂液型和混悬型喷雾剂。

2. 按给药定量与否分类　可分为定量喷雾剂和非定量喷雾剂。

3. 按给药途径分类　可分为吸入喷雾剂、鼻用喷雾剂及用于皮肤、黏膜的非吸入喷雾剂。

（三）喷雾剂的特点

与气雾剂相比，喷雾剂具有以下特点：①不含抛射剂，可避免对大气污染，且减少了抛射剂对机体的不良反应与刺激性。②由于不是加压包装，喷雾剂制备方便，成本低。③喷雾剂一般以局部应用为主，喷射的雾滴比较粗，但可以满足临床的需要。喷雾剂也可用作全身治疗，如可通过鼻黏膜丰富的毛细血管使药物吸收进入体内。④喷雾剂适用于溶液、乳状液、混悬液或凝胶的喷射给药，可用于鼻腔、口腔、喉部、眼部、耳部和体表等不同的部位，其中以鼻腔和体表的喷雾给药比较多见。

因此，喷雾剂可在一定范围作为气雾剂的替代形式，具有很好的应用前景。但传统的喷雾剂借助于手动泵压力喷射药物，有喷出雾滴粒径大、喷出剂量小等缺点，不适用于肺部吸入。另外，由于喷雾剂压缩气体在使用过程中随内容物的减少而减少，容器内压力随之下降，使得喷射雾滴大小及喷射量难以维持恒定。因此，药用受到限制。

（四）喷雾剂的质量要求

喷雾剂要求性质稳定。溶液型喷雾剂的药液应澄清；乳状液型喷雾剂的液滴在液体介质中应分散均匀；混悬型喷雾剂应将原料药物细粉和附加剂充分混匀、研细，制成稳定的混悬液。喷雾剂的附加剂和装置中的各组成部件均应无毒、无刺激性、性质稳定，与药物不起作用。

（五）喷雾剂的制备

1. 压缩气体的选择　常用的压缩气体有 CO_2、N_2O、N_2。制备喷雾剂时，要施加较压缩气体高的压力，一般在 617.85～686.51kPa 表压的内压，以保证内容物能全部用完。容器的牢固性要求也较高，必须能抵抗 1029.75kPa 表压的压力。

内服的喷雾剂大都采用氮或二氧化碳等压缩气体为喷射药液动力。其中氮的溶解度小，化学性质稳定，无异臭。二氧化碳的溶解度虽高，但能改变药液的 pH，使其应用受到限制。

压缩气体在使用前应经过净化处理，方法可参照注射剂中填充气体的净化工序。

2. 药液的配制与灌封　药液应在要求的洁净度环境配制并及时灌封于灭菌的洁净干燥容器中。烧伤、创伤用喷雾剂应采用无菌操作或灭菌。

（1）**药液的配制**　喷雾剂的内容物根据药物性质及临床需要，可配成溶液、乳浊液、混悬液等不同类型。配制时可添加适宜附加剂，如增溶剂、助溶剂、抗氧剂、防腐剂、助悬剂、乳化剂及 pH 调节剂等，有些皮肤给药的喷雾剂可加入适宜的透皮吸收促进剂（如氮酮）。所加附加剂均应符合药用规格，对呼吸道、皮肤、黏膜等无刺激性、无毒性。

（2）**药液的灌封**　药液配好后，经过质量检查，灌封于灭菌的洁净干燥容器中，装上阀门系统（雾化装置）和帽盖。工业生产中，喷雾剂的灌封可在全自动喷雾剂灌装生产线上进行，适用于 15～120ml 铝罐、塑料罐、玻璃瓶的灌装。使用压缩气体的喷雾剂，安装阀门，轧紧封帽，压入压缩气体，即得。

（六）喷雾剂的质量检查

《中国药典》现行版规定，单剂量喷雾剂应检查装量差异，若规定检查递送剂量均一性的单剂量喷雾剂，则一般不再进行装量差异的检查；多剂量定量喷雾剂应检查每瓶总喷次；定量喷雾剂应检查每喷喷量及每喷主药含量，若规定测定每喷主药含量或递送剂量均一性的喷雾剂，不再进行每喷喷量的测定；非定量喷雾剂应检查装量。对于烧伤〔除程度较轻的烧伤（Ⅰ°或浅Ⅱ°）外〕、严重创伤或临床必需无菌的喷雾剂，以及供雾化器用的吸入喷雾剂、定量吸入喷雾剂要按规定进行无菌检查。此外，喷雾剂的微生物限度应符合规定。

（七）喷雾剂的临床应用与注意事项

1. 临床应用　喷雾剂多数是根据病情需要临时配制而成，既可作局部给药，亦可用于治疗全身性疾病。

2. 注意事项

（1）喷雾剂多为临时配制而成，保存时间不宜过久，否则容易变质；吸入剂因肺部吸收干扰因素较多，往往不能充分吸收。

（2）用药前将药罐充分晃动 5 次以上。

二、粉雾剂

粉雾剂（powder aerosols）系指借特制的给药装置将微粉化的药物喷出，由患者主动吸入或喷至腔道黏膜的制剂。按用途可分为吸入粉雾剂、非吸入粉雾剂和外用粉雾剂。吸入粉雾剂（powder aerosols for inhalation）系指固体微粉化药物单独或与合适载体混合后，以胶囊、泡囊或多剂量贮库形式，采用特制的干粉吸入装置，由患者吸入雾化药物至肺部的制剂。吸入粉雾剂中的药物粒度大小应控制在 $10\mu m$ 以下，大多数应在 $5\mu m$ 以下。为增加吸入粉雾剂的流动性可加入适宜的载体和润滑剂，所有附加剂均应为生理可接受物质，且对呼吸道黏膜和纤毛无刺激性、无毒性。粉雾剂应特别注意防潮，应置于阴凉干燥处保存，以保持粉剂细度和良好的流动性。除另有规定外，吸入粉雾剂应检查递送剂量均一性、微细粒子剂量、多剂量吸入粉雾剂总吸次、微生物限度等。

>> 知识链接 •--

增加粉雾剂中药物吸收的方法

为了改善粉雾剂中的粉末分散，增加肺部沉积，增强药物吸收，目前主要从粉末性质、载体、制备技术等对此进行研究。

粉末的性质包括粉末的颗粒大小、粒子的规则性、密度等。①粉末的颗粒大小是决定呼吸道各部位药物沉积量的最重要影响因素。研究表明，空气动力直径（d_{ae}）低于 $1\mu m$ 的粒子，可以输送到小气道；d_{ae} 在 $1\sim3\mu m$ 范围内的细颗粒最有希望到达肺泡囊。为了获得口服吸入的有效呼吸和（或）全身治疗效果，首选 $d_{ae}<5\mu m$。②与球形颗粒比较，不规则性的粒子，如橄榄型可降低对颗粒流动的阻力，改善肺沉积。③粒子密度对干粉喷雾的肺沉积具有重要影响。一般，密度较低的粒子会表现出较小的 d_{ae}。目前开发出的"多孔颗粒"由于密度低，可表现出优异的肺输送性能。

粉雾剂中的载体可阻止药粉聚集、改善粉末流动性。常见的载体包括乳糖、阿拉伯胶、木糖醇、环糊精等。目前常通过各种"微粉化"技术，包括喷雾干燥、冷冻干燥、喷雾冷冻干燥、超临界流体技术、纳米技术等应用于粉末的制备。

--•

答案解析

目标测试

一、A1 型题（最佳选择题）

1. 关于气雾剂类型的说法，错误的是（ ）

   A. 按分散系统，气雾剂可分为溶液型、混悬型和乳状液型气雾剂

   B. 按用药途径，气雾剂可分为吸入、非吸入气雾剂

   C. 溶液型气雾剂属于二相气雾剂

   D. 乳状液型气雾剂属于三相气雾剂

   E. 混悬液型气雾剂属于四相气雾剂

2. 关于吸入气雾剂吸收与作用特点的说法，错误的是（ ）

   A. 具有速效和定位作用

   B. 肺泡是药物的主要吸收部位

   C. 药物的吸收速度与脂溶性成正比

   D. 药物的吸收速度与分子大小成反比

   E. 药物的吸收作用与雾滴粒径成反比

3. 在气雾剂中既能产生喷射动力，又可兼作药物溶剂和稀释剂的物质是（　　）

　　A. 丙二醇　　　　　　　　B. 司盘60　　　　　　　C. 亚硫酸钠

　　D. 四氟乙烷　　　　　　　E. 乙醇

二、X 型题（多项选择题）

4. 关于抛射剂特点的说法，正确的是（　　）

　　A. 沸点低　　　　　　　　　　　　　B. 抛射剂是液化气体

　　C. 常温下蒸气压大于1个大气压　　　D. 加热后蒸气压大于1个大气压

　　E. 是喷射药物的动力

5. 关于气雾剂、喷雾剂质量检查项目的说法，正确的是（　　）

　　A. 定量气雾剂应检查每揿主药含量

　　B. 非定量气雾剂应检查每瓶总喷次

　　C. 定量喷雾剂应检查每喷主药含量

　　D. 非定量气雾剂应检查每罐的喷射速率

　　E. 吸入气雾剂应检查微细粒子剂量

书网融合……

思政导航　　　　　　本章小结　　　　　　题库

第十一章　膜剂与涂膜剂

PPT

◉ 学习目标

知识目标

1. 掌握　膜剂、涂膜剂的定义；膜剂的分类与特点；膜剂处方的组成及制备方法；涂膜剂的制备方法。

2. 熟悉　膜剂、涂膜剂的常用成膜材料；涂膜剂的组成。

3. 了解　膜剂和涂膜剂的应用。

能力目标　通过本章的学习，能够掌握膜剂与涂膜剂的相关知识，具备分析、解决膜剂与涂膜剂相关问题的能力。

◇ 第一节　膜　剂

一、概述

1. 膜剂的定义　膜剂（films）系指原料药物与适宜的成膜材料经加工制成的膜状制剂。供口服或黏膜用。膜剂的形状、大小和厚度等视用药部位的特点和含药量而定。常用膜剂的厚度为 0.05 ~ 0.2mm，常用大小有 1.5cm × 2.0cm 或 2.2cm × 3.3cm 等。

膜剂是一种新型剂型，国外在 20 世纪 40 年代开始研究，国内膜剂研发始于 70 年代。《中国药典》现行版收载壬苯醇醚膜等多个品种。近年来，国内已有一些中药膜剂产品上市，如复方青黛散膜、丹皮酚口腔药膜、万年青苷膜等。

2. 膜剂的分类　根据所采用成膜材料不同，分为速释（崩）膜剂和缓释膜剂。根据膜剂的结构分类为单层膜、多层膜（复合）与夹心膜等。按给药途径可分为口服膜剂、黏膜用膜剂。

>>> 知识链接 ○--

口腔速溶膜剂

口腔速溶膜剂是将一定剂量原料药物载入膜材后制成薄膜片，置于舌上后无需饮水即可在 1 分钟内快速溶解、释放药物。口腔速溶膜剂相比于其他口服固体制剂，具有无需用水送服，生产工艺简单等优势，尤其适用于儿童用药。目前国外有治疗儿童感冒咳嗽的盐酸苯海拉明、美沙芬，治疗感冒鼻塞的盐酸苯福林等产品上市。

--●

3. 膜剂的特点　膜剂主要有以下特点：①制备工艺简单，生产中无粉尘飞扬。②成膜材料较其他剂型用量少。③含量准确。④稳定性好。⑤制成不同释药速度的膜剂。⑥无需用水送服。⑦携带及运输方便。缺点是载药量小，仅适用于剂量小的药物，重量差异不易控制。

4. 膜剂的质量要求　膜剂外观应完整光洁、厚度一致，色泽均匀，无明显气泡。多剂量的膜剂，分格压痕应均匀清晰，并能按压痕撕开。膜剂的成膜材料、辅料和包装材料均应性质稳定，无刺激性，无毒性，并不与药物发生理化作用。

二、成膜材料

成膜材料的性能和质量不仅对膜剂的成形工艺有影响，而且对膜剂的质量及药效产生重要影响。理想的成膜材料应具有下列条件：①无毒、无刺激性、无不适臭味。②性能稳定，与药物不发生作用，不干扰含量测定。③成膜、脱膜性良好，成膜后有足够的强度和柔韧性。④用于口服、腔道、眼用膜剂的成膜材料应具有良好的水溶性，能降解和排泄；外用膜剂应能迅速、完全释放药物。⑤来源丰富、价格适宜。

成膜材料是除了主药以外的重要成分，常用成膜材料分为天然高分子材料和合成高分子材料。

1. 天然高分子材料　常用的天然高分子材料有明胶、虫胶、阿拉伯胶、果胶、支链淀粉、糊精、琼脂等。此类成膜材料多数可溶解或生物降解，有较好的黏性，但单独使用，其成膜、脱膜性能较差，常与合成高分子成膜材料合用。

2. 合成高分子材料　合成的高分子材料是膜剂的常用材料。其成膜性能优良，成膜后的强度与韧性均较好，常用的成膜材料有：聚乙烯醇（PVA）、乙烯 – 醋酸乙烯共聚物（EVA）、丙烯酸树脂类、纤维素类等。

（1）聚乙烯醇（PVA）　是由醋酸乙烯在甲醇中进行聚合反应生成聚醋酸乙烯，再在氢氧化钾的醇溶液中发生醇解反应而得。因其聚合度和醇解度不同而有不同的规格和性质。一般认为醇解度为88%时其水溶性最好，在温水中能很快溶解。

目前国内最为常用的是PVA05 – 88和PVA17 – 88两种规格，其醇解度均为88%，平均聚合度分别为500~600和1700~1800，二者常以适当的比例混合使用。

PVA对眼黏膜和皮肤无刺激性、无毒，口服后在消化道中很少吸收，仅作为药物的载体，在体内释药后，80%的PVA在48小时内随粪便排出。

（2）乙烯 – 醋酸乙烯共聚物（EVA）　是乙烯和醋酸乙烯在一定条件下共聚而成的水不溶性、热塑性高分子聚合物。其性能与相对分子质量和醋酸乙烯含量关系密切，随着相对分子质量的增加，共聚物玻璃化温度和机械强度均增大。在相对分子量相同时，随醋酸乙烯比例的增大，材料的溶解性、柔韧性和透明性越好。常用于制备复合膜的外膜。

3. 附加剂　为了得到具有一定强度、韧性且能迅速崩解或溶化、味道好的膜剂还需加入各种附加剂。表11 – 1为常用的附加剂。

表11 – 1　膜剂常用的附加剂

分类	常用附加剂
增塑剂	甘油、山梨醇、丙二醇等
着色剂	色素、TiO_2等
填充剂	$CaCO_3$、SiO_2、淀粉、糊精等
表面活性剂	聚山梨酯80、十二烷基硫酸钠、豆磷脂等
脱膜剂	液状石蜡等

三、膜剂的制备方法

1. 匀浆制膜法　将成膜材料溶解于水后过滤，将主药加入，充分搅拌使之溶解。不溶于水的主药可以预先制成微晶或粉碎成极细粉，用搅拌或研磨等方法均匀分散于成膜材料的胶体溶液中，脱去气泡。小量制备时倾于平板玻璃上，用摊杆涂成宽厚一致的涂层，大量生产可使用涂膜机。烘干后，根据主药配制量或取样分析主药含量后计算单剂量的面积，剪成单剂量小格。

2. 热塑制膜法　将药物极细粉和成膜材料颗粒相混合，用橡皮滚筒混炼，热压成膜；或将热融的成膜材料在热融状态下加入药物极细粉，使溶解或混合均匀，冷却成膜。

3. 复合制膜法　以不溶性的热塑性成膜材料（如 EVA）为外膜，分别制成具有凹穴的下外膜带和上外膜带，另用水溶性的成膜材料（如 PVA 或海藻酸钠）用匀浆制膜法制成含药的内膜带，剪切后置于下外膜带的凹穴中。也可用易挥发性溶剂制成含药匀浆，以间隙定量注入的方法注入下外膜带的凹穴中。吹干后，盖上上外膜带，热封即成。此法一般用于缓释膜的制备，如眼用毛果芸香碱膜剂（缓释 1 周）在国外即用此法制成，与单用匀浆制膜法制得的毛果芸香碱眼用膜剂相比具有更好的控释作用。

四、膜剂的质量评价

除要求主药含量合格外，膜剂的外观、包装材料、包装与贮存、重量差异、微生物限度等均应符合要求。按《中国药典》现行版的规定进行检查，膜剂的重量差异限度要求见表 11-2。

表 11-2　膜剂的重量差异限度

平均重量	重量差异限度
0.02g 及 0.02g 以下	±15%
0.02g 以上至 0.20g	±10%
0.20g 以上	±7.5%

凡进行含量均匀度检查的膜剂，一般不再进行重量差异检查。

五、膜剂的举例

例 11-1　毛果芸香碱眼用膜剂

【处方】硝酸（或盐酸）毛果芸香碱　15g　　　聚乙烯醇（PVA05-88）　28g　　　甘油　2g
蒸馏水　30ml

【制法】称取聚乙烯醇，加蒸馏水、甘油，搅拌溶胀后于 90℃水浴上加热溶解，趁热将溶液用 80 目筛网滤过，滤液放冷后加入硝酸（或盐酸）毛果芸香碱，搅拌使溶解，然后涂膜，经含量测定后划痕分格，每格内含硝酸（或盐酸）毛果芸香碱 2.5mg。

【注解】本品用于治疗青光眼。由于采用水溶性 PVA 作成膜材料，药膜在眼结膜内能被泪液逐渐溶解，黏度大，不易流失，因此，能使药物在眼结膜中维持较久的高浓度，使药效持久，而优于滴眼液。

▷ 第二节　涂膜剂

一、概述

涂膜剂系指原料药物溶解或分散于含成膜材料溶剂中，涂搽患处后形成薄膜的外用液体制剂。涂膜剂用时涂布于患处，有机溶剂迅速挥发，形成薄膜保护患处，并缓慢释放药物起治疗作用。涂膜剂一般用于无渗出液的损害性皮肤病等。除另有规定外，涂膜剂在启用后最多可使用 4 周。涂膜剂的特点是制备工艺简单，不用裱褙材料，无需特殊的机械设备，使用方便。

涂膜剂常用的成膜材料有聚乙烯醇、聚乙烯吡咯烷酮、乙基纤维素和聚乙烯醇缩甲乙醛等；增塑剂有甘油、丙二醇、三乙酸甘油酯等；溶剂为乙醇等。

必要时可加其他附加剂，但所加附加剂对皮肤或黏膜应无刺激性。涂膜剂应稳定，根据需要可加入抑菌剂或抗氧剂。

二、涂膜剂的制备方法

先将成膜材料溶解，药物与附加剂若溶于溶剂，可直接加入。饮片应先制成乙醇提取液或其提取物的乙醇、丙酮溶液，再加入成膜材料液中，混匀。涂膜剂因含有大量有机溶剂，除另有规定外，应采用非渗透性容器和包装，应密封贮藏，并注意避热、防火。

三、涂膜剂的质量评价

除另有规定外，涂膜剂应按《中国药典》现行版进行装量、无菌、微生物限度等检查，并应符合要求。

四、涂膜剂的举例

例 11-2　复方鞣酸涂膜剂

【处方】鞣酸　50g　　　　　间苯二酚　50g　　　苯甲酸　30g　　　水杨酸　30g　　　苯酚　20g
　　　　聚乙烯醇124　40g　甘油　100ml　　　纯化水　400ml　　乙醇适量加至1000ml

【制法】取聚乙烯醇124加纯化水溶胀后，在水浴上加热使其完全溶解；另取鞣酸、间苯二酚、苯甲酸、水杨酸溶于适量乙醇中，加入苯酚、甘油，再添加乙醇使成550ml，搅匀后缓缓加入聚乙烯醇溶液中，随加随搅拌，搅匀后滤过，再自滤器上加乙醇至全量，搅匀即得。

【注解】聚乙烯醇124具有良好成膜性能、柔韧性和脱膜性能，涂成膜后所含药物能缓慢释放，使药物作用持久，药膜对创面还有保护作用。本品成膜速度快，易洗脱，不污染衣服。本品有抑制真菌生长、止痒作用，用于脚癣、甲癣、体癣、股癣及神经性皮炎。

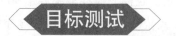

目标测试

答案解析

一、A1 型题（最佳选择题）

1. 下列关于膜剂的叙述错误的是（　　）

    A. 膜剂是原料药物与适宜的成膜材料加工制成的膜状制剂

    B. 膜剂的大小与形状可根据临床需要及用药部位而定

    C. 膜剂使用方便，适合多种给药途径应用

    D. 膜剂载药量大，适用于剂量较大的中药复方制成膜剂

    E. 膜剂可采用不同的成膜材料及辅料，制成速效或缓释膜剂

2. 下列膜剂的成膜材料中，其成膜性、抗拉强度、柔韧性、吸湿性及水溶性最好的为（　　）

    A. 羧甲基纤维素钠　　　　B. 玉米朊　　　　　　C. 阿拉伯胶

    D. 聚乙烯醇　　　　　　　E. EC

3. 膜剂常用的成膜材料不包括（　　）

 A. 明胶　　　　　　　B. 聚乙烯醇　　　　　C. 阿拉伯胶

 D. 羧甲基纤维素钠　　E. 甘油

4. 山梨醇在膜剂中起的作用是（　　）

 A. 增塑剂　　　　　　B. 着色剂　　　　　　C. 遮光剂

 D. 填充剂　　　　　　E. 矫味剂

5. 膜剂的质量要求检查项中不包括的是（　　）

 A. 外观性状　　　　　B. 熔融时间　　　　　C. 微生物限度

 D. 重量差异　　　　　E. 含量均匀度

6. 由 PVA17 - 88 所表达信息正确的是（　　）

 A. 成膜材料的醇解度是 17%　　　　　　B. 成膜材料的醇解度是 88%

 C. 成膜材料的醇解度是 17% ~ 88%　　　D. 成膜材料的水解度是 17%

 E. 成膜材料的水解度是 88%

7. 下列关于涂膜剂的叙述不正确的是（　　）

 A. 一般用于慢性无渗出液的损害性皮肤病

 B. 涂搽患处后形成薄膜

 C. 需要裱褙材料

 D. 成膜大小可自行控制

 E. 能在皮肤温度下迅速成膜

二、X 型题（多项选择题）

8. 下列关于膜剂常用辅料的叙述错误的是（　　）

 A. 膜剂中甘油起增塑作用　　　　　　B. 聚山梨酯 80 起润湿作用

 C. 二氧化硅起着色剂作用　　　　　　D. 甜叶菊苷起矫味作用

 E. 二氧化钛起填充剂作用

书网融合……

思政导航　　　　　　本章小结　　　　　　题库

第十二章　药物制剂新技术

PPT

◎ 学习目标

知识目标

1. 掌握　固体分散体的定义、特点、分类及制备方法；包合物的定义、特点及常用的包合技术；微囊与微球的定义，药物微囊化的目的，单凝聚法和复凝聚法制备微囊的原理、条件及影响因素；脂质体的定义、特点及制备；纳米乳、纳米粒的定义与特点。

2. 熟悉　固体分散体的载体材料及速释、缓释原理；环糊精及其衍生物，影响包合作用的因素；微囊与微球的囊材或载体材料、释药机制及其影响因素；脂质体的组成、膜材料、作用机制及质量评价；纳米乳、亚微乳制备技术。

3. 了解　固体分散体的质量评价；包合物的验证；其他微囊化方法、微球的制备、微球与微囊的质量评价；纳米乳和亚微乳的质量评价；纳米粒制备方法及质量评价。

能力目标　通过本章的学习，能够掌握常用的固体分散、包合、微球/微囊、纳米制剂等制剂新技术，具备制备、表征、评价固体分散体、包合物、微粒、纳米制剂等多种新制剂的能力。

⧉ 第一节　固体分散技术

一、概述

（一）固体分散体的定义

固体分散体（solid dispersion，SD）是指药物高度分散在适宜的载体材料中形成的固态分散物。药物在载体材料中以分子、胶态、微晶或无定形状态分散，这种分散技术称为固体分散技术（solid dispersion technology）。

固体分散体的概念是在 1961 年由 Sekiguchi 和 Obi 首次提出，当时以尿素为载体材料，采用热融法制备了磺胺噻唑的固体分散体，口服给药后药物的吸收比普通片明显提高。根据固体分散体所用载体材料的不同，其发展过程可大致分为三个阶段：第一代是以尿素等结晶性物质为载体材料；第二代以聚乙二醇、聚维酮等水溶性聚合物为载体材料；第三代以表面活性物质为载体材料。

固体分散体作为一种制剂的中间体，根据需要添加适宜的辅料并采用适宜的制备工艺，可进一步制成胶囊剂、片剂、颗粒剂、微丸剂、滴丸剂、软膏剂、栓剂以及注射剂等多种剂型，以满足临床用药的需要。

（二）固体分散体的特点

1. 可利用不同性质的载体材料使药物达到速释、缓控释、肠溶等不同的用药目的　如尼莫地平采用水溶性载体材料聚乙二醇（PEG）以熔融法制成固体分散体后，其溶出率较原料药明显提高；茶碱采用难溶性载体材料乙基纤维素以溶剂蒸发法制成固体分散体并压片，其体外释放 90% 药物的时间长达

12~13 小时；硝苯地平选用肠溶性载体材料羟丙甲纤维素酞酸酯（HPMCP）制成的固体分散体在人工胃液中不溶，在人工肠液中逐渐溶出，延长了药物释放时间并提高了生物利用度。

2. 增加药物的化学稳定性 凡容易氧化、水解、易挥发的药物，由于载体材料对药物分子有包蔽保护作用，切断了药物分子与周围环境的直接接触，从而防止了药物被氧化、水解，并减少了其挥发，大大增加了稳定性。

3. 可使液体药物固体化 将液体药物与载体材料混合后制得固体分散体，有利于加工成其他剂型，例如片剂、胶囊、栓剂。同时，也便于药物的贮存、运输、携带及使用。

固体分散体虽然具有上述诸多优点，但也存在一些不足，主要包括：①载药量小，不适于剂量较大的难溶性药物；②贮存过程中会逐渐老化（硬度变大、析出晶体或结晶粗化），从而降低药物的生物利用度。

4. 掩盖药物不良气味和刺激性 药物分散于载体材料中，可有效掩盖药物不良气味，减少药物对嗅觉、味蕾和胃肠道的刺激性。

二、固体分散体的分类

（一）按药物溶出行为分类

1. 速释型 指用亲水性载体制成固体分散体。它可改善难溶性药物的润湿性，从而加快溶出速率，提高其生物利用度。

2. 缓释、控释型 指以水不溶性或脂溶性载体制成的固体分散体。其释药机制与缓释和控释制剂相同。

3. 肠溶型 是指利用肠溶性物质作载体，制成肠道释药的固体分散体。

（二）根据药物的分散状态分类

1. 低共熔混合物（eutectic mixture） 药物与载体按适当比例混合，在较低温度下熔融，骤冷固化形成固体分散体。药物仅以微晶状态分散于载体中，为物理混合物。

2. 固态溶液（solid solutions） 药物以分子状态在载体材料中均匀分散，此类分散体具有类似于真溶液的分散性质，其分散程度高，表面积大。

3. 玻璃溶液（glass solutions）或玻璃混悬液（glass suspensions） 药物溶于熔融的透明状的无定形载体中，骤然冷却，得到质脆透明状态的固体溶液。

4. 共沉淀物（coprecipitate） 又称共蒸发物（coevaporate），是固体药物以分子形式不规则地分散在载体材料中形成的非结晶性无定形物。常用载体为蔗糖、枸橼酸、PVP 等多羟基化合物。

三、固体分散体的速释与缓释原理

（一）速释原理

1. 药物的高度分散状态 固体分散体的最大特点是药物高度分散于载体中，使药物的比表面积增加，从而提高其溶出速率。在固体分散体中药物所处的分散状态不同，溶出速率也会存在差异。一般溶出速率的大小顺序是：分子分散＞无定形分散＞微晶分散。药物的分散状态又与药物性质、载体性质、药物与载体比例、制法等影响因素有关。

2. 载体材料的作用

（1）增溶作用 如 PVP 类、PEG 类及泊洛沙姆类载体材料对药物均有一定的增溶能力，可加快药物的溶出。

（2）润湿性　如水性载体材料制成的固体分散体，由于每一个药物微晶均被载体材料包围，当载体溶于水后可促进药物与水的接触、润湿，从而有利于药物的溶出。

（3）抑晶作用　如药物与 PVP 形成共沉淀时，药物分子沿 PVP 链以氢键结合而抑制结晶形成。PVP 的分子量与氢键结合能力有关，分子量愈小，形成氢键的能力愈强。

（4）防止聚集作用　固体分散体中药物被载体材料紧紧包围，可防止药物的聚集，保证药物的高度分散。一般地，药物与载体材料的用量比值愈小药物的分散程度愈高。

（二）缓释原理

采用疏水性或脂质类载体材料制备的固体分散体，药物以分子或微晶状态分散于载体材料形成的网状骨架结构内，其溶出必须首先通过载体材料的网状骨架扩散，故释放缓慢。

综上所述，根据载体材料的特性，选择合适的载体与药物配伍，并采用适当的制备方法，可以使药物分别达到速释、缓释或两者兼有的不同效果，这为固体分散技术用于控释制剂的研究提供了理论依据。

四、常用的载体材料

固体分散体的溶出速率在很大程度上取决于所用载体材料的特性。常用载体材料可分为水溶性、难溶性和肠溶性三大类，几种载体材料可联合应用，以达到所要求的效果。

（一）水溶性载体材料

1. 聚乙二醇类（polyethylene glycol，PEG）　具有良好的水溶性，亦能溶于多种有机溶剂，使药物以分子状态存在，且在溶剂蒸发过程中黏度骤增，可防止药物聚集。最常用的是 PEG4000 或 6000，它们的熔点低（50～63℃），毒性较小，化学性质稳定（但180℃以上分解），能与多种药物配伍。当药物为油类时，宜用 PEG12000 或 PEG6000 与 PEG20000 的混合物。采用滴制法成丸时，可加硬脂酸调整其熔点。

2. 聚维酮类（polyvinylpyrrolidone，PVP）　化学名称为聚 N－乙烯基吡咯烷酮，无毒，熔点较高，对热稳定（150℃变色），易溶于水和多种有机溶剂，对多种药物有较强抑晶作用，但贮存过程中成品易吸湿而析出药物结晶。常用规格有 PVP K15、PVP K30、PVP K90 等。

3. 表面活性剂类　此类载体材料大多含有聚氧乙烯基，其特点是溶于水或有机溶剂，载药量大，在蒸发过程中可阻滞药物产生结晶，是较理想的速效载体材料。常用的有泊洛沙姆 188（poloxamer 188）、聚氧乙烯（polyethylene oxide，PEO）、聚羧乙烯（carbopol，CP）等。此类材料对药物的增溶作用大于 PEG。

4. 有机酸类　常用枸橼酸、富马酸、酒石酸、琥珀酸、胆酸及脱氧胆酸等。此类载体材料的分子量较小，易溶于水而不溶于有机溶剂。本类不适用于对酸敏感的药物。

5. 糖类与多元醇类　糖类载体常用壳聚糖、右旋糖酐、半乳糖和蔗糖等，醇类有甘露醇、山梨醇、木糖醇等。它们的特点是水溶性强，毒性小，因分子中有多个羟基，可同药物以氢键结合生成固体分散体，适用于剂量小、熔点高的药物，尤以甘露醇为最佳。常配合 PEG 类高分子聚合物作联合载体，可避免 PEG 溶解时形成富含药物的表面层妨碍基质进一步溶蚀的缺点。

6. 纤维素衍生物类　常用羟丙基纤维素（hydroxypropyl cellulose，HPC）、羟丙甲纤维素（hydroxypropylmethyl cellulose，HPMC）等，它们与药物制成的固体分散体难以研磨，需加入适量乳糖、微晶纤维素等加以改善。

7. 尿素　可溶解于多种有机溶剂，但在用溶剂法制备一些固态分散体时发现，在去除溶剂时不能阻止药物结晶，所以一般用熔融法制备。在与阿司匹林、水杨酸和保泰松等药物混熔时，有氨气逸出并形成缩脲。

（二）难溶性载体材料

1. 纤维素类 常用的为乙基纤维素（ethylcellulose，EC），其特点是溶于有机溶剂，含有羟基能与药物形成氢键，有较大黏性，载药量大，稳定性好、不易老化。如盐酸氧烯洛尔-EC固体分散体，其释药不受pH的影响。EC固体分散体中释药率受扩散控制，EC用量对释药速度有很大影响。

2. 聚丙烯酸树脂类 含季铵基的聚丙烯酸树脂在胃液中可溶胀，在肠液中不溶，不被吸收，对机体无害，多用于制备缓释性的固体分散体。常用品种有聚丙烯酸树脂Eudragit E、Eudragit RL和Eudragit RS等几种。

3. 其他类 常用的有胆固醇、β-谷甾醇、棕榈酸甘油酯、胆固醇硬脂酸酯、蜂蜡、巴西棕榈蜡及氢化蓖麻油、蓖麻油蜡等脂质材料，均可制成缓释固体分散体。这类固体分散体常用熔融法制备。另外有水微溶或缓慢溶解的表面活性剂，如硬脂酸钠、硬脂酸铝和十二烷基硫代琥珀酸钠等，具有中等缓释效果。

以上缓释载体材料中可加入羟丙基纤维素、表面活性剂、糖类、PVP、PEG等水溶性材料，以适当提高其释药速率，达到满意的缓释效果。

（三）肠溶性载体材料

1. 纤维素类 常用的有醋酸纤维素酞酸酯（cellulose acetate phthalate，CAP）、羟丙甲纤维素酞酸酯（hydroxypropyl methyl cellulose phthalate，HPMCP）及羧甲乙纤维素（carboxymethylethylcellulose，CMEC）等。由于它们化学结构不同，黏度有差异，释放速率也不相同。CAP可与PEG联用制成固体分散体，可控制释放速率。丙吡胺与几种肠溶性材料的固体分散体，其中以药物-EC-HPMCP（1∶1∶2）固体分散体具有理想的肠溶作用，属于迟释制剂的一种。

2. 聚丙烯酸树脂类 常用Eudragit L100和Eudragit S100，分别相当于国产Ⅱ号及Ⅲ号聚丙烯酸树脂，二者分别在pH 6以上和pH 7以上的介质中溶解，有时两者联合使用，可制成较理想的缓释或迟释固体分散体。药物在固体分散体中通常以微晶状态、分子状态、无定形状态等多种状态存在，根据药物不同分散状态，可分为低共熔混合物、固态溶液、玻璃溶液、共沉淀物。但药物分散状态并不一定以某一种情况单独出现，往往是多种类型的混合体。

五、固体分散体的制备方法

固体分散体的制备一般可分为药物分散与固化两个过程。药物的分散方法有熔融分散法、溶剂分散法、机械分散法；固化方法有溶剂蒸发法、熔融液骤冷法。相应的制备固体分散体的基本方法有熔融法、溶剂法、机械分散法。对于不同药物，可根据药物的性质和载体材料的特性（结构、性质、熔点及溶解性能等），采用不同的方法制备药物的固体分散体。

（一）熔融法

将药物与载体材料混匀并加热至熔融，或将载体材料加热熔融后再加入药物混匀，在剧烈搅拌下迅速冷却固化，或将此熔融物倾倒在不锈钢板上成薄层，在板的另一面吹冷空气或用冰水，使其骤冷成固体，再将此固体在一定温度下放置变脆成易碎物。

该法的关键在于由高温迅速冷却，达到较高的过饱和状态，使迅速形成多个胶态晶核而不长大，以达到高度分散的状态。骤冷后的固体分散体在干燥器中放置温度及时间视不同的品种而定，如PEG类只需在干燥器内室温放置一到数日即可，而灰黄霉素-枸橼酸固体分散体需37℃或更高温度下放置多日才能完全变脆。本品在冷却过程中容易吸潮，在制备时应注意防潮。

基于熔融分散法制备固体分散体的方法通常包括热融挤出法和滴制法。热融挤出法（hot – melt extrusion）是将药物与载体材料在热融挤出机中熔融并混合，通过剪切元件切割、混合、分流、混合等作用，挤出片状、颗粒、棒状等形状的均匀混合体。滴制法（dropping method）是将药物与基质加热熔融后，滴入不相混溶的冷凝液中，冷凝收缩制成滴丸。

此法简便、经济，适用于对热稳定的药物，多用熔点低、不溶于有机溶剂的载体材料，如 PEG 类、枸橼酸、糖类等。

（二）溶剂法

溶剂法也称共沉淀法（coprecipitation method）或共蒸发法（coevaporation method），系将药物与载体材料共同溶解于适宜的有机溶剂中，或分别溶于有机溶剂后再混匀，蒸去有机溶剂后使药物与载体材料同时析出，可得到共沉淀物，再经干燥，即得。

本法常用的有机溶剂有三氯甲烷、二氯甲烷、无水乙醇、95% 乙醇、丙酮等，但不同有机溶剂所得固体分散体的分散度可能不同，如螺内酯分别使用乙醇、乙腈和三氯甲烷时，以乙醇所得的固体分散体的分散度最大，溶出速率也最高，而用三氯甲烷所得的分散度最小，溶出速率也最低。常用的载体材料有 PVP 类、PEG 类、HPMC、半乳糖、甘露醇、胆酸类等。除去溶剂的干燥方法主要有喷雾干燥法、冷冻干燥法、流化床干燥法、超临界流体法等。

本法的主要特点是避免了高热，适用于对热不稳定的药物（如酮洛芬、红霉素、双香豆素等）。但此法有机溶剂的用量较大，成本高，若有机溶剂难以完全除去，还易引起药物的重结晶而降低药物的分散度。

（三）溶剂 – 熔融法

将药物先溶于适当溶剂中，将此溶液直接加入已熔融的载体材料中混合均匀，按熔融法固化即得。

采用此法制备固体分散体时，药物溶液在固体分散体中所占的量一般不得超过 10%（W/W），否则难以形成脆而易碎的固体。另外，将药物溶液与熔融载体材料混合时，必须搅拌均匀，防止药物析出结晶。制备过程一般除去溶剂的受热时间短，产品稳定，质量好，但注意选用毒性小、易与载体材料混合的溶剂。

此法适用于液态药物，如鱼肝油、维生素 A、维生素 D、维生素 E 等，但只适用于剂量小于 50mg 的药物。凡适用于熔融法的载体材料均可采用本法。

（四）机械分散法

将药物与较大比例的载体材料混合后，强力持久地研磨或挤压一定时间，不需加溶剂而借助机械力降低药物的粒度，或使药物与载体材料以氢键相结合，形成固体分散体。该法无需有机溶剂，可防止有机溶剂带来的不利影响。但所需载体材料的比例大，故仅适用于小剂量药物的制备。常见的方法有研磨法和双螺旋挤压法。

1. 研磨法　将药物与较大比例的载体材料混合后，强力持久地研磨一定时间，即得。常用的载体材料有微晶纤维素、乳糖、PVP 类、PEG 类等。注意研磨时间的长短因药物而异。

2. 双螺旋挤压法　将药物与载体材料置于双螺旋挤压机内，经混合、捏制，即得。该法可用两种以上的载体材料，制备温度可低于药物熔点和载体材料的软化点，故药物不易破坏，制得的固体分散体也稳定。

（五）举例

例 12 – 1　尼群地平固体分散片的制备

【处方】尼群地平　10g　　　PVP K30　30g　　　乳糖　40g　　　共制 1000 片

【制法】尼群地平 10g 和 PVP K30 30g，加适量无水乙醇溶解，混匀，60℃水浴上挥去溶剂。黏稠物置 60℃ 的电热恒温真空干燥箱中干燥 24 小时，粉碎过 80 目筛，即得尼群地平的固体分散体。加乳糖 40g 混匀，以 20% 乙醇为润湿剂，湿法制粒、烘干、整粒，加硬脂酸镁 0.4g 混匀，压片，每片 80mg。

【注解】尼群地平为主药，用于抗高血压；PVP K30 为水溶性载体材料，用以提高主药的溶解度；乳糖为填充剂。制备方法采用的是溶剂法。

六、固体分散体的质量评价

固体分散体中药物在载体材料中的分散状态是质量评价的主要指标。常用于固体分散体物相鉴别的方法包括：溶解度及溶出速率测定、热分析法（差示热分析法、差示扫描量热法）、X 射线衍射法、红外光谱法、拉曼光谱法、扫描电镜法、核磁共振谱法等。

第二节　包合物制备技术

一、概述

（一）包合物的定义

包合物（inclusion compound，inclusion complex）系指一种分子被全部或部分包藏于另一种分子的空穴结构内形成的特殊复合物。它由主分子（host molecule）和客分子（guest molecule，enclosed molecules）组成，主分子即是包合材料，具有一定的空穴结构，足以将客分子药物包裹在内，被包合到主分子空穴中的小分子物质，称为客分子。包合物的形成主要取决于主分子与客分子的立体结构和两者的极性。包合物的稳定性依赖于两种分子间的相互作用力，如范德华力（包括定向力、诱导力与色散力）、氢键、疏水键与电荷迁移力等。

（二）包合物的特点

1. 增加难溶性药物溶解度　采用水溶性包合材料包载难溶性药物时，药物进入包合材料疏水性空腔区域，包合材料外周呈亲水性，故增加难溶性药物溶解度，有利于将药物制成溶液型制剂。

2. 提高药物的生物利用度　如诺氟沙星制成 β - 环糊精包合物胶囊后，起效快，相对生物利用度提高到 141.6%。

3. 掩盖药物的不良气味　如盐酸雷尼替丁具有不良臭味，制成包合物加以改善，可提高患者用药的顺应性。

4. 使液体药物粉末化　如大蒜精油制成包合物后，药物也由液态变为白色粉末，刺激性和不良臭味也减小。

5. 提高药物的稳定性　凡容易氧化、水解、易挥发的药物制成包合物，则可防止其氧化、水解、减少挥发。因为药物分子的不稳定部分被包合在主分子的空穴中，从而切断了药物分子与周围环境的接触，使药物分子得到保护，增加了稳定性。如维 A 酸形成 β - 环糊精包合物后稳定性明显提高。

（三）包合物的分类

1. 按主分子形成空穴的几何形状分类

（1）笼状包合物　是客分子进入几个主分子构成的笼状晶格中而成，如图 12 - 1a 所示。

（2）管状包合物　是由主分子构成管形或筒形空洞骨架，客分子填充其中而成，如图 12 - 1b 所示。尿素、硫脲、环糊精、去氧胆酸等可与客分子形成管状包合物。

（3）层状包合物 石墨、胶岭石黏土等构成的层状空间，可包封客分子成为层状包合物，如图12 - 1c所示。另外，某些表面活性剂形成的胶团具有层状结构，可与药物形成层状包合物，如月桂酸钾用于乙苯增溶时，乙苯存在于表面活性剂亲油基的层间而形成层状包合物。

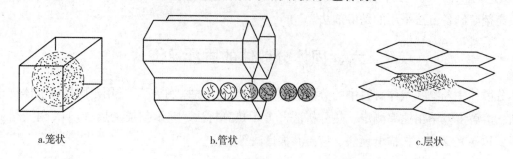

a.笼状　　　　　　　　　　　b.管状　　　　　　　　　　　c.层状

图 12 - 1 　主分子形成的不同几何形状的空穴

2. 按包合物的结构分类

（1）单分子包合物 是由单一的主分子和单一的客分子形成的包合物。常用的单一主分子辅料为具有管状空穴结构的环糊精等。

（2）多分子包合物 是若干主分子由氢键连接，按一定方向松散排列形成晶格空穴，客分子嵌入空穴中而成。常用的辅料有硫脲、尿素、去氧胆酸、对苯二酚、苯酚等。

（3）大分子包合物 大分子化合物可形成多孔的结构，容纳一定大小的分子后即形成大分子包合物。常用的大分子化合物有葡聚糖凝胶、糊精、硅胶等。

二、常用包合材料

包合材料有环糊精、胆酸、淀粉、纤维素、蛋白质、核酸等，其中以环糊精及其衍生物在药物制剂中最为常用。

（一）环糊精

环糊精（cyclodextrin，CD）是淀粉用嗜碱性芽孢杆菌经培养得到的环糊精葡萄糖转位酶作用后形成的产物，由 6~12 个 D - 葡萄糖分子以 1,4 - 糖苷键连接的环状低聚糖化合物，为非还原性白色结晶状粉末，常见的有 α、β、γ 三型，分别由 6、7、8 个葡萄糖分子构成。

在三种环糊精中，以 β - 环糊精（β - CD）最为常用，它是由 7 个葡萄糖分子以 1,4 - 糖苷键连接而成，为白色结晶性粉末，熔点在 300~305℃。经 X 射线衍射和核磁共振证实，其分子构型呈上宽下窄中空的环筒状，分子中的伯羟基（6 - OH）位于环筒窄边处，仲羟基（2,3 - OH）位于宽边处，如图 12 - 2 所示。由于葡萄糖的羟基分布在筒的两端并在外部，糖苷键氧原子位于筒的中部并在筒内，β - 环糊精的两端和外部为亲水性，而筒的内部是一个具有一定尺寸（0.60~0.65nm）的疏水管腔，可将一些大小和形状合适的药物分子包合于环状结构中，形成超微囊状化合物。

环糊精对碱、热和机械作用都相当稳定，但对酸不稳定，常发生水解反应生成线性低聚糖，其开环速率随分子中空腔尺寸增大而增大，即 α - CD < β - CD < γ - CD。三种 CD 可借溶解度的差异而分离，其中 β - CD 在水中的溶解度最小，最易从水中析出结晶，其溶解性随水温的升高而增大，温度为 25、40、60、80、100℃ 时，其溶解度分别为 18.5、37、80、183、256g/L。25℃ 时，β - CD 在乙醇、异丙醇、乙二醇、丙二醇、丙三醇的溶解度分别为 <1、7、104、20、43g/L。

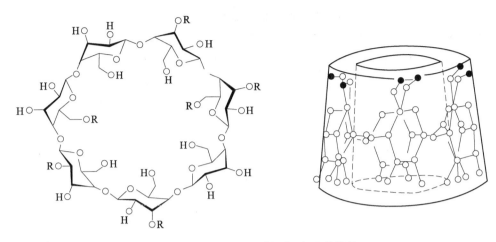

图 12 - 2 β - CD 环状构型图与立体结构

CD 分子可被 α - 淀粉酶, 如人唾液淀粉酶和胰淀粉酶降解, 形成直链低聚糖, 其降解速率为 α - CD < β - CD < γ - CD, 但不被葡萄糖淀粉酶降解, 亦可被大多数结肠细菌生物降解。

安全性试验证明, β - CD 毒性很低。给予大鼠每日口服 0.1g/kg、0.4g/kg、1.6g/kg 剂量, 6 个月未见明显毒性。用放射性标记的动物代谢试验表明, β - CD 口服后可作为碳水化合物为人体吸收, 无积蓄作用。目前认为不可用于非胃肠道给药。

(二) 环糊精衍生物

β - CD 虽具有合适尺寸的空穴结构, 但水溶性较低, 对其进行结构修饰, 改善某些方面的性质, 可使之更适于药物的包合。β - CD 在圆筒两端有 7 个伯羟基与 14 个仲羟基, 其分子间或分子内的氢键阻止水分子的水化, 使 β - CD 水溶性降低。如将甲基、乙基、羟丙基、羟乙基、葡糖基等基团通过与分子中的羟基进行烷基化反应引入到 β - CD 分子中 (取代羟基上的 H), 可以破坏 β - CD 分子内的氢键形成, 使其理化性质发生显著改变。

1. 水溶性环糊精衍生物 常用的有葡萄糖衍生物、羟丙基衍生物、甲基衍生物等。甲基 β - CD, 羟丙基 β - CD, 葡糖基 β - CD 等均易溶于水, 为亲水性 β - CD 衍生物, 能包合多种药物, 使溶解度增加, 毒性和刺激性下降。如 2,3 - 二羟丙基 β - CD 使一些难溶性药物的溶解度和稳定性增加, 降低了局部刺激性和溶血性。葡糖基 β - CD 为常用的包合材料, 包合后可使难溶性药物溶解度增大, 促进药物的吸收, 溶血活性降低, 还可作为注射用的包合材料, 如雌二醇 - 葡糖基 β - CD 包合物可制成注射剂。

2. 疏水性环糊精衍生物 目前主要是乙基化 β - CD。β - CD 经乙基化后水溶性降低, 常作为水溶性药物的包合材料, 使药物具有缓释性。如乙基化 β - CD 微溶于水, 比 β - CD 的吸湿性小, 具有表面活性, 在酸性条件下比 β - CD 稳定。乙基取代程度越高, 产物在水中的溶解度越低。

>>> 知识链接 ◦--

药剂辅料

环糊精是一类天然存在的大环主体分子, 具有"外亲水、内疏水"的锥筒状结构, 可作为不稳定、易挥发或脂溶性化合物的包合材料, 形成包合物。不仅如此, 环糊精单体间与聚乙二醇等线状聚合物或者小分子还可以通过非共价作用自组装形成超分子体系。分子间或其他组装单元通过弱的物理相互作用, 自发形成有序结构体的过程, 成为自组装过程。超分子自组装体系可根据外界刺激或者客体分子的不同而改变其自身结构, 已达到最大程度的键合, 进行可逆地自我形成和修复, 从而减少外界环境对其影响, 提供包合客体的水溶性、热稳定性和生物利用度等。环糊精经自组装后形成的超分子聚集体, 相对于环糊精单体，对客体分子具有更高的结合常数和更好的装载性能。

环糊精超分子自组装在各领域中应用广泛，如在生物领域，将环糊精衍生物有序组装在固体电极表面能够模拟生物膜的传输过程，对研究选择性分子传输、分子识别及酶模拟具有重要意义；在药物递送领域，利用环糊精形成超分子自组装体系，从而起到增溶、稳定药物和减少溶血等；在食品领域，可作为易挥发、易氧化分解风味化合物的包埋载体，提高其香气稳定性；在化学领域，用于生产轮烷、聚轮烷等；在材料领域，可作为分子识别的"特殊功能分子开关器件"等。

三、影响包合作用的因素

（一）主客分子的结构和性质

1. 主客分子的大小 客分子的大小和分子形状应与主分子提供的空穴相适应。若客分子太小，不能充满主分子的空穴，包合力弱，容易自由出入空穴而脱落，包合不稳定；若客分子太大，嵌入空穴内困难或只有侧链或一部分进入空穴，包合力也弱。一般认为，有机药物分子的原子数大于5，具有稠环结构，其稠环数应小于5，相对分子量在100~400之间，水中溶解度小于1%，熔点低于250℃，宜于包合。无机药物大多不宜用CD包合。α、β、γ三种环糊精由不同数量的葡萄糖分子组成，其空穴内径及物理性质差异较大，对同一客分子的包载性能不同。在制备包合物时，应充分考虑主客体分子结构大小适宜性。

2. 客分子的极性或缔合作用 常用的包合材料CD空穴内为疏水区，低极性的客分子更容易取代空穴内已被包合的水分子，与疏水性空穴相互作用进而形成包合物。因此疏水性药物易被包合，形成的包合物溶解度较小；极性药物可嵌在空穴开口处的亲水区，形成的包合物溶解度大；非解离型的比解离型的药物易被包合。自身可缔合的药物，往往先发生解缔合，然后再嵌入CD空穴内。

（二）主客分子的比例

在包合物形成过程中，主分子所提供的空穴数通常不能完全被客分子占有，即包合物主客分子的比例为非化学计量关系，它与客分子的性质有关。通常成分单一的客体物质与CD形成包合物时，其最佳主客分子的摩尔比多为1:1或2:1，如吲哚美辛、酮洛芬等包合物。

（三）其他药物或溶剂

包合物在水溶液中与药物呈动态平衡状态，如加其他适当药物或有机溶剂时，可将原包合物中的药物取代出来。

四、常用的包合技术

（一）饱和水溶液法

饱和水溶液法亦称重结晶法或共沉淀法，系先将包合材料（如CD）配成饱和水溶液，然后按一定的比例加入客分子药物（若药物难溶于水，可先溶于少量乙醇、丙酮或异丙醇等有机溶剂中），在一定温度搅拌一定时间，用适当的方法（如冷藏、浓缩、加沉淀剂等）使包合物析出，过滤、洗涤、干燥，即得CD包合物。

采用此法包合时，搅拌时间为2~3小时；包合温度一般在30~60℃较适宜。一般认为提高包合温度可增加包合率，但温度过高也会影响药物的稳定性。

（二）研磨法

取β-CD加入2~5倍量水混合，研匀，加入药物（难溶性药物可先溶于适宜的有机溶剂中），充分研磨成糊状物，经低温干燥后，用适宜的溶剂洗涤，再干燥，即得包合物。

此法操作简单，工业生产时可采用胶体磨进行研磨，可大大缩短研磨时间，但加水量应适当增加，以便浆液可循环流动。

（三）其他方法

1. 冷冻干燥法 先将药物与包合材料在适宜的溶剂中包合，然后用冷冻干燥法除去溶剂，即得。该法适用于制成包合物后易溶于水且在干燥过程中易分解、变色的药物。

2. 喷雾干燥法 先将药物与包合材料在适宜的溶剂（如乙醇或丙酮）中包合，然后用喷雾干燥法除去溶剂，即得。该法适用于难溶性、疏水性药物。

3. 超声波法 将客分子药物加入到 β – CD 饱和水溶液中，混合后用超声波发生仪在适宜的强度下超声一定的时间以替代搅拌，其余操作同饱和水溶液法。

（四）举例

例 12 – 2 吲哚美辛 β – CD 包合物的制备

【处方】吲哚美辛 1.25g β – CD 15.9g

【制法】称取 β – CD 15.9g，溶于 500ml、75℃ 水中，保持温度。另取吲哚美辛 1.25g，用 25ml 乙醇，微温溶解。将吲哚美辛溶液缓慢滴入 β – CD 溶液中，搅拌 30 分钟，停止加热，再继续搅拌 5 小时，得白色沉淀，室温静置 12 小时，滤过，将沉淀在 60℃ 干燥，过 80 目筛，经 P_2O_5 真空干燥即得。

【注释】吲哚美辛为有效成分；β – CD 为包合材料。包合物的制备采用饱和水溶液法。吲哚美辛在水中溶解度极低，对胃的刺激性较大，经 β – CD 包合后，溶出度和生物利用度提高。

五、包合物的验证

药物与包合材料是否形成包合物，可根据包合物的性质和结构状态，采用 X 射线衍射法、红外光谱法、核磁共振谱法、荧光光度法、圆二色谱法、热分析法、薄层色谱法、紫外分光光度法、溶出速率法等方法进行验证，必要时可同时用几种方法。

第三节 微囊与微球的制备技术

一、概述

（一）微囊或微球的定义

微囊（microcapsules）系指利用载体辅料（囊材）作为囊膜，将固体或液体药物（囊心物）包裹而成的药壳型的微小胶囊。制备微囊的过程称为微型包囊工艺，即微囊化（microencapsulation）。微球（microspheres）系指药物溶解或分散在高分子材料中形成的骨架型微小球状实体。微囊与微球的粒径范围在 1～250μm 之间，均属于微米级，又统称微粒（microparticles）。

（二）药物微囊化/微球化的目的

药物微囊化主要的目的包括：①掩盖药物的不良气味及口味，如鱼肝油、大蒜素、氯霉素等药物；②提高药物的稳定性，如对于易氧化的 β – 胡萝卜素、易挥发的中药挥发油、对水分敏感的阿司匹林等通过微囊化可以改善其稳定性；③防止药物在胃内失活或减少对胃的刺激性，如酶、多肽等易在胃内失活，吲哚美辛等对胃有刺激性，可用微囊化克服这些缺点；④使液态药物固态化，便于贮存或再制成各种剂型。如可将油类药物制成微囊，可提高物料的流动性与可压性；⑤减少复方药物的配伍变化，如可以将难以配伍的阿司匹林与氯苯那敏分别包囊，再制成同一制剂；⑥使药物具有缓释或控释性能，如应用成膜材料、可生物降解材料、亲水性凝胶等作为囊材可达到药物控释或缓释的目的；⑦使药物具有靶向性，如将治疗指数低的药物或毒性大的药物制成微囊，使药物浓集于靶区，可提高药物的疗效，降低不良反应；⑧可将活细胞或活性生物材料包裹，从而使其具有很好的生物相容性与稳定性，如破伤风类毒素微囊等；⑨栓塞性微球直接经动脉管导入，阻塞在肿瘤血管，断绝肿瘤组织养分和抑杀癌细胞，为双重抗肿瘤制剂；⑩改变物料性质，如改变药物的流动性、可压性等。

目前国内外报道采用微囊化技术的药物已达三十余种，包括解热镇痛药、避孕药、驱虫药、诊断用药、抗生素以及维生素等。国外上市的微囊化商品有红霉素片（美国）、β-胡萝卜素片（瑞士）等，微球制剂商品有亮丙瑞林缓释微球制剂。国内产品有肌内注射用丙胺瑞林微球、植入用黄体酮微球、口服用阿昔洛韦微球、布洛芬微球等。

二、囊材与载体材料

微囊与微球的基本组成包括主药、囊材或载体材料、附加剂。用于微囊制备所需要的包裹材料称为囊材，用于制备微球所需要的材料称为载体材料，其决定了微球或微囊释药特性。附加剂包括稳定剂、稀释剂、增塑剂以及控制释放速率的阻滞剂和促进剂等，主要用于提高微囊或微球的质量。

（一）囊材与载体材料的要求

用于制备微囊与微球的囊材或载体材料，应符合下列基本要求：①性质稳定；②能控制适宜的药物释放速率；③无毒、无刺激性，注射用材料应具有生物相容性和可降解性；④能与药物配伍，不影响药物的药理作用；⑤成型性好，微囊囊材应能完全包封囊心物，微球载体材料应能比较完全地包裹药物与附加剂。

（二）常用的囊材与载体材料

1. 天然高分子材料 天然高分子材料是最常用的囊材与载体材料，其稳定、无毒、成膜性好。

（1）明胶 明胶（gelatin）是胶原蛋白温和水解的产物，其平均相对分子量在15000~25000之间。根据水解条件不同，明胶分酸法明胶（A型）和碱法明胶（B型）。A型明胶与B型明胶的等电点分别为7.0~9.0、4.7~5.0，10g/L A型和B型溶液（25℃）的pH分别为3.8~6.0、5.0~7.4。两者的成囊性或成球性无明显差别。通常可根据药物对酸碱性的要求选用A型或B型，用于制备微囊的用量为20~100g/L，用作微球的量可达200g/L以上。

（2）阿拉伯胶 阿拉伯胶（acacia）为糖及半纤维素的复杂聚集体，其主要成分为阿拉伯酸的钙盐、镁盐、钾盐的混合物。阿拉伯胶不溶于乙醇，能溶解于甘油或丙二醇。水中溶解度为1:2.7，5%水溶液的pH为4.5~5.0，溶液易霉变。一般常与明胶等量配合使用，作囊材时的用量为20~100g/L，亦可与白蛋白配合作复合材料。

（3）其他 如海藻酸盐、壳聚糖、蛋白类（人或牛血清白蛋白、玉米蛋白、鸡蛋白、酪蛋白等）、羟乙淀粉、羧甲淀粉等淀粉衍生物和葡聚糖及其衍生物。

2. 半合成高分子材料 作囊材的半合成高分子材料多为纤维素衍生物，其特点是毒性小、黏度大、成盐后溶解度增大，容易水解，需临用前配制。

（1）羧甲基纤维素盐 羧甲基纤维素盐属阴离子型的高分子电解质，如羧甲基纤维素钠（CMC - Na）常与明胶配合作复合囊材。CMC - Na遇水溶胀，体积可增大10倍，在酸性溶液中不溶。水溶液黏度大，有抗盐能力和一定的热稳定性，不会发酵，也可以制成铝盐 CMC – Al 单独作囊材。

（2）纤维醋法酯 纤维醋法酯（俗称 CAP）不溶于乙醇，可溶于丙酮与丁酮及醚醇混合液；在强酸中不溶解，可溶于 pH>6 的水溶液，分子中游离羧基的相对含量决定其水溶液的 pH 及能溶解 CAP 的溶液的最低 pH。用作囊材时可单独使用，用量一般为 30g/L，也可与明胶配合使用。

（3）其他 如乙基纤维素（EC）、甲基纤维素（MC）、羟丙甲纤维素（HPMC）等。

3. 合成高分子材料 合成高分子材料可分为可生物降解的和不可生物降解的两类。

不可生物降解且不受 pH 影响的材料有聚酰胺、硅橡胶等。不可生物降解但可在一定 pH 条件下溶解的材料有聚丙烯酸树脂和聚乙烯醇等。

近年来，可生物降解高分子囊材日益受到人们的重视，其主要优点是无毒、成膜性好、化学稳定性高，可用于注射或植入。目前已应用于研究或生产的有聚碳酯、聚氨基酸、聚乳酸（PLA）、丙交酯乙交酯共聚物（PLGA）、聚乳酸–聚乙二醇嵌段共聚物等。如 PLA 的体内降解时间为 2~12 个月，PLGA 的体内降解时间为 1~3 个月。

三、微囊的制备方法

微囊的制备方法按成型原理可分为物理化学法、物理机械法和化学法三大类。根据药物和囊材的性质、微囊所需的粒径、释药性能以及靶向性要求，选择不同的制备方法。

（一）物理化学法

本法在液相中进行，其特点是改变条件使溶解状态的成膜材料从溶液中聚沉下来，并将囊心物包裹形成微囊。药物与材料在一定条件下形成新相析出，故本法又称相分离法（phase separation）。

根据形成新相方法的不同，相分离法又分为单凝聚法、复凝聚法、溶剂–非溶剂法、改变温度法和液中干燥法。相分离工艺已成为药物微囊化的主要工艺之一，它所用设备简单，高分子材料来源广泛，可将多种类别的药物微囊化。

1. 单凝聚法（simple coacervation） 是相分离法中较常用的一种。

（1）基本原理 它是在高分子囊材溶液中加入凝聚剂以降低高分子溶解度而凝聚成囊的方法，如将药物分散在明胶材料溶液中，然后加入凝聚剂（可以是强亲水性电解质硫酸钠或硫酸铵的水溶液，或强亲水性的非电解质如乙醇或丙酮），由于明胶分子水合膜的水分子与凝聚剂结合，使明胶的溶解度降低，分子间形成氢键，最后从溶液中析出而凝聚形成微囊。但这种凝聚是可逆的，一旦解除促进凝聚的条件（如加水稀释），就可发生解凝聚，使微囊很快消失。这种可逆性在制备过程中可反复利用，直到凝聚微囊形状满意为止（可用显微镜观察）。最后再采取措施加以交联，使之成为不凝结、不粘连、不可逆的球形微囊。

（2）工艺流程 采用单凝聚法制备微囊的一般流程，如图 12–3 所示。

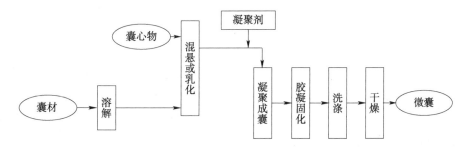

图 12–3 单凝聚法制备微囊的工艺流程图

（3）成囊条件

①凝聚系统的组成：单凝聚法可以用三元相图来寻找成囊系统产生凝聚的组成范围。如明胶－水－硫酸钠系统的单凝聚三元相图，如图 12 - 4 所示。

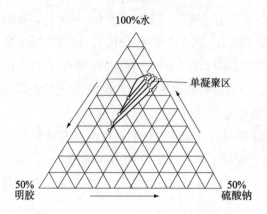

图 12 - 4　明胶 - 水 - 硫酸钠三元相图

②囊材溶液的浓度与温度：增加囊材（如明胶）的浓度可加速胶凝，浓度太低则不能胶凝；温度愈低愈易胶凝；浓度愈高，则可胶凝的温度上限愈高。通常明胶应在 37℃ 以上凝聚成凝聚囊，然后在较低温度下黏度增大而胶凝。如 CAP 单凝聚时，用 Na_2SO_4 作凝聚剂，成囊后凝聚相与水相的界面张力较大，囊形不好，需升高温度且加入水以降低界面张力，才能改善囊形。

③药物及凝聚相的性质：单凝聚法在水中成囊，因此要求药物难溶于水，但也不能过分疏水，否则仅形成不含药物的空囊。成囊时系统含有互不溶解的药物、凝聚相和水三相。微囊化的难易取决于囊材同药物的亲和力，亲和力强的易被微囊化。

如果作为囊心物的药物过分亲水则易被水包裹，只存在于水相中而不能混悬于凝聚相中成囊，如淀粉或硅胶作囊心物都因过分亲水而不能成囊。如药物过分疏水，因凝聚相中含大量的水，使药物既不能混悬于水相中，又不能混悬于凝聚相中，也不能成囊。如双炔失碳酯，加入脱水山梨醇月桂酸酯（司盘 20）可增大双炔失碳酯的亲水性，就可以成囊。

④凝聚囊的流动性及其与水相间的界面张力：为了得到良好的球形微囊，凝聚后的凝聚囊应有一定的流动性。如用 A 型明胶制备微囊时，可滴加少许醋酸使溶液的 pH 在 3.2 ~ 3.8 之间，能得到更小的球形囊，因为这时明胶分子中有较多的—NH_3^+ 离子，可吸附较多的水分子，降低凝聚囊 - 水间的界面张力。凝聚囊的流动性好，使凝聚囊易于分散呈小球形。若调节溶液的 pH 至碱性则不能成囊，因接近等电点（pH 8.5），有大量黏稠块状物析出。B 型明胶则不调 pH 也能成囊。

⑤交联固化：欲制得不变形的微囊，必须加入交联剂固化，同时还要求微囊间的粘连愈少愈好。以明胶为囊材时，常用甲醛作交联剂，通过胺醛缩合反应使明胶分子互相交联而固化。交联的程度受甲醛的浓度、反应时间、介质的 pH 等因素的影响，交联的最佳 pH 是 8 ~ 9。若交联不足则微囊易粘连；若交联过度，所得明胶微囊脆性太大。若药物在碱性环境中不稳定，可改用戊二醛代替甲醛，在中性介质中使明胶交联固化。

（4）成囊的影响因素

凝聚剂的种类和 pH：常用凝聚剂有各种醇类和电解质。用电解质作凝聚剂时，阴离子对胶凝起主要作用，强弱次序为枸橼酸 > 酒石酸 > 硫酸 > 醋酸 > 氯化物 > 硝酸 > 溴化物 > 碘化物；阳离子也有胶凝作用，其电荷数愈高胶凝作用愈强。明胶的分子量不同，使用的凝聚剂不同，成囊 pH 也不同。

药物的性质：药物与明胶要有足够亲和力，使药物可吸附适量的明胶才能包裹成囊。

增塑剂的影响：加入增塑剂可使制得的明胶微囊具有良好的可塑性，不粘连、分散性好，山梨醇、聚乙二醇、丙二醇或甘油是常用的增塑剂。在单凝聚法制备明胶微囊时加入增塑剂，可减少微囊聚集、降低囊壁厚度，且加入增塑剂的量同释药 $t_{1/2}$ 之间呈负相关。

（5）举例

例 12 - 3　双氯芬酸微囊的制备

【处方】双氯芬酸　10g　　　明胶　20g

【制法】取处方量明胶，加蒸馏水 400ml 浸泡溶胀，置于 70℃ 水浴溶解成胶浆状，在不断搅拌下，加入处方量双氯芬酸细粉，搅匀备用。另将 40% 硫酸镁溶液 2500ml 加稀盐酸调 pH 3～4，并加入 1～2g 滑石粉，液温控制在（55±1）℃，搅匀，并在约 30 分钟内滴加药物明胶液。在开始滴加时，转速控制在 2500～3000r/min，随着明胶液的不断加入，转速调至 3500～4000r/min。明胶液加完后仍保持3500～4000r/min 的转速搅拌 3～5 分钟，然后迅速降温至 5℃，保持 20 分钟。再加入甲醛 50ml 固化，时间 12 小时左右。抽滤收集微囊，以蒸馏水洗涤 5 次，直至不显镁盐与硫酸盐反应，pH 至中性。50℃ 干燥，过 100 目筛即得。

【注释】双氯芬酸为活性药用成分；明胶为成囊材料；硫酸镁溶液为凝聚剂，其中加滑石粉的作用是防止微囊粘连；甲醛为固化剂。微囊的包封率为 84.16%，粒径在 4.0～7.0μm。

2. 复凝聚法（complex coacervation）　是经典的微囊化方法，它操作方便，适合于难溶性药物的微囊化。

（1）基本原理　本法使用两种带相反电荷的高分子材料为复合囊材，将囊心物分散（混悬或乳化）在囊材的水溶液中，在一定条件下，相反电荷的高分子材料互相交联后，溶解度降低，自溶液中凝聚析出而成囊。

以明胶与阿拉伯胶作为囊材为例，将溶液 pH 调至明胶的等电点以下使之带正电，而阿拉伯胶仍带负电，由于电荷互相吸引交联形成正、负离子的络合物，溶解度降低而凝聚成囊，加水稀释，加入甲醛交联固化，洗去甲醛，即得。

可作复合材料的有明胶与阿拉伯胶（或 CMC、CAP 等多糖）、海藻酸盐与聚赖氨酸、海藻酸盐与壳聚糖、海藻酸与白蛋白、白蛋白与阿拉伯胶等。

（2）工艺流程　采用复凝聚法制备微囊的一般流程，如图 12 - 5 所示。

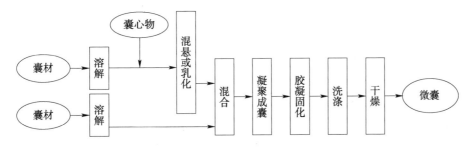

图 12 - 5　复凝聚法制备微囊的工艺流程

（3）成囊条件

凝聚系统的组成：如成囊材料为明胶与阿拉伯胶，水、明胶、阿拉伯胶三者的组成与凝聚现象的关系，可由图 12 - 6 三元相图说明。

图 12 - 6 中，K 为复凝聚区，即可形成微囊的低浓度明胶和阿拉伯胶混合溶液；P 为曲线以下两相分离区，两胶溶液不能混溶亦不能形成微囊；H 为曲线以上两胶溶液可混溶形成均相的溶液区。A 点代表 10% 明胶、10% 阿拉伯胶和 80% 水的混合液，必须加水稀释，沿 A→B 虚线进入凝聚区 K 才能发生凝聚。相图说明，明胶同阿拉伯胶发生复凝聚时，除 pH 外，浓度也是重要条件。

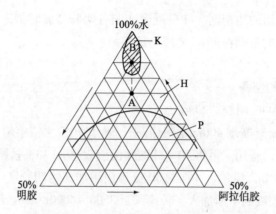

图 12 - 6　明胶 - 阿拉伯胶 - 水的三元相图

药物表面性质与凝聚囊的流动性：复凝聚法及单凝聚法对固态或液态的难溶性药物均能得到满意的微囊。与单凝聚法相似，复凝聚法制备微囊时也要求药物表面能被囊材凝聚相润湿，从而使药物能混悬或乳化于该凝聚相中，随凝聚相分散而成囊。因此可根据药物性质适当加入润湿剂。此外还应使凝聚相保持一定的流动性，如控制温度或加水稀释等，这是保证囊形良好的必要条件。

（4）举例

例 12 - 4　大蒜油微囊

【处方】大蒜油　1g　　　　阿拉伯胶粉　0.5g　　　3%阿拉伯胶液　30ml　　　3%明胶液　40ml
　　　　甲醛适量　　　　　淀粉适量

【制法】取阿拉伯胶粉 0.5g 置于乳钵中，加大蒜油 1g，研匀，加蒸馏水 1ml，迅速研磨成初乳，并以 3%阿拉伯胶液 30ml 稀释成乳剂。将乳剂移至 250ml 烧杯中，边加热边搅拌，待温度升至 45℃时缓缓加入 3%明胶液 40ml（预热至 45℃），胶液保持 45℃左右，继续搅拌，并用 10%醋酸液调 pH 4.1 ~ 4.3，显微镜下可观察到乳滴外包有凝聚的膜层。加入温度比其稍低的蒸馏水 150ml，继续搅拌。温度降至 30℃以下时移至冰水浴继续搅拌，加入甲醛液 1ml，搅拌使固化定形，并用 5%的氢氧化钠液调 pH 7.0 ~ 7.5，使凝胶的网孔结构孔隙缩小，再搅拌 30 分钟。加入 10%生淀粉混悬液 4ml，10℃左右再搅拌 1 小时。滤取微囊，洗涤，尽量除去水分，二号筛制粒，60℃干燥，即得。

【作用与用途】大蒜油对多种球菌、杆菌、霉菌、病毒、阿米巴原虫、阴道滴虫、蛲虫等均有抑制和灭杀作用。用于肺部和消化道的霉菌感染、隐球菌性脑膜炎、急慢性菌痢和肠炎、百日咳及肺结核等。

【注解】大蒜油的主要成分为大蒜辣素、大蒜新素等多种烯丙基、丙基和甲基组成的硫醚化合物，为不饱和硫化烯烃化合物的混合物，分子结构上存在活泼双键，因而化学性质不稳定，且有刺激性，所以制成微囊。由于在碱性条件下不稳定，所以固化时调 pH 7.0 ~ 7.5。

3. 其他方法

（1）溶剂 - 非溶剂法（solvent - nonsolvent）　　是在囊材的溶液中加入一种对囊材不溶的溶剂（非溶剂），引起相分离，而将药物包裹成囊的方法。

（2）改变温度法　本法通过控制温度成囊，而不加凝聚剂。如：可先在高温溶解 EC，后降温成囊。

（3）液中干燥法　从乳状液中除去分散相中的挥发性溶剂以制备微囊的方法称为液中干燥法（in - liquid drying），亦称为乳化 - 溶剂挥发法。

（二）物理机械法

本法是将固态或液态药物在气相中进行微囊化的方法，需要一定设备条件，其中常用的方法是喷雾干燥法和空气悬浮法。

1. 喷雾干燥法（spray drying）　是先将囊心物分散在材料的溶液中，再用喷雾法将此混合物喷入惰性热气流使液滴收缩成球形，进而干燥即得微囊。如药物不溶于材料溶液，可得到微囊；如药物能溶解，则得微球。溶解囊材的溶剂可以是水或有机溶剂，以水作溶剂更易达到环保要求，降低成本。此法可用于固态或液态药物的微囊化，粒径范围通常是 $5\mu m$ 以上。

喷雾干燥法制备微囊时，首先需制备好囊心物与囊材溶液形成的乳化分散液，并且确保不出现破乳、过早固化或干燥等情况，再通过雾化装置使乳状液形成小液滴并很快变成圆球状。

喷雾干燥法中影响成品质量的工艺因素包括混合液的黏度与均匀性、药物及囊材的浓度、喷雾速率、喷雾方法及干燥速率等。囊心物所占的比例不能太大以保证被囊膜包裹，如囊心物为液态，其在微囊中含量一般不超过30%。

微囊的干燥或贮存过程中常因静电而引起的粘连，可从以下几个方面解决：①囊材中加入聚乙二醇作抗黏剂，可降低微囊带电而减少粘连；②处方中使用水或水溶液或采用连续喷雾工艺时，均可减少微囊带电而避免粘连；③当包裹小粒径的囊心物时，在囊材溶液中加入抗黏剂，可减少粘连，常用的抗黏剂有二氧化硅、滑石粉及硬脂酸镁等；④在微囊贮存、压片及装空心胶囊时可再加入粉状抗黏剂以改善微囊的流动性。

2. 空气悬浮法（air suspension）　亦称流化床包衣法（fluidized bed coating），囊心物通常为固体粉末，利用垂直强气流使囊心物悬浮在包衣室中，将囊材溶液通过喷嘴喷射于囊心物表面，热气流将溶剂挥干，囊心物表面便形成囊材薄膜而成微囊。因喷雾区粒子浓度低、流化速度大、不易粘连，适合于微粒的包衣。为了防止微粒间相互粘连，先采用预制粒方法，使微粒大小控制在 $100\sim150\mu m$ 范围。

除了上述几种物理机械法外，其他的物理机械法还有喷雾凝结法、多孔离心法、超临界流体法、锅包衣法、挤压法、静电结合法、粉末床法等。通常采用物理机械法时囊心物有一定损失且微囊有粘连，但囊心物损失在5%左右、粘连在10%左右，生产中认为是合理的。

（三）化学法

化学法系指利用溶液中的单体或高分子通过聚合反应或缩合反应产生囊膜而制成微囊的方法。本法的特点是不加凝聚剂，先制成 W/O 型乳状液，再利用化学反应或射线辐照交联固化。

1. 界面缩聚法（interface polycondensation）　亦称界面聚合法，是在分散相（水相）与连续相（有机相）的界面上发生单体的聚合反应。

2. 辐射交联法（radiation crosslinking）　该法系将明胶或 PVP 在乳化状态下，经 γ 射线照射发生交联，再处理制得粉末状微囊。该工艺的特点是工艺简单。

四、微球的制备方法

微球的制备原理与微囊基本相同。根据载体材料和药物的性质不同可采用不同的制备方法，故下面将介绍几种常见微球的制备方法。

（一）明胶微球

明胶微球通常以乳化交联法制备。将药物溶解或分散在载体材料的水溶液中，与含乳化剂的油混合，搅拌乳化，形成稳定的 W/O 型或 O/W 型乳状液，加入化学交联剂甲醛或戊二醛，可得载药明胶微球。其粒径通常在 $1\sim100\mu m$ 范围内。现已成功制备米托蒽醌、盐酸川芎嗪、硫酸链霉素、卡铂、莪术油等明胶微球。

亦可用两步法制备微球，即先采用本法（或其他方法）制备空白微球，再选择既能溶解药物又能浸入空白明胶微球的适当溶剂系统，用药物溶液浸泡空白微球后干燥即得。两步法适用于对水相和油相都有一定溶解度的药物，如用两步法制得的米托蒽醌靶向明胶微球。

（二）白蛋白微球

白蛋白微球可用液中干燥法或喷雾干燥法制备。制备白蛋白微球的液中干燥法以加热交联代替化学交联，使用的加热交联温度不同（100～180℃），微球平均粒径不同，在中间温度（125～145℃）时粒径较小。

喷雾干燥法将药物与白蛋白的溶液经喷嘴喷入干燥室内，同时送入干燥室的热空气流使雾滴中的水分快速蒸发、干燥，即得微球。但这种微球几乎无缓释性。由于热变性后白蛋白的溶解度降低，微球的释放速度亦相应降低，如将喷雾干燥得到的微球再进行热变性处理，即可得到缓释微球。

（三）淀粉微球

淀粉微球商品系由淀粉水解再经乳化聚合制得。其微球在水中可膨胀而具有凝胶的特性。淀粉微球制备中可用甲苯、三氯甲烷或液状石蜡为油相，以脂肪酸山梨坦60为乳化剂，将20%的碱性淀粉分散在油相中，形成W/O型乳状液，升温至50～55℃，加入交联剂环氧丙烷适量，反应数小时后，去除油相，分别用乙醇、丙酮多次洗涤干燥，得白色粉末状微球。

（四）聚酯类微球

聚酯类微球常用液中干燥法制备。以药物与聚酯材料组成挥发性有机相，加至含乳化剂的水相中搅拌乳化，形成稳定的O/W型乳状液，加水萃取（亦可同时加热）挥发除去有机相，即得微球。常采用本法制备的有醋酸地塞米松聚丙交酯微球、利福平聚乳酸微球、胰岛素聚3－羟基丁酸酯微球、疫苗（破伤风、白喉、痢疾等）PLGA微球、醋酸亮丙瑞林PLGA微球、18－甲基炔诺酮PLA－PLGA微球等。

（五）磁性微球

磁性微球需同时包裹药物与磁流体，首先用共沉淀反应制备磁流体，再制备含药磁性微球，成型方法可依据囊材与药物性质不同加以选择，其制法的特殊之处在于磁流体的制备，一般通过共沉淀反应制得。

五、微囊（球）中药物释放的机制与影响因素

（一）微囊（球）中药物释放的机制

药物微囊（球）化后，一般要求能定时定量地从微囊（球）中释放出来，以满足临床用药的需要。微囊（球）释药机制复杂，通常有以下三种。

1. 扩散 属于物理过程。微囊（球）进入体内后，体液向微囊（球）中渗入将药物逐步溶解并使药物扩散出囊壁（骨架）。也有人认为微囊（球）中药物的释放，首先是已溶解或黏附在囊壁（球表面）中的少量药物发生初期的快速释放，称为突释效应（burst effect），然后才是内部药物溶解成饱和溶液而扩散出微囊（球）。

2. 囊膜或骨架的溶解 属于物理化学过程（不包括酶的作用），其速率主要取决于囊材性质及体液的体积、组成、pH、温度等。此外，囊膜还可能由于压力、剪切力、磨损等而破裂，引起药物的释放。

3. 囊膜或骨架的消化与降解 是在酶作用下的生化过程。微囊（球）进入体内后，囊膜或骨架受胃蛋白酶或其他酶的作用降解成为体内的代谢产物，同时释放出药物。用合成的生物可降解聚合物作囊材时，如降解速率低，则药物主要通过扩散释放，但在降解之前，有的药物也可能早已突释。

（二）影响微囊（球）中药物释放的因素

1. 微囊（球）的粒径　在囊材或载体材料一定的条件下，粒径越小界面积越大，释药速率也越大。

2. 囊膜或骨架的厚度　囊材或载体材料相同时，囊膜或骨架越厚，释药路径越长，释药速率越慢。

3. 载体材料的物理化学性质　载体材料不同，其物理化学性质亦不相同，药物从其中释放的快慢亦不相同。常用的几种材料形成的微囊（球）的释药速率大小如下：明胶＞乙基纤维素＞苯乙烯－马来酸酐共聚物＞聚酰胺。材料中加入附加剂改变囊材性质，也可调节释放速率，如磺胺嘧啶乙基纤维素微囊采用不同用量的硬脂酸为阻滞剂，药物的体外释放速率随阻滞剂用量增加而降低。

4. 药物的性质　药物释放速率与其本身的溶解度、分配系数密切相关。在同样的载体材料中，溶解度大的、分配系数小的药物释放快，例如巴比妥钠、苯甲酸及水杨酸在 37℃ 水中的溶解度分别为 255、9、0.63g/L，其乙基纤维素/水的分配系数分别为 0.67、58、151，三者以乙基纤维素为材料制成微囊时，药物释放速率最大的是巴比妥钠。

5. 工艺条件　工艺条件不同可影响药物的释放速率，如冷冻干燥或喷雾干燥的微囊（球），其释放速率比烘箱干燥的要大，可能由于后者引起微囊（球）粘连、表面积减少所致。

6. 介质的 pH　微囊（球）在不同的 pH 介质中可能具有不同的释药速率，如以壳聚糖－海藻酸盐为囊材的尼莫地平微囊在 pH 7.2 缓冲盐溶液中的释药速率明显快于在 pH 1.4 的缓冲盐溶液中，这是由于囊材中海藻酸盐在 pH 较高时可缓慢溶解。

7. 介质的离子强度　介质的其他条件相同而离子强度不同时，微囊（球）在其中的释药速率也可能不同，如荧光素尼龙微囊 50mg 混悬于 4L、pH 7.4、离子强度分别为 0.8、1.0、1.2 的磷酸盐缓冲溶液中，其 1 小时体外释药结果分别为 38.78%、64.35%、71.99%。

六、微囊、微球的质量评价

微囊、微球通常作为药物制剂的中间体，《中国药典》制剂通则中没有收载，《英国药典》《美国药典》也均未出现专门针对这两种剂型的质量要求，《中国药典》通则中有相关的制剂指导原则。微囊、微球的质量评价通常包括下述内容。

（一）有害有机溶剂的限度检查

凡在制备中采用有害有机溶剂者，应按《中国药典》现行版残留溶剂测定法测定，凡未规定限度者，可参考 ICH，否则应制定有害有机溶剂残留量的测定方法与限度。

（二）形态、粒径及其分布检查

1. 形态观察　可采用光学显微镜观察，粒径小于 $2\mu m$ 的需用扫描或透射电子显微镜观察，并均应提供照片。微囊的形态应为圆整球形或椭圆形的封闭物（图 12-7a），微球应为圆整球形或椭圆形的实体（图 12-7b）。

2. 粒径及其分布　应提供粒径的平均值及其分布的数据或图形。不同制剂对粒径有不同的要求。注射剂的微囊、微球粒径应符合《中国药典》中混悬注射剂的规定；用于静脉注射起靶向作用时，应符合静脉注射的规定。

粒径的测定方法有光学显微镜法、电感应法、光感应法或激光衍射法等，这些方法测定的粒径范围各不相同，适用对象也不相同，可根据待测物的粒径大小选择方法。

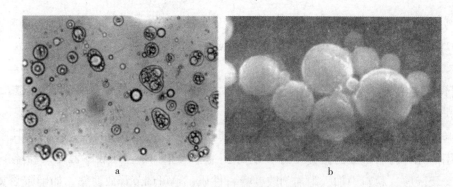

图 12 –7 微球、微囊的显微镜照片

a 液状石蜡微囊光学显微镜照片（×256）；b. 促肝素生长素 CAP 微球扫描电镜照片（×3000）

（三）载药量与包封率的检查

微囊、微球中所含药物的重量百分率称为载药量（loading efficiency），其测定一般采用溶剂提取法。对于粉末状微囊（球），先测定其含药量后计算载药量；对于分散于液体介质中的微囊（球），先通过适当方法（凝胶柱色谱法、离心法或透析法）将其分离，分别测定液体介质和微囊（球）的含药量后计算其载药量和包封率（encapsulation efficiency）。

载药量 = 微囊（球）中所含药物重量/微囊（球）的总重量×100%

包封率 = 系统中包封的药量/系统中包封与未包封的总药量×100% =

（系统中包封与未包封的总药量 – 液体介质中未包封的药量）/

系统中包封与未包封的总药量×100%

《中国药典》现行版规定包封率不得低于80%。

包封产率（drug entrapment yield）可用下式表示：

包封产率 = 微囊（球）中含药量/投药总量×100%

包封产率是药物的收率，它取决于采用的工艺。用喷雾干燥法和空气悬浮法制得的微囊、微球的包封产率可达95%以上，但用相分离法制得的微囊、微球的包封产率常为20%～80%。包封产率对评价微囊、微球的质量意义不大，通常用于评价工艺。

（四）突释效应或渗漏率的检查

微囊（球）的药物释放速率测定，可采用《中国药典》现行版释放度测定法进行测定，也可将试样置于透析管内测定。在体外释放试验时，微囊（球）表面吸附的药物会快速释放，称为突释效应。开始0.5小时的释放量要求低于40%。

若微囊（球）产品分散在液体介质中贮存，应检查渗漏率，可由下式计算：

渗漏率 = 产品在贮藏一定时间后渗漏到介质中的药量/产品在贮存前包封的药量×100%

第四节　脂质体的制备技术

一、概述

（一）脂质体的定义

脂质体（liposomes）系将药物包封于类脂质双分子层内而形成的微小囊泡，也称为类脂小球或液晶微囊。其粒径大小可从几十纳米到几十微米，双分子层的厚度约4nm。由于其结构类似生物膜，脂质体又被称为"人工生物膜"，可包封水溶性和脂溶性药物，并可根据临床需要制成供静脉注射、肌内注射和皮下注射、口服给药、眼内给药、肺部给药、外用（包括皮肤给药）以及鼻腔给药等不同给药途径的脂质体。

脂质体最初是20世纪60年代由英国学者Bangham和Standish发现的，他们看到磷脂分散在水中可自发形成球形的、自我封闭的多层囊泡，当时称这种小囊为脂质体。第一个上市用于皮肤病治疗的益康唑脂质体凝胶（Pevary lipogel）于1988年由瑞士Cilag制药公司注册，目前已在瑞士、比利时等国家上市销售。1990年底第一个上市用于治疗真菌感染的注射用两性霉素B脂质体（Ambisome）在欧洲上市，随后愈来愈多的脂质体产品出现。近年来一些专门从事脂质体开发的公司相继成立，并且也都拥有了专利技术。随着脂质体制备和研究技术的不断提高，脂质体药物制剂的研究与开发已成为当前一个十分活跃的领域。

（二）脂质体的特点

脂质体包裹药物后称为载药脂质体，具有以下主要特点。

1. 靶向性 包括被动靶向、主动靶向、物理化学靶向性。普通脂质体进入体内可被巨噬细胞作为异物吞噬，选择性集中于单核–吞噬细胞系统，从而产生淋巴系统趋向性和被动靶向性。在脂质体表面修饰具有靶向功能的受体特异性配体后，可促使配体修饰脂质体在靶部位聚集。此外，利用脂质体的pH敏感、光敏感、热敏感、磁敏感等特点，在内部/外部环境的作用下（如：肿瘤环境的酸敏感，外加磁场），脂质体在靶组织/细胞实现靶向响应。

2. 体内长循环 许多药物在体内由于被迅速代谢或排泄而使其体内作用时间短，将药物包封于脂质体中，可减少肾排泄和代谢而延长药物在血液中的滞留时间，使某些药物在体内缓慢释放，从而延长药物作用时间。如按6mg/kg剂量分别静脉注射阿霉素和阿霉素脂质体，两者在体内过程均符合三室模型，两者消除半衰期分别为17.3小时和69.3小时，表明脂质体具有缓释性。

3. 降低药物毒性 药物被脂质体包封后，在肝、脾和骨髓等网状内皮细胞较丰富的器官中集中，而使药物在心、肾中累积量比游离药物明显降低，从而降低药物的毒性。因此如将对心、肾有毒性的药物或对正常细胞有毒性的抗癌药包封于脂质体中，可明显降低药物的毒性。

4. 细胞亲和性和组织相容性 脂质体结构类似生物膜，对正常细胞和组织无损害和抑制作用，有细胞亲和性与组织相容性，并可长时间吸附于靶细胞周围，使药物能透过靶细胞靶组织，脂质体也可通过融合进入细胞内，经溶酶体消化释放药物。

5. 提高药物稳定性 不稳定的药物被脂质体包封后受到脂质体双层膜的保护，可提高稳定性。如青霉素G或V的钾盐是酸不稳定的抗生素，口服易被胃酸破坏，制成药物脂质体可防止其在胃中破坏，从而提高其口服的吸收效果。

（三）脂质体的组成、结构

脂质体是由磷脂和胆固醇等组成，磷脂与胆固醇都是两亲性物质，其结构中含有亲水基团（磷酸基团和含氨的碱基）和疏水基团（两个较长的烃链）。用它们作脂质体的膜材时，常常先将二者溶于有机溶剂，一般要蒸发除去有机溶剂，在器壁上形成均匀的薄膜，磷脂与胆固醇分子相互间隔，定向排列组成的分子层磷脂分子的亲水基团呈弯曲的弧形，形如手杖，与胆固醇分子的亲水基团结合，在亲水基团的两侧接有两个亲油基团，形如"U形"结构（图12-8），两组U形结构疏水链相对，形成双分子层结构的薄膜。薄膜形成后，加入磷酸盐缓冲液振荡或搅拌使磷脂膜水化，形成封闭双分子层结构的脂质体。在电镜下脂质体常见的是球形或类球形。

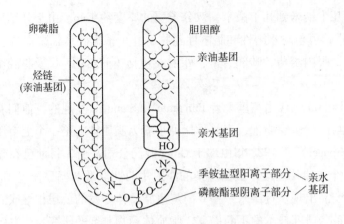

图 12 – 8　卵磷脂与胆固醇在脂质体中的排列形式

（四）脂质体的分类

1. 按脂质体的结构和粒径分类　脂质体根据其结构和所包含的双层磷脂层数，可分为单室脂质体和多室脂质体。凡由一层类脂质双分子层构成者，称为单室脂质体，它又分大单室脂质体（large unila-mellar vesicles，LUVs，粒径在 0.1 ~ 1μm 之间）和小单室脂质体（single unilamellar vesicles，SUVs，粒径 0.02 ~ 0.08μm，亦称为纳米脂质体 nanoliposomes）。由多层类脂质双分子层构成的称为多室脂质体（multilamellar vesicles，MLVs），粒径在 1 ~ 5μm 之间。单室脂质体中水溶性药物的溶液只被一层类脂双分子层所包封，脂溶性药物则分散于双分子层中。多室脂质体中有几层脂质双分子层被含水溶性药物的水膜隔开，形成不均匀的聚合体，脂溶性药物则分散于几层双分子层中。凡经超声波分散的脂质体悬浮液，绝大部分为单室脂质体。脂质体的结构示意图如图 12 – 9 所示。

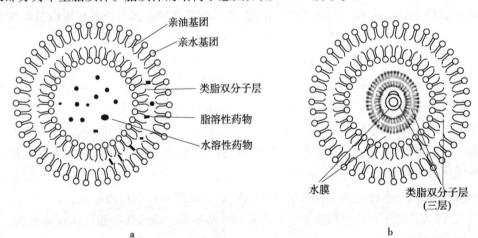

图 12 – 9　单室和多室脂质体结构示意图

a. 单室脂质体；b. 多室脂质体

2. 按脂质体性能分类　可分为一般脂质体和特殊性能脂质体。

特殊性能脂质体包括：①热敏脂质体，指具有稍高于体温的相变温度的脂质体，其药物的释放对热具有敏感性；②pH 敏感脂质体，指对 pH（特别是低 pH）敏感的脂质体；③ 配体修饰脂质体。将具有某种靶向功能的配体，如多糖、叶酸、抗体等，通过电荷吸附或化学键合作用，修饰于脂质体表面，从而使其具备特异性靶向性能；④免疫脂质体，指类脂膜表面被抗体修饰的具有免疫活性的脂质体；⑤长循环脂质体，脂质体表面经过适当修饰后，可避免网状内皮系统吞噬，延长在体内循环系统的时间，称为长循环脂质体。另外还有超声波敏感脂质体、光敏脂质体和磁性脂质体等。

3. 按脂质体荷电性分类 按制备脂质体的膜材料电荷化可分为中性脂质体、负电荷脂质体、正电荷脂质体。

（五）脂质体的几个重要理化性质

1. 相变温度 脂质体的物理性质与介质温度有密切关系。当温度升高时，脂质体双分子层中酰基侧键从有序排列变为无序排列，从而引起一系列变化，如由"胶晶"变为"液晶"态，膜的厚度减少、流动性增加等。转变时的温度称为相变温度（phase transition temperature），相变温度的高低取决于磷脂的种类。脂质体膜也可以由两种以上磷脂组成，它们各有特定的相变温度，在一定条件下它们可同时存在不同的相。当达到相变温度时，由于膜的流动性增加，被包裹在脂质体内的药物释放速率变大，因而会直接影响脂质体的稳定性。

2. 膜的通透性 脂质体膜是半通透性膜，对不同离子、分子的扩散跨膜速率影响很大。一般地，在水和有机溶剂中溶解度都很好的分子易于透过磷脂膜。极性分子（如葡萄糖和高分子化合物）通过膜片很慢，而电中性小分子（如尿素）跨膜很快。荷电离子的跨膜通透性差别很大：质子和羟基离子透过膜很快，可能与水分子间氢键结合有关；钠和钾离子的跨膜速率则非常慢。在体系达到相变温度时，质子的通透性增加，并随温度的升高而进一步增加。钠离子和大多数物质在相变温度具有最大的通透性。

3. 膜的流动性 在相变温度时，脂质体膜的流动性会增加，包封在脂质体内的药物具有最大的释放速率，因而膜的流动性将直接影响脂质体的稳定性。胆固醇可调节脂质体膜的流动性，在膜中加入50%（质量分数）的胆固醇可使脂质体膜相变消失，因此胆固醇也被称为流动性缓冲剂（fluidity buffer）。高于相变温度时，磷脂中加胆固醇可增加膜分子排列的有序性而降低膜的流动性；反之，可降低膜分子排列的有序性而增加膜的流动性。

4. 荷电性 改变脂质体脂质材料的种类，从而使脂质体表面电荷改变。如含磷脂酸（PA）和磷脂酰丝氨酸（PS）等的酸性脂质的脂质体荷负电，含碱基（胺基）脂质如十八胺等的脂质体荷正电，不含离子的脂质体显电中性。脂质体表面的电性对其包封率、稳定性、靶器官分布及对靶细胞的作用均有影响。

5. 粒径和粒度分布 脂质体粒径大小和分布均匀程度与其包封率和稳定性等有密切关联，直接影响脂质体在机体组织的行为和处置。

（六）脂质体的作用机制

脂质体的结构与细胞膜相似，具有高度的组织相容性，可以显著增加细胞的摄取。脂质体在体内与细胞的主要作用机制可包括吸附、脂质交换、内吞或吞噬、融合、渗漏、磷酸酯酶消化等。

1. 吸附（adsorption） 是脂质体作用的开始，在适当条件下，脂质体通过静电、疏水等作用非特性吸附到细胞表面，或通过脂质体上的配体与细胞表面上的受体结合而特异性吸附到细胞表面。吸附使细胞周围药物浓度增高，药物可慢慢渗透到细胞内。

2. 脂质交换（lipid exchange） 是脂质体膜上的脂质成分与细胞膜上脂质成分发生交换，脂质体内的药物在交换过程中进入细胞。这一交换过程发生在吸附之后，可能是通过细胞表面特异性交换蛋白介导，特异性交换脂质的极性头部基团或非特异性地交换酰基链，因为某些磷脂（如磷脂酰胆碱、磷脂酰乙醇胺）在用膜蛋白酶处理后交换过程减慢。交换发生在脂质体双分子层中外部的单分子层和细胞质膜外部的单分子层之间。

3. 内吞/吞噬（endocytosis/phagocytosis） 是脂质体的主要入胞机制，脂质体易被网状内皮系统细胞特别是巨噬细胞作为外来异物所吞噬进入溶酶体（lysosomes），特异性地将药物集中释放于细胞内，也可使不能通过细胞膜的药物达到细胞内部。内吞作用与脂质体的粒径相关，例如多层脂质体（MLVs）

可与各种细胞作用，大单层脂质体（LUVs）在体外只与 Kupffer 细胞作用，易发生内吞作用的 LUVs 大小是 50 ~ 100nm。

4. 融合（fusion） 是脂质体的膜插入细胞膜的脂质层中而释放出药物到细胞内。对于多层脂质体，脂质体内膜层与胞浆接触，这样脂质体与亚细胞器之间按融合方式相互作用。

5. 渗漏（leakage） 是评价脂质体稳定性的重要指标。当受纤维细胞、肝癌细胞及肝、胆囊细胞等诱导，脂质体内药物发生渗漏。这可能是细胞表面蛋白与脂质体相互作用的结果，加入适量胆固醇可减少或防止渗漏。

6. 磷酸酯酶消化 脂质体被消化的程度与体内磷酸酯酶的含量成正比。肿瘤组织中这种酶的水平明显高于正常组织，故脂质体在肿瘤组织中更易释放药物。

二、脂质体的膜材料

脂质体的膜材料主要由磷脂与胆固醇构成，它们是形成双分子层的基础物质。由它们所形成的"人工生物膜"，易被机体消化分解。

（一）磷脂类

磷脂类包括天然的卵磷脂、脑磷脂、大豆磷脂以及合成磷脂。其中合成磷脂分为饱和磷脂与不饱和磷脂，常用的饱和磷脂包括二硬脂酰磷脂酰胆碱（DSPC）、二棕榈酰磷脂酰乙醇胺（DPPE）等，不饱和磷脂包括二油酰磷脂酰胆碱（DOPC）等。饱和度影响脂膜排列的紧密度，因而影响脂质体的稳定性。就水溶性药物而言，饱和磷脂相对于不饱和磷脂排列更加紧密，所制备的脂质体更加稳定，药物泄漏少。

（二）胆固醇类

胆固醇具有调节膜流动性的作用，故可称为脂质体"流动性缓冲剂"（fluidity buffer）。当低于相变温度时，胆固醇可使膜减少有序排列而增加膜的流动性；高于相变温度时，可增加膜的有序排列而减少膜的流动性。胆固醇的增加可以提高脂质体膜的稳定性和药物的包封率。

三、脂质体的制备

（一）制备方法

根据药物装载机制的不同，可分为主动载药与被动载药。主动载药是先制成空白脂质体，然后通过脂质体内外水相的不同离子或化合物梯度进行载药，两亲性物质常采用这种方法。被动载药是首先把药物溶于水相（水溶性药物）或有机相（脂溶性药物）中，然后按所选择的脂质体制备方法制备含药脂质体。本节介绍的 pH 梯度法属于主动载药，其他制备方法都属于被动载药。

1. 薄膜分散法（film dispersion method） 系将磷脂、胆固醇等类脂质及脂溶性药物溶于三氯甲烷（或其他有机溶剂）中，然后将此溶液在烧瓶中旋转蒸发，使其在内壁上形成一薄膜，将水溶性药物溶于磷酸盐缓冲液中，加入烧瓶中不断搅拌水化，即得脂质体。所制脂质体通常为粒度分布不均，几微米至十几微米的多层脂质体。药物在水溶液中的浓度愈高，则包封率愈高。

2. 溶剂注入法（solvent injection method） 将磷脂与胆固醇等类脂质及脂溶性药物共溶于有机溶剂（多采用乙醚、乙醇）中，将此药液经注射器缓缓注入于搅拌下的恒温（有机溶剂沸点以上温度）磷酸盐缓冲液（可含有水溶性药物）中，加完后，不断搅拌直至有机溶剂除尽为止，即制得大多室脂质体，其粒径较大，不适宜静脉注射，也可进一步处理得到单室脂质体。如唐松草新碱脂质体的制备，取药物、油酸、大豆磷脂、胆固醇及非离子表面活性剂共溶于乙醚中，另取 PVP 的 PBS 溶液过滤，滤液在60℃搅拌下，匀速滴加乙醚溶液，加完后继续搅拌挥尽乙醚。通过高压乳匀机2次后过滤、灌封、灭菌，既得。

3. **逆相蒸发法**（reverse phase evaporation method）　系将磷脂等膜材溶于有机溶剂（如三氯甲烷或乙醚），加入待包封的药物水溶液（水溶液∶有机溶剂体积比 =1∶3～1∶6）进行短时超声，直至形成稳定 W/O 型乳状液，然后减压蒸发除去有机溶剂，达到胶态后滴加缓冲液，旋转帮助器壁上的凝胶脱落，在减压下继续蒸发，制得水性混悬液，通过凝胶色谱法或超速离心法，除去未包入的游离药物，即得多室脂质体。本法可包裹较大体积的水溶液（约 60%，大于超声分散法约 30 倍），它适合于包裹水溶性药物和大分子生物活性物质。

4. **冷冻干燥法**（freeze – drying method）　系将磷脂（亦可加入胆固醇）分散于缓冲盐溶液中，经超声波处理与冷冻干燥，再将干燥物分散到含药的水性介质中，即得。如制备维生素 B_{12} 脂质体，取卵磷脂 2.5g 分散于 67mmol/L 磷酸盐缓冲液（pH 7）与 0.9%氯化钠溶液（1∶1）混合液中，超声处理，然后与甘露醇混合，真空冷冻干燥，用含 12.5mg 维生素 B_{12} 的上述缓冲盐溶液分散，进一步超声处理，即得。

5. **化学梯度法**

（1）**pH 梯度法**（pH – gradient method）　根据弱酸、弱碱药物在不同 pH 介质中的解离不同，通过控制脂质体膜内外 pH 梯度，使药物以离子形式包封于脂质体的内水相中。

（2）**硫酸铵梯度法**（ammonium sulfate gradient method）　此法制备过程与 pH 梯度法相似，不同的是使用硫酸铵浓度梯度的空白脂质体进行载药。当脂质体双分子层内的硫酸铵的浓度远远大于外水相中的硫酸铵浓度时，内水相中的铵离子（NH_4^+）解离为氨分子（NH_3）。由于 NH_3 跨膜外溢速度远大于 H^+ 外溢速度，从而产生 pH 梯度，使药物逆硫酸铵梯度载入脂质体。与普通的 pH 梯度法相比，硫酸铵梯度法制备的脂质体不易因外界 pH 的改变而泄漏。被包裹入脂质体内水相的药物一般为弱碱性，可与 SO_4^{2-} 形成具有难溶性的盐并在脂质体内部聚集，使其比普通 pH 梯度法更加稳定，包封率更高。

除以上方法外，还有前脂质体法、超声分散法、二次乳化法、喷雾干燥法、流化床包衣法等。

（二）制备注意事项

1. **磷脂水化条件**　应控制合适的磷脂水化条件，如水化温度、缓冲液的种类、浓度及 pH 等，使其充分水化，否则产品粒度不均匀，甚至有可能产生磷脂沉淀，严重影响产品质量。

2. **处方组成**　药脂比、类脂质膜材料的投料比、类脂质的品种对于药物的包封率与载药量都有重要影响，如增加胆固醇含量，可提高水溶性药物的载药量。

3. **药物溶解度**　极性药物在水中溶解度愈大，在脂质体水层中的浓度就越高；非极性药物的脂溶性越大，体积包封率越高，水溶性与脂溶性都小的药物体积包封率低。

4. **粒径大小与粒度分布**　脂质体粒径大小与载药量有关，当类脂质的量不变，类脂质双分子层的空间体积越大，则载药量越多；水层空间越大能包封极性药物越多，多室脂质体的体积包封率远比单室的大。另外，脂质体的粒径可影响其在体内的行为，为了达到所需的粒度与分布，可选择适当的制备工艺或通过一些后处理操作（如高压均质、超声处理）来达到要求。

5. **工艺参数**　工艺参数的控制会显著影响脂质体的质量，如冷冻干燥法制备过程中冻干温度、速率及时间等因素对形成脂质体的包封率和稳定性都有影响。

6. **制备的容器**　管状容器制备的多室脂质体比圆底容器制备的包封率高，梨形与圆底相同。

（三）举例

例 12 – 5　盐酸多柔比星脂质体注射液

【处方】盐酸多柔比星　20g　　　聚乙二醇二硬脂酰磷脂酰乙醇胺（PEG – DSPE）　31.9g

　　　　胆固醇　31.9g　　　　　氢化大豆卵磷脂（HSPC）　95.8g

【制法】将 HSPC、PEG – DSPE、胆固醇的乙醇溶液注入到恒温的 250mmol/L 硫酸铵水溶液中得到多室脂质体，然后通过微孔滤膜依次挤压得到平均粒径为 100nm 的空白脂质体（内水相为硫酸铵液）。取脂质体混悬液装于透析袋中，于蔗糖液中进行透析，置换外水相，形成带有硫酸铵梯度的空白脂质体。加入盐酸多柔比星溶液进行保温孵育得到载药脂质体。调节药物浓度至 2mg/ml，过滤除菌，灌封。

【注解】

（1）多柔比星（doxorubicin，Dox）为蒽环类抗肿瘤药物，临床上一般使用其盐酸盐，为橘红色结晶，易溶于水、甲醇和乙醇，不溶于乙醚、丙酮、三氯甲烷和苯。Dox 口服吸收不良，临床上一般静脉注射给药或者动脉给药。静脉注射后迅速从血中消失，广泛分布于心、肾、肝、脾、肺组织中，但不能透过血 – 脑屏障。主要毒性为骨髓抑制和心脏毒性，导致严重的心肌损伤和心力衰竭，心肌损伤程度和剂量有关。目前减少 Dox 心脏毒性的主要方法就是应用药物载体，改变 Dox 的生物分布，减少 Dox 在全身特别是心脏组织中的分布，提高其在局部肿瘤中的含量。

（2）采用聚乙二醇修饰的二硬脂酰磷脂酰乙醇胺（PEG – DSPE）连接制备的 Dox 脂质体可对肿瘤血管内皮细胞进行靶向，可提高局部给药浓度，减小药物的不良反应。PEG – DSPE、HSPC 为磷脂材料，与胆固醇构成脂质体的成膜材料。制备采用硫酸铵梯度法，多柔比星以非解离型进入内水相后与 SO_4^{2-} 可以形成难溶性的盐，从而难以从脂质体膜穿透出来，制成稳定的可长期保存的脂质体，包封率可达 95% 以上。

四、脂质体的质量评价

（一）形态与粒径

脂质体的形态为封闭的多层囊状或多层圆球。脂质体的粒径大小和分布均匀程度与其包封率、稳定性相关，并可影响脂质体在机体内的分布、代谢及载药脂质体的治疗效果。测定方法主要有有光学显微镜法、电子显微镜法（小于 2μm 时须用扫描电镜或透射电镜）、库尔特（Coulter）法、激光散射法（仅能测定脂质体样品的平均粒径，且溶液中没有其他颗粒性物质）、离心沉降法和微孔滤膜—密度法等。粒径分布亦可用跨距或多分散指数表示。

（二）包封率与载药量

1. 包封率（encapsulation efficiency，EE） 指包入脂质体内的药物量与体系总药量的百分比，表示所有药物中有多少包封于脂质体内，是脂质体制备过程的重要考察参数。测定时，可先测定脂质体中的总药量，然后经色谱柱、透析或离心分离后，分别测定脂质体中包封的药量和介质中未包入的游离药量，再由下式计算包封率。计算方式参考"微囊与微球"。

$$EE = \frac{W_e}{W_e + W_o} \times 100\%$$

式中，W_e 为包封于脂质体内的药量；W_o 为未包封的游离药量。

包封率一般不得低于 80%。

2. 载药量（loading efficiency，LE） 即脂质体中药物的百分含量。可采用适当的方法通过提取、分离处理后测定脂质体中主药的含量，例如以柱层析分离结合分光光度法测定含量，也有用表面活性剂破坏脂质体双分子层，使药物释放再以分光光度法与标准品对照计算含量，或使用 HPLC 测定含量，再按下式计算载药量。

$$LE = \frac{W_e}{W_m} \times 100\%$$

式中，W_e 为包封于脂质体内的药量；W_m 为载药脂质体的总重量。

（三）渗漏率

表示脂质体在贮存期间包封率的变化情况，是衡量脂质体稳定性的重要指标。可根据给药途径的不同，将脂质体分散贮存在一定的介质中，保持一定的温度，定时取样，经分离处理后，测定介质中的药量，与贮藏前包封的药物量比较，按下式计算渗漏率。

$$渗漏率 = \frac{贮存后渗漏到介质中的药量}{贮存前包封的药量} \times 100\%$$

（四）体外释放度

体外释放度是脂质体制剂的一项重要质量指标。通过测其体外释药速率可初步了解其通透性的大小，以便调整适宜的释药速率，达到预期要求。

（五）表面电性

脂质体表面电性对其包封率、稳定性、靶向性及对靶细胞的作用等均可产生影响。一般地，含酸性脂质（如磷脂酸、磷脂酰丝氨酸）的脂质体荷负电，含碱基脂质（如十八氨等）的脂质体荷正电，不含离子的脂质体呈电中性。常用的表面电性测定方法有显微电泳法、荧光法及激光散射法等。

（六）药物体内分布的测定

将脂质体静脉注射给药，测定动物不同时间的血药浓度，并定时将动物处死，取脏器组织，匀浆分离取样，以同剂量药物作对照，比较各组织的滞留量，进行药动学处理，评价脂质体在动物体内的分布情况。

（七）磷脂的氧化程度

磷脂易被氧化，这是脂质体的突出问题。在含有不饱和脂肪酸的脂质混合物中，磷脂的氧化分3个阶段：单个双键的偶合；氧化产物的形成；乙醛的形成及键断裂。因为各阶段产物不同，氧化程度很难用一种试验方法评价。《中国药典》采用氧化指数为指标。

氧化指数的测定：氧化指数是检测双键偶合的指标。因为氧化偶合后的磷脂在波长230nm左右具有紫外吸收峰而有别于未氧化的磷脂。测定磷脂脂质体时，《中国药典》规定其氧化指数应控制在0.2以下。方法是：将磷脂溶于无水乙醇配成一定浓度的澄明溶液，分别测定在波长233nm及215nm的吸光度，由下式计算氧化指数：

$$氧化指数 = A_{233nm}/A_{215nm}$$

（八）有机溶剂残留量

生产过程中引入有机溶剂时，应按有机溶剂残留量测定法进行测定，并符合《中国药典》现行版或ICH相关限度要求。

第五节　纳米乳与亚微乳的制备技术

一、概述

纳米乳、亚微乳曾称微乳（microemulsion），最初是由英国化学家Schulman和Hoar于1943年首次发现的。

（一）纳米乳

1. 纳米乳的定义　纳米乳（nanoemulsion）是由水、油、表面活性剂和助表面活性剂等自发形成，粒径为 50~100nm 的热力学稳定、各向同性，透明或半透明的均相分散体系。其与普通乳剂有本质不同：乳滴形状和大小方面，纳米乳一般为球形，大小比较均匀，粒径在 10~100nm 之间，普通乳剂一般为球状，大小分布不均匀，粒径一般大于 100nm；分散性质方面，纳米乳为具有各向同性、低黏度（与水接近）、透明或半透明的液体，普通乳剂为不透明的液体，黏度远大于水；组成方面，纳米乳乳化剂用量大，为 5%~30%，且一般需加助乳化剂，普通乳剂乳化剂用量多低于 10%，一般无需加助乳化剂；热力学稳定性方面，纳米乳稳定，可热压灭菌，离心后不分层，普通乳剂不稳定，不能热压灭菌，离心后分层；与油、水混溶性方面，纳米乳在一定范围内既能与油相混匀又能与水相混匀，普通乳剂只能与外相溶剂混溶。

近年来，纳米乳技术得到了巨大发展，目前已有环胞素 A、沙奎那韦以及利托那韦等纳米乳制剂上市。并出现了自乳化药物传递系统（self-emulsifying drug delivery system，SEDDS），即药物制剂口服后，遇体液，在胃肠蠕动下通常 37℃ 自发分散成 O/W 型纳米乳。另外，用聚乙二醇修饰的纳米乳，因增加了表面的亲水性，减少了被巨噬细胞的吞噬，从而明显延长在血液循环系统中滞留的时间，称为长循环纳米乳。

2. 纳米乳的特点　纳米乳具有许多其他制剂无可比拟的优点，主要包括：①为各向同性的透明液体，属热力学稳定系统，经热压灭菌或离心也不能使之分层；②工艺简单，制备过程不需特殊设备，可自发形成，纳米乳粒径一般为 10~100nm；③黏度低，可减少注射时的疼痛；④具有缓释和靶向作用；⑤提高药物的溶解度，减少药物在体内的酶解，可形成对药物的保护作用并提高胃肠道对药物的吸收，提高药物的生物利用度。因此纳米乳作为一种药物载体受到广泛的关注。

3. 纳米乳的结构类型　可分为油包水型（W/O 型）、水包油型（O/W 型）和油水双连续结构（bi-continuous structure，BS）三种，结构模式如图 12-10 所示。极小的水滴分散于油相中，称为 W/O 型纳米乳（图 12-10a）；极小的油滴分散于水相中，称为 O/W 型纳米乳（图 12-10b）；水相和油相都是连续的，且相互交错，称为双连续结构（图 12-10c），是 W/O 型与 O/W 型之间的过渡状态，又称为中相纳米乳，实际应用比较少。

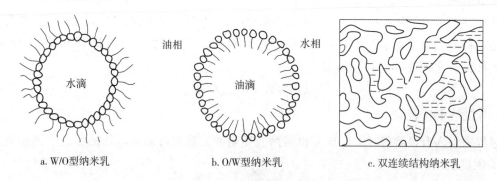

a. W/O型纳米乳　　　　　b. O/W型纳米乳　　　　　c. 双连续结构纳米乳

图 12-10　纳米乳的三种基本结构类型示意图

纳米乳的结构类型取决于处方中各组分的结构、性质及其配比。无论何种类型，纳米乳各相间的界面张力均较低，并且纳米乳始终是一动态结构，表面活性物质分子构成的界面始终在自发地波动。

（二）亚微乳

亚微乳（subnanoemulsion）为粒径在 100~600nm 之间的乳剂，外观不透明，呈浑浊或乳状，稳定性不如纳米乳，可热压灭菌，但加热时间太长或数次加热，亚微乳会分层。亚微乳通常由油相、水相、乳化剂和稳定剂组成。早期的亚微乳中不加入药物，仅作为脂肪乳剂用于高能量的胃肠外营养。近些年来，亚微乳作为一种载药体系日益受到重视，目前在市场上已有地西泮、异丙酚、依托咪酯、前列腺素 E 和脂溶性维生素等静脉注射用亚微乳产品。

亚微乳作为载药体系具有提高药物稳定性、增加难溶性药物溶解度、使药物具有靶向性、降低不良反应和刺激性、提高体内及经皮吸收率等特点。

二、常用的辅料

纳米乳和亚微乳作为药用载体对处方要求严格，不仅要求其能在大范围内形成纳米乳和亚微乳，并且要求药物载体无毒、无刺激、无不良药理作用及具有生物相容性，还要对主药具有较大的增溶性，同时不影响主药的药效和稳定性。

（一）油相

油相要求成分较纯，形成的乳剂不良反应较小，化学性质稳定，对药物有一定的溶解能力，并能与乳化剂分子之间保持渗透和联系，以确保所制备的纳米乳能完全包封药物，且容易形成界面膜。以往主要采用植物来源的长链甘油三酯，如麻油、棉籽油、豆油等。但由于油相分子链过长不易形成微乳，现多采用中链（$C_8 \sim C_{10}$）甘油三酯（Captex 355，Miglyol 812 等）和长链甘油三酯合用作为油相。

（二）乳化剂

乳化剂包括天然乳化剂和合成乳化剂。天然乳化剂主要有阿拉伯胶、西黄蓍胶、明胶、白蛋白和酪蛋白、大豆磷脂、卵磷脂及胆固醇等，它们降低界面张力的能力不强，但易形成高分子膜，有利于乳滴稳定。合成的乳化剂可分为离子型和非离子型表面活性剂。纳米乳常用非离子型表面活性剂，如脂肪酸山梨坦、聚山梨酯、聚氧乙烯脂肪酸酯类、聚氧乙烯脂肪醇醚类、聚氧乙烯聚氧丙烯共聚物类、单硬脂酸甘油酯及蔗糖脂肪酸酯类等。静脉注射最常用的乳化剂是磷脂和 Poloxamer。

在纳米乳处方中，乳化剂与助乳化剂的量通常可达 10% 以上，有的甚至可超过 30%。但乳化剂可能有潜在的不良反应，故制备时尽可能减少乳化剂用量。另外，混合乳化剂通常比单一乳化剂的乳化能力强。

（三）助乳化剂

助乳化剂的作用为插入到乳化剂界面膜中，形成复合凝聚膜，增加膜的牢固性、柔顺性和流动性，促进曲率半径很小的膜的形成；增大乳化剂的溶解度，降低界面张力，甚至出现负值，有利于纳米乳的形成和热力学稳定；调节表面活性剂的 HLB 值。常用的有低级醇（正丁醇、乙醇、丙二醇、甘油）、有机胺、中短链醇类、低分子量的聚乙二醇类。有效的助乳化剂可使乳化剂的用量成倍地减少，因此研究和发现低毒的新型助乳化剂对纳米乳的发展具有重要意义，但目前可供药用的助乳化剂种类十分有限。

（四）稳定剂

乳剂的界面膜常因加入脂溶性药物而改变，需加入半亲油、半亲水，表面活性不高，能定位在界面膜内的稳定剂，以增大膜的强度、增大药物的溶解度、使亚微乳的 ζ 电位绝对值升高，增加亚微乳的稳定性。常用的稳定剂有油酸、油酸钠、胆酸、脱氧胆酸及其钠盐等。

三、纳米乳与亚微乳的制备

（一）纳米乳的制备

1. 纳米乳处方筛选　即确定纳米乳的处方组成及其配比的过程，是制备纳米乳的关键环节。通常纳米乳的形成所需的外加功小，主要依靠体系中各组分的匹配，寻找这种匹配关系的主要办法有 PIT（相转换温度）、HLB 值（亲水－亲油平衡值法）和盐度扫描等方法。在制剂学中，研究纳米乳的常用方法是 HLB 值法。HLB 值是纳米乳处方设计的一个初步指标。一般而言，体系 HLB 值在 4~7 易形成

W/O 型纳米乳，在 8~18 易形成 O/W 型纳米乳。

纳米乳多由油、水、乳化剂和助乳化剂等 4 个组分组成。处方筛选主要是选择适当的油相、乳化剂及助乳化剂的种类，并确定各组分的最佳比例，一般可通过实验对比并结合相图绘制来进行。

绘制相图时，一般可将乳化剂及其用量固定，水、油、助乳化剂三个组分占正三角形的三个顶点，滴定法恒温制作相图（图 12-11），即将一定组成的油、乳化剂、助乳化剂混合溶液用水滴定，每次加水后达到平衡时，用肉眼观察是否是透明的或是浑浊的，或是半固态凝胶。图 12-11 中，有两个纳米乳区，一个靠近水的顶点，为 O/W 型纳米乳区，范围较小；另一个为 W/O 型纳米乳区，范围较大，形成纳米乳较为容易。

对于四组分和四组分以上的体系，也可采用变量合并法，如固定两组分的配比使实际变量不超过 3 个，从而仍可用三元相图来表示，这样所得的相图称为伪三元相图或拟三元相图。当研究如何制备含乳化剂量较少，且稳定的 O/W 型纳米乳时，常以乳化剂/助乳化剂、水、油为三组分绘制经典的三元相图，但必须先确定乳化剂/助乳化剂比例（K_m）的最佳值。

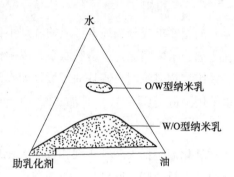

图 12-11　形成纳米乳三元相图

2. 制备方法　常规制备纳米乳有两种方法：一种是把有机溶剂、水、乳化剂混合均匀，然后向该乳液中滴加醇，在某一时刻体系会突然变为透明而形成纳米乳；另一种是把有机溶剂、醇、乳化剂混合为油相体系，向该油相中加入水，体系也会瞬间变透明，而形成纳米乳。但只要纳米乳处方选择适当，微乳的制备与各成分的加入顺序无关。

纳米乳制备的关键是选择合适的处方组分（水相、油相、乳化剂和助乳化剂）及确定恰当的比例。处方组成及比例不恰当，就不能生成纳米乳或生成的纳米乳区域小，达不到增加难溶性药物的溶解度、提高药物稳定性及生物利用度的目的。

3. 举例

例 12-6　环孢素 A 纳米乳浓液软胶囊的制备

【处方】环孢素 A　100mg　　　　1,2-丙二醇　100mg　　　　无水乙醇　100mg

精制植物油　320mg　　　聚氧乙烯（40）氢化蓖麻油　380mg

【制法】将环孢素 A 粉末溶于无水乙醇中，加入乳化剂聚氧乙烯（40）氢化蓖麻油、助乳化剂 1,2-丙二醇，混匀得澄明液体，测定乙醇含量合格后，加入精制植物油混合均匀，得澄明油状液体。由胶皮轧丸机制得环孢素 A 纳米乳浓液胶丸（软胶囊）。

【注解】

（1）环孢素 A 为有效成分。精制植物油为油相、聚氧乙烯（40）氢化蓖麻油为乳化剂、1,2-丙二醇为助乳化剂、无水乙醇为溶剂。

（2）环孢素 A 是一种常用的免疫抑制剂，由 11 种氨基酸组成的环状多肽化合物，不溶于水，几乎不溶于油，易溶于乙醇。口服很难吸收，生物利用度低。环孢素 A 纳米乳浓液软胶囊的生物利用度为市售软胶囊（内为 W/O 型乳剂）的 174%~239%。

（二）亚微乳的制备

亚微乳的处方组成与纳米乳类似，包括水相、油相、乳化剂、助乳化剂等。亚微乳属于热力学不稳定体系，因此在制备时常需加入稳定剂等。

1. 制备方法　一般采用两步高压乳匀法，即将药物及其他油溶性成分溶于油相中，将水溶性成分溶于水中，油相和水相都分别加热到一定温度，使用组织捣碎机或高剪切乳化分散机，在一定温度下制备初乳，初乳迅速冷却，高压乳匀机乳匀 2 次，将粗乳捣碎，并滤去粗乳滴与碎片，调节 pH，高压灭菌，即得。

2. 举例

例 12 – 7　地西泮静脉注射用亚微乳的制备

【处方】地西泮　5g　　Poloxamer 108　40g　　精制豆磷脂　3g　　精制豆油　150g

注射用甘油　25g　　注射用水加至 1000g

【制法】将精制豆磷脂、地西泮溶入精制豆油中作油相，将 Poloxamer 108 和注射用甘油溶入注射用水中作水相。油相与水相加热至 60℃，倾入组织捣碎机中捣 9 分钟得粗乳，将粗乳转入高压乳匀机中循环 3 次，过滤，分装，灭菌，即得。

【注解】

（1）地西泮为有效成分。Poloxamer 108 和精制豆磷脂为乳化剂，精制豆油为油相，注射用甘油为等渗调节剂，注射用水为水相。

（2）地西泮为苯二氮䓬类抗焦虑药。在乙醇中溶解，在水中几乎不溶。制备成亚微乳能克服市售地西泮注射液因含有机溶剂（40% 丙二醇和 10% 乙醇，其中还含有苯甲醇和苯甲酸）带来的毒性和血栓性静脉炎等不良反应。

四、纳米乳与亚微乳的质量评价

（一）乳滴粒径及其分布

粒径及分布直接影响纳米乳制剂的质量，是纳米乳重要的特征之一。测定乳滴粒径的方法有电镜法、激光衍射测定法、光子相关光谱法等。测定乳滴粒径及分布的方法有粒度分析测定仪等。

（二）药物的含量

含量测定一般采用溶剂提取法。要求选用的溶剂能最大限度溶解药物，最少溶解其他材料，且本身不干扰测定。

（三）稳定性

纳米乳通常是热力学稳定系统，而亚微乳在热力学上仍不稳定，在制备及贮存过程中乳滴有增大的倾向。纳米乳和亚微乳的稳定性评价包括物理稳定性和化学稳定性。物理稳定性主要通过形态、粒径、浊度、电导、黏度、zeta 电位等进行评价，化学稳定性主要通过药物及有关物质的含量变化进行评价。

第六节　纳米粒制备技术

一、概述

纳米粒（nanoparticles）系指药物或与载体辅料经纳米化技术分散形成的粒径 <500nm 的固体粒子。纳米粒包括直接纳米化药物和经过载体包载的载药纳米粒。直接纳米化是通过机械粉碎法、纳米沉淀法等将药物直接制成 500nm 以下的药物结晶纳米粒，如纳米晶。直接纳米化药物常需通过加入适宜的稳定剂维持纳米粒的稳定。本节主要介绍由药物与载体辅料形成的纳米粒，它又可分为骨架实体型的纳米球（nanosphere）和膜壳药库型的纳米囊（nanocapsule）。纳米粒既可作为理想的静脉注射的药物载体，亦可供口服或其他途径给药。给药途径不同或使用的高分子材料不同，纳米粒在体内的分布和消除也

不同。

使用纳米粒作为药物的载体，在递送药物方面具有以下优越性：①缓释药物，从而延长药物作用时间。②靶向输送。纳米粒经静脉注射，一般被巨噬细胞摄取，主要分布于肝（60%～90%）、脾（2%～10%）和肺（3%～10%），少量进入骨髓。有些纳米粒具有在肿瘤中聚集的倾向，因此作为抗癌药物载体是纳米粒最有价值的应用之一。因肿瘤的血管壁间隙约为100nm，对粒径小于100nm的粒子有生物通透性，从而载药纳米粒能从肿瘤部位的有隙漏的内皮组织血管中溢出而滞留在肿瘤中发挥疗效，有些纳米粒则对肿瘤的血管壁有生物黏附性。③提高药物生物利用度，减少给药剂量，从而减轻或避免不良反应。④保护药物，提高药物的稳定性。载体包裹后可避免多肽等一些药物在消化道的失活。

20世纪70年代，Narty等人首先将纳米囊与纳米球作为药物载体，40多年来在药剂学领域得到广泛的推广。20世纪90年代还发展了一种新型纳米粒给药系统——固体脂质纳米粒（solid lipid nanoparticles，SLN），其以高熔点脂质材料为载体制成的纳米粒，粒径在50～1000nm之间。SLN既具有纳米粒的物理稳定性高、药物泄漏少、缓释性好的特点，同时毒性低、易于大规模生产，而且对亲脂药物载药量比较高，不用有机溶剂，因此是极有发展前途的新型给药系统的载体。

二、纳米粒的制备

采用天然或合成高分子材料为载体材料制备时，所用材料与微囊、微球的制备材料基本相同，可通过天然高分子固化法、液中干燥法和自动乳化法等进行制备。制备得到的纳米粒混悬液，经过洗涤和分离（离心、冻干等），即得固态纳米粒。适用于制备纳米粒的材料与制备微囊与微球的材料基本相同。

（一）制备方法

1. 乳化聚合法　以水作连续相的乳化聚合法是目前制备纳米粒、亚微粒的方法之一。此法系将单体分散于水相乳化剂中的胶束内或乳滴中，遇OH$^-$或其他引发剂分子发生聚合，胶束及乳滴作为提供单体的仓库，乳化剂对相分离的纳米粒也起防止聚集的稳定作用。聚合反应终止后，经分离呈固态，即得。

制备过程中，应注意介质pH对载药的影响，如对聚氰基丙烯酸烷酯类纳米球，聚合时介质pH的影响很大，因为以OH$^-$为催化剂，pH太低时聚合难以进行，太高时反应太快形成凝块，而在pH 2～5范围可得到较好的纳米球。另外，制备过程中的搅拌速度、温度等对纳米粒的粒径有影响，也可进一步影响到载药量。

2. 液中干燥法　亦可称溶剂蒸发（挥发）法，是由含高分子材料和药物的油相，分散于有乳化剂的水相中，制成O/W型乳状液，油相中的有机溶剂被蒸发除去，原来的油滴逐渐变成纳米粒。

纳米粒的粒径取决于溶剂蒸发之前形成乳滴的粒径，可通过搅拌速率、分散剂的种类和用量、有机相及水相的比例和黏度、容器及搅拌器的形状和温度等因素调节。

3. 自动乳化法　系在特定条件，乳状液中的乳滴由于界面能降低和界面骚动，而形成更小的纳米级乳滴，再经交联固化、分离，即得纳米粒。

4. 天然高分子凝聚法　系由高分子材料通过化学交联、加热变性或盐析脱水等方法使其凝聚制得纳米粒。

除以上方法外，还有聚合胶束法、溶剂-非溶剂法，复乳法、盐析法等。

（二）举例

例12-8　曲安奈德聚乳酸纳米粒的制备

【处方】曲安奈德　20mg　　　PLA　400mg

【制法】取处方量曲安奈德与PLA溶于2ml三氯甲烷中作为油相，与0.5%明胶溶液40ml在15℃以下超声乳化45分钟制得O/W型乳状液，再升温至40℃缓慢蒸发三氯甲烷，再超声蒸发45分钟除尽三氯甲烷，离心，水洗后将纳米粒混悬于水，冻干而得。

【注释】曲安奈德为有效成分；PLA为载体材料。采用液中干燥法，所制纳米粒平均粒径为476nm，收率79.2%，其中药物收率71%，载药量4.5%。

三、固体脂质纳米粒的制备

固体脂质纳米粒（solid lipid nanoparticles，SLN）系指以生理相容的高熔点脂质为骨架材料制成的纳米粒。常用的固体脂质材料为高熔点脂质材料，有饱和脂肪酸（硬脂酸、癸酸、月桂酸、肉豆蔻酸、棕榈酸、山嵛酸）的甘油酯（三酯、双酯、单酯及其混合酯）、硬脂酸、癸酸、甾体（如胆固醇）等。乳化剂可用多种磷脂以及合成乳化剂等，以混合乳化剂的效果为好。SLN既具有纳米粒的物理稳定性高、药物泄漏少、缓释性好的特点，又有毒性低、易于大规模生产的优点，因此是极有发展前途的新型传递系统的载体。固体脂质纳米粒的制备，主要有如下方法。

（一）熔融－匀化法（melt－homogenization）

熔融－匀化法系制备SLN的经典方法，即将熔融的高熔点脂质、磷脂和表面活性剂在70℃以上高压匀化，冷却后即得粒径小（约300nm）、分布窄的纳米粒。

（二）冷却－匀化法（cold－homogenization）

冷却－匀化法系将药物与高熔点脂质混合熔融并冷却后，与液氮或干冰一起研磨，然后和表面活性剂溶液在低于脂质熔点5~10℃的温度进行多次高压匀化。此法所得纳米粒粒径较大，适用于对热不稳定的药物。

（三）纳米乳法（nanoemulsion）

纳米乳法系先在熔融的高熔点脂质中加入磷脂、助乳化剂与水制成微乳，再倒入冰水中冷却，即得纳米粒。此法的关键是选用恰当的助乳化剂。助乳化剂应为药用短链醇或非离子型表面活性剂，其分子长度通常约为乳化剂分子长度的一半。

四、纳米粒的质量评价

纳米粒的质量要求基本上与微囊和微球有很多相似之处。一般根据纳米粒的粒径较小及其贮存和应用的特点，采用以下几项内容对其进行质量评价。

（一）形态、粒径及其分布

一般采用电镜观察其形态，应为球形或类球形，无粘连。粒径及其分布可采用激光散射粒度分析仪测定，或电镜照片经计算机软件分析，再绘制直方图或粒径分布图。粒径分布范围应狭窄，并符合其使用要求。

（二）ζ电位

纳米粒的ζ电位与其稳定性有关。ζ电位低时，粒子易于聚集，体系不稳定；反之，ζ电位高时（大于15mV），粒子难于沉降、聚集，体系呈稳定状态。ζ电位可采用激光粒度分析仪测定。

（三）再分散性

冻干品外观应呈细腻疏松的块状物，且色泽均匀。加入适量的液体介质振摇，应即刻分散成几乎澄清的均匀胶体溶液。再分散性可用含有不同量纳米粒介质的浊度变化来表示，若浊度与一定量介质中分散的纳米粒量呈近似线性关系，表明能再分散。线性回归的相关系数越接近1，表示再分散性越好。

（四）包封率与渗漏率

包封率测定时，可采用透析、凝胶柱、低温超速离心等方法分离液体介质中的纳米粒，然后分别测定体系中的总药量和游离的药量，再按下式计算包封率。若为冻干品，则应分散在液体介质后再进行测定。一般要求，包封率不应低于80%。计算方式参照"微囊与微球"。

$$EE = \frac{W - W_0}{W} \times 100\%$$

式中，W 为体系中的总药量；W_0 为体系中游离的药量。纳米粒贮存一定时间后需再测定包封率，计算贮存后的渗漏率。

（五）药物释放速率

药物释放速率可参照《中国药典》通则溶出度与释放度测定法进行测定，亦可采用薄膜透析管进行测定。若起始30分钟纳米粒的释药量低于40%，则认为突释合格。

（六）有机溶剂残留量

在纳米粒制备过程中，如果应用了有机溶剂，则需要检查残留溶剂量，残留量应符合《中国药典》现行版或ICH要求。

答案解析

目标测试

一、A1 型题（最佳选择题）

1. 下列关于固体分散技术的说法，错误的是（　　）

A. 增加难溶性药物的溶解度和溶出速率

B. 提升药物的生物利用度

C. 控制药物的释放部位

D. 贮藏过程可能出现老化现象

E. 延缓药物水解氧化

2. 包合物的常用制备方法，不包括的是（　　）

A. 饱和水溶液法　　　　B. 熔融法　　　　　C. 研磨法

D. 冷冻干燥法　　　　　E. 喷雾干燥法

3. 关于脂质体的特点，叙述错误的是（　　）

A. 淋巴趋向性　　　　　　　　　　B. 提高药物稳定性

C. 与细胞膜有较强的亲和性　　　　D. 速效作用

E. 降低药物的毒性

二、X 型题（多项选择题）

4. 固体分散体常用的水不溶性载体材料有（　　）

A. 乙基纤维素　　　　　　　　　　B. 胆固醇

C. 尿素　　　　　　　　　　　　　D. 聚维酮类

E. 聚丙烯酸树脂

5. 下列属于天然高分子材料的囊材有（　　）

   A. 明胶

   B. 羧甲基纤维素

   C. 聚乳酸

   D. 阿拉伯胶

   E. 白蛋白

书网融合……

思政导航

本章小结

题库

第十三章 药物新剂型

PPT

知识目标

1. 掌握 缓释、控释和迟释制剂的定义、特点、释药原理、制备、体外评价；靶向制剂的定义、特点、分类、靶向性评价；透皮贴剂的定义、特点、分类。

2. 熟悉 缓释、控释和迟释制剂的设计；透皮贴剂的材料、制备、质量评价。

3. 了解 缓释、控释和迟释制剂的体内评价；透皮贴剂的研究内容。

能力目标 能够设计符合临床治疗需求的各类调释制剂、靶向制剂和透皮贴剂，并能够根据不同制剂特点建立其质量评价方法。

第一节 缓释、控释和迟释制剂

一、概述

1. 缓释、控释和迟释制剂的定义

（1）调释制剂系指与普通制剂相比，通过技术手段调节药物的释放速率、释放部位或释放时间的一大类制剂，可分为缓释、控释和迟释制剂等。

（2）缓释制剂（sustained - release preparations）系指在规定释放介质中，按要求缓慢地非恒速释放药物，与相应的普通制剂比较，给药频率减少一半或有所减少，且能显著增加患者依从性的制剂。

（3）控释制剂（controlled - release preparations）系指在规定释放介质中，按要求缓慢地恒速或接近恒速释放药物，与相应的普通制剂比较，给药频率减少一半或有所减少，血药浓度比缓释制剂更加平稳，且能显著增加患者依从性的制剂。

（4）迟释制剂（delayed - release preparations）系指在给药后不立即释放药物的制剂，包括肠溶制剂、结肠定位制剂和脉冲制剂等。

（5）肠溶制剂系指在规定的酸性介质（pH 1.0~3.0）中不释放或几乎不释放药物，而在要求的时间内，于 pH 6.8 磷酸缓冲液中大部分或全部释放药物的制剂。

（6）结肠定位制剂系指在胃肠道上部基本不释放、在结肠内大部分或全部释放的制剂，即在规定的酸性介质与 pH 6.8 磷酸缓冲液中不释放或几乎不释放，而在要求的时间内，于 pH 7.5~8.0 磷酸缓冲液中大部分或全部释放药物的制剂。

（7）脉冲制剂系指不立即释放药物，而在某种条件下（如在体液中经过一定时间或一定 pH 或某些酶作用下）一次或多次突然释放药物的制剂。

2. 缓释、控释和迟释制剂的特点

（1）减少服药次数 对半衰期短的或需要频繁给药的药物可大大提高患者服药的顺应性，使用方便。特别适用于需要长期服药的心血管疾病、心绞痛、高血压、哮喘等慢性疾病患者。

（2）血药浓度平稳　缓释、控释制剂可减少血药浓度的"峰谷"现象，有利于降低药物的不良反应，提高疗效。

（3）调控释药位置　迟释制剂可在预定位置释放药物，实现针对治疗或提高生物利用度，提升治疗效果。

（4）药物治疗作用持久，用药总剂量减少。

缓释、控释和迟释制剂不足之处：①价格昂贵；②在临床应用中对剂量调节的灵活性降低；③易产生体内药物的蓄积，对于首过效应大的药物制成缓控释制剂时生物利用度可能比普通制剂低，如普萘洛尔等。

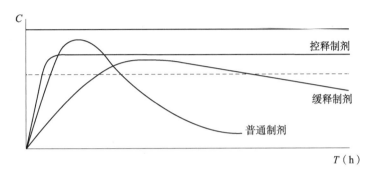

图 13 - 1　普通制剂、缓释制剂、控释制剂血药浓度 - 时间曲线

3. 缓释、控释和迟释制剂的分类

（1）根据药物在制剂中的存在状态分类　缓释、控释和迟释制剂可分为骨架型和贮库型两种。药物以分子、微晶或微粒的形式均匀分散在各种载体材料中，则形成骨架型缓释、控释制剂；药物被包裹在高分子聚合物膜内，则形成贮库型（或称膜控型）缓释、控释制剂。

骨架型主要有：①骨架片；②缓释、控释颗粒（微囊）压制片；③胃内滞留片；④生物黏附片；⑤骨架型小丸。其中骨架片有：亲水性凝胶骨架片、蜡质类骨架片、不溶性骨架片。

膜控型主要有：①微孔膜包衣片；②膜控释小片；③肠溶膜控释片；④膜释释小丸。

（2）根据释药原理分类　缓释、控释和迟释制剂可分为溶出型、扩散型、溶蚀型、渗透泵型或离子交换型。

（3）根据给药途径与给药方式不同分类　缓释、控释和迟释制剂可分为口服、透皮、植入、注射缓释、控释制剂等。

（4）根据释药类型分类　缓释、控释和迟释制剂可分为定速、定位、定时释药。

①定速释放：是指制剂以恒速或接近恒速在体内释放药物，基本符合零级释放动力学规律，口服后在一定时间内能使药物释放，定速释放可减少血药浓度波动情况，增加患者服药的顺应性，控释制剂属于定速释放型。

②定位释放：可增加局部治疗作用或增加特定吸收部位对药物的吸收。在口腔或胃肠道适当部位长时间停留，并释放一定量药物，以增加局部治疗作用或增加特定吸收部位对药物的吸收。利用一些比重小于水或具有高黏性的材料，可以使制剂在胃内滞留较长时间并定速释药。胃内滞留系统有：胃漂浮系统、胃内膨胀系统、生物黏附系统。小肠定位给药系统（肠溶制剂）可避免药物在胃内降解或对胃的刺激，提高一些药物的疗效，常用技术为：利用结肠高 pH 生理环境溶解适宜聚合物包衣材料，或利用结肠特殊酶或正常菌落分解特异性聚合物，如 α - 淀粉、果胶钙等。

③定时释放：又称为脉冲释放，即根据生物时间节律特点释放需要量的药物，使药物发挥最佳治疗效果。针对某些疾病容易在特定时间发作的特点，研究在服药后可在特定时间释药的制剂，如通过调节

聚合物材料的溶蚀速度可在预定时间释药，释药的时间可根据药物时辰动力学研究结果确定。

二、缓释、控释和迟释制剂的设计

（一）缓释、控释和迟释制剂的设计原则

1. 生物利用度 缓释、控释和迟释制剂的相对生物利用度一般应在普通制剂的 80% ~ 125% 的范围内。若药物吸收部位主要在胃与小肠，宜设计每 12 小时给药一次；若药物在结肠也有一定的吸收，则可考虑每 24 小时给药一次。为了保证缓释、控释和迟释制剂的生物利用度，除了根据药物在胃肠道中的吸收速度，控制适宜的释放速度外，还应在处方设计时选用合适的材料以达到较好的生物利用度。

2. 峰浓度与谷浓度之比 缓释、控释和迟释制剂稳态时峰浓度与谷浓度之比应小于普通制剂，也可用波动百分数表示。一般，生物半衰期短、治疗指数窄的药物，可设计每 12 小时服一次，而生物半衰期长的或治疗指数宽的药物则可 24 小时服一次。若设计零级释放剂型，如渗透泵制剂，则其峰谷浓度比显著低于普通制剂，且血药浓度平稳。

（二）缓释、控释和迟释制剂的剂量计算

一般根据普通制剂的用法和剂量缓释、控释和迟释制剂的剂量，例如某药普通制剂，每日 3 次，每次 20mg，若改为调释制剂，可以每日 1 次，每次 60mg。也可采用药物动力学方法进行计算，但涉及因素很多，计算结果仅供参考。

1. 含缓释或控释部分，无速释部分的剂量计算

（1）控释制剂零级释放 在稳态时，为了维持血药浓度稳定，要求体内消除速度与药物的释放速度相等。设零级释放速度常数为 K_m，体内药量为 X，消除速度常数为 k，则 $K_m = Xk$，因 $X = CV$，故 $K_m = CVk$，V 为表观分布体积，C 为有效血药浓度，若要求维持时间为 t_d，则控释剂量 D_m 可用下式计算：

$$D_m = CVkt_d \tag{13-1}$$

例 13-1 茶碱 $k = 0.0834\mathrm{h}^{-1}$，$V = 28.8\mathrm{L}$，$C = 10\mu\mathrm{g/ml}$，$t_d = 12\mathrm{h}$，则：

$$D_m = CVkt_d = 10 \times 28.8 \times 0.0834 \times 12 = 288 \text{（mg）}$$

市售产品有 250mg 与 300mg 的产品。

（2）缓释制剂一级释放 在稳态时，$D_m k_{rl} = CVk$

$$D_m = CVk/k_{rl} \tag{13-2}$$

式中，k_{rl} 为一级释放速度常数。

（3）近似计算 $D_m = X_0 kt_d$，X_0 为普通制剂剂量

$$D_m = X_0 (0.693/t_{1/2}) t_d \tag{13-3}$$

由于 $t_{1/2}$ 不同，t_d 不变，则 D_m 也不同。

2. 既有缓释或控释部分，又有速释部分的剂量计算

以 D_T 代表总剂量，D_i 代表速释剂量则：

$$D_T = D_i + D_m \tag{13-4}$$

若缓释部分没有时滞，即缓释部分与速释部分同时释放，速释部分一般采用普通制剂的剂量 X_0，此时加上缓释部分，则血药浓度势必过高，因此要进行校正，设达峰时间为 T_m，缓释部分为零级释放时：

$$D_T = D_i + D_m = X_0 - CVkT_m + CVkt_d \tag{13-5}$$

对于缓释部分为一级释放时：

$$D_T = (X_0 - D_m k_{rl} T_m) + CVk/k_r \tag{13-6}$$

例 13 – 2　5 – 单硝酸异山梨酯缓释胶囊

$X_0 = 20\text{mg}$，$k = 0.1386\text{h}^{-1}$，$T_\text{m} = 2\text{h}$，$t_\text{d} = 24\text{h}$，$C = 0.2\mu\text{g/ml}$，$V = 48\text{L}$

$D_\text{i} = X_0 - CVkT_\text{m} = 20 - 0.2 \times 48 \times 0.1386 \times 2 = 17.34$（mg）

$D_\text{m} = CVkt_\text{d} = 0.1386 \times 0.2 \times 48 \times 24 = 31.9$（mg）

故 $D_\text{T} = D_\text{i} + D_\text{m} = 17.34 + 31.9 = 49.24\text{mg}$。其中速释部分占 35.2%。

（三）影响口服缓释、控释和迟释制剂设计的因素

口服缓释、控释和迟释制剂的设计与药物的理化因素、生物因素有密切的关系。

1. 药物的理化因素

（1）剂量大小　一般认为，单剂量 $0.5 \sim 1.0\text{g}$ 是常规口服制剂的最大剂量，该原则同样适用于口服缓释制剂。随着制剂技术的发展，目前上市的口服制剂中有很多已超过此限度，有时对于大剂量药物可采用一次服用多片的方法，既能达到治疗效果又可降低每片的含药量。但是，对于治疗指数窄的药物应考虑服用剂量过大引起的安全性问题。

（2）pK_a、解离度和水溶性　大多数药物为有机弱酸或弱碱，在胃、肠液中呈现解离型、非解离型两种状态，一般非解离型的、脂溶性强的药物容易通过生物膜，吸收进入血液循环系统。药物非解离型与解离型的比例受药物的 pK_a 与环境 pH 影响，口服缓释、控释和迟释制剂在 pH 不断改变的消化道释放药物，研究环境 pH 对药物释放、吸收的影响十分重要。

对于难溶性药物，溶出是吸收的限速过程，即药物在胃肠道吸收速度受其溶出速度的限制，溶解度很小的药物（$< 0.01\text{mg/ml}$）本身已具有内在的缓释作用，该类药物不宜设计为缓释、控释和迟释制剂。有研究表明，设计缓释、控释和迟释制剂对药物溶解度的要求下限为 0.1mg/ml。

（3）分配系数　即油水分配系数是表征药物脂溶性的参数，药物的分配系数越高，其脂溶性越强。通常，分配系数高的药物易于穿透生物膜，进入血液循环发挥治疗作用，但分配系数过高的药物，由于脂溶性过强，药物与脂质膜产生强结合力，主要集中于细胞的脂质膜中；分配系数过小的药物，则难以穿透生物膜，生物利用度较差。

因此，只有具有适宜分配系数的药物才可以获得理想的生物膜透过量。

（4）稳定性　口服药物在胃肠道中要经受酸碱水解、酶降解和细菌分解作用。在胃液中不稳定的药物可制成肠溶制剂，以提高药物的稳定性；在小肠中不稳定的药物制成缓释制剂，生物利用度可能降低；由于固体制剂降解速度较慢，对于存在稳定性问题的药物，最好选用固体制剂或选择其他给药途径。

2. 药物的生物因素

（1）生物半衰期　生物半衰期反映药物的消除速度。对于半衰期很短的药物，若制成缓释、控释和迟释制剂，为维持治疗浓度，必须增加单次剂量，使制剂体积增大，给制备、服用造成不便，甚至产生安全性问题。半衰期长的药物（$t_{1/2} > 24$ 小时），采用普通制剂，即可产生持久药效，不必制成缓释、控释和迟释制剂，如华法林等。缓释、控释和迟释制剂适用于半衰期短的药物（$t_{1/2}$ 为 $2 \sim 8$ 小时），半衰期小于 1 小时或大于 24 小时的药物不宜制成缓释、控释和迟释制剂。

（2）吸收　药物的吸收特性对缓释制剂设计影响很大。缓释制剂通过控制释药速度来控制药物的吸收，药物的吸收速度必须大于释药速度。一般，吸收速度常数低的药物，不宜制成口服缓释制剂。此外，大多数药物在胃肠道的运行时间为 $8 \sim 12$ 小时，吸收半衰期近似于 $3 \sim 4$ 小时，若制剂释药过慢，药物还没有完全释放，制剂已离开吸收部位，造成生物利用度低下。

如果药物通过主动转运吸收，或者吸收局限于小肠的某一特定部位，制成一般口服缓释、控释和迟释制剂不利于药物的吸收，如硫酸亚铁，主要在十二指肠和空肠上端吸收，药物必须在通过这一区域前

释放，否则不利于吸收，将硫酸亚铁制成普通的缓释、控释和迟释制剂难以达到治疗效果，若制成胃滞留制剂则可延长药物在胃内滞留时间，增加药物的吸收，保证治疗效果。

（3）代谢　研究表明，吸收前有代谢作用的药物制成口服缓释、控释和迟释制剂，生物利用度下降。大多数肠壁酶系统对药物的代谢作用具有饱和性，当药物缓慢释放到这些部位，由于酶代谢过程没有达到饱和，使较多药物转换成代谢产物，影响药物的疗效。结肠中肠壁酶种类较少，制成结肠定位制剂则有利于提高药物吸收。

三、缓释、控释和迟释制剂的释药原理（释药机制）

缓释、控释和迟释制剂所涉及的释药原理主要有溶出、扩散、溶蚀、渗透压或离子交换作用。

（一）溶出原理

药物的释放受溶出速度的限制，溶出速度慢的药物显示出缓慢释放，可以采用降低药物溶出速度的方法制成缓释、控释和迟释制剂。根据 Noyes – Whitney 溶出速度公式，通过减小药物的溶解度，增大药物的粒径，可以降低药物的溶出速度，达到长效作用。

$$\frac{\mathrm{d}C}{\mathrm{d}t} = kS\ (\ C_\mathrm{s} - C) \tag{13-7}$$

$$K = \frac{D}{V\delta} \tag{13-8}$$

其中，K 为溶出速度常数；D 为药物的扩散系数；δ 为扩散边界层厚；V 为溶出介质的量；S 为溶出表面积。C_s 为药物的饱和浓度；C 为药物的浓度。

延缓药物溶出的方法有以下几种。

（1）制成溶解度小的盐或酯。醇类药物经酯化后水溶性减小，药效延长。一般以油为溶剂的注射液供肌内注射，药物由油相扩散至水相（体液），延长药效。

（2）药物与高分子化合物生成难溶性盐，如胰岛素注射液每日需多次注射，若与鱼精蛋白结合生成溶解度小的鱼精蛋白胰岛素，加入锌盐成为鱼精蛋白锌胰岛素，则药效可长达 18～24 小时。

（3）适当增加难溶性药物的粒径，减少药物的表面积，降低溶出速度，如超慢性胰岛素中所含胰岛素锌晶粒大部分超过 10μm，其作用可长达 30 余小时。

（4）将药物包藏于溶蚀性骨架中，即以脂肪、蜡类等疏水性阻滞剂材料为主要基质制成的缓释片。药物一般溶解或混悬于骨架材料中，释放速度受基质溶蚀速度控制。

（5）将药物包藏于亲水性高分子材料中，以亲水性高分子材料为骨架制成的片剂，在体液中逐渐吸水膨胀，形成高黏度的凝胶屏障层，药物必须首先通过该屏障层，才能进一步逐渐扩散到表面而溶于体液中，由于高黏度凝胶的存在，药物释放速度降低。常用的亲水性高分子材料有甲基纤维素（MC）、羧甲基纤维素钠（CMC – Na）、羟丙甲纤维素（HPMC）、聚乙烯吡咯烷酮（PVP）等。

（二）扩散原理

以扩散为主的缓释、控释和迟释制剂，药物首先溶解成溶液后再从制剂中扩散出来进入体液，其释药速度受扩散速度的控制，降低药物的扩散速度可达到缓释、控释和迟释的效果。药物的释放以扩散为主的结构如下。

1. 水不溶性高分子材料包衣膜　如 EC 包衣的小丸或以 EC 为囊材制备的微囊，其释放速度符合 Fick 第一定律：

$$\frac{\mathrm{d}M}{\mathrm{d}t} = \frac{ADK\Delta C}{L} \tag{13-9}$$

式中，$\mathrm{d}M/\mathrm{d}t$ 为释放速度；A 为面积；D 为扩散系数；K 为药物在膜与囊心之间的分配系数；L 为包衣层厚度；ΔC 为膜内外药物的浓度差。若 A、L、D、K 与 ΔC 保持恒定，则释放速度就是常数，系零级释放过程。若其中一个或多个参数改变，就是非零级释放过程。

2. 含水性孔道的包衣膜　水不溶性高分子材料与具有致孔效应的水溶性高分子材料形成的包衣膜，如 EC 与 MC 混合组成的包衣材料，其中 MC 为水溶性高分子材料，在体液中溶解形成膜孔，起致孔剂作用，以该种包衣材料制成的制剂，释放速度可用式（13 – 10）表示：

$$\frac{\mathrm{d}M}{\mathrm{d}t} = \frac{AD\Delta C}{L} \tag{13 – 10}$$

式中，各项参数的意义同前，与上式比较，少了参数 K，这类药物制剂的释放接近零级过程。

膜控型控释制剂可获得零级释药，其释药速度可通过不同性质的聚合物膜加以控制，其不足之处是贮库型制剂中所含药量通常比常规制剂大得多，任何制备过程的差错或损坏都可能使药物贮库破裂而导致不良反应增强。

3. 骨架型缓释、控释和迟释制剂中药物的扩散　骨架型缓释、控释和迟释制剂中药物的释放需要通过许多弯曲的孔道，其释放过程符合 Higuchi 方程：

$$Q = \left[DS \left(\rho \middle/ \lambda \right) \left(2A - SP \right) \, t \right]^{1/2} \tag{13 – 11}$$

式中，Q 为单位面积在 t 时间的释放量；D 为扩散系数；P 为骨架中的空隙率；S 为药物在释放介质中的溶解度；λ 为骨架中的弯曲因素；A 为单位体积骨架中的药物含量。

以上公式基于以下假设：①药物释放时保持伪稳态（pseudo steady state）；②$A \gg S$，即存在过量的溶质；③理想的漏槽状态（sink condition）；④药物颗粒比骨架小得多；⑤D 保持恒定，药物与骨架材料没有相互作用。

若式（13 – 11）右边除 t 外都保持恒定，则上式可简化为：

$$Q = k_{\mathrm{H}} t^{1/2} \tag{13 – 12}$$

式中，k_{H} 为常数，即药物的释放量与 $t^{1/2}$ 成正比。

骨架型结构中药物的释放不符合零级释放过程，药物首先接触介质，溶解，然后从骨架中扩散出来，骨架中药物的溶出速度必须大于药物的扩散速度，该类制剂可用于大分子药物。

利用扩散原理制备缓释、控释制剂的方法包括：增加黏度、减小扩散系数、包衣、制成微囊、不溶性骨架片、植入剂、乳剂等。

（1）包衣　将药物小丸或片剂用阻滞材料包衣，常用阻滞材料有肠溶材料和水不溶性高分子材料。制备时一部分小丸不包衣，另一部分小丸分别包厚度不等的衣层。

（2）制成微囊　使用微囊化技术制备缓释或控释制剂，在胃肠道中，水分渗透进入微囊，溶解药物，形成饱和溶液，然后扩散至微囊外的消化液继而被机体吸收。药物的释放速度受囊材膜的厚度、微孔的孔径、微孔的弯曲度等因素影响。

（3）制成不溶性骨架片剂　以水不溶性材料，如无毒 PVC、PE、硅橡胶等为骨架材料制备的片剂。影响其释药速度的主要因素为：药物的溶解度、骨架的孔率、孔径和孔的弯曲程度。水溶性药物较适于制备这类片剂，难溶性药物因释放太慢，故不适于制备该类制剂。药物释放完后，骨架随粪便排出体外。

（4）增加黏度减少扩散速度　通过增加溶液黏度以延长药物作用时间的方法，主要用于注射剂或其他液体制剂。如明胶用于肝素、维生素 B_{12} 相应制剂的制备；PVP 用于胰岛素、肾上腺素、皮质激素相应制剂的制备；CMC – Na 用于盐酸普鲁卡因注射液。

（5）制成植入剂　植入剂系将水不溶性药物熔融后倒入模型中制成，为固体灭菌制剂，使用时采用外科手术埋藏于皮下，药效可长达数月甚至数年，如孕激素的植入剂。

（6）制成乳剂　水溶性的药物可制成 W/O 型乳剂型注射剂，在体内（肌肉内），水相中的药物向油相扩散，再由油相分配到体液，发挥长效作用。

（三）溶蚀与扩散、溶出相结合

溶出原理与扩散原理是主要的释药原理，但释药系统中往往不仅存在一种释药原理，常以多种释药原理协同作用达到缓释效果，如生物溶蚀型骨架系统、亲水凝胶骨架系统等。在生物溶蚀型骨架系统中，药物不仅可从骨架中扩散出来，同时骨架本身也处于溶蚀过程；亲水凝胶骨架系统中，聚合物溶解时，药物扩散路径发生改变，形成移动界面扩散系统。该类释药系统的优点是材料具有生物溶蚀性能，最后不会形成空的骨架；不足之处是影响因素多，释药动力学较难控制。

膨胀型控释骨架是溶蚀与扩散相结合的释药原理，在该释药系统中，药物溶解于膨胀型聚合物骨架中，使用时水进入释药系统，骨架材料膨胀、溶蚀，药物溶解并从骨架中扩散出来，释药速度受聚合物膨胀速度、药物溶解度、骨架材料中含药量等因素的影响。

（四）渗透压原理

利用渗透压原理制成的控释制剂，能均匀恒速释放药物，渗透泵型控释制剂由药物、半透膜材料、渗透压活性物质和推动剂等组成。渗透泵片的特征是零级释放，渗透压是释药动力，释药速度不受释药环境 pH 的影响，极大地提高药物的安全性和有效性。渗透泵片是目前口服控释制剂中最为理想的一种，通常分为单室渗透泵片、双室渗透泵片。其中，单室渗透泵片的原理和构造为：片芯由水溶性药物、渗透压活性物质及其他辅料制成；片芯用水不溶性的聚合物如乙酸纤维素（CA）、EC 等包衣，形成半渗透膜，即水可以渗透进入膜内，而药物不能透过；用激光或其他适当的方法在包衣膜一端壳顶开 1 个或 1 个以上细孔；当渗透泵片与水接触后，水即通过半渗透膜进入片芯，使药物溶解成为饱和溶液，其渗透压为 4 ~ 5MPa，由于半渗透膜内外渗透压的差别，药液由细孔持续流出，直到片芯内的药物溶解完全为止。

渗透泵片的释药速度受半渗透膜的渗透性能和片芯的渗透压的影响，从小孔中流出的溶液量与通过半渗透膜的水量相等，片芯中药物未被完全溶解时，释药速率按恒速进行；当片芯中药物浓度逐渐低于饱和浓度，释药速率逐渐下降。

水分渗透进入半渗透膜的速度可用式（13 - 13）表示，即：

$$\frac{\mathrm{d}V}{\mathrm{d}t} = \frac{KA}{L}(\Delta\pi - \Delta p) \tag{13 - 13}$$

式中，$\mathrm{d}V/\mathrm{d}t$ 为水渗透进入膜内的流速；K、A 和 L 分别为半渗透膜的渗透系数、面积和厚度；$\Delta\pi$ 为渗透压差，ΔP 为流体静压差，若上式右端保持不变，则：

$$\frac{\mathrm{d}V}{\mathrm{d}t} = K' \tag{13 - 14}$$

如以 $\mathrm{d}M'/\mathrm{d}t$ 为药物通过细孔释放的速率；C_S 为膜内药物饱和溶液浓度，则：

$$\frac{\mathrm{d}M'}{\mathrm{d}t} = C_S\frac{\mathrm{d}V}{\mathrm{d}t} = K'C_S \tag{13 - 15}$$

药物为零级速率释放。

由于胃肠液中的离子不会渗透进入半渗透膜，故渗透泵型片剂的释药速率与 pH 无关，制剂在胃、肠中释药速率相等。半渗透膜的厚度、渗透性、片芯处方、释药小孔的直径、释药小孔的数目，是制备渗透泵片的关键。

渗透泵控释制剂的优点在于零级释药，理论上药物的释放特征与药物的性质无关，对于不同药物不需要重新设计处方，缺点是质量控制严格、成本高、造价贵。

（五）离子交换作用

由水不溶性交联聚合物组成的树脂，其聚合物链的重复单元上含有成盐基团，药物可结合于树脂上，形成药树脂。当带有适当电荷的离子与药树脂接触时，通过离子交换作用将药树脂结合的药物游离释放出来。

$$树脂^+ - 药物^- + X^- \rightarrow 树脂^+ - X^- + 药物^-$$

$$树脂^- - 药物^+ + Y^+ \rightarrow 树脂^- - Y^+ + 药物^+$$

X^- 和 Y^+ 为消化道中的离子，交换后，游离的药物从树脂中扩散出来，药物从树脂中的扩散速度受扩散面积、扩散路径长度和树脂刚性的影响。

（六）环境敏感原理

该原理主要针对肠溶制剂和结肠定位制剂，是采用在指定 pH、特殊菌群或结肠中压力增强的环境下，才能溶蚀、溶解、破裂的骨架或衣膜材料制备成制剂，如丙烯酸树脂Ⅱ、Ⅲ号等，当制剂在胃肠道内运行至相应环境位置时，其骨架或包衣受到环境影响而溶解、破裂，所含药物即以预定速度释放。

四、缓释、控释和迟释制剂的制备

（一）骨架型缓释、控释和迟释制剂

1. 骨架片　骨架片系药物与一种或多种骨架材料及其他辅料制成的片状制剂，根据骨架材料的性质，可分为亲水凝胶骨架片、溶蚀性骨架片、不溶性骨架片。

（1）亲水凝胶骨架片　此类骨架片采用亲水性凝胶骨架材料，主要骨架材料是不同规格的 HPMC，如 HPMC - K4M（4000cPa·s）、HPMC - K15M（15000cPa·s）等，HPMC 遇水形成凝胶屏障以控制药物的释放速度，药物的释放机制因其溶解性而异，水溶性药物的释放速度取决于药物通过凝胶层的扩散速度，而在水中溶解度小的药物，其释放速度由凝胶层的逐步溶蚀速度所决定。不论以何种释放机制，凝胶骨架最终均完全溶解，药物全部释放，故生物利用度高。另外，MC、CMC - Na、PVP、卡波姆、海藻酸盐、脱乙酰壳多糖（壳聚糖）等高分子材料也可作为亲水凝胶骨架材料。

亲水凝胶骨架片的制备工艺流程类似普通片剂的制备，可采用湿法制粒压片法和粉末直接压片法，目前多采用湿法制粒压片法。在处方设计时，可以通过调节 HPMC 等高分子材料在处方中的比例及规格来调节释放速度。制备时润湿剂或黏合剂的种类、用量，其他辅料的应用、压片压力等均会对药物的释放速度造成影响。

（2）溶蚀性骨架片　该类骨架片多以在体内不溶解但可溶蚀水解的蜡质、脂肪酸及其酯类为骨架材料，如动物脂肪、蜂蜡、巴西棕榈蜡、氢化植物油、硬脂酸等，通过孔道扩散、溶蚀控制药物的释放，在处方设计时，可以加入水溶性高分子材料或表面活性剂调节释药速度。

溶蚀性骨架片制备工艺有三种：①溶剂蒸发技术，将药物与其他辅料与适宜溶剂混合均匀，加入熔融的蜡质中，混合，干燥，蒸发除去溶剂，制成团块，制颗粒，压片；②熔融技术，将药物与其他辅料加入熔融的基质中，混合均匀，控制温度略高于脂质熔点，将熔融物料铺开冷凝，固化，粉碎，制成颗粒，压片；③将药物与十六醇在60℃混合，团块用玉米朊醇溶液制粒，该方法制成的缓释片释药性能稳定。

（3）不溶性骨架片　骨架材料为不溶于水或水溶性极低的高分子材料，如 EC、聚甲基丙烯酸酯、无毒 PVC、PE、EVA、硅橡胶等。不溶性骨架片在胃肠道中不崩解，消化液渗入骨架孔隙，溶解药物，药物通过骨架中孔道缓慢扩散释放，药物释放完全后，骨架材料随粪便排出，释药过程符合 Higuchi

方程。

制备方法有：直接压片法，将药物与骨架材料混合均匀，直接压片；湿法制粒压片法，将骨架材料制成醇溶液作黏合剂，与药物及其他辅料混合，制颗粒，干燥，压片，如以乙基纤维素为骨架材料，可制成乙基纤维素醇溶液作为黏合剂，湿法制粒压片。不溶性骨架片有时释药不完全，且水不溶性药物或剂量较大的药物不宜制成该类制剂，目前该类制剂应用较少。

2. 骨架型小丸　系将骨架材料与药物混合，或加入调节释放速度的表面活性剂、水溶性高分子材料 PEG 或乳糖等其他辅料，制成丸剂。骨架型小丸根据骨架材料的性质，可分为亲水凝胶骨架小丸、溶蚀性骨架小丸、不溶性骨架小丸，目前多采用挤压－滚圆法，离心－流化制丸法制备。

（二）膜控型缓释、控释和迟释制剂

膜控型缓释、控释和迟释制剂是指采用适当的高分子材料作为包衣材料，对颗粒、小丸、片剂等进行包衣，从而控制药物的释放速度、释放时间、释放部位，达到缓释、控释效果的一类制剂。该类制剂主要适用于水溶性药物，在口服缓释、控释和迟释制剂中应用广泛。

研究表明，包衣材料的性质、包衣液中添加的其他辅助成分均会对释药系统的释药行为造成极大的影响，膜控型缓释、控释和迟释制剂通常是用在胃肠道中不溶解的聚合物，如 CA、EC、EVA、聚丙烯酸树脂等作为包衣材料，包衣液中还可加入少量水溶性聚合物作为致孔剂，如 PEG、PVP、PVA、十二烷基硫酸钠、糖、盐等，包衣工艺多采用薄膜衣的包衣法，如悬浮包衣法、滚转包衣法等。

1. 微孔膜包衣片　微孔膜包衣片系将药物制成普通压制片，再以上述包衣液包衣制成包衣片，在胃肠道中，胃肠液将包衣膜中致孔剂溶解形成孔道，使衣膜具有通透性，水分透过包衣膜，片芯中药物溶解并通过孔道释放出来，若包衣膜内药物维持饱和浓度且包衣膜外存在漏槽状态，即可获得零级或近似于零级的释药过程。如磷酸苯吡胺控释片，将磷酸苯吡胺制成普通压制片作为片芯，以 EC、CA 为包衣材料，PEG 为致孔剂，丙酮为溶剂制成包衣液包衣，通过控制包衣增重调节释放速度。

2. 膜控释小片、小丸　膜控释小片是先将药物与普通辅料按常规方法制成直径 3mm 左右的小片，然后用适宜缓释包衣材料包衣，装入胶囊即得。每粒胶囊中可以填充几片至 20 片，同一胶囊内的小片可以包上不同缓释作用的包衣或不同厚度的包衣，该类制剂可获得恒定的释药速率。膜控释小丸是先将药物与稀释剂、黏合剂等制成小丸，部分小丸不包衣，部分小丸采用适宜的包衣材料制成不同衣膜厚度的包衣丸，将上述小丸按照一定比例装入胶囊，即得。服用后，混合小丸按照适宜速度释放药物，获得稳定持久的血药浓度。

例 13 - 3　茶碱微孔膜缓释小片

【处方】

片芯 1000 片	茶碱　15g	5% CMC 适量	硬脂酸镁　0.1g
包衣液 1	乙基纤维素　0.6g	聚山梨酯 20　0.3g	
包衣液 2	聚丙烯酸树脂 RL100　0.3g	聚丙烯酸树脂 RS100　0.6g	
溶剂	异丙醇－丙酮		

【制备】制备小片：将处方中茶碱以 5% CMC 溶液为黏合剂制颗粒，干燥，整粒，压片，制成小片，直径 3mm，片重 20mg；包衣：采用流化床包衣法，部分小片采用处方 1 包衣；部分小片采用处方 2 包衣；填充：将 20 片小片装入同一硬胶囊。

【注释】包衣液 1 处方中聚山梨酯 20 为致孔剂，调节释放速度。体外释放度实验表明，以聚丙烯酸树脂为包衣材料制成的包衣小片，时滞短，释药速度恒定。犬体内实验表明，取上述两种包衣小片各10 片制成的胶囊，具有缓释、生物利用度高的特点。

3. 肠溶膜控释片　肠溶膜控释片系先将药物与普通辅料按常规方法制成片芯，在药物片芯外包肠溶衣而成。为适应肠道不同位置 pH 要求，常用不同规格的聚丙烯酸树酯、CAP、HPMCP 等作为包衣材料。服药后，衣膜在胃液中不溶解，进入肠道后，衣膜溶解，片芯中的药物释放，从而延长释药时间。

目前大多将水不溶性的包衣材料加水制成混悬液、乳状液或胶液，统称为水分散体，进行包衣。水分散体具有固体含量高、低黏度、成膜快、包衣时间短、易操作等特点。目前市场上缓释包衣水分散体有两类，一类是乙基纤维素水分散体（商品名 Aquacoat 或 Surelease），另一类是聚丙烯酸树脂水分散体（商品名 Eudragit L 30D – 55，Eudragit RL 30D）。

（三）渗透泵型控释片的制备

渗透泵型控释片由药物、半透膜材料、渗透压活性物质和推动剂等组成。常用的半透膜材料有纤维素类、聚丙烯酸树脂类等。渗透压活性物质（即渗透压促进剂）起调节药室内渗透压的作用，常用乳糖、果糖、葡萄糖、甘露糖的不同混合物。推动剂亦称为促渗透聚合物或助渗剂，能吸水膨胀，产生推动力，将药物推出释药小孔，常用聚羟甲基丙烯酸烷基酯、PVP 等。除上述组成外，渗透泵片中还可加入助悬剂、黏合剂、润湿剂、润滑剂等。

>>> 知识链接 ⚬---

渗透泵型控释制剂

渗透泵型控释制剂是一种以包衣膜内外渗透压差为驱动力、恒速释放药物为特征的控释制剂。渗透泵制剂由片芯和半透性薄膜衣以及释药小孔组成。水分子进入渗透泵内后，溶解助渗剂形成渗透压，从而驱动药物经过释药小孔释放。半透性薄膜衣在整个渗透泵制剂体系中具有关键作用，其质量直接影响制剂的疗效。任何一处细微缺陷都可能导致半透性薄膜衣破裂，引发药物的突然释放，从而产生不良反应。目前，渗透泵制剂的半透性薄膜衣主要采用有机溶剂包衣、水分散体包衣和压制包衣等技术。

有机溶剂包衣是将包衣材料溶解于有机溶剂中，通过喷雾或浸渍包衣等方式在制剂片芯外形成包衣膜的技术。对于渗透泵制剂而言，半透性薄膜衣通常采用水不溶性聚合物（如醋酸纤维素）制备，因此有机溶剂包衣技术是渗透泵制剂的首选。水性包衣是一种以水为分散相的包衣技术，可以解决有机溶剂易燃易爆、环境污染等问题。其优点包括包衣液低黏度、高包衣效率和不易产生静电现象等。压制包衣是将处方药物压制成片芯后，通过压力、静电力或干黏合剂将包衣材料压制在片芯表面的技术。虽然该技术具有高包衣材料利用率、简化生产流程和自动化程度高等优点，但需要具备高精度的压片机械。目前，该技术尚未被广泛应用。

---•

渗透泵型控释片有单室和双室渗透泵片，如图 13 – 2 所示。双室渗透泵，片剂中间由柔性聚合物膜分隔成两个室，其中一个室含药物，另一个室为膨胀剂，片剂外包半渗透膜，在含药室一侧打释药小孔，水渗入片剂后，含药室遇水形成混悬液，另一室膨胀剂吸水膨胀推动隔膜，药物自释药小孔释放。双室渗透泵片适用于水溶性过大或难溶于水的药物。

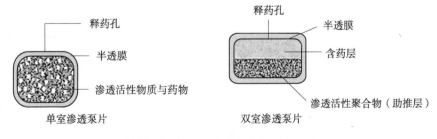

图 13 – 2　渗透泵片构造和释药示意图

1. 制备工艺流程 如图 13-3 所示。

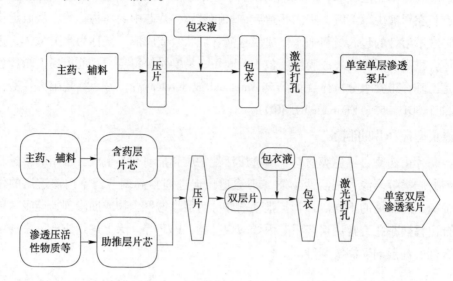

图 13-3 渗透泵型控释片制备工艺流程

2. 制备要点

（1）片芯中渗透压活性物质的种类、规格、型号、用量等都会影响药物的释放速率。

（2）半透膜的厚度、孔径和孔隙率影响水分渗入片芯的速率，从而影响释药速率。

（3）一般释药小孔孔径增大，释药加快；孔径减小，释药减慢。目前工业生产主要采用激光打孔的方法，能保证一定的精度和均衡性。

3. 举例

例 13-4 卡托普利渗透泵控释片

【处方】

片芯	卡托普利 37.5mg	羟丙甲纤维素（K$_{15}$） 10mg	氯化钠 140mg
	微晶纤维素 50mg	硬脂酸镁适量	
包衣膜	醋酸纤维素 300mg	聚乙二醇 400 400mg	邻苯二甲酸二丁酯适量
	丙酮 95ml	乙醇 5ml	

【制法】①片芯制备：将处方量的药物与过60目筛的 HPMC K15、氯化钠、MCC 混合均匀，10% 淀粉浆作为黏合剂制软材，过20目筛制粒，50℃干燥1小时，18目筛整粒，加入硬脂酸镁混匀，压片，即得。②包衣液制备：将适量 CA 溶于丙酮中配制一定浓度的醋酸纤维素丙酮溶液，加入 PEG400、乙醇和一定量的邻苯二甲酸二丁酯，溶解，即得。③渗透泵片制备：将片芯放入包衣锅中包衣，至包衣膜增重达到要求即可；在包衣片中心处打一定大小的释药孔，即得。

【注释】卡托普利为血管紧张素转化酶（ACE）抑制剂，临床用于治疗各种类型的高血压，特别是常规疗法无效的严重高血压；HPMC K15 为黏合剂；氯化钠为渗透压活性物质；MCC 为填充剂；硬脂酸镁为润滑剂；醋酸纤维素为具有半透膜性质的包衣材料；PEG400 为致孔剂；邻苯二甲酸二丁酯为增塑剂；丙酮、乙醇为溶剂。

（四）口服定时与定位释药系统

现代研究表明，许多疾病的发作存在明显的周期性节律变化，病灶部位生理条件各有差异，依据疾病发生的时间节律性、疾病部位的生理特性设计定时、定位释药系统，满足治疗的需要。

1. 口服定时释药系统 时辰病理学、时辰药理学的研究表明，哮喘病、胃溃疡患者胃酸分泌、心脏病等许多疾病的发作存在着明显的周期性节律变化，恒速释药的控释制剂不能达到对这些节律性变化疾病的临床治疗要求。定时治疗（择时治疗）是根据疾病发作的时间规律及药物的特性来设计不同的给药时间和剂量方案，选用合适的剂型，从而降低药物的不良反应，达到最佳疗效。口服定时释药系统或称择时释药系统（oral chronopharmacologic drug delivery system）是根据人体生物节律变化，按照生理和治疗的需要而定时、定量释药的一种新型给药系统。按照制备技术的不同，可将口服脉冲制剂分为渗透泵定时释药系统、包衣脉冲系统和柱塞型定时释药胶囊等。该释药系统又称为脉冲释药（pulsed/pulsatile release）和时控－突释系统（time controlled explosive system）等。

脉冲给药制剂进入体内后并不立即释放药物，而是经过一段预先设定的时间（时滞）后再释药。常见的时滞系统有本体溶蚀系统、表面溶蚀系统、渗透压系统和酶激活系统。近年来脉冲释药技术从膜控释制剂到渗透泵、定时塞脉冲胶囊、脉冲贴剂和皮下植入脉冲制剂，发展迅速。

包衣脉冲片通常以 CA、EC、EVA、聚丙烯酸树脂等为半透膜衣层材料，并在包衣液中加入少量 CAP、聚丙烯酸类等胃不溶性物质作致孔剂，制剂进入小肠后，衣膜上形成小孔或弯曲小道，使衣膜具有通透性。胃肠道中的液体从小孔渗入，溶解片芯内的药物，使膜内外形成较高的渗透压差，导致骨架膨胀，同时形成缺口，药物释出。

定时塞脉冲胶囊由水溶性的囊帽与水不溶性囊身组成，药物及辅料构成的水凝胶塞密封于囊身口部。口服后，囊帽在胃液中溶解，水凝胶塞吸水膨胀，并在预先设定的时间内从囊身中脱出，将药物释放入小肠或结肠。水凝胶塞与胃肠液的接触面积因其自身面积及在胶囊中的位置不同而不同，进而导致 1～12 小时不等的时滞。

2. 口服定位释药系统　口服定位释药系统（oral site-specific drug delivery system）是指口服后能将药物选择性地输送到胃肠道的某一特定部位，以速释或缓释、控释释放药物的剂型。其特点是：①避免药物在胃肠道生理条件下失活，改善药物在胃肠道的吸收，如蛋白质、肽类药物制成结肠定位释药系统；②用于治疗胃肠道的局部疾病，提高疗效，减少剂量，降低不良反应，如胃溃疡等疾病的治疗；③改善因胃肠运动造成的缓释、控释和迟释制剂中药物吸收不完全、个体差异大等现象。根据药物在胃肠道的释药部位不同可分为胃定位释药系统、小肠定位释药系统和结肠定位释药系统。

（1）胃定位释药系统　胃定位释药系统主要是口服胃滞留给药系统（oral stomach-retained drug delivery system，OSDDS），是一类滞留于胃，延长药物在胃肠道释药时间，增加药物吸收，提高药物生物利用度的制剂。通常，在胃中易于吸收的药物或在酸性环境中溶解的药物，在小肠上部吸收率高的药物，治疗胃、十二指肠溃疡等疾病的药物适宜制成该类制剂。胃定位释药系统包括胃内漂浮片、胃壁黏附片（微球）等。

胃内漂浮片（gastric floating tablet）是采用亲水性高分子材料、低密度辅料与药物混合后压制成的片剂在胃液中不崩解的亲水凝胶骨架片。胃内漂浮片应用流体动力学平衡体系（hydrodynamic balance system，HBS）原理制备，片剂接触胃液后，表面水化形成凝胶，体积膨胀，漂浮于胃液上，一部分药物通过凝胶层扩散释放，另一部分随凝胶的溶解而溶出。胃排空时，漂浮的片剂不会随胃内食物排至小肠，使药物在胃内的滞留时间延长（可达5～6小时），在使药物缓慢释放的同时，也会使主要在十二指肠和小肠上部吸收的药物的生物利用度提高。可考虑制成胃内漂浮缓释片的药物有：①主要从胃部吸收的酸性药物；②在胃中发挥作用的抗酸药；③最佳吸收部位在小肠上部的药物；④药物从胃进入肠道后，因 pH 变化而溶解度大大降低的药物。常用的亲水高分子材料有 HPMC、HPC、HEC 等；低密度辅料可以增加制剂的漂浮能力，常用单硬脂酸甘油酯、鲸蜡醇、硬脂醇、脂肪酸、蜂蜡等。也可添加水溶性的乳糖、甘露醇等，增加释药速率。

胃内漂浮缓释片的制备方法与一般压制片基本相同，但需注意：①所用的亲水性高分子材料应以干燥形式与其他成分混合后制粒，并尽量采用直接粉末压片，利于片剂在胃液中的水化漂浮。②压片时压力应适宜,片剂的硬度适中(一般硬度控制在 4~6kg),使片剂有适宜的孔隙率且密度小于 1,片剂表面的亲水性高分子颗粒可迅速水化不受阻碍。

(2)口服小肠定位释药系统 为了防止药物在胃内失活或对胃的刺激性,可制成口服小肠定位释药系统。此类释药系统口服后,在胃内保持完整,进入小肠后,能按设计要求释放药物,达到速释和缓释的目的,主要为包肠溶衣的释药系统,即根据要求,选用适宜 pH 范围溶解的聚合物包衣;也可以采用定时释药系统,通过改变释药系统时滞的长短控制药物释放的时间和位置。由于胃排空时间的影响,仅应用控制释药系统的时滞不一定完全达到小肠定位释药的目的,可将控制释药时间和包肠溶衣相结合,以保证药物只在小肠释放。

(3)口服结肠定位释药系统 口服结肠定位释药系统(简称 OCDDS)是指用适当方法,使药物口服后避免在胃、十二指肠、空肠和回肠前端释放药物,运送到回盲肠部后释放药物而发挥局部和全身治疗作用的一种给药系统。结肠的转运时间较长,而且酶的活性较低,因此药物的吸收增加,这种生理环境对结肠定位释药很有利,而且结肠定位释药可延迟药物吸收时间,对于受时间节律影响的疾病,如哮喘、高血压等有一定意义。

OCDDS 的优点:①治疗结肠局部病变,提高结肠局部药物浓度,提高药效,如克罗恩病、溃疡性结肠炎、结肠癌和便秘等;②避免首过效应;③有利于多肽、蛋白质类大分子药物的吸收,如激素类药物、疫苗、生物技术类药物等;④固体制剂在结肠中的转运时间很长,可达20~30小时,OCDDS 的研究对缓释、控释制剂,特别是日服药一次制剂的开发具有指导意义。

根据释药原理可将 OCDDS 分为以下几种类型。①时控型 OCDDS:根据制剂口服后到达结肠所需时间,用适当方法制备具有一定时滞的时间控制型制剂,即口服后 5~12 小时开始释放药物,可达结肠靶向转运的目的。大多数此类 OCDDS 有药物贮库和外面包衣层或控制塞组成,此包衣或控制塞可在一定时间后溶解,溶蚀或破裂,使药物从贮库内芯中迅速释放发挥疗效。②pH 敏感型 OCDDS:系利用在结肠较高 pH 环境下溶解的 pH 依赖性高分子聚合物,如聚丙烯酸树脂、醋酸纤维素酞酸酯等,使药物在结肠部位释放发挥疗效。有时可能因为结肠病变或细菌作用,其 pH 低于小肠,使药物在结肠不能充分释药,因此,此类系统可和时控型系统结合,以提高结肠定位释药的效果。③生物降解型 OCDDS:结肠中存在 400 余种菌群,它们产生的酶对以降解为主的多种反应有催化作用。生物降解型 OCDDS 是利用结肠中细菌产生的酶对某些材料具有专一的降解性能而制成,分为材料降解型和前体药物型。④压力控制型 OCDDS:利用结肠内水分和电解质被重吸收而导致肠道蠕动时肠内容物对制剂直接压力增大的原理,采用 EC 等材料包裹药物,当制剂运行到结肠部位,压力使制剂破裂,药物随之释放。

五、缓释、控释和迟释制剂的质量评价

(一)体外药物释放度试验

1. 释放度试验方法 体外释放度试验是在模拟体内消化道条件下对制剂进行药物释放速率试验,制定合理的体外药物释放度,以监测产品的生产过程并对产品进行质量控制。除另有规定外,缓释、控释和迟释制剂的体外药物释放度试验可采用溶出度测定仪,参照《中国药典》通则进行。释放介质的体积应符合漏槽条件,一般要求不少于形成药物饱和溶液量的 3 倍,并脱气,常用的释放介质为新鲜纯化水,或根据药物的溶解特性、处方要求、吸收部位,使用稀盐酸、pH 3~8 磷酸盐缓冲液,对于难溶性药物不宜采用有机溶剂,可加少量表面活性剂如十二烷基硫酸钠。

2. 取样时间点的设计 除迟释制剂外,体外释放度试验应能反映受试制剂释药速率的变化特征,且能满足统计学处理的需要,释药全过程的时间应不低于给药时间间隔,且累积释放率达到90%以上。除另有规定外,通常将释药全过程的数据作累积释放百分率-时间的释药速率曲线图,制订出合理的释放度检查方法和限度。

缓释制剂从释药曲线图中至少选出 3 个取样时间点：第一点为开始 0.5~2 小时，用于考察药物是否有突释现象；第二点为中间取样时间点，用于确定释药特性；第三点为最后取样点，用于考察药物是否释放完全。控释制剂除以上 3 点外，还应增加 2 个取样时间点，此 5 点可用于表征控释制剂药物体外释放度，释放百分率的范围应小于缓释制剂。迟释制剂根据临床要求，设计释放度取样时间点。含多个活性成分的产品，要求对每一个活性成分均按上述要求进行释放度测定。

3. 工艺的重现性与均一性试验　应考察 3 批以上，每批 6 片（粒）产品批与批之间体外药物释放度的重现性，并考察同批产品 6 片（粒）产品体外药物释放度的均一性。

4. 药物释放曲线的拟合　缓释、控释制剂的释药数据可根据各种方程进行拟合，多采用一级方程和 Higuchi 方程等拟合，即：

$$\ln\left(1 - M_t/M_\infty\right) = -kt\text{（一级方程）} \tag{13-16}$$

$$M_t/M_\infty = kt^{1/2}\text{（Higuchi 方程）} \tag{13-17}$$

控释制剂的释药数据可用零级方程拟合，即：

$$M_t/M_\infty = kt\text{（零级方程）} \tag{13-18}$$

以上式中，M_t：t 时间累积释放量；M_∞：∞ 时累积释放量；M_t/M_∞：t 时间累积释放百分率。拟合时以相关系数最大、均方误差最小的拟合结果最好。

（二）缓释、控释和迟释制剂体内试验

通过体内的药效学、药动学、生物利用度与生物等效性试验对缓释、控释和迟释制剂的安全性和有效性进行评价。

1. 药动学试验　以普通制剂的数据作参考，进行药动学对比试验，以评价缓释、控释、迟释制剂的体内释放、吸收情况。测定药物在胃肠道各段的吸收，对设计口服缓释、控释、迟释制剂很有价值。

2. 药效学性质　应反映在足够广泛的剂量范围内药物浓度与临床响应值（治疗效果或不良反应）之间的关系，并应对血药浓度与临床响应值之间的平衡时间特性进行研究。如果在药物或药物的代谢物与临床响应值之间已经有很确定的关系，缓释、控释和迟释制剂的临床表现可以由血药浓度 – 时间关系的数据表示，如果无法得到这些数据，应进行临床试验、药动学和药效学试验。

3. 生物利用度与生物等效性试验　生物利用度（bioavailability）是指制剂中的药物被吸收进入血液的速度和程度。生物等效性是指一种药物的不同制剂在相同实验条件下，给以相同的剂量，反映其吸收速度和程度的主要药物动力学参数没有明显的统计学差异。《中国药典》规定调释制剂的生物利用度与生物等效性试验应在单次给药与多次给药两种条件下进行单次给药双周期交叉试验与多次给药双周期交叉试验。单次给药双周期交叉试验的目的是，比较受试制剂与参比制剂的吸收速率与程度，确认两者的生物等效性，并具有调释特征。多次给药双周期交叉试验的目的是，研究受试调释制剂与参比制剂多次给药达稳态的速率与程度及稳态血药浓度的波动情况。

六、体内 – 体外相关性

（一）体内 – 体外相关性的意义

体内 – 体外相关性指的是由制剂产生的生物学性质或由生物学性质衍生的参数（如 t_{max}、C_{max} 或 AUC），与同一制剂的物理化学性质（如体外释放行为）之间建立了合理的定量关系。缓释、控释和迟释制剂要求进行体内外相关性试验，它应反映整个体外释放曲线与血药浓度 – 时间曲线之间的关系。只有当体内外具有相关性，才能通过体外释放曲线预测体内情况。

（二）体内 – 体外相关性的原理

体内 – 体外相关性可归纳为 3 种：①体外释放与体内吸收两条曲线上对应的各个时间点分别相关，这种相关简称点对点相关；②应用统计矩分析原理建立体外释放的平均时间与体内平均滞留时间之间的相关，由于能产生相似的平均滞留时间可有很多不同的体内曲线，因此体内平均滞留时间不能代表体内完整的血药浓度 – 时间曲线；③一个释放时间点（T_{50}、T_{90} 等）与一个药代动力学参数（如 AUC、C_{max} 或 t_{max}）之间单点相关，它只说明部分相关。

（三）决定体内 – 体外相关性的方法

《中国药典》通则中缓释、控释和迟释制剂体内外相关性，系指体内吸收相的吸收曲线与体外释放曲线之间对应的各个时间点回归，得到直线回归的相关系数符合要求，即可认为具有相关性。

第二节　靶向制剂

一、概述

（一）靶向制剂的定义

靶向制剂又称靶向给药系统（targeting drug delivery system，TDS），是指借助载体、配体或抗体将药物选择性地浓集于靶组织、靶器官、靶细胞或细胞内某靶点的给药系统。

（二）靶向制剂的特点

靶向制剂具有增加药物对靶组织的指向性和滞留性，提高药物在作用部位的治疗浓度，降低药物对正常细胞的毒性，减少剂量，提高药物制剂的生物利用度，提高药品的安全性、有效性、顺应性等特点，理想的靶向制剂应具备定位浓集、控制释药、载体无毒可生物降解三个要素。

（三）靶向制剂的分类

靶向制剂有多种分类方式，按靶向部位和作用方式：药物的靶向依据到达的部位可分三级，第一级指到达特定的靶组织或靶器官；第二级指到达特定的细胞；第三级指到达细胞内特定的结构。按靶向部位，靶向制剂可分为肝靶向制剂、肺靶向制剂、淋巴靶向制剂、骨髓靶向制剂、结肠靶向制剂等；按作用方式分类，靶向制剂可分为被动靶向制剂、主动靶向制剂和物理化学靶向制剂。

1. 被动靶向制剂　被动靶向制剂又称为自然靶向制剂，是载药微粒进入体内即被巨噬细胞作为外界异物吞噬的自然倾向而产生的体内分布特征，这类靶向制剂是将药物包裹或嵌入脂质、类脂质、蛋白质、可生物降解高分子物质等载体材料中，而制成的微粒给药系统。被动靶向制剂经静脉注射给药后，其在体内的分布首先取决于粒径的大小，粒径小于 100nm 的纳米粒可缓慢积集于骨髓；粒径小于 3μm 的粒子一般被肝、脾中巨噬细胞摄取；粒径大于 7μm 的微粒通常被肺的最小毛细管床以机械滤过方式截留，被单核细胞摄取进入肺组织或肺气泡。另外，微粒的表面性质如荷电性、疏水性、表面张力等对分布有重要作用。一般地，表面带负电荷的微粒易被肝脏摄取，表面带正电荷的微粒易被肺摄取，具疏水性表面的微粒易被单核 – 吞噬细胞系统吸附，进而选择性摄取。被动靶向制剂包括脂质体、微乳、微囊、微球、纳米粒等。

2. 主动靶向制剂　主动靶向制剂是用修饰的药物载体作为"导弹"，将药物定向运送到靶区浓集发挥药效的靶向制剂。主动靶向制剂包括修饰的药物载体、前体药物两类，研究表明，载药微粒表面经亲水高分子材料修饰后，不被巨噬细胞识别，或因连接有特定的配体可与靶细胞的受体结合，或连接单克隆抗体成为免疫微粒等原因，从而避免巨噬细胞的摄取，防止在肝脏内浓集，改变微粒在体内的自然分布而到达特定的靶部位；另外亦可将药物制成前体药物，在作用部位被激活从而发挥治疗作用。修饰的药物载体有修饰脂质体、长循环脂质体、免疫脂质体、修饰微乳、修饰微球、修饰纳米球、免疫纳米球等；前体药物包括抗癌前体药物、脑部位和结肠部位的前体药物等。

（四）靶向性评价

药物制剂的靶向性可由相对摄取率（r_e）、靶向效率（t_e）、峰浓度比（C_e）等参数来衡量。

1. 相对摄取率（r_e） 反映药物制剂在该器官或组织的靶向性，$r_e > 1$ 表示具有靶向性，r_e 愈大靶向性越强。

$$r_e = (AUC_i)_p / (AUC_i)_s \qquad (13-19)$$

式中，AUC_i 为由浓度－时间曲线求得的第 i 个器官或组织药时曲线下面积；p 为药物制剂；s 为药物溶液。

2. 靶向效率（t_e） 反映药物制剂或药物溶液对靶器官的选择性，t_e 值 > 1 表示对靶器官比某非靶器官有选择性；t_e 值愈大，选择性愈强。

$$t_e = (AUC)_p / (AUC)_s \qquad (13-20)$$

3. 峰浓度比（C_e） 反映药物制剂改变药物分布的效果，C_e 值愈大，表明改变药物分布的效果愈明显。

$$C_e = (C_{max})_p / (C_{max})_s \qquad (13-21)$$

式中，C_{max} 为峰浓度；p 为药物制剂；s 为药物溶液。

二、被动靶向制剂

（一）脂质体

脂质体系指药物被类脂双分子层包封成的微小囊泡。脂质体的靶向性质可提高药物的生物利用度和治疗指数，减少药物的治疗剂量，降低药物的毒性，延缓释放，改变药物在体内的分布。脂质体适用于多种给药途径，如静脉注射、肌内注射、皮下注射、口服及经眼部、肺部、皮肤给药等，目前以静脉注射为主。

（二）微球

微球系药物与适宜高分子材料制成的球形或类球形骨架实体，药物制成微球后产生缓释长效和起靶向作用，通过注射或口服给药。目前微球研究多针对抗癌药，也有抗生素、抗结核药、抗寄生虫药、平喘药、疫苗等。

（三）纳米粒

纳米粒是以天然或合成高分子物质如蛋白质、聚氰基丙烯酸酯等包裹药物制成的一种可生物降解的胶体药物载体。纳米粒作为一种新型药物载体，具有缓释性和一定的组织靶向性，能改变药物的体内分布、释放速度及生物利用度，并且包封率高，稳定性好，便于加热灭菌和贮藏，纳米粒的靶向部位主要在肝脏，作为治疗肝脾疾病的药物载体前景良好。

（四）乳剂

靶向乳剂系用乳剂为载体，传递药物定位于靶部位的给药系统，包括普通乳（O/W 型或 W/O 型）、复乳（W/O/W 型或 O/W/O 型）、微乳、亚微乳等。研究表明，乳剂的靶向性受乳剂的类型、粒径大小、乳化剂的种类及用量等因素的影响。微乳作为一种稳定的载药系统，能提高药物吸收速度和程度，延长药物的体内循环时间，增强药物的靶向性，在口服制剂、注射剂及局部给药制剂方面均具有较大的应用潜力，并成为研发的热点。

三、主动靶向制剂

主动靶向制剂将药物定向运送至病变部位发挥药效，而不损伤周围的正常细胞、组织和器官的体系。主动靶向制剂包括修饰的药物载体与前体药物。

（一）修饰的药物载体

药物载体经修饰后，将有利于靶向肝脏、脾脏之外的组织，发挥治疗作用。根据不同的靶向机制，修饰的药物载体可分为以下几类。

1. 修饰的脂质体

（1）长循环脂质体　系指表面经适当修饰，延长在循环系统滞留时间的脂质体。巨噬细胞对微粒的识别和吞噬，依赖于微粒在水中的表面张力。当微粒的表面张力大于巨噬细胞即疏水性更强时，则易于被巨噬细胞吞噬；反之，微粒亲水性越强，被摄取的量越少。一般地，在载体表面连接聚乙二醇、聚山梨酯80等亲水性聚合物，可延长微粒在体循环中滞留时间，有效蓄积在有效部位，更好地发挥治疗作用。如用聚乙二醇修饰脂质体，聚乙二醇增加脂质体的极性及空间位阻，降低脂质体被巨噬细胞吞噬的可能性，延长脂质体在循环系统中的滞留时间，利于脂质体在肝脏、脾脏之外的靶向性。

（2）免疫脂质体　系在脂质体表面接上某种抗体或抗原而制成的脂质体，使其具有对靶细胞分子水平上的识别能力，提高脂质体的专一靶向性。

（3）配体修饰脂质体　系将不同的配体结合在脂质体表面，将药物导向特定靶组织，常用的配体包括糖蛋白、脂蛋白、多肽类、激素、叶酸等。

2. 修饰的微乳　微乳液滴经亲水性高分子材料修饰后，修饰的微乳在血液循环系统中滞留时间延长，在肝脏、脾脏中分布减少，增加在病灶部位的浓度。

3. 修饰的微球　微球可以用亲水性聚合物如聚乙二醇、泊洛沙姆、抗原、抗体修饰，制成修饰微球。经抗体或抗原修饰的微球称为免疫微球，多用于抗癌药物的靶向治疗，亦可用于标记和分离细胞进行诊断和治疗。

4. 修饰的纳米粒　纳米粒作为胶体载药系统，比其他的载药系统有独特的优越性，其组织透过性、靶向性好，可作为理想的静脉注射的药物载体，亦可通过口服或其他途径给药。纳米粒可以用聚乙二醇制成长循环纳米粒延长纳米粒在循环系统滞留时间，纳米粒亦可与单克隆抗体结合制成免疫纳米粒，实现主动靶向。

（二）前体药物

前体药物是活性药物衍生而成的体外药理惰性物质，在体内经化学反应或酶反应，活性的母体药物再生而发挥其治疗作用。使前体药物在特定的靶部位再生为母体药物的理想条件是：①使前体药物转化的反应物或酶仅在靶部位存在或表现出活性；②前体药物能同药物受体充分接近；③酶量充足以产生足够量的活性药物；④产生的活性药物应能在靶部位滞留，而不进入循环系统产生不良反应。常见的前体药物主要有肿瘤靶向前体药物、脑部靶向前体药物、结肠靶向前体药物等。

四、物理化学靶向制剂

（一）磁性靶向制剂

磁性靶向制剂可通过静脉注射、口服等途径给药，磁性靶向制剂借助体外磁场作用，使药物在体内定向移动、定位浓集，药物富集在病变部位发挥治疗作用。磁性靶向制剂多用于抗癌药物的载体，并具有以下特点：①药物富集于靶组织，达到并维持治疗浓度，提高药物的疗效；②药物在靶组织的浓度远大于其他组织，降低药物的不良反应，特别是对肝脏、肾脏、脾脏的损害，同时也可降低药物剂量；③加速产生药效等。目前研究的磁性靶向制剂有：磁性微球、磁性纳米粒、磁性脂质体、免疫磁性微球等。磁性靶向制剂由磁性材料、载体材料、药物组成。常用的磁性材料有纯铁粉、磁铁矿、羰基铁等，注射用磁性物质多选用超细磁流体（FeO、Fe_2O_3 或 Fe_3O_4）。骨架材料通常有白蛋白、明胶、球蛋白、淀粉、葡聚糖等。

（二）栓塞靶向制剂

动脉栓塞是通过插入动脉的导管将栓塞物输送到靶组织或靶器官的医疗技术。动脉栓塞靶向制剂多用于肿瘤治疗，一方面微粒阻断血液向肿瘤组织提供营养，阻止癌细胞的繁殖，使靶区癌细胞坏死；另一方面药物可以不断向肿瘤组织扩散，使肿瘤部位长时间维持较高药物浓度，延长药物的作用时间。目前，微球的栓塞化疗多用于治疗肝、脾、肾、乳腺等部位的肿瘤，疗效显著，采用微球对不可手术治疗的肝肿瘤进行栓塞化疗已成为首选方法。

（三）热敏感靶向制剂

热敏感靶向制剂是能携载药物并且在高温条件下有效地释放药物的靶向制剂。热敏感脂质体是一种常用的热敏性靶向制剂，相变温度是表征脂质体特性的参数，采用不同相变温度的磷脂制成温敏感脂质体，在低于其相变温度的环境下，脂质体保持稳定，而环境温度大于相变温度时，脂质体膜的流动性增加，通透性提高，包封的药物释放速度增大。在热敏感脂质体膜上交联抗体，可得热敏免疫脂质体，这类脂质体同时具有物理化学靶向与主动靶向的双重作用。

（四）pH 敏感靶向制剂

pH 敏感靶向制剂是利用肿瘤间质液的 pH 比周围正常组织低的特点而设计的靶向制剂。使用对 pH 敏感的载体装载药物，将药物靶向释放到病灶部位。为了提高 pH 敏感靶向制剂的靶向性，常联合应用多种靶向手段，如可在 pH 敏感脂质体表面接抗体构建 pH 敏感免疫脂质体，又如 pH/温度敏感纳米粒等。

》 第三节 透皮贴剂

一、概述

（一）定义

贴剂（patch）系指粘贴在皮肤上，药物可产生全身性或局部作用的一种薄片状制剂。贴剂可用于各类皮肤表面，如完整皮肤、有疾患或不完整的皮肤，其中，用于完整皮肤表面，能将药物输送透过皮肤进入血液循环系统的贴剂称为透皮贴剂。

自 1981 年第一个透皮贴剂——东莨菪碱贴剂上市以来，透皮贴剂发展迅速，目前已有可乐定、硝酸甘油、硝酸异山梨酯、芬太尼、烟碱、醋酸炔诺酮、雌二醇、睾酮、吲哚美辛、双氯芬酸、酮洛芬、妥洛特罗、利多卡因贴剂等品种上市。

（二）特点

透皮贴剂中药物透过皮肤发挥全身治疗作用，相对于片剂、软膏剂、注射剂等剂型，具有以下优点。

（1）避免口服给药可能发生的肝脏首过效应及胃肠灭活效应，提高治疗效果，药物可长时间持续扩散进入血液循环。

（2）延长药物的作用时间，减少用药次数，提高患者用药顺应性。

（3）维持恒定的血药浓度，避免血药浓度的峰谷现象，减少药物的不良反应，增强治疗效果。

（4）用药方便，患者可以自主用药，可随时终止用药，适用于婴儿、老人和不宜口服的患者。

透皮贴剂的不足之处如下。

（1）适宜于强效类药物。由于皮肤的屏障作用，大多数药物皮肤透过率较低，只有剂量小、作用强的药物适宜制成透皮贴剂。

（2）对皮肤有刺激性和致敏性的药物不宜制成透皮贴剂。

（3）制备工艺较复杂，成本高。

（4）存在皮肤的代谢与储库作用，影响药物疗效。

（三）影响透皮贴剂吸收的因素

透皮贴剂中药物的吸收过程主要包括释放、穿透、吸收进入血液循环三个阶段。透皮贴剂中药物吸收的途径有完整表皮吸收途径，皮肤附属器官吸收途径。透皮贴剂中药物吸收受种属与个体差异、用药部位、皮肤状况、皮肤温度等皮肤生理因素，药物的油水分配系数、分子大小、溶解度与熔点等理化性质，以及透皮贴剂组成结构等多种因素的影响。

（四）透皮吸收促进剂

透皮吸收促进剂（penetration enhancers）是指能够降低药物透过皮肤的阻力，加速药物穿透皮肤的物质。理想的透皮吸收促进剂应无药理作用、无毒、无刺激性及致敏性、稳定、与药物及其他附加剂不产生物理化学作用、无色、无臭。目前，常用的透皮吸收促进剂包括以下几类。

1. 表面活性剂　表面活性剂可渗入皮肤，改变皮肤透过性，促进药物穿透吸收，通常多选用非离子型表面活性剂，但用量不宜过多，若达到临界胶团浓度，药物易被增溶在胶束中而不易释放。

2. 月桂氮䓬酮类化合物　月桂氮䓬酮（laurocapam），也称氮酮（azone），本品为无色澄明液体，不溶于水，能与多数有机溶剂混溶，对皮肤、黏膜刺激性小。氮酮主要作用于角质层，扩大角质层中的细胞间孔隙，提高水溶性药物的透过量，氮酮对水溶性药物的促进作用大于脂溶性药物，常用浓度为1%～6%，且与其他促进剂如丙二醇、油酸等合用效果更佳。

3. 二甲基亚砜类似物　二甲基亚砜（dimethyl sulfoxide，DMSO）是一种应用较早的透皮吸收促进剂，目前使用较少。癸基甲基亚砜（DCMS）是一种新型透皮吸收促进剂，其安全性、有效性均好于DMSO，且对极性药物的促进作用大于非极性药物。

4. 醇类化合物　醇类化合物包括各种短链醇、脂肪酸及多元醇等。结构中含2～5个碳原子的短链醇（如乙醇、丁醇等）能溶胀和提取角质层中的类脂，增加药物的溶解度，从而提高极性和非极性药物的经皮透过。但短链醇只对极性类脂有较强的作用，而对大量中性类脂作用较弱。

丙二醇、甘油及聚乙二醇等多元醇也常作为吸收促进剂使用，但单独应用的效果不佳，常与其他促进剂合用，增加药物及促进剂溶解度，发挥协同作用。

5. 其他透皮吸收促进剂　薄荷油、桉叶油、松节油等挥发油中的一些萜烯类化合物能刺激皮下毛细血管的血液循环，故有较强的透皮促进作用。氨基酸及一些水溶性蛋白质亦能增加药物的经皮吸收。

（五）促进药物经皮吸收的方法

促进药物经皮吸收的方法有物理方法、化学方法、药剂学方法。

1. 物理方法 即促进药物经皮吸收的物理方法包括离子导入、电致孔法、超声导入、微针、激光技术等。

（1）离子导入 系利用电流将离子型药物经电极定位导入皮肤或黏膜、进入局部组织或血液循环的一种生物物理方法，该方法多用于离子型药物、大分子多肽类药物的经皮吸收。离子导入受药物的解离性质、药物的浓度、介质的 pH、电流强度、电极等因素的影响。

（2）超声波导入 系利用超声波促进药物分子通过皮肤的方法。该方法不仅安全性高，超声停止皮肤屏障可快速恢复，且适用范围广泛，可用于大分子多肽类药物的导入，还可与其他促透技术协同使用。超声波导入受超声波的波长、输出功率、药物的理化性质等因素影响。

（3）电致孔法 系采用瞬时高电压脉冲电场在细胞膜等脂质双分子层形成可逆性亲水性孔道而增加渗透性的方法。该方法对皮肤无损伤，所形成的孔道为暂时、可逆的孔道，当电流消失时，这些分子恢复原来的排列，关闭通道。

（4）微针 系结合皮下注射器与透皮贴片双重优点的释药方法，该释药方法可用于局部给药、全身给药和疫苗传输。最主要的优点是随时可以调节或终止给药，尤其对调节胰岛素或镇痛药剂量大小特别有效。

2. 化学方法 即将药物制成前体药物（prodrug）以增加药物通过皮肤的速率。前体药物系将某些药物进行结构改造，形成适宜衍生物，前体药物具有良好的透皮吸收性，且透皮吸收后可经生物转化生成活性母体药物。前体药物在通过皮肤的过程中，被活性表皮内酶分解成母体药物，亦可以在体内受酶作用转变成母体药物，发挥作用。

3. 药剂学方法 药剂学方法主要是将药物制成脂质体、微乳、纳米粒等，促进药物的透皮吸收能力。

二、透皮贴剂的分类与制备

（一）透皮贴剂的分类

按照透皮贴剂的结构，透皮贴剂分为膜控释型、骨架扩散型。膜控释型透皮贴剂系指药物或经皮吸收促进剂被控释膜或其他控释材料包裹成贮库，由控释膜或控释材料的性质控制药物的释放速率，按其结构不同，可分为复合膜型、充填封闭型。骨架扩散型透皮贴剂系指药物溶解或均匀分散在聚合物骨架中，由骨架的材料控制药物的释放，按其结构不同，又可分为聚合物骨架型、黏胶骨架型。

1. 膜控释型透皮贴剂 膜控释型透皮贴剂是由背衬层、药物贮库层、控释膜层、黏胶层和保护膜组成。背衬层常为铝塑膜，药物贮库层是药物分散在压敏胶或聚合物膜中，控释膜是微孔膜或均质膜，常为聚丙烯微孔膜，药物的释放速率受膜的厚度、微孔孔径、孔隙率等因素影响；黏胶层由聚异丁烯压敏胶或聚异丁烯压敏胶与药物组成，使药物能较快地达到治疗的血药水平；保护膜常用聚丙烯、聚苯乙烯、聚氯乙烯等复合膜。

2. 黏胶分散型透皮贴剂 黏胶分散型透皮贴剂是将药物分散或溶解于压敏胶中，铺于背衬层上，加保护膜而成。该类型透皮贴剂药库层及控释层均由压敏胶组成，产品剂型薄、使用方便。常用的胶黏剂有聚丙烯酸酯类、聚硅氧烷类和聚异丁烯类压敏胶。如果在系统中只有一层胶黏剂，药物的释放速率往往随时间而减慢。为了克服这个缺点，可以采用成分不同的多层胶黏剂膜，与皮肤接触的最外层含药量低，内层含药量高，使药物释放速率接近于恒定。

3. 聚合物骨架型透皮贴剂 聚合物骨架型透皮贴剂系将药物均匀分散或溶解在聚合物骨架材料中，然后分剂量制成一定规格的药膜，再与压敏胶层、背衬层及防黏层复合而成。聚合物骨架型透皮贴剂常用天然的多糖、聚乙烯醇、聚乙烯吡咯烷酮、聚丙烯酸酯等亲水性聚合物作骨架材料，亲水性聚合物骨架能与皮肤紧密结合，通过湿润皮肤促进药物吸收，药物释放速率受聚合物骨架组成、药物浓度影响。

4. 微贮库型透皮贴剂 微贮库型透皮贴剂系利用高分子材料制成药物微型贮库，利用高分子材料的性质控制药物的释放速度，兼有膜控释型和骨架扩散型的特点。微贮库型透皮贴剂由背衬层、药物微贮库、黏胶层、保护膜组成，该类型贴剂制备工艺较复杂，一般少用。

（二）透皮贴剂常用材料

透皮贴剂多由背衬层、药物贮库层、控释膜、胶黏膜、保护膜构成，其中除药物、透皮吸收促进剂之外，尚需要多种高分子材料作为辅助材料。

1. 骨架材料 透皮贴剂多选用聚乙烯醇、聚硅氧烷等天然、合成的高分子材料都可作为骨架材料，此类材料安全、稳定，对药物有适当的释放速率，且能黏附于皮肤上。

2. 控释膜材料 透皮贴剂中的控释膜可分为均质膜和微孔膜，如具有均质膜特性的乙烯－乙酸乙烯共聚物和聚硅氧烷等，具有微孔膜特性的聚丙烯等。

乙烯－乙酸乙烯共聚物（ethylene vinylacetate copolymer，EVA） 系由乙烯和乙酸乙烯两种单体经共聚而成，性能与相对分子质量和共聚物中乙酸乙烯的含量有关，相对分子质量越大，玻璃化温度愈高，机械强度升高；乙酸乙烯含量低时，性能与低密度的聚乙烯接近；醋酸乙烯含量高，性能接近于聚乙酸乙烯。EVA 化学稳定性良好，能够耐酸碱腐蚀，具有较好的生物相容性，是透皮贴剂中应用较多的高分子材料。

3. 压敏胶（pressure sensitive adhesive，PSA） 系指在轻微压力下即可实现黏贴同时又易剥离的一类胶黏材料，既可以作为胶黏剂将释药面与皮肤紧密黏结，又可以作为药物贮库，并可以控制药物的释放速度起控释作用。用于透皮贴剂的压敏胶应对皮肤无刺激性、无致敏性、与药物相容性好，且具有防水性能。压敏胶的黏附特性由四个黏附性能，即快黏力（T）、黏附力（A）、内聚力（C）和黏基力（K）决定，它们之间必须满足 $T < A < C < K$。常用压敏胶有聚异丁烯类压敏胶、聚丙烯酸类压敏胶、硅橡胶压敏胶等。

4. 背衬材料、保护膜与药库材料 背衬材料系用于支持药库或压敏胶等的薄膜，背衬材料应对药物、胶液、溶剂、湿气、光线等有较好的阻隔性能，同时应柔软舒适，并有一定强度，常用由铝箔、聚乙烯或聚丙烯等膜材复合而成的多层复合铝箔。保护膜系用于透皮贴剂黏胶层保护的薄膜，常用 PE、PP、聚碳酸酯、聚四氟乙烯等材料。很多材料可以用于药库的制备，可以选用单一材料，也可选用多种材料配制的软膏、水凝胶、溶液等，较为常用材料有卡波姆、HPMC、PVA 等，各种压敏胶和骨架材料也可以兼作药库材料。

（三）透皮贴剂的制备

1. 膜材的加工方法 根据所用高分子材料的性质，膜材可以制成透皮贴剂的控释膜、药库、保护膜、背衬层等。常用的膜材加工方法有涂膜法和热熔法。涂膜法是较为简便的制备膜材的方法；热熔法是将高分子材料加热成为黏流态或高弹态，采用挤出法、压延法制备膜材的方法，该方法适用于工业生产。

2. 膜材的改性 为了获得膜孔大小、透过性适宜的膜材，在膜材的生产过程中，需采用适当方法对所制膜材进行特殊处理。常用的处理方法有溶蚀法、拉伸法。

3. 膜材的复合成型

（1）涂布与干燥 常用的涂布液有压敏胶溶液（或混悬液）、药库溶液（或混悬液）或其他成膜溶液等。在涂布前应确定涂布液的黏度、表面张力、单位面积用量、涂布厚度、增重等，将涂布液涂布在相应材料上，干燥，即得。

（2）复合　先将涂布有压敏胶层的控释膜与保护膜黏合，然后与载有定量药库的背衬层熔合。骨架型、黏胶型透皮贴剂多采用黏合方式复合。

4. 制备工艺流程　透皮贴剂根据其类型与组成可选择不同的制备方法，主要有涂膜复合工艺、充填热合工艺、骨架黏合工艺。

（1）充填热合工艺　该工艺是在定型机械中，在背衬膜与控释膜之间定量填充药物贮库材料，热合封闭，覆盖涂有黏胶层的保护膜。制备工艺流程如图13-4所示。

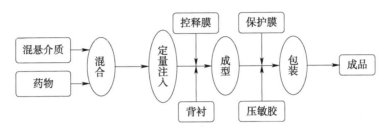

图13-4　充填热合型透皮贴剂的制备工艺流程

（2）涂膜复合工艺　将药物分散在高分子材料如压敏胶溶液中，涂布于背衬材料上，干燥，可反复涂布多层膜，最后覆盖保护膜，亦可以制成含药高分子材料膜，再与各层膜叠合或黏合。制备工艺流程如图13-5所示。

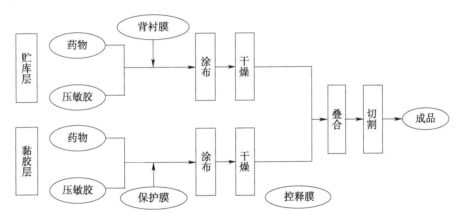

图13-5　涂膜复合型透皮贴剂的制备工艺流程

（3）骨架黏合工艺　是在骨架材料溶液中加入药物，浇铸冷却，切割成型如小圆片，黏贴于背衬层，覆盖保护膜，即得。

（四）透皮贴剂的研究内容

1. 药物理化性质与药理性质研究　透皮贴剂的药物适宜性分析与评价内容包括：①根据药物的理化性质和药物动力学性质进行可行性分析，从药物的相对分子质量、分子结构、溶解性能、油水分配系数、解离常数和化学稳定性估计药物经皮透过性能；②根据药物的剂量、生物半衰期、消除速度常数、表观分布容积、最小有效血药浓度、静脉滴注治疗的有效剂量和剂量-效应相互关系等分析经皮给药的可行性，确定要开发的药物是否适合于经皮给药；③拟制成透皮贴剂药物的使用剂量要小，药物对皮肤无刺激性，不会发生过敏反应等。

2. 药物透皮速率的测定　根据药物的性质，选择适宜的分析方法，进行方法学研究，建立药物的含量测定方法。采用适宜的皮肤和释放介质，测定药物的透皮扩散速率。

3. 经皮给药系统的处方设计 根据体外药物的透过速率与时滞，结合临床治疗要求，选择合适的吸收促进剂或前体药物。研究药物在皮肤内的代谢、结合或吸附能力，考察辅料及 pH 等条件对药物透过速率的影响。根据体外释放试验和体外透皮试验结果，筛选给药系统的处方组成，包括药物贮库组成，高分子材料和压敏胶等。

按选择的最佳处方制备样品，完善生产工艺，制定质量标准，进行加速稳定性试验，同时开展药效学、皮肤刺激性、过敏性等试验。

三、透皮贴剂的质量评价

透皮贴剂制剂的评价可分为体外和体内评价两部分。体外评价包括含量测定、体外释放度检查、体外经皮透过性的测定及黏着性能的检查等，测定方法参照《中国药典》通则进行，评价药物经皮通透性和穿透性多采用体外扩散池实验。体内评价主要是指生物利用度的测定和体内外相关性的研究，透皮贴剂的生物利用度的测定方法有血药法、尿药法、血药加尿药法。

透皮贴剂外观应完整光洁，有均一的应用面积，冲切口应光滑，无锋利的边缘；药物贮库中应无气泡、无泄漏，药物应混合、涂布均匀；含量均匀度、释放度、黏附力等应符合要求。

目标测试

答案解析

一、A1 型题（最佳选择题）

1. 不是以减小扩散速度为主要原理的制备缓释制剂工艺是（ ）

　　A. 制成胃内漂浮片

　　B. 制成药物树脂缓释液体制剂

　　C. 制成植入剂

　　D. 制成不溶性骨架片

　　E. 制成微囊

2. 不属于修饰的药物载体是（ ）

　　A. 修饰脂质体　　　　　　　　　　　B. 修饰微乳

　　C. 前体药物　　　　　　　　　　　　D. 修饰微球

　　E. 修饰纳米粒

3. 透皮吸收制剂中加入 Azone 的目的是（ ）

　　A. 增加塑性　　　　　　　　　　　　B. 产生微孔

　　C. 促进主药吸收　　　　　　　　　　D. 增加主药的稳定性

　　E. 起分散作用

二、X 型题（多项选择题）

4. 下列能用于制成骨架片，使药物达到缓释作用的是（ ）

　　A. 甲基纤维素　　　　　　　　　　　B. 羧甲基纤维素钠

　　C. 交联聚维酮　　　　　　　　　　　D. 卡波姆

　　E. 聚甲基丙烯酸酯

5. 属于靶向制剂的是（　　）

A. 微囊 B. 微球

C. 脂质体 D. 磁性微球

E. 环糊精包合物

书网融合……

思政导航　　　　本章小结　　　　题库

第十四章　中药制剂的传统剂型

PPT

◎ 学习目标

知识目标

1. 掌握　中药传统剂型的定义、特点与分类；中药浸提、分离、纯化、干燥的方法和影响因素。

2. 熟悉　汤剂、丸剂、膏药的定义、工艺流程和注意事项。

3. 了解　煎膏剂及其他剂型的特点。

能力目标　通过本章的学习，能够掌握常见中药传统剂型的制备技术；初步具备选择提取、分离、纯化、干燥中药原料的方法的能力，初步具备对常见中药传统剂型进行评价的能力。

◈ 第一节　浸提、分离、纯化、浓缩与干燥

一、概述

中药传统制剂是在中医药理论指导下，以中药为原料，加工制成具有一定规格、可直接用于防病和治疗疾病的药品。中药传统剂型以"丸、散、膏、丹"作为代表，有着悠久的历史，是历代医药学家在长期的医药实践中逐步形成的经验积累。在中药传统制剂的制备中，中药饮片的浸提、分离、纯化，提取液的浓缩与干燥是常见的单元操作。

（一）药材的成分

中药饮片由中药材经炮制加工而得。中药材来源广泛、种类繁多，而每种药材又含有多种化学成分，其与中药材的功能主治密切相关。药材的成分按照其药理作用和组成性质分为四类，即有效成分及有效部位、辅助成分、无效成分和组织物质。

1. 有效成分与有效部位　有效成分是中药材中具有生物活性、发挥主要药效的物质，一般指有明确分子式和结构式的单体化合物。有效部位系指从中药材中提取的一类或者数类有效成分，其有效部位含量应占提取物的50%以上，并对每类成分中的代表成分和有效成分进行含量测定且规定其下限，条件许可的也可规定上限，对于含有毒性成分的必须增加上限控制。

2. 辅助成分　辅助成分系指本身没有特殊疗效，但可以增强或缓和有效成分作用或有利于有效成分浸出或增强制剂稳定性的物质。

3. 无效成分　无效成分系指本身没有生物活性，但对浸提效果、制剂质量、稳定性、外观产生影响的成分，如某些蛋白质、鞣质、油脂、树脂、淀粉等。

4. 组织物质　组织物质系指一些构成药材细胞或其他的不溶性物质，如纤维素、栓皮、石细胞等。

（二）中药浸提、分离、纯化的目的

中药浸提、分离、纯化的目的是最大限度浸提出有效成分或有效部位，最低限度地浸出无效甚至有

害的物质，减少服用量，增加制剂的稳定性，提高疗效等。

但随着中医药学科的发展，"无效"和"有效"的界限也在发生着变化，某些过去认为是无效的成分，现在却发现它有生物活性，故在选择中药的"提取纯化"工艺时，应根据不同组方的成分变化以及用药目的，确定浸提过程中的最佳提取工艺。

二、中药的浸提

浸提（extraction）系指采用适宜的溶剂和方法将中药饮片中的有效成分或有效部位浸出的过程。矿物及树脂类中药无细胞结构，其成分可直接溶解或分散悬浮于溶剂中。对细胞结构完好的动植物饮片来说，需要经过浸提过程将其细胞内的成分浸出。中药饮片的浸提过程一般可分为浸润与渗透、解吸与溶解和扩散等几个相互联系的过程。

（一）中药浸提的过程及影响浸提的因素

1. 中药浸提的过程

（1）浸润与渗透阶段 中药的浸提必须经过一个浸润与渗透过程，即溶剂加入饮片后湿润饮片的表面，并逐渐渗透到饮片的内部。

溶剂接触饮片后首先附着于饮片表面使之润湿，而后借助液体静压力和毛细管的作用，渗透进入饮片细胞组织内。

溶剂的渗透速度，除和饮片中各种成分的性质有关外，还受饮片的质地、粒度及浸提压力等因素的影响。饮片质地疏松、粒度小或加压提取时，溶剂可较快地渗入饮片内部。

（2）解吸与溶解阶段 由于饮片细胞中有些成分相互之间或与细胞壁之间存在一定的亲和力而互相吸附，故溶剂渗透到饮片内部时，溶剂必须克服这种亲和力才能使各种有效成分转入到溶剂中，这个过程就是解吸阶段。转入溶剂中有效成分以分子、离子或胶体粒子等形式或状态分散于溶剂中即为溶解阶段。解吸与溶解是紧密相连的两个阶段，影响其快慢的因素主要为溶剂和有效成分之间的亲和力大小。因此，溶剂的选择对于加快解吸和溶解过程十分重要。此外，加热提取可加速分子的运动，于溶剂中加入酸、碱、甘油及表面活性剂可增加某些有效成分的溶解性，均有助于有效成分的解吸和溶解。

（3）扩散阶段 饮片的细胞膜是透性膜，当溶剂在细胞内溶解大量可溶性物质后，细胞内溶液浓度显著增高，使细胞膜内外出现浓度差和渗透压差。由于渗透压的作用，细胞外侧低浓度溶液向细胞内渗透，以平衡渗透压；由于浓度差的关系，细胞内高浓度的成分可不断地向周围低浓度方向扩散，至细胞内外浓度相等，这是扩散阶段。因此，浓度差是渗透或扩散的推动力。

总之，中药饮片的浸提过程是由浸润与渗透、解吸与溶解和扩散等几个阶段相互作用的过程，借助于扩散公式可从理论上说明影响浸提的因素。

2. 影响浸提的因素 影响浸提的因素较多，分别影响着浸提过程中的一个或几个阶段，且彼此之间也相互影响。

（1）饮片粒度 主要影响渗透与扩散两个阶段。饮片粒度小，在渗透阶段有利于溶剂渗透到饮片内部；在扩散阶段可增大扩散面，缩短扩散距离，有利于药物成分扩散。但饮片粉碎过细会吸附更多有效成分，造成损失同时浸出杂质增加，给浸出以及后续的过滤操作带来困难。因此在浸提过程中要控制适宜的粉碎度。

（2）饮片成分 饮片成分的浸出速度还与其溶解性（或与溶剂的亲和性）有关。对于易溶性物质，即使其为大分子物质，也能先浸提出来。

（3）浸提温度 浸提温度升高，可使饮片组织软化，分子的运动加快，从而促进溶剂对饮片的渗透及对药物成分的解吸、溶解与扩散，提高了浸提效果。温度适当升高，可使细胞内蛋白质凝固破坏，并杀死微生物，有利于有效成分的浸出并提高制剂的稳定性。但某些不耐热成分和挥发性成分不宜用高温浸提，且温度过高，会使无效成分浸出量增加。

（4）浸提时间　浸提时间以饮片成分扩散达到平衡为宜。若浸提时间过短，将会造成饮片成分不能完全浸出。但长时间的浸提也会导致大量杂质溶出，某些有效成分分解。此外，以水作为浸提溶剂时，长时间浸提易致药液霉变，影响浸提液的质量。

（5）浓度梯度　浓度梯度系指饮片组织细胞内浓溶液与细胞外稀溶液的浓度差。浓度梯度是扩散作用的主要动力。若能始终保持浸提过程中较大的浓度梯度，可加速饮片内成分的浸出。故在浸提过程中，不断搅拌、及时更换新鲜溶剂、强制浸出液的循环流动，或采用流动溶剂浸提等，均可增大浓度梯度，提高浸提效果。

（6）溶剂 pH　浸提过程中，浸提溶剂的 pH 与浸提效果也有密切关系。在中药饮片浸提过程中，除选择适宜的溶剂外，调节适当的 pH，将有助于饮片中某些弱酸性、弱碱性有效成分在溶剂中的解吸与溶解。

（7）浸提压力　提高浸提压力可加快浸提溶剂对饮片的浸润与渗透过程，使饮片组织内快速地充满溶剂，并形成浓浸液，缩短溶剂扩散时间。同时，增大浸提压力，可使部分细胞壁破裂，易于浸出成分的扩散。但当饮片组织内已充满溶剂时，加大压力不再会加快扩散速度。对组织松软、易浸润的饮片，加压对浸提无显著影响。

随着科学技术的不断进步，新浸提技术的应用大大缩短了浸提时间，提高了浸提效果。如微波提取法可使高频电磁波穿透细胞，使内部吸收微波能，温度迅速上升，细胞内部压力超过细胞壁膨胀承受能力，细胞破裂，细胞内有效成分迅速扩散到提取溶剂中，缩短了提取过程。再如超声波提取法、酶法提取、闪式提取、电磁场提取、超临界流体提取技术等浸提方法均可收到很好的浸提效果。

（二）常用的浸提溶剂及辅助剂

1. 常用的浸提溶剂　浸提溶剂系用于浸提饮片的液体。浸提溶剂的选择与应用影响浸提的效果，并影响制剂的安全性、有效性、稳定性。浸提溶剂的选择要有充分的依据，目前水和乙醇是比较常用的浸提溶剂。

（1）水　是最常用的浸提溶剂，其经济易得、极性大、溶解范围广是中药传统制法中最常用的溶剂。饮片中的苷类、盐、蛋白质、树胶、果胶、鞣质、黏液质、色素、多糖类、菊糖、淀粉、酶和少量的挥发油均可被水浸提。但由于其浸出范围广，选择性差，易浸出大量无效成分，无防腐性能，易霉变。

（2）乙醇　是介于极性和非极性溶剂之间的一种溶剂，可与水以任意比例混溶。乙醇可溶解某些水溶性成分，如生物碱类、苷类、多糖类等，也可溶解某些非极性成分，如树脂、挥发油及少量脂肪等。乙醇作为浸提溶剂的最大优点是可通过调节乙醇的浓度，选择性地浸提饮片中某些有效成分或有效部位。但乙醇有生理作用且易燃烧和挥发。

（3）其他浸提溶剂　乙醚、三氯甲烷、石油醚等极性较小的有机溶剂，因提取率低，而且有一定的毒性，并容易残留在最终产品中，故在中药生产中很少用于提取，多用于某些有效成分的纯化精制，及浸出前的脱脂，并在最终产品中须进行溶剂残留量的限度测定。

2. 浸提辅助剂　浸提辅助剂系指为提高浸提效果，提高浸提成分的溶解度，增加制剂的稳定性，以及去除或减少某些杂质，加于浸提溶剂中的物质。常用的浸提辅助剂有酸、碱及表面活性剂等。在生产中一般只用于浸提单味饮片，而较少用于浸提复方制剂。

（三）常用的浸提方法

1. 煎煮法　煎煮法（decoction）系以水为溶剂，将饮片加热煮沸提取有效成分的方法，又称水提法。适用于有效成分易溶于水且对湿、热较稳定的饮片。

　　根据煎煮时加压与否，可分为常压煎煮法和加压煎煮法。常压煎煮法适用于煎煮一般性饮片，加压煎煮法适用于饮片成分在高温下不易被破坏，或在常压下不易煎透的饮片。煎煮法简单易行，是传统汤剂的制备方法，符合中医用药习惯，因此对于有效成分尚不清楚的饮片或方剂进行提取时，通常采用煎煮法。

　　2. 浸渍法　浸渍法（maceration）系指在一定的温度下，用适量的溶剂将饮片浸泡一定的时间浸提饮片成分的一种方法。按浸提的温度和浸渍次数分为：冷浸渍法、热浸渍法、重浸渍法。

　　浸渍法因为溶剂量大，且呈静止状态，溶剂的利用率较低，有效成分浸出不完全，不适于贵重饮片、毒性饮片及高浓度的制剂，适用于黏性饮片、无组织结构的饮片、新鲜、易膨胀的饮片、价格低廉的芳香性饮片的浸提。

　　3. 渗漉法　渗漉法（percolation）系指将饮片粗粉置渗漉器内，从渗漉器的上部连续地加入溶剂，从其下部不断地收集渗漉液，从而浸出饮片中有效成分的一种方法。

　　渗漉法属于动态浸出方法，溶剂利用率高，有效成分浸出完全，可直接收集浸出液调制成相应的剂型。适用于贵重饮片、毒性饮片及高浓度制剂；也可用于有效成分含量较低的饮片提取。但新鲜的及易膨胀的饮片、无组织结构的饮片不宜选用此法。渗漉法常用不同浓度的乙醇或白酒做溶剂，故应防止溶剂的挥发损失。

　　4. 回流法　回流法（reflux method）系指用乙醇等挥发性有机溶剂浸提，浸提液被加热，挥发性溶剂馏出后又被冷凝，重复流回浸出器中浸提饮片，这样周而复始，直至有效成分回流浸提完全的方法。回流法可分为回流热浸法和回流冷浸法。

　　回流热浸法溶剂不能不断更新，只能通过更换新溶剂 2～3 次来提高浸提效率，溶剂用量较多。回流冷浸法溶剂可循环使用，又可不断更新，故溶剂用量比回流热浸法和渗漉法少，且浸提较完全，但所需浸提时间较长。回流法由于连续加热，浸提液在提取器中受热时间较长，故不适于浸提含受热易被破坏成分的饮片。

　　5. 水蒸气蒸馏法　水蒸气蒸馏法（vapor distillation）系指将含有挥发性成分的饮片与水共蒸馏，使挥发性成分随水蒸气一并馏出，经冷凝分取挥发性成分的浸提方法。该法适用于具有挥发性、能随水蒸气蒸馏而不被破坏、在水中稳定且难溶或不溶于水的饮片成分的浸提、分离，如挥发油的浸提。

　　6. 超临界流体提取法　超临界流体提取法（supercritical fluid extraction，SFE）系指将超临界流体作为萃取剂，把某些成分从中药中分离出来的技术。超临界流体是指处于临界温度和临界压力以上的流体，兼具有液体与气体性质，其密度与液体相近，黏度接近于气体，扩散速度比液体快，所以有较好的流动性和传递性能。具有一定温度和压力的二氧化碳是最常用的超临界流体，适用于亲脂性、分子量小的成分的萃取；而提取分子量大、极性大的成分时需加入夹带剂及升高压力。

　　7. 超声波提取法　超声波提取法（ultrasonic extraction）系利用超声波产生的空化作用、机械作用、热效应等增大溶剂分子的运动速度及穿透力以提取中药有效成分的方法。

　　8. 微波提取法　微波提取即微波辅助萃取（microwave assisted extraction，MAE），系指利用微波对中药与适当的溶剂的混合物进行处理，从而在短时间内提取中药有效成分的一种新的提取方法。

三、中药提取液的分离与纯化

（一）分离

　　将固体－液体非均相体系用适当方法分开的过程称为固－液分离（separation）。中药提取液中既含有效成分，也含有一定的杂质，故中药浸提液的精制需要分离操作。

1. 沉降分离法 沉降分离法（separation by sedimentation）指利用固体与液体密度差异，固体靠自身重量自然沉降，再用虹吸法吸取上层澄清液，使固体与液体分离的一种方法。

2. 离心分离法 离心分离法（separation by centrifuge）是利用离心机高速旋转产生的离心力对浸出液中的固体与液体分离的一种方法。在制剂生产中遇到含水量较高、含不溶性微粒的粒径很小或黏度很大的混合液时也可考虑选用离心分离法进行分离。

3. 滤过分离法 滤过分离法（separation by filtering）系指将固－液混悬液通过多孔介质，使固体粒子被介质截留，液体经介质孔道流出，从而实现固－液分离的方法。

（二）纯化

纯化系采用适当的方法和设备除去中药提取液中杂质的操作。

1. 水提醇沉法 水提醇沉法（water extraction followed by ethanol sedimentation）系指先以水为溶剂提取饮片有效成分，再以不同浓度的乙醇沉淀除去提取液中杂质的方法。广泛用于中药水提液的纯化，以除去大量杂质，降低制剂的服用量，增加制剂的稳定性和澄清度，也可用于多糖和糖蛋白的制备。

进行醇沉操作时，一般料液中含乙醇量达到50%～60%时，可去除淀粉等杂质；当含醇量达75%以上时，可沉淀除去鞣质、水溶性色素等少数无效成分及其余大部分杂质。

2. 醇提水沉法 醇提水沉法（ethanol extraction followed by water sedimentation）系指先以适宜浓度的乙醇提取饮片有效成分，再用水沉淀除去提取液中杂质的方法。其原理及操作与水提醇沉法基本相同，适用于提取有效物质为醇溶性或在醇水中均有较好溶解性的饮片，可避免饮片中大量淀粉、蛋白质、黏液质等高分子杂质的浸出；水处理又可使醇提液中的树脂、油脂、色素等杂质沉淀除去。应特别注意，如果药效成分在水中难溶或不溶，则不可采用水沉处理。

3. 酸碱法 酸碱法（acid－alkalimethod）系指通过加入适量酸或碱调节 pH 至一定范围，使单体成分溶解或析出，以达到分离目的的方法。如生物碱一般不溶于水，加酸后生成盐能溶于水，再碱化后又重新生成游离生物碱而从水溶液中析出，从而与杂质分离。有时也可用调节浸出液的酸碱度来达到去除杂质的目的。

4. 大孔树脂吸附法 大孔树脂吸附法（macroporous adsorptionresin）系指将中药提取液通过大孔树脂，其中的有效成分被吸附，再经洗脱回收，除掉杂质的一种精制方法。大孔树脂系有机高聚物，利用有效成分与其吸附性的不同及有效成分分子量的大小不同，通过改变洗脱溶剂等条件，选择性地分离中药浸出液中的有效成分和无效成分，是一种新的纯化方法，具有高度富集药效成分、减少杂质、降低产品吸潮性、有效去除重金属、安全性好等优点。

5. 其他 常用的纯化方法还有盐析法、澄清剂法和透析法，在中药纯化过程中可根据需要选择不同的纯化方法。

四、中药提取液的浓缩与干燥

（一）常用的浓缩方法及影响因素

浓缩（concentration）系指在沸腾状态下，经传热过程，利用气化作用从溶液中除去大部分溶剂得到浓缩液的工艺操作。蒸发是浓缩药液的重要手段，还可用反渗透法、超滤法等。

1. 常用的浓缩方法 由于中药提取液的性质各异，所以在浓缩时必须根据中药提取液的性质与蒸发浓缩的要求，选择合适的方法与设备。

（1）常压浓缩　也称常压蒸发（atmospheric evaporation）系指料液在一个大气压下进行浓缩的方法。常压浓缩适合待浓缩料液中的有效成分是耐热的，且溶剂又无燃烧性、无毒的水性浸出液的浓缩。

（2）减压浓缩　也称减压蒸发（decompression evaporation）系指通过降低密闭的容器内压力，使料液的沸点降低而进行浓缩的方法。

（3）薄膜浓缩　也称薄膜蒸发（thin‑film evaporation）系指使料液在浓缩时形成薄膜，增加气化表面积而进行浓缩的方法。

（4）多效浓缩　也称多效蒸发（multi‑effect evaporation）系将两个或多个减压蒸发器串联形成的浓缩设备，属于节能型蒸发器。制药生产中应用较多的是二效或三效浓缩。

2. 影响浓缩效率的因素　浓缩是在沸腾状态下进行的，常以蒸发器的生产强度来表示沸腾蒸发的效率，即单位时间、单位传热面积上所蒸发的溶剂或水量。生产强度与传热温度差及传热系数呈正比，与蒸气的二次汽化潜能呈反比。传热温度差以及加热容器的传热系数是影响浓缩效率的主要因素。

（二）常用的干燥方法及影响因素

干燥（drying）系指通过汽化作用除去含湿的固体物料或膏状物中所含的水分或其他溶剂，获得干燥物品的操作过程。

1. 常用的干燥方法

（1）烘干法　烘干法也称常压干燥（atmospheric drying）系指将湿物料摊放在烘盘内，利用热的干燥气流使湿物料水分汽化进行干燥的一种方法。由于物料处于静止状态，所以干燥速度较慢。常用烘箱和烘房进行干燥。

（2）减压干燥法　减压干燥（decompression drying），又称真空干燥，系指在密闭容器中在负压条件下进行干燥的一种方法。其特点是干燥温度低，干燥速度快；减少了物料与空气的接触机会，避免污染或氧化变质；产品呈海绵状、蓬松易于粉碎；适用于热敏性或高温下易破坏物料的干燥，但生产能力小。

（3）喷雾干燥法　喷雾干燥法（spray drying）系指直接将浸出液喷雾于干燥器内使之与通入干燥器的热空气接触，水分迅速汽化，物料干燥成粉末状或颗粒状的方法。其特点是物料受热表面积大，传热迅速，水分快速蒸发，雾滴的干燥可在几秒钟内完成，且雾滴温度大约为热空气的湿球温度（一般约为50℃），特别适用于热敏性物料的干燥。此外，喷雾干燥制品质地松脆，溶解性能好，能保持原来的色香味，含菌量低，可得到粒度在180目以上的极细粉。但控制不当易出现干燥物黏壁现象，且成品收率较低。

（4）沸腾干燥法　沸腾干燥（boiling drying），又称流床干燥，系指利用热空气流使湿颗粒悬浮，呈流态化，似"沸腾状"，热空气在湿颗粒间通过，在动态下进行热交换，带走水汽而达到干燥的一种方法。本法适于湿粒性物料的干燥。其优点是沸腾床干燥的气流阻力较小，物料磨损较轻，热利用率较高，干燥速度快。但热能消耗大，清扫设备较麻烦。

（5）冷冻干燥法　冷冻干燥法（freeze drying）系将浸出液浓缩至一定浓度后预先冻结成固体，在低温减压条件下将水分直接升华除去的干燥方法。其特点是将物料在高度真空及低温条件下干燥，可避免成分因高热而分解变质，适用于极不耐热物品的干燥。

（6）红外线干燥法　红外线干燥法（infrared drying）系指利用物料吸收有一定穿透性的远红外线使内部自身发热、温度升高，使物料中水分气化而干燥的一种方法。红外线干燥属于辐射加热干燥。

（7）微波干燥法　微波干燥法（microwave drying）系指把物料置于高频交变电场内，使物料中的分子反复极化，随着外加交变电场频率的提高，极化的分子电场方向也交互变化频繁地摆动，在摆动过程中产生热量，使物料迅速干燥的一种方法。

2. 影响干燥的因素

（1）被干燥物料的性质　是影响干燥速率的最主要因素。湿物料的形状、大小、料层的厚薄、水分的结合方式均会影响干燥速率。一般说来，物料呈结晶状、颗粒状、堆积薄者，较粉末状、膏状、堆积厚者干燥速率快。

（2）干燥介质的温度、空气湿度与流速　在适当范围内，提高干燥介质的温度，可使物料温度相应提高，加快蒸发速度，有利于干燥。应根据物料的性质选择适宜的干燥温度，以防止某些热敏性成分被破坏。空气的相对湿度越低，干燥速率越快。可采用排风、鼓风装置等更新空间气流以降低有限空间的相对湿度，加快干燥速率。空气的流速越大，干燥速率越快。

（3）干燥速度　在干燥过程中，应该控制适宜的干燥速度，若干燥速度过快时，因物料表面的蒸发速度超过内部液体扩散到物料表面的速度，致使物料表面粉粒黏着，甚至熔化结壳，从而阻碍了内部水分的扩散和蒸发，形成假干燥现象。

（4）干燥方法　干燥方法也影响干燥速率。若采用静态干燥法，则只能逐渐升高温度，使物料内部液体慢慢向表面扩散而不断地蒸发。动态干燥法物料处于跳动、悬浮状态，可大大增加其暴露面积，有利于提高干燥效率。沸腾干燥、喷雾干燥由于采用了流态化技术，且气流本身先进行干燥或预热，降低了空间相对湿度，温度升高，干燥效率显著提高。

（5）压力　减压可改善蒸发、加快干燥速率。真空干燥可使干燥温度降低，蒸发速度加快，干燥效率提高，且产品疏松易碎，质量稳定。

⧽ 第二节　汤　剂

一、概述

汤剂系指将饮片加水煎煮，去渣取汁而制成的液体药剂，又称"汤液""煎剂"。饮片粗颗粒加水煎煮，去渣取汁而制成的液体药剂又称"煮散"。以沸水浸泡药物，服用剂量与时间不定或宜冷饮者，又称为"饮"，如香薷饮等。汤剂主要供内服，也有供洗浴、熏蒸、含漱等外用者，分别称为浴剂、熏蒸剂及含漱剂等。

中药汤剂是我国应用最早、最多的一种剂型，目前中医临床仍然广泛使用。中药汤剂之所以数千年沿用至今，是因为该剂型组方灵活，适应中医辨证施治的需要，可随证加减；同时制法简便，以水为溶剂，价廉易得，起效迅速。但也存在着味苦量大，难溶性和脂溶性成分以水煎煮，不易提取完全需临时制备、携带不便和久置发霉变质等缺点。

二、汤剂的制备与影响因素

（一）汤剂的制备

汤剂一般采用煎煮法制备，即将水加入药材饮片或粗颗粒中并浸泡一定时间，加热煮沸，并保持微沸状态一定时间，滤渣取汁，药渣重复操作 1~2 次，合并各次煎液，即得。

（二）影响汤剂质量的因素

1. 饮片质量　不同品种的饮片，其所含成分差异较大，同一品种的不同产地，其有效成分亦有较大差异，制备汤剂时要选择质量好的饮片。

2. 饮片粒径 饮片粒径越小，成分浸出效率越高。种子类饮片通常煎煮前应适当捣碎。但也不宜过细，会给过滤带来困难，且可增加煎液的黏度，容易焦化糊底。

3. 饮片炮制 中药经炮制起到减毒、增效或改变药性的作用。对中药材依法炮制，可有效保障汤剂的内在质量。

4. 煎药器具 煎药器具与汤剂质量密切相关。目前常用的有砂锅、搪瓷锅、不锈钢锅等，可耐酸耐碱，不与中药成分发生化学反应。

5. 煎药火候与时间 煎药一般应在沸前"武火"，沸后"文火"，保持微沸。煎煮时间与饮片性质、投料量及相应的煎煮工艺条件和设备等有关，一般解表剂煎煮时间较短，而滋补剂煎煮时间较长。

6. 煎煮用水 水量适宜，一般为饮片量的 5~8 倍，且煎煮用水应采用经过净化和软化的水，以减少杂质。

7. 煎煮次数 一般煎煮 2~3 次能达到很好的浸提效果。饮片组织致密及有效成分难于溶出的饮片可适当增加煎煮次数及煎煮时间。

8. 特殊中药的处理

（1）**先煎** 先煎的目的是为了延长药物的煎煮时间。一般来说，需先煎的饮片，煮沸后再以文火煎煮 10~20 分钟，再与用水浸泡过的其他药物合并煎煮。比如，生川乌、生草乌、制附子皆是先煎 1~2 小时，以便降低这些药物的毒性。另外，矿物、动物骨甲、金石、介壳类的中药均质地坚硬，有效成分不容易在短时间内煎出，应打碎先煎半小时左右，才与其他药物同煎。

（2）**包煎** 包煎即把饮片装在纱布袋中，扎紧袋口后，再与群药共同煎煮。如旋覆花、枇杷叶、蛤粉、蒲黄、海金沙、六一散等。

（3）**另煎** 需要另煎的多是贵重的药物，如人参、羚羊角片等。这些药通常是先单独煎好，等待余下药也煎好之后，再兑入先煎好的药汁一起服用。

（4）**后下** 一些含有芳香气味，久煎易失效的药物必须后煎，比如薄荷、木通、藿香、砂仁、钩藤等。某些药物，为了留取峻效，亦多后下，如大黄。

（5）**冲服** 还有一些药因贵重、数量少，或本身为液体药物，服用时无需煎煮，只需粉碎或取汁兑入药液冲服即可，如珍珠粉、羚羊角、三七粉、竹沥水等。

（6）**烊化** 是指对某些胶质或黏性较大的药物隔物加温融化的操作，适用于胶类或黏性大而易溶的药物，以免与他药同煎而黏附他药或粘锅煮焦。此类药物可置于煎好去渣的药液中微煮，同时不断搅拌，待烊化后服用，也可以加适量酒、水、隔水蒸融，再加入其他药液冲服，如阿胶、饴糖等。

三、举例

例 14-1 麻杏石甘汤

【处方】麻黄 6g　　　杏仁 9g　　　石膏（先煎）18g　　　炙甘草 5g

【制法】先将石膏置煎器内，加水 250ml，煎煮 40 分钟，加入其余 3 味药材，煎煮 30 分钟，滤取药液。药渣再加水 200ml，煎煮 20 分钟，滤取药液。合并两次煎液，即得。

【功能与主治】宣泄郁热，清肺平喘。治疗热邪壅肺所致的身热无汗或有汗，咳逆气急等症。

【用法与用量】分 2 次口服。

◈ 第三节 丸 剂

一、概述

丸剂（pills）原料药物与适宜的辅料制成的球形或类球形制剂。根据制备方法和辅料的不同，丸剂分为蜜丸、水蜜丸、水丸、糊丸、蜡丸、浓缩丸、滴丸等多种类型，主要供内服。

（一）特点

1. 传统丸剂作用缓和而持久 如蜜丸、浓缩丸、蜡丸、糊丸等在胃肠道中溶散缓慢，发挥药效迟缓，但作用持久。故多用作治疗慢性病或病后调和气血。正如李东垣所说："丸者缓也，不能速去病，舒缓而治之也。"

2. 起效迅速可用于急救 有些新型丸剂如速效救心丸、复方丹参滴丸等以水溶性材料为基质的丸剂，溶化快，起效迅速，可用于急救。

3. 可缓和某些药物的不良反应 可通过选用赋形剂，制成糊丸、蜡丸等，延缓有些毒性、刺激性药物的吸收，减弱毒性和不良反应。

4. 可减缓挥发性药物成分挥散或掩盖异味 如用泛制法制备丸剂时，可将芳香性或有特殊不良气味的药物泛制在丸芯层，减缓其挥散或掩盖其不良气味。

丸剂的缺点主要有：多以原粉入药，服用剂量偏大，小儿服用困难；生产过程中控制不严时，易导致溶散迟缓及制剂微生物超标。

（二）分类

1. 按赋形剂分类 可分为蜜丸、水蜜丸、水丸、浓缩丸、糊丸、蜡丸等。

2. 按制法分类 可分为塑制丸、泛制丸、滴制丸等。

（三）制法

丸剂的制备方法主要有塑制法、泛制法和滴制法，近年来也发展了一些新的制丸方法。

1. 塑制法 系指饮片细粉加适宜黏合剂，混合均匀，制成软硬适宜、可塑性较大的丸块，再依次制丸条、分粒、搓圆而成的一种制丸方法。多用于蜜丸、蜡丸、糊丸、水蜜丸、水丸、浓缩丸、微丸的制备。

2. 泛制法 系指在转动的适宜容器或机械中，交替加入药粉与赋形剂，使药粉润湿、翻滚、黏结成粒、逐渐增大并压实的一种制丸方法。用于水丸、糊丸、水蜜丸、浓缩丸、微丸等的制备。

3. 滴制法 系指中药提取物或有效成分与适宜基质加热熔融混匀，滴入与之不相混溶的冷凝介质中，收缩冷凝成丸的一种制丸方法。用于滴丸剂的制备。

4. 其他 随着科技的发展，新的制丸方法也在不断发展，如离心造丸法、流化床喷涂制丸法等制备微丸技术；与压片工艺相似的压制法制丸技术。

二、蜜丸

（一）定义

蜜丸（honeyed pills）系指饮片细粉以蜂蜜为黏合剂制成的丸剂，常采用塑制法制备。

（二）制法

1. 制备工艺流程图　详见图14-1。

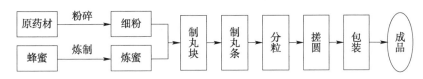

图14-1　蜜丸的制备工艺流程

2. 蜂蜜的炼制　蜂蜜的炼制是指将蜂蜜加水稀释溶化，滤过，加热熬炼至一定程度的操作。炼蜜可去除杂质，降低含水量，破坏酶类，杀死微生物，增强黏合力，促进糖转化，增加制剂稳定性。常用夹层锅以蒸汽为热源进行炼制，既可以用常压炼制，也可以减压炼制。

蜂蜜根据不同炼制程度，分为嫩蜜、中蜜、老蜜三种规格。其规格不同，黏性不同，以适应不同性质的饮片细粉制丸。

（1）嫩蜜　将蜂蜜加热至105~115℃，使含水量为17%~20%，相对密度为1.35左右，与生蜜相比色泽无明显变化，稍有黏性。适合于含较多油脂、黏液质、糖、淀粉、胶质、动物组织等黏性较强的饮片细粉制丸。

（2）中蜜　又称炼蜜，是将嫩蜜继续加热，温度达到116~118℃，含水量14%~16%，相对密度为1.37左右，有浅黄色带光泽翻腾的均匀细气泡出现，用手捻有黏性，当两手指分开时无白丝出现。适于中等黏性的饮片细粉制丸。

（3）老蜜　将中蜜继续加热，温度达到119~122℃，使含水量在10%以下，相对密度为1.40左右，出现红棕色光泽的较大气泡，手捻之甚黏，当两手指分开出现长白丝，滴水成珠。适于黏性差的矿物质或和纤维质饮片细粉制丸。

3. 制备方法

（1）准备物料　将处方饮片依法淋洗、干燥、灭菌后，粉碎成细粉或最细粉，混匀，将蜂蜜炼制成适宜程度，备用。

（2）制丸块　制丸块又称和药、合坨，是塑制法的关键工序。将饮片细粉中加入适量的炼蜜，用混合机混合均匀，制成软硬适宜、具有一定可塑性的丸块。

影响丸块质量的因素有炼蜜程度、和药蜜温和用蜜量。炼蜜过嫩粉末黏合不好，丸粒不光滑；蜜过老则丸块硬，不易搓丸。一般宜用热蜜和药，但若处方中含有遇热不稳定的成分则应控制蜜温在60~80℃为宜。药粉与炼蜜的比例对丸块质量影响也较大，一般是1:1~1:1.5可根据饮片的性质、季节的变化和制丸块的方法不同选择适宜的比例。

（3）制丸条、分粒与搓圆　蜜丸生产中多采用机器制丸，随着科技的发展，制药设备也在不断改进，常用三轧辊蜜丸机和中药自动制丸机。

（4）干燥　为防止蜜丸变质，应进行干燥处理，如微波干燥和远红外干燥，即可干燥也可灭菌。

（三）举例

例14-2　牛黄解毒丸

【处方】牛黄　5g　　　雄黄　50g　　　石膏　200g　　　大黄　200g　　　黄芩　150g

　　　　桔梗　100g　　冰片　25g　　　甘草　5g

【制法】以上8味，除牛黄、冰片外，雄黄水飞成极细粉；其余石膏等5味粉碎成细粉；将牛黄、冰片研细，与上述细粉配研，过筛，混匀。每100g粉末加炼蜜100~110g制成大蜜丸，即得。

【性状】本品为棕黄色的大蜜丸；有冰片香气，味微甜而后苦、辛。

【功能与主治】清热解毒。用于火热内盛，咽喉肿痛，牙龈肿痛，口舌生疮，目赤肿痛。

【用法与用量】口服，一次1丸，一日2~3次。

【注意】孕妇禁用。

【规格】每丸重3g。

【贮藏】密封。

【注】方中牛黄、冰片、雄黄需单独粉碎为极细粉，再与其他细粉配研，混匀。方中药粉黏性适中，故采用炼蜜制丸。

三、水丸

（一）定义

水丸（waterpills）系指饮片细粉以水（或根据制法用黄酒、醋、稀药汁、糖液、含5%以下炼蜜的水溶液等）为黏合剂，经泛制法制成的丸剂。现代工业化生产中主要采用塑制法（又称机制法）。

（二）制法

水丸的制法包括泛制法与塑制法。泛制法制丸工时长、经验性强、较难控制丸粒规格与溶散时限，目前已经很少使用；塑制法制丸生产效率高、易于控制生产过程，丸形圆整、溶散快。因此，在工业化生产中应用广泛。

1. 泛制法

（1）制备工艺流程图　见图14-2。

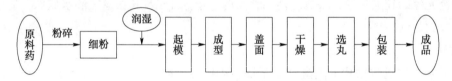

图14-2　泛制法制水丸工艺流程

（2）制法

①原料的准备：饮片应进行洗涤、干燥、灭菌。除另有规定外，将饮片粉碎成细粉或最细粉。需制汁的饮片按规定制备。

②起模：系指制备丸粒基本母核的操作，是利用水的润湿作用诱导出药粉的黏性，使药粉之间黏附成小颗粒，并逐渐增大成丸模，是泛丸成型的基础。

粉末直接起模：在泛丸锅中喷少量水，撒布少量药粉使之润湿，转动泛丸锅，刷下锅壁附着的药粉，再喷水、撒粉，循环数次，使药粉逐渐增大，至泛成直径约1mm的球形颗粒时，筛取介于一号筛与二号筛之间的丸粒，即成丸模。

湿颗粒起模：将药粉用水润湿、混匀、制成适宜的软材，过二号筛，取颗粒置泛丸锅中，经旋转、滚撞、摩擦，即成圆形，取出过筛分等，即得丸模。起模成功的关键在于选择黏性适宜的药粉起模，如黏性过大，加水后易黏成团块；黏性过小或无黏性，药粉松散不易黏结成丸模。

③成型：系指将筛选均匀的丸模，反复加水湿润、撒粉、滚圆至成品规格的操作。必要时可根据药材性质不同，采用分层泛入的方法泛丸。泛丸时一定要控制丸粒的粒径和圆整度，每次加水和加粉要适量、分布均匀。在泛丸过程中若发生粘锅或黏丸现象可加少许干粉克服。

④盖面：系指将筛选均匀已近成品规格的丸粒，用饮片细粉或清水继续在泛丸锅内滚动，使达到规

定的成品粒径标准的操作，通过盖面使丸粒表面光洁致密、色泽一致。根据盖面用的材料不同，分为干粉盖面、清水盖面和粉浆盖面三种方式。

⑤干燥：泛制丸因其含水量大，易霉变，应及时干燥。干燥温度应控制在80℃以下，含挥发性成分的水丸，应控制在50～60℃。

⑥选丸：丸粒应大小均匀、圆整、剂量准确，故丸粒干燥后，用筛选设备分离出不合格丸粒。常用选丸设备有滚筒筛、立式检丸器等，筛选好的丸粒质量检查合格后即可包装。

2. 塑制法

（1）制备工艺流程图　见图14-3。

（2）制法

①准备原料：药材饮片应进行洗涤、干燥、灭菌。粉碎成能通过五号筛的细粉，混合均匀。

②制软材：称取药粉置搅拌机内，加入一定比例纯水，搅拌混合均匀，制得软材。

③制丸：将软材均匀地投入制丸机料斗内，调整推料与切丸速度，制丸。将制得的药丸传送至滚筒筛内，进行筛选。操作过程中应喷洒适量95%乙醇防止丸粒粘连并定时称量丸重，及时调整推料与切丸速度，保证丸重差异合格。

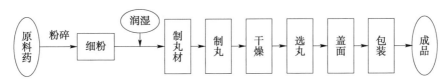

图14-3　塑制法制水丸工艺流程

④干燥：将筛选后的合格湿药丸送入干燥机中，控制适当温度干燥。

⑤选丸：将干燥后毛药丸送入选丸机中，筛选出畸形丸、烂丸及丸重偏小的不合格药丸。

⑥盖面：将检验合格的毛药丸置糖衣锅内，转动糖衣锅，加入适量的乙醇水溶液，撒入预留的药粉盖面，取出，干燥，即得。

（三）举例

例14-3　防风通圣丸

【处方】防风　50g　　荆芥穗　25g　　薄荷　50g　　麻黄　50g　　大黄　50g

芒硝　50g　　栀子　25g　　滑石　300g　　桔梗　100g　　石膏　100g

川芎　50g　　当归　50g　　白芍　50g　　黄芩　100g　　连翘　50g

甘草　200g　　白术（炒）　25g

【制法】以上17味，除芒硝、滑石外，其余防风等15味粉碎成细粉，过筛，混匀。芒硝加水溶解，滤过；将滑石粉粉碎成极细粉，备用；取上述已混匀粉末，用芒硝溶液泛丸，干燥，用滑石粉包衣，打光，干燥，即得。

【性状】本品为白色至灰白色光亮的水丸；味甘、咸、微苦。

【功能与主治】解表通里，清热解毒。用于外寒内热，表里俱实，恶寒壮热，头痛咽干，小便短赤，大便秘结，瘰疬初起，风疹湿疮。

【用法与用量】口服，一次6g，一日2次。

【注意】孕妇慎用。

【规格】每20丸重1g。

【贮藏】密封，防潮。

【注】

（1）方中芒硝主要含$Na_2SO_4 \cdot 10H_2O$，极易溶于水。用芒硝水溶液泛丸，既能赋之成型，又能起治疗作用。

（2）包衣前丸粒应充分干燥，包衣时撒粉用量要均匀，黏合剂浓度要适量，否则易造成花斑。

（3）滑石粉既是药物，又用作包衣剂，节省了辅料，也可防止薄荷、荆芥中挥发性成分损失。

（4）滑石粉中加入10%的$MgCO_3$，可增加洁白度，并增强其附着力。

四、浓缩丸、糊丸、蜡丸

（一）定义

浓缩丸（concentrated pills）系指将饮片或部分饮片提取浓缩后，与适宜的辅料或其余饮片细粉，以水、蜂蜜或蜂蜜水为黏合剂制成的丸剂。根据所用黏合剂的不同，分为浓缩水丸、浓缩蜜丸和浓缩水蜜丸。目前生产的浓缩丸主要是浓缩水丸。

糊丸（pasted pills）系指饮片细粉以米糊、米粉或面糊等为黏合剂制成的丸剂。

蜡丸（waxed pills）系指饮片细粉以蜂蜡为黏合剂制成的丸剂。

（二）制备方法

1. 浓缩丸的制备方法　有泛制法、塑制法和压制法。水丸型浓缩丸用泛制法制备，蜜丸型浓缩丸用塑制法制备。目前比较常用的是塑制法。

（1）制备工艺流程　见图14-4。

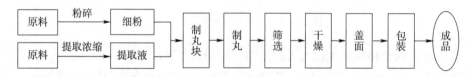

图14-4　塑制法制备浓缩丸工艺流程

（2）制法

①原料的准备：应根据处方中药性质和功能主治确定饮片的处理方法。通常质坚硬、体积大、黏性大、富含纤维的药材，宜提取制膏；贵重药材、体积小、淀粉多的药材，宜粉碎制成细粉。提取的药材与粉碎的药材的比例须根据出膏率、出粉率及采用的制丸工艺等情况综合分析确定。

②制丸：采用塑制法，取处方中部分药材饮片提取浓缩成膏，其余药材粉碎成细粉，加入膏中，混合均匀，制丸块、制丸条、分粒、搓圆，选丸，干燥，再用适宜浓度的乙醇、饮片细粉或辅料盖面打光，即得。

制丸操作过程中，要喷洒95%乙醇防止丸粒黏连，药丸崩解过于迟缓时，可加适量崩解剂如羧甲基淀粉钠等改善。

2. 糊丸的制备方法

（1）原料的准备

①药材的处理：将药材饮片依法淋洗、干燥、灭菌后，粉碎成细粉。

②制糊方法：糯米粉、面粉和神曲粉皆可用来制糊。其中，以糯米粉黏合力最强，面粉糊使用较广泛，黏合力也较好。

制糊有冲糊法、蒸糊法、煮糊法三种。其中冲糊法应用较多。

冲糊法是用少量温水将糊粉调匀成浆，冲入沸水，不断搅拌成半透明糊状；煮糊法是将糊粉加适量水混合均匀制成块状，置沸水中煮熟，呈半透明状；蒸糊法是将糊粉加适量水混合均匀制成块状，置蒸笼中蒸熟后使用。

（2）制法 糊丸可用泛制法、塑制法制备。一般多以泛制法制备，因制得的糊丸溶散较快。

①泛制法：以水起模，在加大成型过程中，再逐渐泛入稀糊，控制好糊粉的用量与稀稠，使糊分布均匀。一般糊粉占药粉总量的5%～10%。糊粉用量过少、糊稀，则达不到缓慢释药的目的；反之，则丸粒过于坚实，不利于溶散。

②塑制法：将制好的糊，稍凉倾入药材细粉中，搅拌均匀，揉搓成丸块，再制成丸条，分粒，搓圆，干燥，即成。塑制法制备糊丸时，糊丸的丸块极易变硬，应保持丸块润湿状态，在制备过程中应常以湿布覆盖丸块，或补充适量水搓揉，并尽量缩短制丸时间。糊丸干燥温度应控制在60℃以下，切忌高温烘烤，否则丸粒会出现外干内湿软，或出现裂隙、崩碎现象。

3. 蜡丸的制备方法

（1）制法 蜡丸多采用塑制法制备。将精制的蜂蜡加热熔化，冷却至60℃左右，待蜡液开始凝固，表面有结膜时，加入药粉，迅速搅拌至混合均匀，趁热制丸条，分粒，搓圆。

（2）注意事项

①蜂蜡需精制：蜂蜡中往往含有杂质，通常将蜂蜡加适量水加热熔化，搅拌，静置，使杂质下沉，冷后取出上层蜡块，刮去底面杂质，反复几次，即可。

②控制好制备温度：因为蜂蜡本身黏性小，主要利用其熔化后能与药粉混合均匀，当接近凝固时具有可塑性而制丸。温度过高或过低，药粉与蜡易分层，无法混匀。蜂蜡熔点62～67℃，整个制丸操作需保温60℃。

③控制好蜂蜡用量：一般药粉与蜂蜡比例为1:（0.5～1）。若药粉黏性小，可适当增加用蜡量；若含结晶水的矿物药（如白矾、硼砂等）多，则蜂蜡用量可适当减少。

（三）举例

例14-4 安神补心丸

【处方】丹参 300g   五味子（蒸） 150g   石菖蒲 100g   安神膏 560g

【制法】以上4味，安神膏系取合欢皮、菟丝子、墨旱莲各3份及女贞子（蒸）4份、首乌藤5份、地黄2份、珍珠母20份，混合，加水煎煮2次，第一次3小时，第二次1小时，合并煎液，滤过，滤液浓缩至相对密度为1.21（80～85℃）。将丹参、五味子、石菖蒲粉碎成细粉，按处方量与安神膏混合制丸，干燥，打光或包糖衣，即得。

【性状】本品为棕褐色的浓缩丸或糖衣丸；味涩、微酸。

【功能与主治】养心安神。用于心血不足、虚火内扰所致的心悸失眠、头晕耳鸣。

【用法与用量】口服，一次15丸，一日3次。

【规格】每15丸重2g。

【贮藏】密封。

【注】

1. 本品为浓缩丸，取部分中药提取浓缩成膏作黏合剂，与部分药粉混合制丸，减少了服用量。

2. 药理实验研究表明：安神膏水煎液对实验动物有镇静、降低或调节血压的作用，利于药物吸收，起效快。

例14-5 小金丸

【处方】麝香或人工麝香 30g   木鳖子（去壳去油） 150g   制草乌 150g   枫香脂 150g

　　　　制乳香 75g   制没药 75g   醋五灵脂 150g   酒当归 75g

　　　　地龙 150g   香墨 12g

【制法】以上10味，除人工麝香外，其余木鳖子等9味粉碎成细粉，将人工麝香研细，与上述粉末配研，过筛，每100g粉末加淀粉25g，混匀，另用淀粉5g制稀糊，泛丸，低温干燥，即得。

【功能与主治】散结消肿，化瘀止痛。用于痰气凝滞所致的瘰疬、瘿瘤、乳岩、乳癖，症见肌肤或肌肤下肿块一处或数处，推之能动，或骨及骨关节肿大，皮色不变，肿硬作痛。

【用法与用量】打碎后口服，一次1.2～3g，一日2次；小儿酌减。

【注意】孕妇禁用。

【规格】①每100丸重3g；②每100丸重6g；③每10丸重6g；④每瓶（袋）装0.6g。

【贮藏】密封。

【注】方中草乌有毒，乳香、没药等对胃有刺激性，故选用淀粉制糊丸，使药物缓慢释放。

例14-6 妇科通经丸

【处方】巴豆（制）80g　　干漆（炭）160g　　醋香附 200g　　红花 225g
　　　　大黄（醋炙）160g　沉香 163g　　　　木香 225g　　　醋莪术 163g
　　　　醋三棱 163g　　　郁金 163g　　　　黄芩 163g　　　艾叶（炭）75g
　　　　醋鳖甲 163g　　　硇砂（醋制）100g　醋山甲 163g

【制法】以上15味，除巴豆外，其余醋香附等14味粉碎成细粉，过筛，与巴豆细粉混匀。每100g粉末加黄蜡100g制丸。每500g蜡丸用朱砂粉7.8g包衣，打光，即得。

【功能与主治】破瘀通经，软坚散结。用于气血瘀滞所致的闭经、痛经、癥瘕，症见经水日久不行、小腹疼痛、拒按、腹有癥块、胸闷、喜叹息。

【用法与用量】每早空腹，小米汤或黄酒送服。一次3g，一日1次。

【规格】每10丸重1g。

【贮藏】密封。

【注】巴豆有大毒，经炮制后虽然毒性有一定降低，但仍需采用黄蜡制丸，以保证其在体内缓慢释放，避免严重的泻下等不良反应。

五、丸剂的质量评价

1. 性状　丸剂外观应圆整、大小、色泽应均匀，无粘连现象。蜜丸应细腻滋润，软硬适中。蜡丸表面应光滑无裂纹，丸内不可有蜡点和颗粒。

2. 检查　除另有规定外，各检查项均应符合《中国药典》现行版通则丸剂项下要求。

（1）水分　水分测定依据《中国药典》现行版通则水分测定法测定。除另有规定外，蜜丸和浓缩蜜丸中所含水分不得超过15.0%；水蜜丸、浓缩水蜜丸不得过12.0%；水丸、糊丸和浓缩水丸所含水分不得过9.0%。蜡丸不检查水分。

（2）重量差异　水丸、蜜丸、浓缩丸、糊丸和蜡丸重量差异照《中国药典》现行版通则规定方法检查，均应符合规定（表14-1）。

表14-1　重量差异限度要求

标示重量或平均重量	重量差异限度	标示重量或平均重量	重量差异限度
0.05g及0.05g以下	±12%	1.5g以上至3g	±8%
0.05g以上至0.1g	±11%	3g以上至6g	±7%
0.1g以上至0.3g	±10%	6g以上至9g	±6%
0.3g以上至1.5g	±9%	9g以上	±5%

包糖衣丸剂应检查丸芯的重量差异并符合规定，包糖衣后不再进行重量差异检查。其他包衣丸剂应

在包衣后检查重量差异并应符合规定；凡进行装量差异检查的单剂量包装丸剂及进行含量均匀度检查的丸剂，不再进行重量差异检查。

（3）装量差异　单剂量包装的丸剂，应参照现行版《中国药典》四部通则规定方法检查装量差异，均应符合规定（表 14 – 2）。

表 14 – 2　单剂量丸剂装量差异限度

标示装量	装量差异限度
0.5g 或 0.5g 以下	±12%
0.5g 以上至 1g	±11%
1g 以上至 2g	±10%
2g 以上至 3g	±8%
3g 以上至 6g	±6%
6g 以上至 9g	±5%
9g 以上	±4%

（4）装量　以重量标示的多剂量包装丸剂的装量，照《中国药典》现行版通则规定最低装量检查法检查，应符合规定（表 14 – 3）。以丸数标示的多剂量包装丸剂，不检查装量。

表 14 – 3　最低装量要求

标示装量	平均装量	每个容器装量
20g 以下	不少于标示装量	不少于标示装量的 93%
20g 至 50g	不少于标示装量	不少于标示装量的 95%
50g 以上	不少于标示装量	不少于标示装量的 97%

（5）溶散时限　照《中国药典》现行版通则规定崩解时限检查法片剂项下的方法加挡板进行检查。除另有规定外，小蜜丸、水蜜丸和水丸应在 1 小时内全部溶散；浓缩水丸、浓缩蜜丸、浓缩水蜜丸和糊丸应在 2 小时内全部溶散。如操作过程中供试品黏附挡板妨碍检查时，应另取供试品 6 丸，不加挡板进行检查。

上述检查应在规定时间内全部通过筛网。如有细小颗粒状物未通过筛网，但已软化无硬心者可按符合规定论。

蜡丸照《中国药典》现行版通则规定崩解时限检查法片剂项下的肠溶衣片检查法检查，应符合规定。

除另有规定外，大蜜丸及研碎、嚼碎后或用开水、黄酒等分散后服用的丸剂不检查溶散时限。

（6）微生物限度　照《中国药典》现行版通则规定微生物限度检查法检查，应符合规定。

⧉ 第四节　膏　药

一、概述

膏药系指饮片、食用植物油与红丹（铅丹）或宫粉（铅粉）炼制成膏料，摊涂于裱背材料上制成的供皮肤贴敷的外用制剂，前者称为黑膏药，后者称为白膏药。

膏药外用拔毒生肌，内用可活血通络、止痛、壮筋骨。膏药为传统剂型，分为黑膏药、白膏药，可发挥局部或全身治疗作用。

二、黑膏药

（一）定义

黑膏药系指以食用植物油与红丹［四氧化三铅（Pb_3O_4）］为基质经高温炼制的铅硬膏，黑膏药一般为黑褐色坚韧固体，乌黑发亮，用前烘热软化后贴于皮肤上。

（二）制法

1. 制备工艺流程 如图14-5所示。

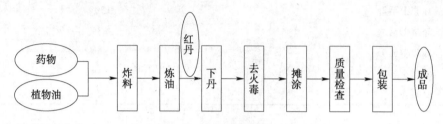

图 14-5 黑膏药制备工艺流程

2. 制备方法

（1）提取药料 药料的提取按其质地有先炸后下之分，少量制备可用铁锅，大型生产用炼油器。首先将药料中质地坚硬、含水量高的肉质类、鲜药类药材置铁丝笼内移置炼油器中，加热先炸，控制油温在200~220℃；质地疏松的花、草、叶、皮类等饮片宜在上述药料炸至枯黄后入锅，炸至药料表面呈深褐色、内部焦黄色为佳。炸好后将药渣带笼移出，得到药油。提取中，需防止泡沫溢出，并应用水洗器喷淋逸出的油烟，残余烟气由排气管排出室外。

药料与油经高温处理，有效成分破坏较多。可采用适宜的溶剂和方法提取有效成分，浓缩成浸膏后再加入膏药中，可减少成分的损失。

（2）炼油 将去渣后的药油继续加热熬炼，使油脂在高温下氧化聚合、增稠。温度控制在270~320℃之间，炼至"滴水成珠"，即取油少许滴于水中，以药油聚集成珠不散为度。炼油为制备膏药的关键，炼油过"老"则膏药质脆，黏着力小，易脱落。炼油过"嫩"则膏药质软，贴于皮肤易移动。

（3）下丹 系指在炼成的油中加入红丹反应生成脂肪酸铅盐并进一步氧化、聚合、增稠成膏状的过程。红丹投料量为植物油的1/3~1/2。下丹时保持油温近300℃，在搅拌下缓慢加入红丹，保证油与红丹在高温下充分反应，至成为黑褐色稠厚状液体。为检查膏药老、嫩程度，可取少量样品滴入水中数秒钟后取出，若手指拉之有丝粘手则太嫩，应继续熬炼。若拉之发脆则过老。膏不粘手，稠度适中，表示膏药熬制合格。膏药亦可用软化点测定仪测定，以判断膏药老嫩程度。

（4）去"火毒" 熬制而成的膏药若直接应用，往往对局部皮肤产生刺激性，轻者有红斑、瘙痒出现，重者出现发疱、溃疡，这种刺激因素习称"火毒"。传统认为，经高温熬炼后膏药产生的"燥性"为"火毒"，浸泡于水中或久置阴凉处可除去。现代认为"火毒"是油在高温下发生氧化聚合反应而生成的低分子分解产物，如醛、酮、低级脂肪酸等。通常将炼成的膏药以细流倒入冷水中，不断地强烈搅拌，待冷却凝结取出，反复搓揉，制成团块并浸于冷水中至少24小时去尽"火毒"。

（5）摊涂药膏 将去"火毒"的膏药团块用文火熔化，如有挥发性的贵重饮片细粉应不超过70℃温度下加入按规定量摊涂于皮革、布或多层韧皮纸制成的裱背材料上，混匀。膏面覆盖衬纸或折合包装，于干燥阴凉处密闭贮藏。

（三）举例

例 14 - 7　狗皮膏

【处方】生川乌　80g　　生草乌　40g　　羌活　20g　　独活　20g　　青风藤　30g

　　　　香加皮　30g　　防风　30g　　铁丝威灵仙　30g　苍术　20g　　蛇床子　20g

　　　　麻黄　30g　　高良姜　9g　　小茴香　20g　　官桂　10g　　当归　20g

　　　　赤芍　30g　　木瓜　30g　　苏木　30g　　大黄　30g　　松节油　30g

　　　　续断　40g　　川芎　30g　　白芷　30g　　乳香　34g　　没药　34g

　　　　冰片　17g　　樟脑　34g　　肉桂　11g　　丁香　17g

【制法】以上 29 味，乳香、没药、丁香、肉桂分别粉碎成粉末，与樟脑、冰片粉末配研，过筛，混匀；其余生川乌等 23 味药，酌予碎断，与食用植物油 3495g 同置锅内炸枯，去渣，滤过，炼至滴水成珠。另取红丹 1040～1140g，加入油内，搅匀，收膏，将膏浸泡于水中。取膏，用文火熔化，加入上述粉末，搅匀，分摊于兽皮或布上，即得。

【功能与主治】祛风散寒，活血止痛。用于风寒湿邪、气滞血瘀引起的痹病，症见四肢麻痹，腰腿疼痛，筋脉拘挛；或跌打损伤，闪腰岔气，局部肿痛；或寒湿瘀滞所致脘腹冷痛，行经腹痛，湿寒带下，积聚痞块。

【用法与用量】外用。用生姜擦净患处皮肤，将膏药加温软化，贴于患处或穴位。

【规格】每张净重：①12g；②15g；③24g；④30g。

【贮藏】密闭，置阴凉干燥处。

三、黑膏药的质量评价

1. 外观　膏体应油润细腻、乌黑光亮，无红斑，老嫩适宜，摊涂均匀，无飞边缺口。加温后能粘贴于皮肤上且不移动。

2. 软化点　按《中国药典》现行版通则规定膏药软化点测定法，测定膏药因受热下坠达 25mm 时的温度的平均值，应符合规定。用于检测膏药在规定条件下受热软化时的温度情况，检测膏药的老嫩程度，并可间接反映膏药的黏性。

3. 重量差异限度　取 5 张供试品，分别称定每张重量。剪取单位面积（cm²）的裱背，折算出裱背重量。膏药总重量减去裱背重量即为药膏重量，与标示量相比较不得超出表 14 - 4 中规定。

表 14 - 4　膏药重量差异限度

标示重量	重量差异限度
3g 及 3g 以下	±10%
3g 以上至 12g	±7%
12g 以上至 30g	±6%
30g 以上	±5%

◈ 第五节　煎膏剂

一、概述

煎膏剂系指饮片用水煎煮，取煎煮液浓缩，加炼蜜或糖（或转化糖）制成的半流体制剂。由于煎膏剂经过浓缩并含有较多的糖或蜂蜜等辅料，故药物浓度高，体积小，渗透压大，不易滋生微生物，便于服用。煎膏剂的功效以滋补为主，药性滋润，兼有缓和的治疗作用，多用于治疗慢性疾病。也有将加糖的称为糖膏，加蜂蜜的称为蜜膏。含热敏性物质及以挥发性成分为主的中药不宜制成煎膏剂。

二、煎膏剂的制备及举例

（一）辅料的选择与处理

1. 蜂蜜 制备煎膏剂的蜂蜜须经炼制处理，蜂蜜的选择与炼制详见第三节蜜丸项下有关内容。

2. 蔗糖 除另有规定外，采用的糖应使用《中国药典》收载的蔗糖。也需要炼糖以去除水分、净化杂质和杀死微生物。

（二）煎膏剂的制备

一般工艺流程为：煎煮→浓缩→收膏→分装→成品。

1. 煎煮 根据饮片性质，加水煎煮 2～3 次，每次 2～3 小时，滤取煎液，药渣压榨液与滤液合并，静置，澄清后滤过。若为新鲜果类，则宜洗净后榨取果汁，果渣加水煎煮，煎液合并备用。

2. 浓缩 将上述滤液加热浓缩至规定的相对密度，以搅拌棒趁热蘸取浓缩液滴于桑皮纸上，液滴的周围无渗出水迹时为宜，即为"清膏"。

3. 收膏 取清膏，加入规定量的炼糖或炼蜜，不断搅拌，继续加热熬炼至规定的稠度即可。

4. 分装 由于煎膏剂较黏稠，为便于取用，故应用大口容器盛装；并于煎膏放冷后置入，然后加盖，密闭，以免水蒸气冷凝后返回煎膏剂表面，久贮后霉变。

（三）举例

例 14 – 8 养阴清肺膏

【处方】地黄　100g　　　麦冬　60g　　　玄参　80g　　　川贝母　40g　　　白芍　40g

　　　　牡丹皮　40g　　　薄荷　25g　　　甘草　20g

【制法】以上 8 味，川贝母用渗漉法，以 70% 乙醇为溶剂，浸渍 18 小时后，以每分钟 1～3ml 的速度缓缓渗漉，待可溶性成分完全漉出，收集渗漉液，回收乙醇；牡丹皮和薄荷分别用水蒸气蒸馏法提取，收集蒸馏液，挥发油另器保存；药渣与其余地黄等 5 味加水煎煮 2 次，每次 2 小时，合并煎液，静置，滤过，滤液与川贝母提取液合并，浓缩至适量，加炼蜜 500g，混匀，滤过，滤液浓缩至规定的相对密度，放冷，加入牡丹皮与薄荷的挥发性成分，混匀，即得。

【性状】本品为棕褐色稠厚的半流体；气香，味甜，有清凉感。

【检查】相对密度：依据《中国药典》现行版规定检验，应不低于 1.37。其他应符合《中国药典》现行版通则煎膏剂项下的有关规定。

【功能与主治】养阴润燥，清肺利咽。用于阴虚肺燥，咽喉干痛，干咳少痰或痰中带血。

【用法与用量】口服，一次 10～20ml，一日 2～3 次。

三、煎膏剂的质量评价

煎膏剂如需加入药粉，除另有规定外，一般应加入饮片细粉；除另有规定外，加炼蜜或糖的量，一般不超过清膏量的 3 倍；成品应无焦臭味、异味；无"返砂"现象；稠度适宜；煎膏加 40 倍水稀释，放置 3 分钟后观察，不得有焦屑等异物，加饮片细粉的煎膏剂，应在未加入药粉前检查，符合规定后，方可加入药粉，加入药粉后不再检查不溶物。

⊗ 第六节　其他剂型

一、酒剂

（一）概述

酒剂又名药酒，系指饮片用蒸馏酒提取调配而制成的澄清液体制剂。药酒多用于内服，也可外用，内服可加糖或蜂蜜矫味和着色。

（二）酒剂的制备与举例

药酒可经浸渍法、渗漉法或回流法等提取法制备，所用蒸馏酒的浓度和用量，浸渍温度和时间，渗漉速度，以及成品含醇量等，均应符合《中国药典》现行版各品种制法项下的要求。

例 14 – 9　枸杞药酒

【处方】枸杞子　250g　　　　熟地黄（蒸）50g　　　　百合　25g　　　　远志（制）25g

【制法】以上 4 味，粉碎成粗粉，装入布袋，与白酒 5000g 同置容器内，加盖，隔水加热至沸腾时，倾入缸中密封，浸泡 30 ~ 40 日，每日搅拌 1 次，取出布袋，得浸液，再将布袋压榨，榨出液与浸液合并，加入蔗糖 500g，搅拌溶解，静置数日，滤过，即得。

【性状】本品为棕红色的澄清液体；气芳香，味甜、微苦。

【检查】乙醇量：应为 40% ~ 50%。其他：应符合《中国药典》现行版通则酒剂项下有关的各项规定。

【功能与主治】滋肾益肝。

【用法与用量】口服，一次 10 ~ 15ml，一日 2 次。

二、流浸膏剂与浸膏剂

（一）概述

流浸膏剂、浸膏剂系指饮片用适宜的溶剂提取有效成分，蒸去部分或全部溶剂，调整至规定浓度而成的制剂。蒸去部分溶剂呈液状者为流浸膏剂；蒸去大部或全部溶剂呈粉状或膏状者为浸膏剂。

除另有规定外，流浸膏剂每 1ml 相当于饮片 1g；浸膏剂每 1g 相当于饮片 2 ~ 5g。流浸膏剂至少含 20% 以上乙醇，若流浸膏剂以水为溶剂的，其成品中亦需加 20% ~ 25% 的乙醇作防腐剂，以利于贮存。浸膏剂不含或含极少量溶剂，有效成分较稳定，可久贮。

（二）流浸膏剂与浸膏剂的制备与举例

1. 流浸膏剂的制备方法　除另有规定外，一般用渗漉法制备，工艺流程：浸渍→渗漉→浓缩→调整含量→成品。

渗漉时应先收集饮片量 85% 的初漉液，另器保存；续漉液低温浓缩成稠膏状与初漉液合并，搅匀。若以水为溶剂渗滤，且药用成分耐热则不需要收集初漉液，可加适量乙醇作为防腐剂。

若有效成分明确，则需做含量测定，并测定乙醇量；有效成分不明确只测定乙醇量，然后按测定结果将浸出浓缩液加适量溶剂稀释，或低温浓缩使其符合有关规定，静置 24 小时以上，滤过，即得。

制备流浸膏剂时所用的溶剂量，一般为饮片量的 4 ~ 8 倍。

2. 浸膏剂的制备方法　一般采用渗漉法、煎煮法制备，也有采用回流法或浸渍法制备。在实际生产时，应根据具体设备条件和品种，选用浸出率高、耗能少、成本低、质量佳的方法。

例 14 – 10　当归流浸膏

【处方】当归（粗粉）　1000g　　　　70% 乙醇适量

【制法】取当归粗粉，按渗漉法，用 70% 乙醇作溶剂，浸渍 48 小时后，缓缓渗漉，收集初漉液 850ml，另器保存；继续渗漉，等有效成分完全漉出，至漉液无色或微黄色为止。收集续漉液，在 60℃ 以下浓缩至稠膏状，加入初漉液 850ml，混合后，用 70% 乙醇稀释，使全量成 1000ml，静置数日，滤过，即得。

【性状】本品为棕褐色的液体，气特异，味先微甜后转苦麻。

【检查】乙醇量：应为 45% ~ 50%。总固体：精密量取本品 10ml，置已干燥至恒重的蒸发皿中，水浴蒸干后，在 100℃ 干燥 3 小时，移置干燥器中，冷却 30 分钟，称定重量，遗留残渣不得少于 3.6g。其他：应符合《中国药典》现行版通则流浸膏剂与浸膏剂项下有关的各项规定。

【功能与主治】活血调经。用于月经不调，痛经。

【用法与用量】口服，一次 3 ~ 5ml，一日 3 次。

例 14 – 11　苎麻浸膏

【处方】苎麻叶、茎　1000g　　　　乙醇适量　　　　乙酸乙酯适量

【制法】取苎麻叶、茎，加水煎煮 2 次。第一次加水 5 倍量，煮沸 1 小时；第二次加水 3 倍量，煮沸 15 分钟。合并煎液，滤过，滤液加盐酸调至 pH 为 5.0，减压浓缩至稠膏状，加乙醇 5 倍量，离心除去沉淀物，回收乙醇。静置冷藏 24 小时，滤过，滤液加 4 倍量乙酸乙酯提取 4 次，合并提取液，浓缩，回收乙酸乙酯，即得。

【性状】本品为棕褐色黏稠液体，具有特殊香气，味苦。

【检查】pH：本品加 20 倍量新沸水溶解后 pH 应为 3.0 ~ 5.0。醚溶性浸出物：不得少于 50.0%。炽灼残渣：不得超过 0.5%。其他：应符合《中国药典》现行版通则流浸膏剂与浸膏剂项下有关的各项规定。

【功能与主治】止血。用于节育后经期延长或流血量增多及月经过多症，亦可用于鼻衄、痔疮等出血。

【用法与用量】口服，常用量一次 40 ~ 80mg，一日 3 次。

三、胶剂

（一）概述

胶剂系指用动物的皮、骨、角或甲用水煎取胶质，浓缩成稠胶状，经干燥后制成的固体块状内服制剂。胶剂富含动物胶原蛋白及其水解产物等成分，并含有多种微量元素。

胶剂根据原料不同，分为以下几类。

1. 皮胶类　主要以动物皮为原料制成的。以驴皮为原料的称为阿胶；以猪皮为原料的称为新阿胶；以牛皮为原料的称为黄明胶。

2. 角胶类　主要指以动物骨灰的角为原料制成的胶，加鹿角胶等。

3. 骨胶类　主要以动物骨骼为原料制备而成。豹骨角、狗骨胶、鱼骨胶等都属于骨胶类。

4. 甲胶类　主要以龟科动物乌龟的背甲和腹甲或鳖科动物鳖的背甲为原料制备而成。前者称龟甲胶，后者称鳖甲胶。

5. 其他胶类　凡含有蛋白质的动物药材均可制成胶剂，如以牛肉制成的霞天胶和以龟甲和鹿角为原料制成的龟鹿二仙胶。

（二）胶剂的制备

1. 原料处理　胶剂的原料为动物的皮、骨、角、甲、肉等，多附着一些毛、脂肪、筋、膜、血及其他不洁之物，必须经过处理，以免影响胶剂质量。如动物皮类，需选择张大、毛色黑、质地肥厚的，伤小无病者为好。制备时须浸泡数日，每日换水，待皮质柔软后刮去腐肉、筋膜、脂肪及毛。骨角类原料，可用清水浸洗去除腐肉筋膜，再用碱水洗除油脂，再以水洗净，便可熬胶。

2. 煎取胶汁　煎取胶汁也叫熬胶，原料经预处理后，置锅中加水以直火加热，或置夹层蒸气锅中加热煎取胶汁。煎胶所用火力，不宜太大，一般以保持锅内煎液微沸即可。夹层锅蒸汽加热，能使原料受热均匀，可避免焦化。无论直火加热或蒸汽加热，均应随时补充损失的水分，以免影响胶汁的煎出。煎煮时间也极为重要。煎煮时间随原料而异，除特殊规定外，一般煎煮 8～48 小时，反复 3～7 次，至煎出液中胶质甚少为止。因胶汁黏性较大，其中所含杂质不易沉降，常常用沉降法或沉降、滤过二法合用去除杂质。

3. 滤过澄清　每次煎出的胶汁应趁热用 100 目筛过滤，否则胶汁冷却黏度增大滤过困难。在胶液中加入适量明矾（每 100kg 原料约加入明矾 60～90g，甚至 120g）可加速细小杂质沉降而被分离。

4. 浓缩收胶　浓缩时应不断搅拌，并及时除去产生的泡沫，防止胶汁焦化。胶液浓缩至糖浆状后取出，静置 24 小时，至沉淀下降后取上清液，再置锅中继续浓缩至一定程度，加入豆油、冰糖，搅拌至完全溶解后继续浓缩，使胶液浓缩至接近出胶，即开始"挂旗"（挑起胶液则黏附棒上呈片状，而不坠落）时，搅拌加入黄酒，减弱火力，强力搅拌，以促进水分蒸发并防止焦化。此时，锅底有较大气泡产生，俗称"发锅"，待胶液浓缩至无水蒸气逸出即可。浓缩程度要适当，水分过多，成品在干燥过程中常出现四面高、中间低的"塌顶"现象。

5. 凝胶与切胶　胶剂熬成后，趁热倾入已涂有少量麻油的凝胶盘内使其胶凝，倾入热胶汁后置于 8～12℃的空调室中，静置 12～24 小时即可凝成胶块。胶汁凝固后即可切成小片状，俗称"开片"。手工操作时要求刀口平，一刀切成，以防出现重复刀口痕迹。大生产时可用自动切胶机切胶。

6. 干燥和包装　胶片切成后，置有干燥防尘设备的晾胶室内，摊放在晾胶床上晾干。一般 3～5 日将胶片翻动 1 次，使两面水分均匀散发，避免成品发生弯曲现象。待胶面干燥至一定程度，装入木箱内，密闭闷之，使胶片内部分水分向外扩散，称为"闷胶"，也叫"伏胶"。2～3 日后，将胶片取出并拭去表面水分，然后再晾。数日后又将胶片置于木箱中密闭 2～3 日，如此反复操作 2～3 次，即可达到干燥的目的。也可用纸包好置于石灰干燥箱中干燥，也可以适当缩短干燥时间。另外，也可用烘房设备通风干燥。

胶片充分干燥后，用酒精微湿或新沸过的毛巾拭其表面，使之光泽，用朱砂或金箔印上品名，装盒。胶剂应贮存于密闭容器，置于阴凉干燥处，防止受潮、受热、发霉、软化、黏结及变质等；但也不可过分干燥，以免胶片碎裂。

（三）举例

例 14-12　阿胶（驴皮胶）

【处方】驴皮　50.0kg　　　冰糖　3.3kg　　　豆油　1.7kg　　　黄酒　1.0kg

【制法】将驴皮漂泡，去毛，切成小块，再漂泡洗净，分次水煎，滤过，合并煎液，文火浓缩（可分别加入适量的黄酒、冰糖和豆油）至稠膏状，冷却，切块，阴干，即得。

【性状】本品为长方形或方形块，黑色，有光泽。质脆而硬，断面光亮，碎片对光照视呈棕色半透明。气微，味微甘。

【检查】根据《中国药典》现行版通则规定检查，水分不得过 15.0%；灰分不得过 1.0%；重金属不得过 30ppm，砷盐不得超过 3ppm，挥发性碱性物质每 100g 样品中不得过 0.10g。

【功能与主治】补血滋阴，润燥，止血。用于血虚萎黄，眩晕心悸，肌萎无力，心烦不眠，虚风内动，肺燥咳嗽，劳嗽咯血，吐血尿血，便血崩漏，妊娠胎漏。

【用法与用量】烊化兑服，3~9g。

四、丹药

（一）概述

丹药（medicinal sublimation）系指汞及某些矿物药，在高温条件下经烧炼制成的不同结晶形状的无机化合物，一般用于外科及皮肤科。

丹药具有用量少，药效确切，用法多样化的优点。但丹药为汞盐，毒性较大，一般不可内服，使用时要注意用药剂量和部位，以免中毒，且炼制过程产生大量有毒或刺激性气体，易污染环境，故在炼丹过程要有良好的排风系统，避免汞中毒或环境污染，故现品种已越来越少，许多制法与经验已失传或近将失传。

（二）丹药的制备

丹药传统的制备方法有升法、降法和半升半降法，现也可采用研磨法或化学合成法制备。

药料经高温反应生成的物质凝附在上方覆盖物内侧面，经刮取而得到结晶状化合物的炼制方法即为升法。药料经高温反应生成的物质降至下方接收器中，冷却析出结晶状化合物的炼制方法即为降法。药料经高温反应生成的物质，一部分上升凝结在上方覆盖物内侧，另一部分散落在加热容器内的炼制方法即为半升半降法。

（三）举例

例14-13 红升丹

【处方】水银 333.3g　　　火硝 333.3g　　　白矾 333.3g

【制法】以上3味，除水银外，其余2味分别粉碎成粗粉。经过坐胎，封口，烧炼，收丹，去火毒，即得。

【性状】本品为橙红色片状或粉末状结晶；质硬，性脆；无臭；遇光颜色逐渐变深。

【功能与主治】拔毒，排脓，去腐，生肌。用于一切恶疮，肉芽暗滞，腐肉不去。

【用法与用量】外用。用时研极细粉单用或遵医嘱。

五、其他传统剂型

（一）烟剂

烟剂（smoke formula）系指将原料药物掺入烟丝中，卷制成香烟形，供点燃吸入用的剂型，也称药烟，主要用于呼吸道疾病的治疗。

我国明代《外科十三方考》载有止哮喘烟。烟剂分全中药药烟（将中药材切制成丝状，掺入适量的助燃物质如硝酸钠或硝酸钾，混合均匀，卷制成烟）与含中药药烟（将中药材提取物按一定比例均匀喷洒在基质烟丝中，或用烟丝吸附，低温干燥后，卷制成香烟供点燃吸入用）。

（二）烟熏剂

烟熏剂（smoke fumigant）系指借助某些易燃物质经燃烧产生的烟雾达到杀虫，灭菌及预防与治疗疾病的目的，或利用穴位灸燃产生的温热来治疗疾病的剂型。

烟熏剂最早从人们发现野蒿点燃后有驱除蚊虫的作用开始应用，现代也多用于对病毒和细菌的抑制和灭杀。烟熏剂分为杀虫灭菌烟熏剂（由药物、燃料和助燃物质等组成）和燃香烟熏剂（由木粉、中药、黏合剂、助燃剂等组成）。民间多用于家庭熏香，现被广泛用于大棚、温室等的蔬菜防虫。

（三）香囊剂

香囊剂（aromatic bag formula）系指在布制囊（袋）中装入含挥发成分的中药，敷于患处或接触机体，使有效成分被机体吸收或渗入皮肤、黏膜或刺激穴位而起外用内治作用的剂型，可以疏通经络、安神醒脑和增强机体免疫功能。香囊剂根据使用部位不同可以分为药枕、保健床褥、护背、护腰、护肩、护膝香囊（袋）剂及荷包样香袋等。

（四）锭剂

锭剂（lozenge）系指饮片细粉或与适宜黏合剂加工制成不同形状的可用于内服或外用固体剂型。常用的黏合剂为糯米糊、蜂蜜或利用处方中具有黏性的药物。根据其治疗目的的不同，锭剂可制成长方形、纺锤形、圆柱形、圆锥形、圆片形等多种形状。锭剂的制备方法有模制法、捏搓法或泛制法，锭剂也可以包衣或打光以改善外观。

（五）灸剂

灸剂（moxibustion formula）系指将艾叶捣、碾成绒状，或另加其他药料卷制成卷烟状或捻成其他形状，供熏灼穴位或其他患部的外用剂型。灸剂按形状分为艾头、艾炷和艾条三种，均由艾绒制成。灸剂最早见于《黄帝内经》，是我国发明很早的利用"温热刺激"的一种物理疗法。灸剂也有桑枝灸、烟草灸、油捻灸、硫黄灸和火筷灸等。

（六）搽剂

搽剂（liniments）系指专供揉搽皮肤表面的一种液体制剂。一般用于无损伤的皮肤，有镇痛、保护和对抗刺激等作用。用于镇痛和对抗刺激的搽剂常用乙醇或二甲基亚砜为溶剂，有利于药物的穿透；以油为分散介质的擦剂具有润滑作用，避免皮肤干燥。

（七）糕剂

糕剂（cake formula）系指原料药物和米粉、蔗糖蒸制而成的块状剂型。

（八）熨剂

熨剂（compression formula）系指将煅制铁砂与药汁、米醋拌匀，晾干而制成的外用固体剂型。

（九）钉剂

钉剂（nail formula）系指原料药物与糯米粉混匀，加水加热制成软材，分剂量后搓制成两端尖锐细长如钉（或锥形）的外用固体剂型。

（十）条剂

条剂（stripe formula）又称纸捻，系指将原料药物黏附于桑皮纸捻成的细条上的一种外用剂型。

（十一）线剂

线剂（thread formula）系指将丝线或棉线，于药液中先浸后煮，经干燥后制成的一种外用剂型。

（十二）棒剂

棒剂（club formula）系指将药物制成小的棒状直接用于皮肤或黏膜上，起腐蚀、收敛等治疗作用的外用固体制剂。

>>> 知识链接 • -

古代经典名方的研发

2017 年 7 月 1 日实施的《中医药法》规定，"生产符合国家规定条件的来源于古代经典名方的中药复方制剂，在申请药品批准文号时，可以仅提供非临床安全性研究资料"。这部中医药领域的基本法为古代经典名方的研发提供了法律保障。

编制《古代经典名方目录》为深入挖掘中医药宝库中的精华开启方便之门。根据《中医古籍总目》记载的历代代表性医籍，结合医史文献学专家推荐，确定汉代张仲景《伤寒杂病论》经方、官修方书和历代有代表性的古医籍作为重点遴选文献，以 103 种代表性医籍所载 10 万余首方剂作为古代经典名方遴选范围。经多学科专家多轮论证、广泛征求意见、逐层筛选，真正做到百里挑一，最终形成 100 首第一批《古代经典名方目录》，2018 年 4 月 16 日由国家中医药管理局发布。

白膏药

白膏药系指原料药物、食用植物油与宫粉［碱式碳酸铅 $2PbCO_3 \cdot Pb(OH)_2$］炼制成的膏料，滩涂于裱褙材料上制成的供皮肤贴敷的外用制剂。白膏药的制法与黑膏药基本相同，唯下丹时油温要冷却到 100℃ 左右，缓缓递加宫粉以防止产生大量二氧化碳气体使药油溢出。宫粉的氧化作用不如红丹剧烈。宫粉用量较红丹多，与油的比例为 1：1 或 1.5：1，允许有部分多余的宫粉存在。加入宫粉后需搅拌，在将要变黑时投入冷水中，成品为黄白色。

- •

◁ **目标测试** ▷

答案解析

一、A1 型题（最佳选择题）

1. 关于影响浸提因素的叙述正确的是（ ）

    A. 浸提温度越高浸提效果越好   B. 饮片粒度越小浸提效果越好

    C. 浓度梯度越大浸提效果越好   D. 浸提压力越大浸提效果越好

    E. 浸提时间越长浸提效果越好

2. 在汤剂制备中，以下饮片无需先煎、后下、包煎、另煎、冲服、烊化等特殊处理的是（ ）

    A. 制附子   B. 旋覆花   C. 钩藤

    D. 女贞子   E. 羚羊角

3. 关于丸剂制备方法的叙述错误的是（ ）

    A. 丸剂制备方法主要有塑制法、泛制法和滴制法

    B. 泛制法可用于水丸、糊丸、蜜丸、浓缩丸、微丸的制备

    C. 老蜜适用于黏性差的矿物质和纤维质饮片细粉制丸

    D. 可用微波干燥或红外干燥对蜜丸进行干燥和灭菌

    E. 起模是泛丸成型的基础

4. 关于水提醇沉的说法错误的是（ ）

    A. 应快速搅动药液，缓缓加入乙醇，以避免局部醇浓度过高造成有效成分被包裹损失

    B. 密闭冷藏，可防止乙醇挥发

    C. 沉淀采用乙醇（浓度与药液中的乙醇浓度相同）洗涤，以减少有效成分的损失

D. 含醇量达 65% 以上大部分油脂性杂质可沉淀除去

E. 药液应适当浓缩，以减少乙醇用量

5. 某女，40 岁，按甘草附子汤的组方取药，药师嘱其所用制附子应先煎，之后与他药共煎。制附子先煎的目的是（　）

A. 长时间煎煮可提高乌头碱的溶出量

B. 制附子中的化学成分水溶性差，需要长时间溶解

C. 长时间煎煮促使制附子中生物碱与有机酸成盐，有利于溶出

D. 长时间煎煮会促使制附子中苯甲酸与生物碱结合成酯，有利于吸收

E. 制附子中的二萜双酯型生物碱有很强的毒性，长时间煎煮可降低毒性

6. 除另有规定外，要求检查软化点的剂型是（　）

A. 橡胶贴膏　　　　　　　B. 凝胶贴膏　　　　　　　C. 膏药

D. 透皮贴剂　　　　　　　E. 软膏剂

二、B 型题（配伍选择题）

A. 泛制丸　　　　　　　　B. 塑制丸　　　　　　　　C. 滴制丸

D. 浓缩丸　　　　　　　　E. 压制丸

7. 药物细粉以适宜液体为黏合剂泛制而成的小球形制剂是（　）

8. 药物提取物与基质用适宜方法混匀后，滴入不相混溶的冷却液中，收缩冷凝成的制剂是（　）

9. 药物细粉以适宜粘合剂混合制成的丸块，经制丸机制成的丸剂是（　）

10. 饮片或部分饮片提取的浸膏，与适宜辅料或药物的细粉，以水、蜂蜜或蜜水为赋形剂制成的丸剂是（　）

书网融合……

思政导航

本章小结

题库

第十五章　生物技术药物制剂

PPT

◎ 学习目标

知识目标

1. 掌握　生物技术药物的基本概念、分类和特点；多肽、蛋白类药物注射给药制剂的处方设计和组成。

2. 熟悉　多肽、蛋白类药物的非注射给药制剂；核酸药物的递送载体。

3. 了解　生物技术药物制剂的发展概况。

能力目标　通过本章的学习，能够掌握生物技术药物性质、制剂要素及其临床应用特点，具备初步分析、设计生物技术药物制剂的能力。

▷ 第一节　概　述

一、生物技术药物的相关概念

（一）基本概念

生物技术（biotechnology）又称生物工程（bioengineering），是应用微生物、动植物细胞或其组成部分（细胞器和酶）等生物体，设计生产有价值的产物或进行有益过程的技术。广义的生物技术涵盖了基因工程、细胞工程、发酵工程与酶工程，以及生化工程、蛋白质工程、抗体工程等，其中基因工程技术是其核心。

生物技术药物（biotechnology drugs，biotech drugs）又称生物药物（biopharmaceutics）是指以细胞及其组成部分为原始材料，利用生物系统、活生物体及其衍生物生产获得的药物。与小分子化学药物相对应，生物技术药物的相对分子质量大、结构复杂，因此也称为生物大分子药物（bio-macromolecular drugs）或生物药物（biologics，biologicals）。

生物技术药物制剂（biopharmaceuticals）是指以生物技术药物为原料、按药品标准所制备的制剂。由于生物技术药物在理化性质、生物学性质和工艺学性质等多方面的特殊性，生物技术药物制剂的设计和生产也面临多重挑战，涉及多环节、多学科的交叉合作研究。有关生物技术药物制剂创新研究的技术和方法，已成为药剂学研究的重点、前沿领域。

（二）生物技术药物的发展概况

生物技术药物与天然产物药物、化学合成药物并称为三大药物类别。1982年第一个基因工程药物重组人胰岛素上市，标志着生物技术向临床应用的成功转化。此后40年间，现代生物医药技术迅速发展，超过250种生物技术药物相继上市，其中部分品种已名列全球畅销药品榜单（图15-1）。

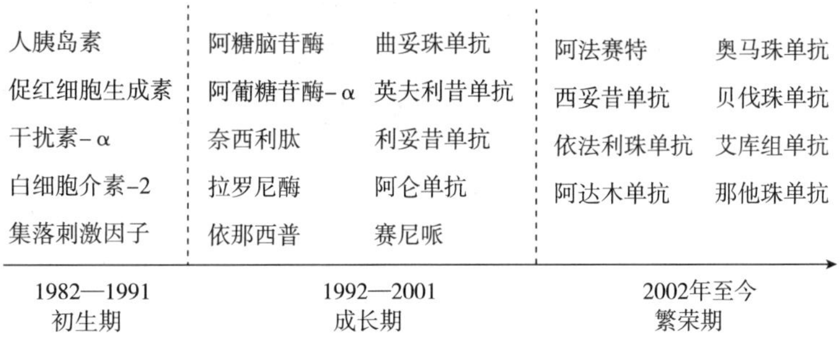

人胰岛素	阿糖脑苷酶	曲妥珠单抗	阿法赛特	奥马珠单抗
促红细胞生成素	阿葡糖苷酶-α	英夫利昔单抗	西妥昔单抗	贝伐珠单抗
干扰素-α	奈西利肽	利妥昔单抗	依法利珠单抗	艾库组单抗
白细胞介素-2	拉罗尼酶	阿仑单抗	阿达木单抗	那他珠单抗
集落刺激因子	依那西普	赛尼哌		
1982—1991 初生期	1992—2001 成长期		2002年至今 繁荣期	

图 15-1　生物技术药物的发展简史

在生物技术药物发展之初（1982—1991，初生期），人们关注的重点在于研制重组人激素、重组人生长因子以及人细胞因子等产品。此后的十年间（1992—2001，成长期）又研制出罕用药（又称孤儿药，orphan biopharmaceutical drugs）用于治疗罕见遗传疾病。自 1987 年第一个单克隆抗体药物——莫罗莫那（Muramonab）用于临床以来，抗体类药物发展迅速、市场份额不断增长（2002 年至今，繁荣期），如今已成为生物技术药物的主体。

1989 年我国批准上市了第一个生物技术药物——基因重组人干扰素 α1b，标志着中国生物制药产业正式启航，此后陆续上市了细胞因子、融合蛋白、治疗基因、干细胞、单克隆抗体等多类品种。

二、生物技术药物的分类与结构

依照生物技术药物的化学本质和特性，可分为多肽类、重组蛋白质类、核酸类。蛋白质和多肽是当前生物技术药物的主体，二者均由氨基酸构成，通常组成肽链的氨基酸数量少于 50 个时称为多肽，50 个以上且具有高级空间构象则称为蛋白质。核酸的基本构成单位为核苷酸。

1. 化学合成的多肽类药物　借助化学合成手段可将氨基酸按照特定序列连接而成肽链，或进一步折叠得到空间构象。这种方法可在短时间内获得大量多肽化合物，提高筛选效率，且便于结构修饰。上市品种包括奥曲肽、缩宫素、亮丙瑞林、环孢素等。

2. 重组蛋白质类药物　利用基因工程或杂交细胞技术可大量生产高纯度蛋白质药物，还可对天然来源蛋白质进行结构改造或生产杂交蛋白。按照生物功能和临床用途，可进一步分为细胞因子、激素、酶、治疗性抗体、可溶性受体、疫苗等类别。上市品种如干扰素、肿瘤坏死因子、重组人促红细胞生成素、重组水蛭素、曲妥珠单抗、乙型肝炎疫苗等。

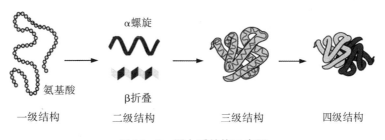

图 15-2　蛋白质结构示意图

如图 15-2 所示，蛋白质的结构可分为四级：一级结构又称初级结构，即组成蛋白质多肽链的线性氨基酸序列，包括起始和二硫键位置；二、三、四级结构称为高级结构，蛋白质分子只有在其立体结构呈特定的构象（conformation）时才有相应的生物活性。具有糖基化修饰的糖蛋白类药物结构更为复杂，糖链的多少、长短及连接位置均影响着活性。

非共价键（氢键、离子键、配位键、疏水作用、范德华力等）和共价键（二硫键）对于稳定蛋白质的构象均有贡献。环境因素可对上述作用力产生显著影响，进而改变蛋白质的高级结构。

3. 核酸类药物 包括脱氧核糖核酸（DNA）和核糖核酸（RNA）。分子量大者（如全序列 DNA）可从细菌或细胞中抽提，分子量小者（如 RNA 片段或寡核苷酸）则可人工合成。这类药物体内递送难度大，上市品种较少。

三、生物技术药物的理化性质

（一）多肽、蛋白类药物的理化性质

蛋白质的分子量，小的有几千，如胰岛素（单体 6kDa）；大的上千万，如斑纹病毒（烟草）（6×10^4kDa）。蛋白质在水中形成亲水胶体，颗粒大小在 $1 \sim 100$nm 之间，不能透过半透膜。由于蛋白质分子中存在极性基团如—NH_3^+、—COO^-、—NH_2、—OH、—SH 等，可形成水化层而稳定。

1. 旋光性 蛋白质分子总体旋光性由构成氨基酸各自旋光度的总和决定，通常是右旋，它由螺旋结构引起。蛋白质变性，螺旋结构松开，则其左旋性增大。

2. 紫外吸收 大部分蛋白质均含有带苯核的苯丙氨酸、酪氨酸与色氨酸，苯核在紫外 280nm 有最大吸收。氨基酸在紫外 230nm 显示强吸收。

3. 蛋白质两性本质与电学性质 蛋白质除了肽链 N - 末端有自由的氨基和 C - 末端有自由的羧基外，在氨基酸的侧链上还有很多解离基团，如赖氨酸的 ε - 氨基，谷氨酸的 γ - 羧基等。这些基团在一定 pH 条件下都能发生解离而带电。因此蛋白质是两性电解质，在不同 pH 条件下蛋白质会成为阳离子、阴离子或两性离子。

4. 化学稳定性 蛋白质的化学稳定性是指通过共价键连接的氨基酸序列的稳定性，也包括其中各个氨基酸侧链的共价结构的稳定性，即初级结构的稳定性。共价键改变引起蛋白质不稳定的原因有水解、氧化和消旋化；除此之外还有蛋白质的特有反应，即二硫键的断裂与交换。有时几种反应同时进行。

5. 物理稳定性 蛋白类药物的物理稳定性是指在蛋白的氨基酸序列结构保持稳定的前提下，即高级结构的稳定性。与维持蛋白质三维结构中的非共价键密切相关，一旦非共价键受到部分破坏，都可能影响到整个协同作用，进而会造成蛋白质结构的破坏和生物活性的丧失，即变性（denature），包括发生蛋白质聚集（aggregation）、沉淀（precipitation）、表面吸附（adsorption）或解折叠（unfolding）等。影响蛋白质物理稳定性的因素有很多，如温度、pH、蛋白浓度、离子环境、表面作用和机械作用等。

（二）核酸类药物的理化性质

核酸是由单核苷酸聚合而成，分子量较大；尤其是天然 DNA 的相对分子质量大，溶液黏度高。核酸类作为极性化合物，水溶性较强。在溶液 pH 大于 4 时，其磷酸残基全部解离、呈多阴离子状态，此时核酸可视为多元酸；处于多阴离子状态的核酸可与金属离子结合成盐。溶液 pH 还能直接影响核酸双螺旋结构中碱基对之间氢键的稳定性。

核酸容易被环境中共存的核酶所降解，分子质量降低，进而影响其生物活性。温度、溶液 pH、有机溶剂及某些试剂（如尿素、甲酰胺等）可导致核酸变性，空间结构改变但共价键并未断裂；在适当条件下，变性 DNA 的氢键恢复、双螺旋结构再度形成，则发生 DNA 复性。

四、生物技术药物的活性特点

1. 活性和针对性强，机制明确，安全性高 生物技术药物由于是体内天然存在的物质及其衍生物，量微而活性强，用量极少就会产生显著的效应，相对而言，不良反应较小、毒性较低、安全性较高。而

且这类药物往往具有特定的靶分子、靶细胞或靶器官，因此活性及作用机制更为明确。

2. 体内半衰期短　多数蛋白多肽类药物在体内的半衰期短，降解迅速，且在体内降解的部位广泛。如胸腺五肽的半衰期不足 1 分钟。

3. 免疫原性　许多来源于人的生物技术药物，在动物中有免疫原性，所以在动物中重复给予这类药品将产生抗体，有些人源性蛋白在人体内也能产生血清抗体，其原因主要可能是重组药物蛋白质在结构及构型上与人体天然蛋白质有所不同所致。例如人胰岛素在应用时产生抗体的发生率约为 44%，这种免疫原性会降低疗效。

基于上述特点，生物技术药物制剂在设计、生产、贮运和应用过程中也有相应的特殊要求，必须予以关注。

第二节　多肽和蛋白类药物制剂

由于蛋白和多肽类药物性质特殊，如结构复杂、性质不稳定、极易变性失活，因此如何确保产品安全、有效、稳定，是蛋白和多肽类药物制剂研制过程中面临的难题和关键。目前最常见的剂型仍为注射剂。

一、注射用制剂的研究

目前有液态、冻干和新型缓释、控释注射剂。

（一）液态注射剂

液态注射剂一般多为多肽或蛋白质的溶液，但在某些特殊情况下也可以是分子聚集体或微晶混悬液。因大部分液态注射制剂的稳定性对温度敏感，所以一般要求在冷藏条件下（2~8℃）贮存。

由于蛋白和多肽类药物的制备、纯化以及分装等过程都需要在溶液中完成，因此在制剂研究过程中必须重视药物在溶液中的稳定性。增加蛋白和多肽类药物在溶液中稳定性的方法主要有改造其结构或改变与其接触的溶剂的性质。

1. 改变化学结构提高稳定性　通过对氨基酸序列和结构的分析，运用定点突变等手段对热点氨基酸进行替换，在保证生物活性的前提下，用稳定的氨基酸替代易降解的氨基酸，或者引入特定的分子内二硫键以稳定药物结构等。

在蛋白多肽分子上连接分子量较高的聚乙二醇（PEG）分子，PEG 在蛋白分子周围构成一定的空间位阻，能阻滞体内蛋白酶对蛋白的降解；此外 PEG 修饰后的蛋白药物还能避免补体系统等的消除作用、减少肾小球滤过排除量，延长蛋白类药物在体内的驻留时间，从而兼有长效作用。

2. 采用制剂手段提高稳定性　可通过处方的设计和优化，改变蛋白和多肽类药物溶剂的性质，来抑制或延缓蛋白质分子的化学降解和物理变性。

（1）溶液的 pH 和缓冲盐　由于多肽和蛋白质分子在溶液中的稳定性与 pH 密切相关，如 β 消除反应主要发生在酸性条件下，在碱性条件下会减少二硫键的断裂等，因此在制剂研究过程中需要根据特定蛋白质和多肽序列的主要降解途径，有针对性地选择最能保证蛋白质稳定性的溶液 pH 范围及缓冲体系。另外，蛋白质分子的物理稳定性也受溶液 pH 影响，如当溶液 pH 接近蛋白或多肽分子的等电点（pI）值时，蛋白质的溶解度太低，容易造成蛋白质的聚集甚至沉淀等。

（2）小分子稳定剂和抗氧剂　在蛋白和多肽类制剂中，常含有一些易使某些氨基酸氧化的物质，导致蛋白质失活。此种情况下可加入蔗糖等稳定剂，也可加入 EDTA 等金属离子络合剂抑制氧化反应的发生，进而提高蛋白和多肽类药物的稳定性。

（3）表面活性剂　蛋白和多肽类药物在制备和贮存过程中，会遇到各种两相界面，很容易造成蛋白质的变性，所以有时需要在制剂中添加少量表面活性剂，从而使蛋白质分子可以远离界面，降低其变性概率。主要为非离子型表面活性剂，如吐温 80 等。

（4）大分子化合物稳定剂　部分大分子化合物用于蛋白和多肽类制剂中，可阻碍蛋白间的相互作用，从而保护蛋白活性，提高稳定性。如人血白蛋白可用于人红细胞生成素、β - 干扰素等制剂中，提供一定的蛋白间相互作用的空间位阻，保护蛋白活性。

（二）冻干粉针剂

很多蛋白和多肽类药物，如果在液体中的贮存稳定性不能达到要求，可以使药物固体化来提高其稳定性，降低蛋白质分子在介质中的热运动及相互作用的概率，如制备成冻干粉针剂，使用前再溶解成为注射液。

由于蛋白和多肽类药物的稳定性对温度极为敏感，所以一般情况下多采用冷冻干燥法制备蛋白和多肽类药物的冻干粉针，但制备过程中会产生多种冻结和干燥应力，使此类药物发生不同程度的变性。因此，为了提高药品的稳定性，必须对药品在冻干过程中的损伤和保护机制进行进一步的研究，优化冻干工艺。

1. 冷冻干燥过程中的保护　冷冻干燥法制备蛋白类药物制剂时主要考虑两个问题，一是选择适宜的辅料，优化蛋白类药物在干燥状态下的长期稳定性；二是考虑辅料对冷冻干燥过程中一些参数的影响，如最高与最低干燥温度，干燥时间，冷冻干燥产品的外观等。为了防止药物变性，通常都在其制剂配方中添加不同的保护剂，加入的这些保护剂一般应具有吸水性差、玻璃转变温度高、结晶率低和不含还原性基团等特性。此外，水分也可以影响蛋白质的化学稳定性，因此严格控制产品的含水量，对保证产品的质量十分重要。

2. 赋形剂的添加　为了保证冻干粉具有足够的机械强度，维持良好的外形，可加入适量赋形剂，使冻干过程不易出现塌陷现象，有利于水分的升华，也可减少有效成分的损失。最常用的赋形剂有甘露醇和氨基乙酸。

（三）新型缓释、控释注射剂

很多蛋白和多肽类药物的生物半衰期短，有的甚至不足一小时，必须频繁注射，才能维持足够的血药浓度和药效，如糖尿病患者补充餐后胰岛素需要一日注射 3 次以上，患者依从性差。因此众多研究者们致力于研究蛋白和多肽类药物的长效缓释、控释制剂，如微球、植入剂、脂质体等，可在体内持续或可控地释放药物，以减少给药次数，增加患者依从性。例如，1986 年由法国 Ipsen 生物技术公司生产的黄体生成素释放激素（LHRH）类似物曲普瑞林（Tryptorelin）微球注射剂首次上市，此微球注射剂供肌内注射，用于治疗前列腺癌，每注射一剂，可缓释药物达 1 个月，改变了普通注射剂需每天注射的传统使用方法。此后，亮丙瑞林、那法瑞林、重组人生长因子等缓释微球注射剂也纷纷上市。又如，有研究将破伤风类毒素制成 PLGA 脉冲式控释微球制剂，1 次注射该制剂 1 ~ 14 日、1 ~ 2 个月与 9 ~ 12 个月内分 3 次脉冲释放，从而达到全程免疫、方便患者的目的。此外，尚有注射用原位凝胶型植入剂、纳米粒、树枝状聚合物，甚至红细胞等新型给药载体和制剂技术可用于蛋白和多肽类生物大分子药物的体内递药，但多数处于研究阶段。

二、非注射用制剂的研究

非注射给药途径有利于提高患者依从性。蛋白多肽类药物非注射途径的给药方式主要包括鼻腔、口服、肺部、直肠、口腔黏膜和经皮给药。但这类大分子药物的黏膜透过能力差，易受 pH、酶等多种因素的影响而降解。因此，如何提高制剂的生物利用度是蛋白和多肽类药物的非注射制剂研究的重点和难点，通常采用化学修饰药物、加入吸收促进剂或酶抑制剂、离子电渗法等多种方法促进其吸收。

（一）鼻腔给药系统

鼻腔给药是目前蛋白和多肽类药物最具发展前景的非注射给药途径之一。原因主要在于鼻腔黏膜中动静脉和毛细淋巴管分布十分丰富，鼻腔呼吸区细胞表面有大量绒毛，鼻腔黏膜具有相对较高的通透性和较低的酶活性，对蛋白多肽类药物的分解效应较胃肠道黏膜低，而且可以避免首过效应，有利于药物的吸收并直接进入体内血液循环。目前已有一些蛋白和多肽类药物的鼻腔给药制剂上市并用于临床，主要剂型有滴鼻液和喷鼻剂，如降钙素（calcitionin）、催产素（oxytocin）、加压素（vasopressin，商品名Postacton）、胰岛素（商品名 Nazlin）等。

但鼻腔给药系统当前仍存在一定问题：分子量大的药物通透性差，生物利用度低，部分药物制剂存在吸收不规律，且产生局部刺激性以及长期给药所引起的毒性，使其应用受限。为此可通过添加吸收促进剂和酶抑制剂，或延长药物在鼻腔内的滞留时间来提高鼻腔给药疗效。常用的鼻腔黏膜吸收促进剂有甘胆酸盐、胆酸盐、去氧胆酸盐、牛黄胆酸盐、葡萄糖胆酸盐、鹅去氧胆酸盐、乌索去氧胆酸盐等，还有葵酸酯、辛酸酯、月桂酸酯等脂肪酸及其酯类吸收促进剂。如脑啡肽类似物（enkephalin）和胰岛素不加吸收促进剂，鼻腔给药生物利用度分别为 59% 和不足 1%，加入甘胆酸盐后相对吸收百分率可达94% 和 10% ~ 30%。

（二）口服给药系统

相对于注射给药，口服是一种方便且患者依从性较高的给药方式，尤其适用于需长期给药的患者。近年来，国内外对蛋白和多肽类药物口服制剂的研究非常活跃，以胰岛素为代表的口服给药系统一直是研究的重点。但由于蛋白和多肽类药物本身的结构以及人体的吸收问题，其口服给药生物利用度很低。原因包括药物分子量大、脂溶性差、难跨过生物膜屏障；胃酸、消化道酶等对药物的破坏、降解等作用；肝脏对药物的首过效应；存在化学和构象不稳定问题等。因此，提高口服生物利用度是蛋白和多肽类药物口服给药的关键。

结肠中蛋白水解酶含量很低，且结肠是口服蛋白和多肽类药物吸收的理想位置。口服结肠定位给药系统可以把药物直接运送到结肠部位释放，避免了通过上消化道被酶降解，有望解决蛋白和多肽类药物的生理屏障问题，具有良好的应用前景。研究表明，通过药物结构修饰、定位释药（如结肠部位）、微粒给药系统的开发、生物黏附剂、促进剂和蛋白酶抑制剂的应用等方式，可以一定程度上改善蛋白和多肽类药物的口服吸收。目前已有个别品种实现了口服给药，如口服干扰素、胸腺肽、脑蛋白水解物等。

（三）肺部给药系统

由于肺部生理结构特殊，蛋白和多肽类药物更适于采用肺部给药途径，可以避免胃肠道酶类的代谢作用和肝脏的首过效应，充分达到全身治疗效果。大分子药物在肺内较长的滞留时间可以增大其在肺泡中的吸收，且吸入方法是非侵入性的，容易被患者接受。但雾化吸入微粒的大小影响药物到达部位的深度及药物在口腔及上呼吸道的存留，研究提示较为理想的微粒大小是在 0.5 ~ 5μm。

据报道，亮丙瑞林（9 个氨基酸）、胰岛素（51 个氨基酸）、生长激素（192 个氨基酸）可以从肺部吸收，生物利用度为 10% ~ 25%。2006 年，辉瑞（Pfizer）研发的世界首个吸入型胰岛素产品（商品名 Exubera）获准上市，但仅仅 1 年多后该肺部给药粉雾剂即宣告撤市。虽然吸入胰岛素起效极快，但生物利用度低（约 10%），长期安全性不明确、药物作用时间短、患者依从性差、价格昂贵等多种原因最终导致产品的商业开发失败。

目前蛋白和多肽类药物肺部给药系统存在的主要问题是：长期给药后的安全性评估；肺吸收分子大小的限制；促进吸收的措施；稳定的药物处方设计方法等。一旦这些问题得到解决，肺部给药系统也是蛋白和多肽类药物的适宜途径。

（四）直肠给药系统

由于直肠内水解酶活性比胃肠道低、pH 接近中性、药物破坏较少，基本上可以避免肝脏首过效应、直接进入血液循环，同时也不像口服药物受到胃排空及食物的影响，因此蛋白和多肽类药物直肠给药也是较为理想的途径之一。

为了提高蛋白和多肽类直肠吸收效果，一般需在处方中加入吸收促进剂。常用的吸收促进剂有水杨酸、5 – 甲氧基水杨酸、去氧胆酸钠、DL – 苯基苯胺乙醚乙酸乙酯（DL – phenylalanine ethyl acetoacetate）、聚氧乙烯（PEO）– 9 – 月桂基醚、烯胺（enamine）衍生物等。如降钙素不加吸收促进剂的直肠给药生物利用度为 0.8%，加入 PEO – 9 – 月桂酸醚后相对吸收率可达 26%。

（五）口腔黏膜给药系统

与其他黏膜给药途径相比，口腔黏膜的吸收表面积较大（100 ~ 200cm^2），血管丰富，酶活性较低，患者用药的依从性较好。药物经口腔黏膜吸收后可经颈静脉、上腔静脉直接进入全身循环，从而避免胃肠消化液的影响及肝的首过效应。但存在唾液的清除效应、对大分子药物的吸收差；与肌内注射相比，口腔黏膜吸收率仍然很低。

目前，可以采用多种方法以改善口腔黏膜对蛋白和多肽类药物的吸收，如加入吸收促进剂、酶抑制剂和表面活性剂，利用生物黏附材料，物理方法包载药物以提高稳定性。此外，喷雾制剂释放的极细雾滴能最大限度地利用吸收表面。

其他剂型包括舌下片、颊部生物黏附片或膜剂、喷雾剂等，如口腔用胰岛素喷雾剂可代替餐时的胰岛素注射，用于治疗 1 型及 2 型糖尿病。研究表明，胰岛素口腔喷雾剂起效快、生物利用度较高，未发现对口腔黏膜的刺激与损伤。2005 年，加拿大 Generex 公司开发的人胰岛素颊用喷雾剂（商品名 Oral – Lyn）已获准上市。

（六）经皮给药系统

经皮给药是一种安全且方便的给药方法。皮肤中水解酶活性很低，可以避免蛋白和多肽类药物的失活。但由于这类药物相对分子质量较大，并且容易形成聚集体，皮肤表面的致密角质层结构，使其难以渗入。此外，大分子药物在经皮渗透过程中，由于皮肤环境的诱导会发生结构的变化在皮肤中滞留。目前，一些物理技术和化学方法以及纳米载药系统已用于经皮给药系统的研究，并且显示出良好的促渗效果。某些化学促渗剂能够促进大分子药物的经皮吸收，如胰蛋白酶改善皮肤对胰岛素的通透性。微针、离子导入、电穿孔技术、超声波法等物理促渗技术通过改变角质层的物理状态或增加药物分子的能量来增加药物的透皮量，在经皮给药领域已显示出良好的应用前景。还有研究者采用超声促渗（sonophoresis）、离子载体（ionophores）等方法促进胰岛素吸收。但目前尚未有蛋白和多肽类药物的经皮给药制剂上市。

≫ 第三节　核酸类药物制剂

根据核酸类药物的化学结构和作用机制，可分为寡核苷酸、核酸适配体药物、核酸疫苗三类；用于基因治疗的基因药物从化学结构上看也属于核酸药物。

理想的核酸药物制剂应满足以下要求：载药能力强、转染效率高，稳定性好、可实现胞内递药，对机体无毒、无致病性或免疫原性，可生物降解、生物相容性良好，制备工艺简便、易于工业化生产。

核酸类药物的治疗靶点位于细胞内甚至细胞核内，其体内递送面临双重障碍：一是到达靶细胞之前可能遭遇的多重胞外屏障，如降解酶、巨噬细胞吞噬、胞外黏膜层等；二是胞内屏障，如靶细胞膜、溶酶体、细胞核膜等。因此，通常核酸类药物需要借助特定递送载体方能输送至体内。常用的载体分为病毒载体和非病毒载体两类。

病毒载体输送效率高，但携带基因的大小和数量有限，且存在临床应用安全性问题；可选择反转录病毒、腺病毒、慢病毒、疱疹病毒和甲病毒等。

非病毒载体则利用材料的特定理化性质来介导基因的转移，相对安全、但基因输送效率低，具有低毒、低免疫原性，可操控性强、易于大量生产；目前常用的非病毒类载体主要是 DNA、脂质体、阳离子聚合物（cationic polymer）、纳米粒等载体。

1. DNA 载体 是结构最简单的非病毒传递系统，又称质粒 DNA（plasmid DNA）或裸 DNA，其宿主免疫反应弱，但稳定性差、缺乏靶向性、易被体内核酶降解，且转染效率不高、表达时间短，不易实现大规模生产。

2. 脂质体载体 按照电荷及组成可分为阳离子（cationic）、阴离子（anionic）、pH 敏感型（pH-sensitive）、融合（fusogenic）等四类脂质体（liposomes）。

目前最常用的是阳离子脂质体，通常阳离子脂质体的亲水基团是带有一个或数个氨基的长链铵基，疏水基团主要为脂肪酰链或胆固醇。常用品种如氯化三甲基 -2,3- 二油烯氧基丙基铵（DOTMA）、三氟乙酸二甲基 -2,3- 二油烯氧基丙基 -2-（2- 精胺甲酰氨基）乙基物（DOSPA）等。另含有中性脂类，如二油酰基磷脂酰乙醇胺（DOPE）、二油酰基磷脂酰胆碱（DOPC）等。阳离子脂质体通过自身携带的正电荷与带有负电荷的核酸分子紧密结合形成复合物。

常用阴离子脂质体包括磷脂酰丝氨酸、心肌磷脂和二棕榈磷脂酰甘油等，在制备过程中需加入钙以提高包封效率。制得的阴离子脂质体可将低聚核苷酸定位于细胞核，从而延长细胞内保留时间；与阳离子脂质体相比，其转染率较低但毒性也较小。

pH 敏感型脂质体经细胞内吞后，在由内涵体转运至溶酶体之前即将药物释放至细胞质内，不仅能防止溶酶体对药物的破坏，还在一定程度上提高了核酸类药物的稳定性，从而实现细胞内靶向和控制药物释放。

在制备脂质体时加入适宜融合剂可制得融合脂质体，常用 PEG、甘油、PVA、重组病毒的细胞膜、某些病毒蛋白等作为融合剂；此外，二油酰基磷脂酰乙醇胺（DOPE）也可作为融合剂，用于制备阳离子脂质体/DNA 复合物。因其工艺复杂、血浆稳定性和细胞特异性不足、部分具有免疫原性，目前此类脂质体应用较少。

3. 阳离子聚合物载体 阳离子聚合物与核酸在静电作用下发生自组装可形成纳米复合物，常用聚乙烯亚胺（PEI）、聚赖氨酸、壳聚糖、鱼精蛋白、聚精氨酸、短杆菌肽 S 等。但此类载体自身化学毒性较大，且难以同时实现高效包封和释药。

4. 纳米粒载体 多数采用无机纳米粒，如金纳米粒、碳纳米管等，但其体内安全性和代谢行为有待确认。

>>> 知识链接 o- -

疫苗制剂

疫苗（vaccines）是迄今为止效率高、成本低的公共健康防御手段。疫苗通过激活免疫系统、产生抗体来对抗抗原，并诱导机体免疫记忆、识别并破坏特定病原体。人用疫苗一般有三类：减毒活性病原体疫苗、失活疫苗、亚单位疫苗。其中，减毒活性病原体疫苗更有效，失活疫苗安全性高，亚单位疫苗的免疫炎症反应更少。近年来一些治疗癌症和艾滋病的 DNA 疫苗已进入临床研究，开启了疫苗新时代。

疫苗通常制成注射液，采用肌内或皮下注射，并在运输过程中采用冷藏链（经干燥后制成的固态制剂除外）。目前，疫苗的各类非侵入性给药方式也得到了广泛研究，如滴鼻、肺吸入、经皮、口服、舌下或口腔等。

目标测试

答案解析

一、**A1 型题**（最佳选择题）

1. 我国批准上市的第一个生物技术药物是（　　）
   A. 重组人胰岛素　　　　　　B. 重组人干扰素　　　　　　C. 曲妥珠单抗
   D. 伊那西普　　　　　　　　E. 集落刺激因子

2. 标志着生物技术成功转化为临床应用的第一个基因工程药物是（　　）
   A. 重组人胰岛素　　　　　　B. 重组人干扰素　　　　　　C. 曲妥珠单抗
   D. 伊那西普　　　　　　　　E. 集落刺激因子

二、**X 型题**（多项选择题）

3. 通常所说的"三大药物类别"包括（　　）
   A. 中药　　　　　　　　　　B. 天然产物药物　　　　　　C. 民族药
   D. 生物技术药物　　　　　　E. 化学合成药物

4. 下列关于生物技术药物性质和特点的正确叙述是（　　）
   A. 生物活性强　　　　　　　B. 体内半衰期长　　　　　　C. 稳定性差
   D. 多数具有免疫原性　　　　E. 作用机制明确

5. 下列哪些制剂学措施能够有效改善多肽和蛋白类药物在注射液中的稳定性（　　）
   A. 选择适宜的 pH 范围和缓冲体系
   B. 加入适量抗氧剂
   C. 选择适宜的小分子稳定剂
   D. 添加少量非离子型表面活性剂
   E. 利用适宜的大分子化合物提供空间保护

书网融合……

思政导航

本章小结

题库

第十六章 药物制剂的稳定性

PPT

○ **学习目标**

1. **掌握** 影响药物制剂稳定性的因素及稳定化方法；一级动力学过程药物制剂的半衰期和有效期的定义及计算。
2. **熟悉** 药物稳定性的考察方法；经典恒温法预测药物稳定性。
3. **了解** 制剂稳定性重点考察项目；包装材料对制剂稳定性的影响。

第一节 概 述

一、药物制剂稳定性的定义

药物制剂的稳定性是指在一定期限内（即有效期内），药物制剂在生产、流通、贮藏和使用的过程中保持与生产时相同的质量和特性，包括化学稳定性、物理稳定性和生物学稳定性。

化学稳定性是指药物由于水解、氧化、光降解、异构化、聚合、脱羧、脱水等化学反应，使药物含量（或效价）下降、色泽发生变化。

物理稳定性是指制剂的外观、嗅味、均匀性、溶解性、混悬性、乳化性等物理性能发生改变。如：片剂的硬度、崩解时限、溶出速率、释放速率和晶型的变化；针剂的澄明度、色泽的变化；混悬剂的沉降；乳剂的分层；软膏的稠度变化。

生物学稳定性是指药物制剂受到微生物的污染而使产品变质和腐败。

上述各种变化可单独发生，也可同时发生。

二、药物制剂稳定性研究的意义

药物制剂应用于临床的基本要求是安全、有效和稳定。其中稳定性是保证药物安全和有效的前提，稳定性的研究贯穿于药物制剂的研制、生产、流通、贮藏和使用的全过程。

准确测定药物制剂的稳定性是制定药品说明书的重要依据；药物制剂若发生分解、变质等现象，可导致药效降低，甚至产生不良反应，危及患者的健康和生命；目前药物制剂的生产已实现机械化大生产，如因制剂不稳定导致药效降低，会给制药企业带来重大经济损失；药物制剂的稳定性是药剂学的一项重要研究内容，在制剂合理组方、剂型选择、生产工艺优化、确定有效期、成品包装设计、储运条件的选择、临床合理应用等方面提供重要科学依据。

《中国药典》通用技术要求中已明确收录有关"原料药物与制剂稳定性试验指导原则"。药品注册管理办法、药品生产质量管理规范和药品的国际注册都需要稳定性的研究内容。

第二节 药物降解的化学动力学

从化学动力学的角度，药物化学降解反应的可分为零级、一级（伪一级）、二级、多级反应等多种。尽管药物的降解机制十分复杂，但多数药物及其制剂的降解反应可按零级、一级和伪一级反应处理。零级、一级、二级反应速率方程如下：

零级反应：

$$C = -kt + C_0 \qquad (16-1)$$

一级反应：

$$\log C = -kt/2.303 + \lg C_0 \qquad (16-2)$$

二级反应：

$$1/C = kt + 1/C_0 \qquad (16-3)$$

式中，C_0 为起始浓度；t 为时间；C 为经 t 时间后反应物的浓度；k 为反应速率常数。

在制剂的稳定性研究中，将药物含量下降 50% 所需的时间称为半衰期，用 $t_{1/2}$ 表示；药物含量降低 10% 所需的时间称为有效期，用 $t_{0.9}$ 表示。一级反应的半衰期和有效期按下式计算：

$$t_{1/2} = 0.693/k \qquad (16-4)$$
$$t_{0.9} = 0.1054/k \qquad (16-5)$$

由式（16-4）和式（16-5）可知，一级反应的有效期和半衰期与制剂中药物的初始浓度无关，而与反应速率常数 k 呈反比。

第三节 制剂中药物的化学降解途径

由于化学结构的不同，药物化学降解的反应也不一样。水解和氧化是药物降解的两个主要途径。其他降解途径还包括：光降解、异构化、聚合、脱羧、脱水等反应。有时一种药物还可能同时产生两种或两种以上的反应。

一、水解

水解是药物降解的主要途径，属于这类降解的药物主要有：酯类（包括内酯）、酰胺（包括内酰胺）。

1. 酯类药物的水解 盐酸普鲁卡因的水解是酯类药物水解的典型代表，水解生成对氨基苯甲酸和二乙氨基乙醇，分解产物无明显的麻醉作用。属于这类的药物还有盐酸丁卡因、盐酸可卡因、硫酸阿托品、氢溴酸后马托品等。酯类水解，往往使 pH 下降，有些酯类药物灭菌后 pH 下降，在制备制剂时应注意。内酯在碱性条件下易开环水解。硝酸毛果芸香碱、华法林具有内酯结构，易发生水解。

2. 酰胺类药物的水解 酰胺类药物水解产生酸与胺。属于这类的药物包括氯霉素、青霉素、头孢菌素类和巴比妥类。氨苄西林在中性和酸性条件下均发生水解反应，因此氨苄西林适宜制成固体剂型（注射用无菌粉末），临用前用 0.9% 氯化钠注射液溶解后输液。

3. 其他药物的水解 含有苷键及类似结构的药物也容易水解，如阿糖胞苷在酸性和碱性溶液中均水解，因此常制成注射粉针使用。

二、氧化

氧化也是药物降解的主要途径之一。药物的氧化过程与化学结构有关，如酚类、烯醇类、芳胺类、吡唑酮类、噻嗪类药物的氧化。药物氧化后，除有效成分含量或效价下降、有些还可能产生变色、沉淀、不良气味、甚至有毒物质，严重影响药物的质量。

1. 酚类药物　这类药物分子中具有酚羟基，如肾上腺素、左旋多巴、吗啡、水杨酸钠等。左旋多巴氧化后形成有色物质，最后产物是黑色素。左旋多巴用于治疗震颤麻痹症，主要有片剂和注射剂，拟定处方时应采取防止氧化的措施。肾上腺素的氧化与左旋多巴类似，先生成肾上腺素红，最后变成棕红色聚合物或黑色素。

2. 烯醇类药物　维生素 C 是烯醇类的代表，分子中含有醇羟基，极易氧化。维生素 C 在有氧条件下，先氧化生成去氧抗坏血酸，然后经水解为 2,3 - 二酮古罗糖酸，此化合物进一步氧化为草酸与 L - 丁糖酸。在无氧条件下，发生脱水作用和水解作用生成呋喃甲醛和二氧化碳，由于 H^+ 的催化作用，在酸性介质中脱水作用比在碱性介质中快，实验中证实有二氧化碳气体产生。

3. 其他类药物　芳胺类（如磺胺嘧啶钠）、吡唑酮类（如氨基比林、安乃近）、噻嗪类（如盐酸氯丙嗪、盐酸异丙嗪）等，这些药物都易氧化，其中，有些药物的氧化过程极为复杂，常生成有色物质。

三、光降解

光降解是指药物受到光线辐射作用使分子活化而产生分解的反应。光是一种辐射能，辐射能量的单位是光子。光子的能量与波长呈反比，光线波长愈短，能量愈大，故紫外线更容易激发化学反应。易被光降解的物质称为光敏物质。光降解的典型代表是硝普钠。硝普钠避光放置时稳定性良好，至少可贮存 1 年，但在灯光下其半衰期仅为 4 小时。对光线敏感的药物还有氯丙嗪、核黄素、氢化可的松、维生素 A 等。有的药物在光线的作用下，会分解成对人体有毒的物质，如麻醉用三氯甲烷，在日光、空气、水分的作用下，形成对人体有毒的碳酰氯。

四、其他反应

1. 异构化　异构化一般可分光学异构化和几何异构化两种。药物异构化后生理活性降低甚至失去活性。如左旋肾上腺素、四环素发生光学异构化。维生素 A 发生几何异构化。

2. 聚合　聚合是 2 个以上的分子结合在一起形成复杂分子。氨苄西林的浓水溶液在贮存的过程中发生聚合反应生成高聚物，该高聚物能诱发氨苄西林产生过敏反应；甲醛聚合后产生三聚甲醛；塞替派在水溶液中易聚合失效。

3. 脱羧　脱羧是一些含羧基的化合物，在光、热、酸、碱等条件下，失去羧基的反应。普鲁卡因水解产物对氨基苯甲酸脱羧后生成苯胺，苯胺在光线影响下氧化生成有色物质，这是普鲁卡因注射液变黄的原因。对氨基水杨酸钠脱羧形成间氨基酚，并进一步生成有色物质。碳酸氢钠注射液在热压灭菌时发生脱羧反应生成二氧化碳。

4. 脱水　葡萄糖注射液在灭菌后会发生颜色变黄和 pH 下降的现象。其原因是葡萄糖输液在酸性溶液中，首先脱水生成 5 - 羟甲基呋喃甲醛，再分解成乙酰丙酸和甲酸，同时形成一种有色物质。虽然 5 - 羟甲基呋喃甲醛本身无色，但有色物质一般认为是 5 - 羟甲基呋喃甲醛的聚合物，由于酸性物质的生成，灭菌后 pH 下降。为避免葡萄糖输液变色，一方面要严格控制灭菌温度和时间，另一方面调节溶液的 pH 在 3.8 ~ 4.0 之间。

◈ 第四节　影响药物制剂降解的因素及稳定化方法

影响药物制剂降解的因素主要有处方因素和外界因素。对处方因素进行研究有利于合理设计处方、选择适宜的剂型和工艺。对外界因素进行研究有利于确定该制剂的包装和贮藏条件。

一、处方因素

1. pH 的影响　许多酯类药物、酰胺类药物等易受 H^+ 或 OH^- 催化水解，这种催化作用叫作专属酸碱催化或特殊酸碱催化，此类药物的水解速度主要是由 pH 决定。

pH 对降解速度常数 K 的影响可用下式表示：

$$K = K_0 + K_{H^+}[H^+] + K_{OH^-}[OH^-] \tag{16-6}$$

式中，K_0 为参加反应的水分子的催化速度常数；K_{H^+} 和 K_{OH^-} 分别为 H^+ 和 OH^- 的催化速度常数。在 pH 很低时，主要是酸催化，上式可表示为：

$$\lg K = \lg K_{H^+} - pH \tag{16-7}$$

以 $\lg K$ 对 pH 作图得到一条直线，斜率为 -1。设 K_w 为水的离子积，即 $K_w = [H^+][OH^-]$，故在较高 pH 时：

$$\lg K = \lg K_{OH^-} + \lg K_w + pH \tag{16-8}$$

以 $\lg K$ 对 pH 作图得一直线，斜率为 +1。在此范围内主要由 OH^- 催化。

根据上述动力学方程可以得到反应速度常数与 pH 关系的图形，即 pH - 速度图。

pH - 速度图有多种形状。硫酸阿托品、青霉素 G 在一定 pH 范围内的 pH - 速度图与 V 形相似（图 16-1）。乙酰水杨酸、普鲁卡因的水解有一部分呈现 S 形（图 16-2）。pH - 速度图的最低点所对应的横坐标，即为最稳定 pH，以 pH_m 表示。

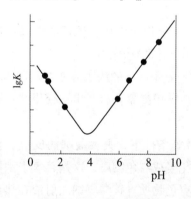

图 16-1　pH - 速度图

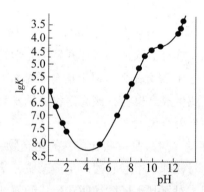

图 16-2　37℃普鲁卡因 pH - 速度图

确定最稳定的 pH 是溶液型制剂处方首先要解决的问题。pH_m 由下式计算：

$$pH_m = \frac{1}{2}pK_w - \frac{1}{2}\lg\frac{K_{OH^-}}{K_{H^+}} \tag{16-9}$$

pH_m 一般是通过实验求得，其过程如下：①保持处方中其他成分不变，配制一系列不同 pH 的溶液；②在较高温度（恒温，如 60℃）下进行加速试验，求出各种 pH 溶液的速度常数 K；③以 $\lg K$ 对 pH 作图，求出 pH_m。

pH 调节剂常用盐酸和氢氧化钠。为了不再引入其他离子而影响溶液的澄明度，生产上常用与药物本身相同的酸和碱，如氨茶碱用乙二胺，马来酸麦角新碱用马来酸，苯巴比妥钠用苯巴比妥，硫酸卡那霉素用硫酸调节 pH。此外，为了保持溶液的 pH 不变，常用磷酸、枸橼酸、醋酸及其盐类组成的缓冲系统来调节，但是使用这些酸碱时应注意广义酸碱催化的影响。一些药物常见的 pH_m 见表 16-1。

表 16-1　一些药物的最稳 pH

药物	pH_m	药物	pH_m
维生素 B_1	2.0	毛果芸香碱	5.12
乙酰水杨酸	2.5	对乙酰氨基酚	5.0~7.0
盐酸丁卡因	3.8	苯氧乙基青霉素	6.0
吗啡	4.0	甲氧苯青霉素	6.5~7.0
地西泮	5.0	三磷酸腺苷	9.0

2. 广义酸碱催化的影响　除了 H^+ 和 OH^- 催化药物的水解反应之外，一些广义酸碱对药物的水解反应也具有催化作用。能给出质子的物质称广义酸，能接受质子的物质称广义碱。药物受广义酸碱催化而水解，称之为广义酸碱催化。

为了使一些药物的 pH 稳定，常使用一些缓冲剂，如醋酸盐、磷酸盐、枸橼酸盐、硼酸盐等，但是它们往往会催化这些药物的水解，如醋酸盐、枸橼酸盐催化氯霉素的水解，因此在药物设计的时候应加以考虑。

为了观察缓冲液对药物的催化作用，可增加缓冲剂的浓度，保持盐和酸的比例不变（pH 恒定法）。配制一系列的缓冲溶液，然后观察药物在这一系列缓冲溶液中的分解情况。如分解速度随缓冲剂浓度的增加而增加，则可确定该缓冲剂对药物有广义的酸碱催化作用。为了减少这种催化作用的影响，在实际生产处方中，缓冲剂应使用尽可能低的浓度或使用没有催化作用的缓冲系统。

pH 调节要同时兼顾稳定性、溶解度和疗效等三个方面。如大部分生物碱在偏酸性溶液中比较稳定，故注射剂常调节在偏酸性范围。但将它们制成滴眼剂，就应调节在偏中性范围，以减少刺激性，提高疗效。

3. 溶剂的影响　某些药物在非水溶剂中的稳定性比在水中高，如苯巴比妥钠注射液、地西泮注射液等。相反，也有一些药物的水溶液比非水溶液稳定，如环己烷氨基磺酸钠。对于易水解的药物，有时采用极性小、介电常数比水（$\varepsilon=80$）低的非水溶剂，如乙醇（$\varepsilon=24.3$）、丙二醇（$\varepsilon=32$）、甘油（$\varepsilon=42.5$）等溶剂，使药物稳定。

不同溶剂对药物稳定性的影响可通过下式进行说明：

$$\lg K = \lg K_\infty - \frac{K' Z_A Z_B}{\varepsilon} \tag{16-10}$$

式中，K 为速度常数；ε 为介电常数；K_∞ 为 ε 趋向 ∞ 时的速度常数；K' 为对于给定系统，在规定温度下是一个常数。

从上式可知，在处方中采用介电常数低的溶剂可降低药物分解速度。

4. 离子强度的影响　制剂处方中常常加入一些电解质，如等渗调节剂、缓冲剂、抗氧剂等，这些电解质的离子强度的增加将会导致介质极性的增加，因此对药物的降解速度会有一定影响，这种影响可通过下式说明：

$$\lg K = \lg K_0 + 1.02 Z_A Z_B \sqrt{\mu} \tag{16-11}$$

式中，K 为降解速度常数；K_0 为溶液无限稀时的速度常数；μ 为离子强度；$Z_A Z_B$ 为溶液中药物所带的电荷。

以 $\lg K$ 对 $\sqrt{\mu}$ 作图，可得一直线，其斜率为 $1.02 Z_A Z_B$，外推到 $\mu=0$ 可求得 K。

5. 表面活性剂的影响　一些易水解的药物，常加入表面活性剂，可使其稳定性增加，如苯佐卡因易受碱催化水解，30℃时的 $t_{1/2}$ 为 64 分钟，如溶液中含有 5% 十二烷基硫酸钠 $t_{1/2}$ 增加到 1150 分钟，这是因为表面活性剂可在溶液中形成胶束，苯佐卡因被胶束形成的屏障保护，阻止了 OH^- 的进攻，因而提高了稳定性。但有时表面活性剂的加入会使药物的稳定性下降，如吐温 80 使维生素 D 的稳定性下降。故需要通过试验，确定最适宜的表面活性剂及其浓度。

6. 基质或赋形剂的影响　处方中的基质或赋形剂对处方的稳定性也将产生影响。例如硬脂酸镁是常用的润滑剂，但与阿司匹林共存时，可通过形成乙酰水杨酸镁或催化作用加速阿司匹林的水解，所以选用阿司匹林片剂润滑剂时，考虑主药的稳定性，应选用滑石粉或硬脂酸。

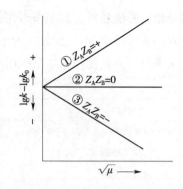

图 16 - 3　离子强度对反应速度的影响

二、非处方因素

1. 温度的影响　温度是外界环境中影响制剂稳定性的最主要的因素之一，对水解和氧化等反应的影响较大，而对光解反应的影响较小。根据 Van't Hoff 规则，温度每升高 10℃，反应速度增加 2~4 倍，由于不同反应增加的倍数可能不同，所以该规则只是一个粗略的估算。Arrhenius 提出了如下指数定律方程，以定量描述温度对反应速度常数的影响，是预测药物稳定性的主要理论依据。

$$K = Ae^{-E/RT} \qquad (16-12)$$

式中，A 为频率因子；E 为活化能；R 为气体常数；T 为绝对温度。

在制剂的制备过程中一些工艺如灭菌、加热溶解和干燥等需要升高温度，应特别注意制剂稳定性的变化。特别是生物制品，对热非常敏感，可通过降低温度、减少受热时间或采用冷冻制剂、无菌操作等新工艺来避免温度对药物稳定性的不良影响。必要时应对制剂提出低温保存的要求，以确保其安全和有效。

2. 光线的影响　光线对光敏药物的稳定性的影响很大，因此光敏药物在生产中应避光操作，通过改进处方和工艺提高对光的稳定性。可以通过加入抗氧剂、在包衣材料中加入避光剂、采用棕色包装等手段，或选择微囊、微球或脂质体等剂型加以克服。

3. 湿度和水分的影响　湿度和水分对固体药物的影响非常重要，水是化学反应的媒介，固体药物吸附了水分之后，就在表面形成一层液膜，分解反应在液膜中进行。固体制剂是否容易吸湿，与其临界相对湿度（critical relative humidity，CRH）有关。

无论水解反应还是氧化反应，微量的水均能加速某些药物的分解。微量的水能加速乙酰水杨酸、青霉素 G 钠盐、氨苄西林的分解。降解反应的速度通常与环境的相对湿度呈正比。比如一些易水解的药物如头孢类抗生素，在处方中应避免使用吸湿性辅料，在加工中尽量避免水的使用，必要时还应对生产环境中的相对湿度进行控制。包装可选用铝塑包装等密封性能好的材料。常用辅料的临界相对湿度见表 16-2。

4. 空气（氧气）的影响　空气中的氧气是药物制剂不稳定的重要原因之一，特别是一些易氧化的药物，氧气会加速药物的氧化降解。空气可通过药物容器空间，或溶解在溶剂中而进入药物制剂中，从而影响药物的稳定性。

表 16 - 2　一些常见辅料的临界相对湿度（37℃）

药物	CRH（%）	药物	CRH（%）
氯化钠	75.0	苯甲酸钠	88.0
葡萄糖	82.0	乳糖	96.9
蔗糖	84.5	碳酸氢钠	98.0

消除氧气对液体制剂稳定性影响的一个重要办法是充入惰性气体如二氧化碳和氮气，虽然二氧化碳的驱氧性能好于氮气，但二氧化碳溶于水中形成碳酸使溶液的 pH 发生变化，或使某些钙盐产生沉淀，因此惰性气体的加入应根据实际情况加以选择。

加入抗氧剂和协同剂也是提高药物对氧稳定性的重要措施。协同剂能增强抗氧剂的效果。抗氧剂分水溶性和油溶性两类。前者包括亚硫酸钠、亚硫酸氢钠、硫代硫酸钠、焦亚硫酸钠、硫脲、巯基乙酸、二巯基丙醇、半胱氨酸、蛋氨酸、抗坏血酸等。油溶性抗氧剂包括没食子酸丙酯、氢醌、叔丁基对羟基茴香醚（BHA）、二丁甲苯酚（BHT）、生育酚。使用抗氧剂时，还应注意其是否与主药发生相互作用。

5. 金属离子的影响　处方、原辅料及生产过程中可能引入的金属离子（铜、铁、钴、镍、锌、铅等）对药物的稳定性有较大的影响。微量的金属离子对自氧化反应有显著的催化作用，它们可以引发链反应，激发游离基的形成，使诱导期缩短，且对链反应的各个阶段都有催化作用。为了消除金属离子对药物氧化反应的催化作用，首先应防止这些离子的引入，如选用高纯度的原辅料、不使用金属器具等。其次可通过加入络合剂与金属离子络合，降低金属离子在溶液中的浓度。常用的金属离子络合剂有依地酸二钠、依地酸钙钠和柠檬酸等有机酸。

6. 包装材料的影响　包装材料与药物制剂的稳定性关系较大，药品包装材料的选择既要考虑到外界环境对制剂稳定性的影响，又要注意包装材料与药物制剂相互作用而引发的稳定性变化。常用的包装材料按材质可分为玻璃、塑料、橡胶、金属、复合材料、其他包装材料（如布类、陶瓷类、纸类、干燥剂类等）。

玻璃的理化性质稳定、不易与药物发生化学反应、透气、透湿性小，因此目前最为常用；但玻璃易释放碱性物质、脱落不溶性玻璃碎片和透光。玻璃按材质可分为中性玻璃、含锆玻璃、普通钠钙玻璃等。不同材质的玻璃性能差别较大。棕色玻璃配方中含有铁盐，能阻挡波长小于 470nm 以下的光线通过，因此光敏的药物可用棕色玻璃包装。

塑料按材质可分为聚氯乙烯、聚苯乙烯、聚乙烯、聚丙烯、聚酯、聚碳酸酯等高分子聚合物，塑料包装材料中还加入附加剂如增塑剂、稳定剂、润滑剂、着色剂等。塑料的优点是质轻、加工成型性好、易热封和复合、不易破碎，缺点是透气、透湿、不耐热、泄漏和吸附。

橡胶按材质可分为异戊二烯、卤代丁基橡胶等。还包括附加剂如填充剂、软化剂、抗老化剂等。橡胶的弹性好、能耐高温灭菌，常作容器的塞和垫圈。但橡胶中的附加剂易被药液浸出，使药液污染。

金属容器具有坚固、密封性好的特点，对光线和空气等阻断性能好，耐高低温；但化学性质活泼、耐腐蚀性能低。目前，金属容器的内壁上涂保护层。铝是常用的药用包装金属材料，如铝箔和金属软管等。铝箔常见的包装形式如铝塑泡罩包装、双铝塑包装、冷冲压成型包装等。金属软管易于控制剂量，具有良好的密闭性能，常用于软膏、乳膏和凝胶的包装。

包装材料重点考察项目详见表 16 - 3。

表 16-3 包装材料重点考察项目

材质	重点考察项目
玻璃	碱性离子的释放、不溶性微粒、金属离子向药物制剂的释放 药物与添加剂的被吸附性、有色玻璃的避光性
塑料	双向穿透性、溶出性、吸附性、化学反应性、微粒、密封性
橡胶	溶出性、吸附性、化学反应性、不溶性微粒
金属	被腐蚀性、吸附性、化学反应性、不溶性微粒、金属覆盖层的惰性

在包装设计产品研制的过程中，要进行"装样试验"，对各种不同的包装材料进行选择。特别是液体制剂的包装材料应更注意。

>>> 知识链接 •---

气候带

根据年度气候条件，将全球分为 4 个气候带。

气候带 Ⅰ：温带　　　　　21℃ 45% RH

气候带 Ⅱ：亚热带　　　　25℃ 60% RH

气候带 Ⅲ：干热带　　　　30℃ 35% RH

气候带 ⅣA：湿热带　　　30℃ 65% RH

气候带 ⅣB：非常湿热带　30℃ 75% RH

---•

三、药物制剂稳定化的其他方法

1. 改进药物制剂或生产工艺　可将药物制成固体制剂、制成微囊或包合物、采用粉末直接压片或包衣工艺都能提高稳定性。

2. 制成难溶性盐　如青霉素 G 钾盐，制成溶解度小的普鲁卡因青霉素 G，在水中的溶解度只有 1:250，能显著提高稳定性。青霉素 G 还可以与 N,N-双苄乙二胺生成苄星青霉素 G（长效西林），其溶解度进一步缩小到 1:6000，稳定性更佳，可以口服。

3. 制成复合物　如苯佐卡因在咖啡因的存在下，形成复合物，使其水解反应速度大大降低，而且随着咖啡因浓度的增加稳定性显著提高。

4. 制成前体药物　氨苄西林是碱性药物不稳定，与酮反应生成酮氨苄青霉素，显著增加药物的稳定性。

◇ 第五节　药物稳定性试验方法

一、药物稳定性的试验方法

药物的稳定性是新药研发的重要组成部分之一，新药申报必须包含稳定性研究的试验资料。稳定性的试验包括如下内容：①原料药的稳定性试验；②药物制剂处方与工艺研究中的稳定性试验；③包装材料稳定性与选择；④药物制剂的加速试验与长期试验；⑤药物制剂产品上市后的稳定性考察；⑥药物制剂处方或生产工艺、包装材料改变后的稳定性研究。

根据《中国药典》通则中有关稳定性实验指导原则，药物稳定性试验内容一般包括影响因素试验、加速试验和长期试验。

（一）影响因素试验

原料药和制剂均要求进行此项试验，其目的是探讨药物及制剂的稳定性特性、了解影响其稳定性的因素及可能的降解途径和分解产物，为原料和制剂的生产工艺、包装、贮存条件提供科学依据。供试品用一批原料或制剂进行，将供试品置适宜的开口容器中，摊成薄层进行试验。

1. 高温试验　将供试品开口置适宜的洁净容器中，60℃温度下放置 10 天，于第 0、5、10 天取样，按稳定性重点考察项目进行检测，同时准确称量试验前后供试品的重量，以考察供试品失重的情况。如供试品有明显变化如含量下降 5%，则在 40℃条件下同法进行试验。若 60℃无明显变化，不再进行40℃试验。

2. 高湿试验　将供试品开口置恒湿密闭容器中，在 25℃分别于相对湿度 90%±5% 条件下放置 10 天，于第 5、10 天取样，按稳定性重点考察项目要求检测，同时准确称量试验前后供试品的重量，以考察供试品的吸湿潮解性能。恒湿条件可在密闭容器如干燥器下部放置饱和盐溶液，根据不同相对湿度的要求，可以选择氯化钠饱和溶液相对湿度 75%，15.5~60℃；硝酸钾饱和溶液相对湿度 92.5%，25℃。

3. 强光照射试验　将供试品开口置光橱或其他适宜的光照仪器内，在照度为（4500±500）lx 的条件下放置 10 天，于第 5、10 天取样，按稳定性重点考察项目进行检测。

（二）加速试验

加速试验是在加速条件下通过加速药物的化学或物理变化，预测药物的稳定性，为制剂的设计、包装运输、贮存提供必要的资料。原料药和药物制剂均需要进行此项试验。

试验方法：取供试品三批，按市售包装，在温度 40℃±2℃、相对湿度 75%±5% 的条件下放置 6 个月。分别于第 0、1、2、3、6 个月取样，按稳定性重点考查项目检测。3 个月的资料可用于新药申报临床试验，6 个月的资料可用于申报生产。在上述条件下，如 6 个月内供试品经检测不符合制定的质量标准，则应在中间条件下（温度 30℃±2℃、相对湿度 65%±5%）进行加速试验，时间为 12 个月。

对温度特别敏感的药物制剂，预计只能在冰箱 4~8℃内保存使用，加速试验可在温度 25℃±2℃、相对湿度 60%±5% 的条件下进行试验，时间 6 个月。

乳剂、混悬剂、软膏剂、乳膏剂、糊剂、凝胶剂、眼膏剂、栓剂、气雾剂、泡腾片及泡腾颗粒宜直接采用温度 30℃±2℃、相对湿度 65%±5% 的条件下进行试验。包装在半透性容器的药物制剂，如低密度聚乙烯制备的输液表，塑料安瓿眼用制剂容器等，应在温度 40℃±2℃，相对湿度 25%±5% 的条件下试验。

（三）长期试验

长期试验是在接近药品的实际贮存条件下进行，目的是为制定药物的有效期提供依据。试验方法：取市售包装供试品三批，在温度 25℃±2℃、相对湿度 60%±5% 的条件下放置。分别于第 0、3、6、9、12、18、24 和 36 个月取样，按稳定性重点考察项目进行检测。6 个月的数据可用于新药申报临床研究，12 个月的数据可用于申报生产。将结果与第 0 个月比较以确定药物的有效期。若未取得足够数据如只有 18 个月，则应进行统计分析，以确定药品的有效期。如三批统计分析结果差别较小则取其平均值为有效期限，若差别较大，则取其最短的为有效期。很稳定的药品，不做统计分析。

对温度特别敏感的药品，长期试验可在温度 5℃±3℃的条件下放置 12 个月，按上述时间要求进行检测，12 个月以后，仍需按规定继续考察，制定在低温贮存条件下的有效期。

二、稳定性重点考察项目

《中国药典》现行版通则中规定的原料药及药物制剂的稳定性重点考察项目见表16-4。

表16-4 原料药及药物制剂稳定性重点考察项目

剂型	稳定性重点考察项目
原料药	性状、熔点、含量、有关物质、吸湿性以及根据品种性质选定的考察项目
片剂	性状、含量、有关物质、崩解时限或溶出度或释放度
胶囊剂	性状、含量、有关物质、崩解时限或溶出度或释放度、水分，软胶囊要检查内容物有无沉淀
注射剂	性状、含量、pH、可见异物、不溶性微粒、有关物质、应考察无菌
栓剂	性状、含量、融变时限、有关物质
软膏剂	性状、均匀性、含量、粒度、有关物质
乳膏剂	性状、均匀性、含量、粒度、有关物质、分层现象
糊剂	性状、均匀性、含量、粒度、有关物质
凝胶剂	性状、均匀性、含量、有关物质、粒度，乳胶剂应检查分层现象
眼用制剂	如为溶液，应考察性状、可见异物、含量、pH、有关物质；如为混悬液，还应考察粒度、再分散性；洗眼剂还应考察无菌；眼丸剂应考察粒度与无菌
丸剂	性状、含量、有关物质、溶散时限
糖浆剂	性状、含量、澄清度、相对密度、有关物质、pH
口服溶液剂	性状、含量、澄清度、有关物质
口服乳剂	性状、含量、分层现象、有关物质
口服混悬剂	性状、含量、沉降体积比、有关物质、再分散性
散剂	性状、含量、粒度、有关物质、外观均匀度
气雾剂（非定量）	不同放置方位（正、倒、水平）有关物质、撤射速率、撤出总量、泄漏率
气雾剂（定量）	不同放置方位（正、倒、水平）有关物质、递送剂量均一性、泄漏率
喷雾剂	不同放置方位（正、水平）有关物质、每喷主药含量、递送剂量均一性（混选型和乳液型定量鼻用喷雾剂）
吸入气雾剂	不同放置方位（正、倒、水平）有关物质、微细粒子剂量、递送剂量均一性、泄漏率
吸入喷雾剂	不同放置方位（正、水平）有关物质、微细粒子剂量、递送剂量均一性、pH、应考察无菌
吸入粉雾剂	有关物质、微细粒子剂量、递送剂量均一性、水分
吸入液体制剂	有关物质、微细粒子剂量、递送速率及递送总量、pH、含量、应考察无菌
颗粒剂	性状、含量、粒度、有关物质、溶化性或溶出度或释放度
贴剂（透皮贴剂）	性状、含量、有关物质、释放度、黏附力
冲洗剂、洗剂、灌肠剂	性状、含量、有关物质、分层现象（乳状型）、分散性（混悬型），冲洗剂应考察无菌
搽剂、涂剂、涂膜剂	性状、含量、有关物质、分层现象（乳状型）、分散性（混悬型），涂膜剂还应考察成膜性
耳用制剂	性状、含量、有关物质、耳用散剂、喷雾剂与半固体制剂分别按相关剂型要求检查
鼻用制剂	性状、pH、含量、有关物质，鼻用散剂、喷雾剂与半固体制剂分别按相关剂型要求检查

三、药物稳定性的加速试验研究方法

（一）经典恒温法

经典恒温法不能用于新药申请，但在实际研究工作中，采用该法预测药物制剂的稳定性对处方设计具有一定的指导作用。

经典恒温法的理论依据是 Arrhenius 定律，$K = Ae^{-E/RT}$，其对数形式是 $\lg K = -E/2.303RT + \lg A$。以 $\lg K$ 对 $1/T$ 作图得一直线，直线斜率为 $-E/2.303R$，由此可计算活化能 E。将直线外推至室温，就可以求出室温时的速度常数 $K_{25℃}$。再由 $K_{25℃}$ 及反应级数可求出分解有效期 $t_{0.9}$ 或室温贮藏若干时间后的剩余药物浓度。

经典恒温法测定药物有效期的基本实验步骤如下。

（1）确定含量测定方法后预试，以初步了解供试品的稳定性。

（2）设计合理的试验温度和取样时间。

（3）将样品置不同温度的恒温水浴中，定时取样测定，求出各温度下不同时间药物的浓度变化。

（4）反应级数的判断及速率常数的求算：以药物浓度 C 或浓度的其他函数对时间作图，以判断反应级数。若以 $\lg C$ 对 t 作图得一直线，则为一级反应。

（5）由直线斜率求出各温度的速率常数 K。

（6）根据 Arrhenius 方程，以不同温度的 $\lg K$ 对 $1/T$ 作图得一直线（该图称 Arrhenius 图，如图 16-4 所示）。直线斜率为 $-E/(2.303R)$，截距为 $\lg A$，由此可计算活化能 E 及频率因子 A。将直线外推至室温，可求出室温时的反应速度常数 $K_{25℃}$，由 $K_{25℃}$ 可求出有效期 $t_{0.9}$、半衰期 $t_{1/2}$ 及若干时间后的残余浓度。

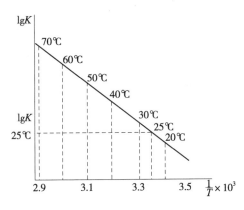

图 16-4　Arrhenius 图

在使用经典恒温法测定药物有效期时应注意：①Arrhenius 指数规律只适用于均相系统，活化能在 41.84～125.52kJ/mol 的热分解反应；②通常加温后药物的降解量应大于 30%，不低于 15%，以便正确确定反应级数；③试验温度一般不少于 4 个，每个温度需要进行 4 个以上时间间隔的取样测定，以减少误差；④试验温度应尽量靠近 25℃，如外推温度范围过大，会造成误差；⑤药品加热时间不宜过长，避免反应机制的改变；⑥加速试验预测的有效期，应与留样观察的结果做对照。

例 16-1　某药物制剂在 40℃、50℃、60℃、70℃ 四个温度下进行加速试验，测得加速温度下不同时间的药物浓度，确定为一级反应，用线性回归法求出反应速度常数，结果见表 16-5。

表 16-5　温度与速度常数

t（℃）	$1/T \times (10^3)$	$K \times [10^3 \ (\text{h}^{-1})]$	$\lg K$
40	3.193	2.66	-4.575
50	3.094	7.94	-4.100
60	3.001	22.38	-3.650
70	2.911	56.50	-3.248

将上述数据（$\lg K$ 对 $1/T$）进行一元线性回归，得回归方程：

$\lg K = -4765.81/T + 10.643$

$E = -(-4765.81) \times 2.303 \times 8.319 = 91302.69 \ (\text{J/mol}) = 91.30 \ (\text{kJ/mol})$

$K_{25℃} = 4.6 \times 10^{-6} \ (\text{h}^{-1})$

$t_{0.9} = 0.1054 / K_{25℃} = 22913\text{h} = 2.65 \ 年$

例 16 - 2 某抗生素溶液，初始浓度为 800IU/ml，25℃放置 1 个月，含量为 600IU/ml，若该抗生素的降解符合一级反应过程，则该药物的半衰期和有效期分别是多久？该药第 40 天的含量是多少？

$C = C_0 e^{-KT}$

$K = 1/t \ \ln (C_0/C) = 1/30 \ \ln (800/600) = 0.0096/天$

$t_{1/2} = 0.693/0.0096 = 72.7 \ 天$

$t_{0.9} = 0.1054/0.0096 = 11 \ 天$

$C_{40} = 800 \ e^{-0.0096 \times 40} = 545 \ \text{IU/ml}$

（二）其他方法

除经典恒温法外，研究药物稳定性的加速试验方法还有：$t_{0.9}$法、活化能计算法、温度系数法（Q_{10} 法）、线性变温法等。

1. $t_{0.9}$法 根据经典恒温法试验所得的数据，用 $t_{0.9}$ 法处理。根据 Arrhenius 指数定律，若测得各温度下药物分解 10% 所需时间，用 $\lg t_{0.9}$ 代替 $\lg K$（K 值与 $t_{0.9}$ 呈反比）对 $1/T$ 作图或进行线性回归亦得一直线，将直线外推到室温，即可求出室温下的 $t_{0.9}$。

2. 活化能估算法 一般反应的活化能在 41.8 ~ 83.6 kJ/mol 之间，以此为上下限，根据药物在某些温度下的反应速度常数 K，估算产品在室温下降解 10% 所对应的最长和最短时间，这种根据活化能的值来估算有效期的方法，称为活化能估算法。

3. 温度系数法〔Q_{10}法〕 根据 Van't Hoff 规则，温度每升高 10℃，化学反应速度增加 2 ~ 4 倍，该值又称为温度系数。在温度变化不大时温度系数 r 可看做常数。r 值可经试验确定。计算公式为：

$$\frac{k_2}{k_1} = r^{0.1} \ (T_2 - T_1) \tag{16-13}$$

式中，k_1 为温度 T_1 时的速度常数；k_2 为温度 T_2 时的速度常数；r 为温度系数。

本法中，将温度系数 r 称为 Q_{10}，所以又称为 Q_{10}法。

4. 线性变温法 线性变温法又称为非恒温法，具有耗时少、样品检测量少等优点。线性变温法根据温度与时间的函数关系又分为若干不同的方法，其中以 Qkusa 线性升温法比较简单、易掌握、常用。其温度与时间的关系为：

$$\frac{1}{T_0} - \frac{1}{T_1} = 2.303\alpha\lg \ (1 + b) \tag{16-14}$$

式中，T_0 为初始绝对温度；T_1 为 t 时间的绝对温度；B 为由 α 而确定的常数，$\alpha = 1/(2.303T_0)$。

◆ 第六节　固体药物制剂的稳定性

一、固体药物与固体制剂稳定性的一般特点

（1）系统不均匀。如片剂、胶囊剂个体间含量有差异，分析结果难以重现。

（2）固体药物分解慢，稳定性试验时间较长。

（3）一些易氧化的药物，氧化作用往往局限于固体表面，内部分子被保护起来，表里不一。固体

剂型是多相系统，包括气相（空气和水气）、液相（吸附的水分）和固相，当进行实验时，这些相的组成和状态常发生变化。特别是水分的存在对稳定性的影响很大。

上述几个特点说明了固体制剂的稳定性很复杂。

二、药物晶型与稳定性的关系

物质在结晶时受各种因素的影响，造成分子间键合方式改变，使分子相对排列发生变化，形成不同的晶体结构。不同晶型的药物，其理化性质如溶解度、熔点、密度、蒸汽压、光学和电学性质亦不相同，故稳定性出现差异。

一些药物如利福平、氨苄西林钠的稳定性与晶型有很大关系。如利福平有无定型、A 和 B 晶型三种晶型。无定型在 70℃加速试验 15 天，含量下降 10% 以上，室温贮存半年含量明显下降，而晶型 A 和晶型 B 在同样条件下，含量下降近 1.5% ~4%。室温贮藏 3 年，含量仍在 90% 以上。

此外，不同的制剂工艺条件如粉碎、加热、冷却等也有可能使晶型发生变化。因此，在处方前研究时要对晶型做必要的研究。

三、固体药物之间的相互作用

固体剂型中组分之间的相互作用可导致某些组分的分解。研究发现乙酰水杨酸和对乙酰氨基酚之间有乙酰转移反应，也可能是对乙酰氨基酚的直接水解作用。因此复方制剂中应特别注意药物之间的相互作用。

四、固体药物分解平衡中的平衡现象

虽然固体药物的分解动力学与溶液不同，然而温度对反应速度的影响一般可用 Arrhenius 方程来描述。但固体分解中若出现平衡现象，则不宜使用 Arrhenius 公式，而要使用 Van't Hoff 规则来处理。有人在研究杆菌肽的热分解实验中，曾发现，在 40℃贮存 18 个月后残存效价为 64%，此后达到平衡。在此类现象中，如果最后达到降解平衡，降解速度常数对预测稳定性没有指导意义。

五、固体制剂稳定性试验的特殊要求

对固体制剂进行稳定性试验时，应注意：①水分对固体药物的稳定性影响较大，因此对每个样品测定水分；②样品必须置于密封容器中，为了考察包装材料的影响，也可用开口容器和密封容器同时进行，以便比较；③对于需要测定药物含量和水分的药品都要单独包装；④固体剂型的药物含量应尽量均匀，避免测定结果的分散性；⑤药物颗粒对试验结果有影响，因此样品要用一定规格的筛子过筛并测定粒度；⑥试验温度不宜过高。

六、药物与辅料的相互作用

考察药物与辅料有无相互作用，常用的检测方法有热分析法、漫反射光谱法、薄层分析法等。

▷ 第七节　药物及制剂的物理稳定性

药物及制剂的物理状态能影响药效及药物的安全性，因此药物及制剂的物理稳定性与化学稳定性同等重要。研究药物及制剂的物理稳定性，应从两个方面入手，第一是制剂中主药的物理稳定性，第二是制剂整体的物理稳定性。

一、制剂中主药的物理稳定性

1. 沉淀或结晶 如药物在制剂中为饱和或过饱和溶液，药物容易从溶液中析出固体，主药的减少会导致含量下降，进而影响剂量的准确性和临床药效。药物也会因 pH 的变化析出沉淀或因包装不严密使溶剂挥发析出沉淀，这些变化都会导致制剂中主药的含量下降。防止药物沉淀或结晶的有效措施是防止溶液过饱和。

2. 晶体生长 当主药在分散介质中质点大小不一致时，根据热力学原理，小质点的溶解度大、大质点的溶解度小，经过一段时间后，小质点向大质点中沉积，导致晶体长大。晶体生长必然影响制剂的均匀性和剂量的准确性，从而影响临床药效。避免晶体生长的有效措施是使主药的粒度分布窄、选用适宜的分散介质和减小温度波动。

3. 晶型转变 多晶型药物的晶型分为稳定型、亚稳定型和不稳定型三种。稳定型的化学稳定性好，但溶出速率、溶解度最小，生物利用度也低。不稳定型则相反。亚稳定型具有较高的溶解度和溶出速率，但稳定性比稳定型小。因此，药物多选用亚稳定型。在制剂工艺中，如粉碎、加热、冷却、湿法制粒、喷雾干燥等都有可能导致晶型的转变。多晶型药物晶型转变后会导致物理性质的变化，如熔点、溶解度、密度、光学性质和电学性质。在制剂的剂型设计和处方工艺拟定时，应综合考虑药物的晶型与稳定性、溶解度、吸收速率和生物利用度的关系。由于亚稳定型在贮存的过程中容易转变成稳定型而导致疗效降低，因此在处方设计、工艺筛选及生产过程中采取有效措施防止晶型转变。

4. 蒸发 某些药物和辅料在室温条件下具有较高的蒸汽压，容易导致药物蒸发损失。硝酸甘油舌下片在贮存的过程中极易导致药物含量下降，该变化可通过添加非挥发性固定剂如聚乙二醇来抑制。

二、制剂的物理稳定性

制剂的物理变化与剂型有关，不同的剂型表现的形式不同。

1. 溶液剂和糖浆剂 溶液剂在贮存的过程中可能发生的物理变化有：主药或辅料产生微量沉淀、包装不严密导致溶剂损失，从而影响溶液的澄明度。糖浆剂由于糖的质量、含浸出制剂或配伍等原因，在贮存的过程中出现浑浊或沉淀。

2. 混悬剂 影响混悬剂稳定性的主要原因有：质点大小的均匀，保持适当的絮凝程度，使之疏松、不结块、沉降缓慢，稍加振摇后能分散均匀。影响混悬剂稳定性的因素有：稳定剂、制备工艺、温度、电位等。

3. 乳剂 乳剂的物理不稳定性主要表现为：分层、破裂、转相和酸败。影响乳剂稳定性的因素主要有：乳化剂的性质、乳剂的组成和制备工艺等。提高乳剂物理稳定性的有效措施是适宜的处方和妥善的贮存。

4. 散剂 散剂主要的物理变化是主药发生凝聚作用，其原因与空气中的水分和温度有关。

5. 片剂 片剂在贮存的过程中发生的物理变化主要有：形状和表面性质的改变，如因磨损和震动引起破碎和裂片，硬度、脆碎度、崩解时限、溶出速率和释放速率的改变。发生变化的原因与体系中残存的水分、贮存温度、湿度有关。

6. 栓剂 栓剂在贮存的过程中的物理变化主要是硬化，硬化导致栓剂的融变时限延长。产生硬化的原因与栓剂油脂性基质的相变、结晶等作用有关。

7. 软膏剂 软膏剂在贮存的过程中主要的物理变化是失水和稠度变化。对于亲水性基质和水溶性基质尤为明显，因此需要测定失水性。方法是取一定量的基质盛于有盖的瓶中，称重后，在不同温度和不同湿度下贮存一定时间后称重，记录减少的重量，即为失水量。

目标测试

答案解析

一、A1 型题（最佳选择题）

1. 经典恒温法预测药物稳定性的主要理论依据是（　　）

    A. Stokes 定律　　　　　　B. Fick 扩散定律　　　　　　C. Van't Hoffff 规则

    D. Arrhenius 指数定律　　　E. Ostwald Freundlich 方程

2. 药物的有效期是指药物在室温下降解（　　）所需要的时间

    A. 5%　　　　　　　　　　B. 10%　　　　　　　　　　C. 50%

    D. 75%　　　　　　　　　　E. 90%

3. 药物分解反应以（　　）多见

    A. 零级反应　　　　　　　　B. 伪一级反应　　　　　　　C. 一级反应

    D. 二级反应　　　　　　　　E. 多级反应

二、X 型题（多项选择题）

1. 药物化学降解的两个主要途径是（　　）

    A. 脱水　　　　　　　　　　B. 聚合　　　　　　　　　　C. 氧化

    D. 水解　　　　　　　　　　E. 脱羧

2. 药物稳定性试验中的"影响因素试验"包括（　　）

    A. 高温试验　　　　　　　　B. 高压试验　　　　　　　　C. 高湿试验

    D. 高速离心试验　　　　　　E. 强光照射试验

书网融合……

思政导航

本章小结

题库

第十七章　调剂与合理用药

PPT

≫ 第一节　调剂基本知识

调剂系指调剂人员根据注册的执业医师和执业助理医师（简称医师）处方，按照配方程序和原则及时、准确地为患者配制药剂的操作技术，其通常包括审查处方、计价、调配处方、复核、发药等五个程序。调剂质量的好坏，与用药的安全和疗效密切相关。因此，调剂人员应掌握有关处方及其调配知识、药物配伍变化及合理应用等基本知识，并了解药物临床应用的动态。

一、处方

（一）处方的定义与意义

处方（prescription）又称为药方，是医疗和药剂配制的重要书面文件。狭义地讲，处方是指注册的执业医师和执业助理医师（简称医师）在诊疗活动中为患者开具的、由药学专业技术人员审核、调配、核对，并作为患者用药凭证的医疗文书。处方包括医疗机构病区用药医嘱单，广义地讲，处方是指制备任何一种药剂的书面文件。

处方作为一种医疗文书，在技术、经济及法律上均具有重要意义。其技术意义在于它写明了药物名称、数量、剂型及用法用量等，是药师配发药品和指导患者用药的重要依据。其经济意义在于按照处方检查和统计药品的消耗量及经济价值，尤其是贵重药品、毒药和麻醉药品，供作报销、采购、预算、生产投料和成本核算的依据。法律意义在于调查和处理医患纠纷时，处方是重要依据。由处方而造成的医疗事故，医师或药剂人员均负有法律责任。处方开具、调剂、保管等应遵照《处方管理办法》进行。

（二）处方的种类

1. 法定处方（official prescription）　主要指药典、部颁标准收载的制剂处方，它具有法律的约束力。

2. 协定处方（agreed prescription）　指医院医师与药房根据临床需要，互相协商所制定的处方。它可预先大量配制和贮备，有利于加快处方调配的速度，减少患者等候取药的时间，又便于控制药剂的质量。但是协定处方药剂的制备必须经上级部门批准，并只限于本单位使用。

3. 医师处方（physician prescription）　指医师对个别患者用药的书面文件，可分为麻醉药品处方、精神药品处方、普通处方、急诊处方、儿科处方等，医师取得麻醉药品和第一类精神药品处方权后，方可在本机构开具麻醉药品和第一类精神药品处方，但不得为自己开具该类药品处方。药师取得麻醉药品和第一类精神药品调剂资格后，方可在本机构调剂麻醉药品和第一类精神药品。医师处方在发药后，需留存一定的时间备查。

长期处方是指具备条件的医师按照规定，对符合条件的慢性病患者开具的处方用量适当增加的处方。长期处方适用于临床诊断明确、用药方案稳定、依从性良好、病情控制平稳、需长期药物治疗的慢性病患者。治疗慢性病的一般常用药品可用于长期处方。医疗用毒性药品、放射性药品、易制毒药品、麻醉药品、第一类和第二类精神药品、抗微生物药物（治疗结核等慢性细菌真菌感染性疾病的药物除外），以及对储存条件有特殊要求的药品不得用于长期处方。

4. 生产处方（productive prescription）　大量生产制剂时所列制剂的质量规格、成分名称、数量及制备和质量控制方法等规程性文件。

二、医生处方的内容和要求

（一）处方的内容

处方一般由三部分组成，具体包括以下内容。

1. 处方前记　包括医院全称、门诊号或住院号、患者的姓名、性别、年龄、处方日期等，可添列特殊要求的项目。麻醉药品和第一类精神药品处方还应当包括患者身份证明编号，代办人姓名、身份证明编号。性别、年龄为药剂人员核对药品剂量的重要依据，对儿童和老年人尤为重要。

2. 处方正文　是处方的主要部分，以 Rp 或 R 起头（来源于拉丁文 Recipe，意为"取下列药品"），包括药品的名称、剂型、规格、数量和用法等。毒性药品名应写全名，普通药品名可以缩写，但是缩写不能引起误解。毒性药品和麻醉药品等更应该严格遵照执行。中药饮片处方应分列饮片名称、数量、煎煮方法和用量。

3. 处方后记　包括医生、药剂人员、计价员及复核人员签名以示负责，签名必须签全名。处方写成后必须由医师签字或盖章，才能生效。

（二）处方的要求

1. 处方颜色　普通处方的印刷用纸为白色；急诊处方印刷用纸为淡黄色，右上角标注"急诊"；儿科处方印刷用纸为淡绿色，右上角标注"儿科"；麻醉药品和第一类精神药品处方印刷用纸为淡红色，右上角标注"麻""精一"；第二类精神药品处方印刷用纸为白色，右上角标注"精二"。

2. 书写规则　处方书写应遵守下列要求。

（1）处方记载的患者一般项目应清晰、完整，并与病历记载相一致；每张处方只限于 1 名患者的用药；患者年龄应当填写实足年龄，新生儿、婴幼儿写日龄或月龄，必要时要注明体重。除特殊情况外，应当注明临床诊断。

（2）处方字迹应当清楚，不得涂改。如有修改，必须在修改处签名及注明修改日期。

（3）药品名称应当使用规范的中文名称书写，没有中文名称的可以使用规范的英文名称书写；医疗机构或者医师、药师不得自行编制药品缩写名称或者使用代号；书写药品名称、剂量、规格、用法、用量要准确规范，药品用法可用规范的中文、英文、拉丁文或者缩写体书写，但不得使用"遵医嘱""自用"等含糊不清字句。处方中常用的拉丁文术语缩写，见表 17-1。

（4）西药和中成药可以分别开具处方，也可以开具一张处方，中药饮片应当单独开具处方。开具西药、中成药处方，每一种药品应当另起一行，每张处方不得超过 5 种药品。中药饮片处方的书写，一般应当按照"君、臣、佐、使"的顺序排列；调剂、煎煮的特殊要求注明在药品右上方，并加括号，如布包、先煎、后下等；对饮片的产地、炮制有特殊要求的，应当在药品名称之前写明。

表 17-1　处方中常用拉丁文术语缩写

缩写	中文	缩写	中文	缩写	中文
Rp.	取或授予	gtt.	滴	p. c	饭后服用
Sig. (S.)	用法	No.	数目	h. s.	睡前服用
Tab.	片剂	d. t. d	给予同量	p. r. n 或 s.o. s	必要时服
Inj.	注射剂	a. d.	加至	st 或 stat	立即使用
Sol.	溶液	c.	与，同	ut dict.	遵照医嘱
Emp.	贴膏剂	m.	混合	I. H.	皮下注射
Cap.	胶囊	ft.	制成	v 或 i. v.	静脉注射
Ung.	软膏	m. f.	混合制成	m. 或 i. m	肌内注射
Syr.	糖浆	q. d	每日 1 次	po.	口服
Ap.	水剂	b. i. d	1 日 2 次	i. v. gtt	静脉滴注
Mist.	合剂	q. 2h	每 2 小时 1 次	O. D.	右眼
Tr.	酊剂	t. i. d	1 日 3 次	O. L.	左眼
Lot.	洗剂、擦剂	q. 8h	每 8 小时 1 次	O. S.	左眼
aa	各	q. i. d 或 4. I. d	1 日 4 次	O. U.	双眼
q. s	适量	q. o. d	隔日 1 次		
SS1	半	a. c	饭前服用		

（5）药品剂量与数量用阿拉伯数字书写。剂量应当使用法定剂量单位：重量以克（g）、毫克（mg）、微克（μg）、纳克（ng）为单位；容量以升（L）、毫升（ml）为单位；国际单位（IU）、单位（U）；中药饮片以克（g）为单位。片剂、丸剂、胶囊剂、颗粒剂分别以片、丸、粒、袋为单位；溶液剂以支、瓶为单位；软膏及乳膏剂以支、盒为单位；注射剂以支、瓶为单位，应当注明含量；中药饮片以剂为单位。药品剂量书写的方法包括：①单剂量法，即写出一次用量，一日次数及总日数；②总剂量法，即写出总剂量，并写出一次用量及一日次数，例如去痛片 0.5g×9 粒，Sig. 0.5g，3 次/日，口服。Sig. 是拉丁文 Signa 的缩写，为"服用方法"的标志。

（6）药品用法用量应当按照药品说明书规定的常规用法用量使用，特殊情况需要超剂量使用时，应当注明原因并再次签名。处方总剂量一般不得超过 7 日用量；急诊处方一般不得超过 3 日用量；对于某些慢性病、老年病或特殊情况，处方用量可适当延长。根据患者诊疗需要，长期处方的处方量一般在 4 周内；根据慢性病特点，病情稳定的患者适当延长，最长不超过 12 周。

（7）开具处方后的空白处画一斜线以示处方完毕。处方医师的签名式样和专用签章应当与院内药学部门留样备查的式样相一致，不得任意改动，否则应当重新登记留样备案。

（8）处方开具当日有效。特殊情况下需延长有效期的，由开具处方的医师注明有效期限，但有效期最长不得超过 3 天。

三、处方的调配

从事处方调剂工作，必须是取得药学专业技术职务任职资格的人员。具有药师以上专业技术职务任职资格的人员负责处方审核、评估、核对、发药及安全用药指导；药士从事处方调配工作。药师应当凭医师处方调剂处方药品，非经医师处方不得调剂。处方调配应遵循以下程序和要求，以确保调配药剂的安全有效。

处方的调配程序为：审查处方→计价→调配→复核→发药。在实际工作中，审方通常不单独设岗位，计价、调配和复核人员均负有审方的责任。

（一）审查处方

审方是调剂工作的关键环节，必须做到"四查十对"，即查处方，对科别、姓名、年龄；查药品，对药名、剂型、规格、数量；查配伍禁忌，对药品性状、用法用量；查用药合理性，对临床诊断。药师应当认真逐项检查处方前记、正文和后记，并确认处方的合法性。审方的内容具体如下：患者姓名、年龄、性别、婚否、住址或单位、处方日期、医师签名；规定必须做皮试的药品，处方医师是否注明过敏试验及结果的判定；药名、剂量、规格、用法用量是否正确，剂量对儿童及年老体弱者尤需注意；选用剂型与给药途径的合理性；是否有潜在临床意义的药物相互作用和配伍禁忌；如发现处方中药味或剂量字迹不清时，不可主观猜测，以免错配。

药师发现严重不合理用药或者用药错误，应当拒绝调剂，及时告知处方医师，请其确认或者重新开具处方。对于不规范处方或者不能判定其合法性的处方，亦不得调剂。

（二）计价

药物计价是按处方中的药物逐一计算得出每剂的总金额，填写在处方药价处，一般由收方者完成。药价的计算要按统一的规定和收费标准执行，不得任意改价或估价，做到准确无误。计价方法可以分为汤剂计价和临方制剂计价。

（三）调配

调配是调剂工作的重要环节，调配工作的质量直接影响到患者的身心健康。药师在调配处方时要查看处方，精神高度集中，认真仔细，切记不能凭记忆操作，要避免拿错药物。调剂处方时必须做到"四查十对"：药师在完成处方调配后，应签名或者加盖专用签章。

（四）复核

为保证患者用药安全有效，防止差错事故发生，调配处方应有核对制度。复核应由具有相关资质的药师进行，复核工作要全面细致，主要包括：对药物名称、数量、剂量、药品质量、有无配伍禁忌等进行检查与核对，对于中药饮片处方则要求对单剂中药的重量进行复核。复核无误后，复核人员签字。

（五）发药

发药是调剂工作的最后一个环节，发药人员将药品包装，核对无误后，发给患者。发药时应对药品的数量、外观和标签上所写患者的姓名、用法是否与处方相符，再核对一次，并要详细向患者交代有关问题和解答患者提出的问题。如方中需特殊处理的药物，其用法用量等必须向患者说明。发药时的详细说明对传授合理用药知识十分必要。

四、处方药与非处方药

《中华人民共和国药品管理法》规定了"国家对药品实行处方药与非处方药的分类管理制度"，这也是国际上通用的药品管理模式。处方药和非处方药不是药品本质的属性，而是管理上的界定。无论是处方药，还是非处方药都是经过国家药品监督管理部门批准，其安全性和有效性是有保障的。

（一）处方药（prescription drug 或 ethical drug）

处方药指必须凭执业医师或执业助理医师的处方才可调配、购买，并在医生指导下使用的药品。这类药品一般专用性强或不良反应大。处方药可以在国务院卫生健康主管部门和药品监督管理部门共同指定的医学、药学专业刊物上介绍，但不得在大众传播媒介发布广告宣传，且不得采用有奖销售、网上销售、附赠药品或礼品销售的销售方式。在摆放时，处方药与非处方药应分柜摆放。

（二）非处方药（nonprescription drug）

非处方药指不需凭执业医师或执业助理医师的处方，消费者可以自行判断购买和使用的药品。经遴选，由国家药品监督管理局批准并公布。这类药品具有安全、有效、价廉、使用方便的特点，主要是用于治疗各种消费者容易自我诊断、自我治疗的常见轻微疾病，消费者按照标签上的说明就可安全使用。非处方药又分为甲、乙两类，乙类更安全。非处方药销售时也不得采用有奖销售的销售方式，甲类非处方药不得采用附赠药品或礼品销售的销售方式。

非处方药在国外又称为"柜台发售药品"（over the counter，OTC）。目前，OTC 已成为全球通用的非处方药的简称。在非处方药的包装上，必须印有国家指定的非处方药专有标识，即椭圆形背景下的 OTC 三个英文字母。专有标识图案分为红色和绿色，红色用于甲类非处方药，绿色用于乙类非处方药和作为指南性标志。非处方药专有标识的使用范围包括药品标签、使用说明书、内包装、外包装及经营非处方药药品的企业指南性标志。

▷ 第二节 药物制剂配伍变化

一、药物配伍的定义与目的

在制剂生产或临床用药过程中，有选择地将两种或两种以上的药物配合在一起应用，称为配伍（compatibility）。药物配伍应用后在理化性质或生理效应方面产生的变化，称为药物配伍变化。某些药物合用会产生剧烈的不良反应或降低药效，这类配伍变化称为配伍禁忌（incompatibility）。

深入研究药物的配伍应用，对于增效减毒具有重要意义。合理应用药物配伍可以达到以下目的：①使药物之间产生协同作用，增强疗效，如青霉素类与氨基糖苷类药物合并使用，二者协同使疗效显著增强；②在提高疗效的同时，减少不良反应、减少或延缓耐药性的发生，如阿莫西林与克拉维酸配伍联用，能避免阿莫西林被 β - 内酰胺酶的水解；③利用相反的药性或药物间的拮抗作用来克服药物的偏性或不良反应，如熟地黄与砂仁的联合应用，砂仁可以减轻熟地黄滋腻碍胃、影响消化的不良反应；④预防或治疗合并症而配伍其他药物，如长期服用苯妥英钠，会导致叶酸的缺乏，应在服用苯妥英钠的同时配伍应用叶酸类维生素。

二、药物配伍变化的类型

药物配伍变化类型比较复杂，一般可从不同的角度进行分类。

1. 按配伍变化的性质分类 分为疗效学配伍变化和物理化学配伍变化。

2. 按药物的特点及临床用药情况分类 分为中药学配伍变化、药理学配伍变化、药剂学配伍变化。

3. 按配伍变化发生的部位分类 分为体外配伍变化和体内药物相互作用。体内药物相互作用又可分为药物动力学相互作用和药效学相互作用。而体外配伍变化又可分为物理配伍变化和化学配伍变化。

三、药剂学的配伍变化

药剂学的配伍变化属于体外配伍变化，也就是药物在进入机体之前发生的变化，这种变化是由药物的物理和化学的性质改变所引起的，在药剂生产、贮藏及用药配伍过程中可能会发生的配伍变化。根据其变化性质的不同，药剂学的配伍变化又可分为物理配伍变化和化学配伍变化。药剂学的配伍变化，有的在较短的时间内就会发生，而有的则需较长的时间。

（一）物理配伍变化

物理配伍变化是指药物制剂在制备、贮存过程中，发生分散状态或物理性质的改变，从而造成药物制剂不符合质量标准或医疗要求。物理配伍变化主要表现在溶解度、吸湿、潮解、液化与结块及粒径等方面。

1. 溶解度的改变

（1）温度改变　大多数药物的溶解是吸热过程，其溶解度随着温度的升高而升高；但也有一些药物的溶解是放热过程，其溶解度随温度的降低而升高。

（2）盐析作用　无机离子对溶解度的影响主要是盐析作用，使某些药物成分从溶剂中析出。

（3）增溶作用　某些药物配伍应用时，其溶解度较单独应用时增大。例如党参、茯苓、白术与甘草配伍使，甘草可以使这些药物的浸出物增加，也与甘草的增溶作用有关。

（4）改变溶剂　许多药物制剂配伍时因为溶剂性质的改变而导致药物溶解度降低，从而出现沉淀现象。如含黏液质、蛋白质多的水溶液若加入过多的醇会产生沉淀；含盐类的水溶液加入乙醇时也同样可能产生沉淀；在某些饱和溶液中加入其他物质时可能发生分层或沉淀，如芳香水剂中加入一定量的盐可使挥发油析出。

2. 吸湿、潮解、液化与结块

（1）吸湿与潮解　某些物质在空气中能吸收水分的性质，称为吸湿性。吸湿性很强的药物，如中药干浸膏、某些酶、和无机盐等，这类药物配伍或与其他药物配伍时，药物易发生吸湿潮解。使用吸湿性强的辅料时，也会使遇水不稳定的药物分解或降低效价。

（2）液化　能形成低共熔混合物的药物配伍时，可发生液化而影响制剂的配制。但也可以利用液化现象制备某些制剂。如牙科常用的消炎止痛滴牙剂就是利用苯酚与樟脑混合共研所产生的共熔液化现象而制成的液体滴牙剂。

（3）结块　粉体制剂如散剂、颗粒剂由于药物配伍后所产生的吸湿性增强而引起结块，而这种结块现象可能导致使药物分解失效。

3. 粒径或分散状态的改变　制剂因其组分或制剂本身的粒径或分散状态的改变，可直接影响制剂的内在质量。例如，乳剂、混悬剂中分散相的粒径可能因与其他药物配伍而增大，从而使分散相聚结、凝聚或分层，导致使用不便或分剂量不准，甚至影响药物在体内的吸收。胶体溶液加入电解质或其他脱水剂使胶体分散状态破坏而产生沉淀。某些保护胶体也会因加入浓度较高的亲水物质如糖、乙醇或强电解质而失去保护作用。

（二）化学配伍变化

化学配伍变化是指药物配伍时，药物成分之间发生了氧化、还原、分解、水解、取代、复分解、缩合和聚合等化学反应，使药物成分发生改变，如出现变色、浑浊、沉淀、含量或效价降低或产生气体和发生爆炸等现象，从而影响药物制剂的外观、质量和疗效，甚至会产生不良反应。

1. 变色 药物制剂由于配伍而引起氧化、还原、聚合和分解等反应时，可能会产生有色化合物或发生颜色上的变化。如分子结构中含有酚羟基的药物与铁盐相遇，产生的混合物的颜色变深；磺乙胺与奥美拉唑、泮托拉唑、5% 碳酸氢钠、美罗培南、头孢他啶、头孢哌酮舒巴坦、左氧氟沙星等七种药物会产生不同的颜色；容易氧化变色的药物在遇到较高 pH 的药物溶液时，也许会发生变色反应，与某些固体制剂配伍时也可能会发生变色现象，如碳酸氢钠粉末能使大黄粉末变为粉红色。这些变色现象在光照、高温、高湿环境中变色更快。一般，由于配伍引起的变色，只发生外观变化而不影响疗效的，可以通过加入抗氧剂或调整 pH 延缓氧化；若在变色过程中，产生了有毒的物质，则属于配伍禁忌。

2. 产气 药物配伍时，遇到产气现象，一般系由化学反应引起，如碳酸氢盐、碳酸盐与酸类药物配伍发生中和反应产生二氧化碳。而某些制剂就是利用这一性质，来实现用药目的，如将含漱用的复方硼酸钠溶液配制成泡腾片、泡腾颗粒剂，就是利用其产生的二氧化碳，实现药物的迅速崩解和分散，从而提高药物疗效；铵盐及乌洛托品与碱类药物混合时也可能产生气体；溴化铵与利尿素配伍可放出氯气。产气现象的发生，受药物分散程度及环境湿度的影响，如药物分散程度越高即药物粒径越小则越容易引发产气现象，环境湿度低如在干燥环境下反应速度会减慢。

3. 产生浑浊或沉淀 液体制剂配伍应用时，如果配伍不当可能会发生浑浊或沉淀。其原因主要包括：

（1）因 pH 改变而产生沉淀 用难溶性碱或难溶性酸制成的可溶性盐，其水溶液常常会因为 pH 的改变而析出沉淀。

（2）发生水解反应而产生沉淀 硫酸锌在中性或弱碱性溶液中易水解生成氢氧化锌沉淀。所以在制成硫酸锌滴眼剂时，往往需要加入少量硼酸，使溶液呈弱酸性，防止硫酸锌水解。

（3）生物碱与酸性成分配伍而产生沉淀 大多数生物碱盐常与苷类、有机酸或鞣质等发生沉淀反应。如甘草与含有生物碱的黄连能产生难溶性沉淀；金银花与延胡索乙素等多种生物碱配伍使用，生成难溶性的生物碱有机酸盐。

（4）因复分解而产生沉淀 无机药物之间常发生复分解反应而产生沉淀，如硫酸镁溶液在遇到可溶性钙盐、碳酸氢盐或某些较强碱性溶液时，均产生沉淀。

4. 产生有毒物质 含朱砂（主含硫化汞）的中药制剂如朱砂安神丸、冠心苏合丸等，不宜与还原性药物如碘化钾、碘化钠、溴化钠、硫酸亚铁等配伍，否则会产生溴化汞或碘化汞沉淀，这些物质是很强刺激性的亚汞化合物，从而导致胃肠道出血或发生严重的药源性肠炎，出现腹痛、腹泻和赤痢样大便等症状。

5. 发生爆炸 发生爆炸反应，多由强氧化剂与强还原剂配伍而引起。如火硝与雄黄、高锰酸钾与甘油等药物混合研磨时，均可能发生爆炸。碘与白降汞混合研磨时能产生碘化汞，如果有乙醇存在时可能会引起爆炸。

另外，某些辅料与一些药物配伍时也可发生化学配伍变化。因此，药物制剂在制备、配伍使用时还应考虑辅料与药物之间的配伍变化。

四、注射剂的配伍变化

在药物制剂的各种剂型中，注射剂的配伍变化影响最大。由于治疗和抢救工作的需要，通常需要将几种注射剂联合使用。注射剂的配伍变化分为药理学配伍变化和药剂学配伍变化。药剂学的配伍变化分为可见的和不可见的两种变化现象。可见的配伍变化是指一种注射剂与另一种注射剂混合或加入到输液剂中后，出现浑浊、沉淀、结晶、变色或产气等变化现象。如 15% 的硫喷妥钠水性注射液与非水溶剂制成的西地兰注射液混合时可析出沉淀，枸橼酸小檗碱注射液与等渗氯化钠混合时则析出结晶等。不可见的配伍变化是指肉眼观察不到的配伍变化，如某些药物的水解、分解和效价的降低等，可能会影响疗效或出现不良反应而带来潜在的危害性。

（一）注射剂和输液配伍应用的特点

输液是特殊的注射剂，其特点是以水为溶剂、直接滴入血管、使用容量很大，对 pH、离子强度和种类、浓度、澄清度等均要求很严。常用的输液有：5% 葡萄糖注射液、复方氯化钠注射液、葡萄糖氯化钠注射液、右旋糖酐注射液、各种代血浆、多种氨基酸输液、多种维生素输液、各种含乳酸钠或碳酸钠输液制品等。一般，输液属单糖、盐、高分子化合物的溶液通常比较稳定，临床上常与其他注射剂混合后作静脉注射或静脉滴注用，很少发生配伍变化。但某些输液由于其特殊理化性质，而不适于与某些注射液配伍。

1. 血液　血液成分极为复杂，与药物注射液混合后可引起溶血、血细胞凝聚等现象；由于不透明，在产生沉淀混浊时也不易观察。

2. 山梨醇和甘露醇等输液　由于它们均为过饱和溶液，故不能与高浓度的注射液（如 10% 氯化钾注射液、11.2% 乳酸钠注射液）混合使用，以免破坏过饱和系统造成结晶析出，而妨碍使用。

3. 乳浊液型输液　由于乳浊液易受酸、碱、盐的影响而产生乳析、破裂等现象，故不宜与许多注射液混合使用。

4. 具有强碱性的输液　由于呈强碱性，故不宜与酸性或弱碱强酸盐型注射液配伍使用，以免析出有机碱沉淀或产生气体。如乳酸钠注射液和碳酸氢钠注射液等。

（二）引起注射剂产生配伍变化的因素

1. 溶剂组成的改变　掌握药物制剂的组成及其溶剂的性质，对于防止配伍变化的产生具有十分重要的意义。当某些含非水溶剂的注射剂加入到输液中时，由于溶剂组成的改变会使药物析出。如地西泮注射液含 40% 丙二醇、10% 乙醇，当与 5% 葡萄糖或 0.9% 氯化钠注射液配伍时易析出沉淀。由于注射剂和输液剂多以水为溶剂，特别是输液剂用量大且直接进入血管，对 pH、离子强度和种类、浓度、澄明度等要求都很严格。如将不同溶剂注射液的相互配伍，尤其应该注意。

2. pH 的改变　pH 是影响注射剂稳定性的重要因素。由于 pH 的改变，有些药物会产生沉淀或加速分解。如生物碱、有机酸、酚类等，在一定 pH 溶液中比较稳定，当 pH 有所改变时，其稳定性也会发生变化。含碱性有效成分的药物制剂不宜与酸性注射剂配伍，含酸性有效成分的药物制剂不宜与碱性注射剂配伍。例如，硫酸长春新碱注射液与碳酸氢钠、磺胺嘧啶钠等碱性注射液混合时，由于 pH 升高，生物碱游离而析出沉淀，影响药效；盐酸四环素注射液与乳酸钠注射液配伍时，盐酸四环素注射液 pH上升而析出四环素沉淀。

输液本身的 pH 是直接影响混合后药物 pH 的主要因素之一。各种输液剂都有不同的 pH 范围，而一般所规定的 pH 范围比较大。凡混合后超出该输液特定的 pH 范围的药剂，均不能配伍使用。

3. 缓冲容量　缓冲剂抵抗 pH 变化能力的大小称为缓冲容量。许多注射剂的 pH 是由所含成分或加入的缓冲剂的缓冲能力所决定，具有缓冲能力的溶液其 pH 可以稳定在一定范围，从而使制剂稳定。混合后的药液 pH 若超过其缓冲能力，仍可能出现沉淀。如 5% 硫喷妥钠注射液与氯化钠注射液配伍不发生变化，但加入含乳酸盐的葡萄糖注射液则会析出沉淀。

4. 原辅料的纯度和盐析作用　注射剂之间发生的配伍变化也可能是由原辅料的纯度不符合要求引起。例如，氯化钠原料中如含有微量的钙盐，当与 2.5% 的枸橼酸注射剂配伍时，产生枸橼酸钙而出现浑浊。甘草酸、绿原酸、黄芩苷也会与钙离子发生反应生成难溶性钙盐。某些呈胶体分散体系，若加入到含有大量电解质的溶液中，会被盐析，从而使胶体粒子凝聚而产生沉淀，如两性霉素 B 注射剂。

5. 成分之间的沉淀反应　某些药物可直接与输液或另一注射液中的某种成分发生化学反应。如含黄芩苷的的注射剂与含小檗碱的注射剂配伍会发生沉淀反应。

6. 混合浓度、顺序及其稳定性的影响 两种或两种以上药物配伍后如果出现沉淀,与其浓度和放置时间有关,如红霉素乳糖酸盐与等渗氯化钠或复方氯化钠注射液各为1%浓度混合时,能保持澄明,但当后者浓度为5%时,则出现不同程度的浑浊。

混合顺序也可能引起某些药物配伍产生的沉淀,如氨茶碱1g与烟酸300mg混合,先将两种药物分别制成溶液再混合,则会出现沉淀。

还应该注意混合后放置时间的影响,很多药物在溶液中的反应速度很慢,所以可在短时间内使用。在使用注射液和输液配伍的注射剂时,通常需要先做预实验。如果在数小时内没有出现沉淀或分解量没有超过规定的范围,并没有影响疗效,则在规定时间内输完。

7. 附加剂的影响 制备注射剂时常加入增溶剂、助溶剂、抗氧剂、抑菌剂等多种附加剂,如用聚山梨酯80作增溶剂时,如药液中含有鞣质类成分,则药液会出现沉淀现象。

>>> **知识链接** o--

规范中药注射剂临床应用及静脉配制中心

按照国家卫生健康委员会有关中药注射剂临床使用原则进行:①选用中药注射剂应严格掌握适应证,合理选择给药途径。能口服给药的,不选用注射给药;能肌内注射给药的,不选用静脉注射或滴注给药。必须选用静脉注射或滴注给药的应加强监测。②辨证施药,严格掌握功能主治。临床使用应辨证用药,严格按照药品说明书规定的功能主治使用,禁止超功能主治用药。③严格掌握用法用量及疗程。按照药品说明书推荐剂量、调配要求、给药速度、疗程使用药品。不超剂量、过快滴注和长期连续用药。④严禁混合配伍,谨慎联合用药。中药注射剂应单独使用,禁忌与其他药品混合配伍使用。谨慎联合用药,如确需联合使用其他药品时,应谨慎考虑与中药注射剂的间隔时间以及药物相互作用等问题。⑤用药前应仔细询问过敏史,对过敏体质者应慎用。⑥对老年人、儿童、肝肾功能异常患者等特殊人群和初次使用中药注射剂的患者应慎重使用,加强监测。对长期使用的在每疗程间要有一定的时间间隔。⑦加强用药监护。用药过程中,应密切观察用药反应,特别是开始30分钟。发现异常,立即停药,采用积极救治措施,救治患者。

静脉配制中心(pharmacy intravenous admixture service, PIVAS),简称静配中心,是指医院药剂科提供静脉输注混合药物的配制服务,定义为符合国际标准,依据药物特性设计的操作环境下,由受过培训的药护技术人员严格执行按照操作程序进行全静脉营养,细胞毒性药物和抗生素等药物配制。保证用药的安全性与有效性。

静脉用药集中调配工作流程:药师接收医师开具静脉用药医嘱信息→对用药医嘱进行适宜性审核→打印输液标签→摆药贴签核对→加药混合调配→成品输液核查与包装→发放运送→病区核对签收。

--o

五、药理学的配伍变化

药理学的配伍变化又称为疗效学的配伍变化,是指药物受到联合用药或者先后应用的其他药物、附加剂、内源物质等影响,从而使其药理作用性质、强度或疗效、毒性等发生改变的配伍变化,主要表现为协同作用、拮抗作用及药物的不良反应。其中使药物的疗效降低或者消失,产生不良反应,甚至危及生命的药理学的配伍变化则属于药理学配伍禁忌。

六、预测药物制剂配伍变化的实验方法

药物制剂配伍变化通常比较复杂,判断两种药物之间是否产生配伍变化一般应从两方面进行:一方

面应根据药物的理化性质、药理作用及其配方、临床用药对象、剂量和用药意图等，并结合易产生配伍变化的原因进行分析；另一方面应通过试验观察作出合理的判断。配伍变化的试验方法可分为物理化学试验法和药理学、药动学试验法，前者又可分为直接试验法与间接试验法。直接试验法是配伍后用肉眼直接观察是否有可见的物理化学变化发生；间接试验法是通过测定 pH、药物含量变化等来考察药物制剂配伍后是否发生了物理化学等变化。

（一）可见的配伍变化试验方法

这类配伍变化的试验方法较多，一般是将两种药液混合，在一定时间内，肉眼观察有无浑浊、沉淀、结晶、变色和产生气体等现象。试验中要注意混合比例、观察时间、浓度与 pH 等，条件不同会出现不同的结果。有些制剂析出的结晶或沉淀受条件的影响，反应比较慢，或结晶比较细，可以利用微孔滤膜将配伍后的药液滤过，在显微镜下观察析出的微粒或结晶。

对于有浑浊或沉淀的配伍变化，应该进一步分析其中的原因。

（二）测定注射剂变化点的 pH

许多配伍变化是由 pH 改变引起的，故在实际应用中可用注射液变化点的 pH 作为预测配伍变化的依据。其方法为：在室温下，取 10ml 注射液，先测定其 pH。主药是有机酸盐时可用 0.1mol/L HCl，主药是有机碱盐时则可用 0.1mol/L NaOH，缓慢滴于注射液中，直至出现浑浊或变色为止，再测定 pH 并记录所用酸或碱的量以及 pH 的移动范围。如果酸碱的用量达 10ml 还未出现任何变化，则可认为酸或碱对该注射液不引起变化。

如果 pH 移动范围大，说明该药液不易产生变化，若 pH 移动范围小，则说明容易产生 pH 配伍变化。一般具有较大缓冲容量的注射液与其他注射液配伍使用时，溶液的 pH 通常偏近于前者。

（三）稳定性试验

药物在输液过程中的不稳定现象比较常见，因临床输液时间较长，药物加入输液后受 pH、光线或含有催化作用的离子等影响，通常会使一些药物的效价降低。若在规定时间内药物效价或者含量降低不超过 10%，一般可以认为是稳定的，可以配伍使用。

具体试验方法为：将注射液按实际使用量和浓度，加入输液中，或再加第二种、第三种注射液，混合均匀后，控制恒定的温度，立即测定其中不稳定药物的含量或效价，并记录该混合液的 pH 与外观等。然后每隔一定时间取出适量进行含量或效价测定，并记录结果，以了解药物在一定条件下的稳定性并测得下降或失效 10% 所需要的时间。也可用化学动力学方法，确定药物分解反应级数，求得反应速度常数，分析各种因素与药物配伍变化的关系。

（四）色谱与光谱分析法

可采用 UV、TLC、GC、HPLC 等方法分析药物制剂配伍后是否产生物理化学变化，还可进一步鉴定所产生沉淀的组成。

（五）药动学及药效学试验

疗效上的配伍变化通常需要进行药动学或药效学试验，来研究药物配伍后是否产生药动学参数的变化或药理效应的变化。例如，西咪替丁与普鲁卡因胺联合应用后，由于西咪替丁减少了普鲁卡因胺的肾脏清除率，导致普鲁卡因胺的半衰期由原来的 2.9 小时延长到 3.8 小时，血药浓度也有所增高。

七、配伍变化的处理原则与方法

（一）配伍变化的处理原则

1. 审查处方，了解用药意图　　在审查处方时，如果发现疑问，应首先与处方医师联系，了解用药意图，明确给药对象、条件和必需的给药途径，例如患者的年龄、性别、病情及严重程度等。对患有合并症的患者，审方时还应该注意配伍禁忌，并结合药物的理化性质、药理效应及剂型来分析可能产生的不良影响和作用，对于处方成分、剂量和用法等各个方面进行全面审查，必要时还需要与处方医师联系，共同确定解决方案，使药剂能更好地发挥疗效，保证用药安全。

2. 生产工艺和贮藏条件的控制　控制温度、光线、氧气和痕量金属是缓解水解和氧化反应的基本措施。对于挥发油、酚类、醛类等易氧化的药物或脂类、酰胺类和苷类等易水解的药物，宜制成固体制剂来增加其稳定性，并应该注意控制水分、温度，避免湿、热等处理过程。如果必须要制备成注射剂，可考虑制成粉针剂，并注意附加剂和包装材料的影响。

各类制剂均应注意药物之间，或药物与附加剂之间可能会产生的物理、化学或药理的配伍变化。

（二）配伍变化的处理方法

在上述原则的基础上，一般采用改变储存条件、调配次序、溶剂或添加助溶剂、调整溶液 pH、改换药物或改变剂型等方法，来处理不合理的配伍变化。

1. 改变储存条件　某些药物在患者使用过程中，由于贮存条件如温度、空气、水、二氧化碳和光线等因素的影响，会加速产生沉淀、变色和分解反应，因此这些药物应在密闭及避光的条件下储存，如储存在棕色瓶，每次发出的药量不宜太多。一些易水解、需要临时调配的制剂，如金霉素滴眼液，应贮存在 5℃ 以下以减少外界因素对其药效的影响，延缓效价的下降。

2. 改变调配次序　对于某些药物溶液，调配次序不仅会影响生产工序的繁简，还会影响到成品的质量。而改变调配次序常能克服一些不应该产生的配伍禁忌。例如将碳酸镁、碳酸氢钠和枸橼酸制备成合剂，需要先把枸橼酸和碳酸镁混合成溶液后才能将碳酸氢钠加入；如果先把碳酸氢钠和枸橼酸混合，则会发生酸碱中和反应。改变混合顺序可避免有些药物混合后产生沉淀，如氨茶碱 1g 与烟酸 300mg 配合，先将氨茶碱用输液稀释至 1000ml 时，再慢慢加入烟酸则可以得到澄明溶液，如先将两种溶液混合则会析出沉淀，因此在配伍时应采取先稀释后混合，逐步提高浓度的方法。

3. 改变溶剂或添加助溶剂　改变溶剂是指改变溶剂的用量或转变成混合溶剂。该方法通常用于防止或延缓溶液剂析出沉淀或分层。药物因超出溶解度范围而析出沉淀时，可以通过增加溶剂量或添加增溶剂或助溶剂等来克服这类的沉淀现象。

4. 调整溶液的 pH　pH 的改变会影响大多数微溶性药物溶液的稳定性，所以应将溶液调节在适宜的 pH 范围内。阴离子型药物在 pH 降低到一定程度时，溶液中会析出溶解度较小的游离酸；阳离子型药物在 pH 升高到一定程度时，会生成难溶性的氢氧化物或碱性物质。pH 的改变同样会加速或延缓一些药物的氧化、水解等作用。所以调节药物到适宜 pH 至关重要。

5. 改变有效成分或改变剂型　在征得医师同意的条件下，可适当改变有效成分，但是所改变的有效成分应当力求与原药的有效成分相似，用法与用量也应该尽量相同。如硫酸锌与硼砂配伍制备的滴眼液会析出碱式硼酸锌或氢氧化锌，可以改用硼酸代替硼砂。

总之，在制剂生产、贮存和使用过程中，可能会发生药物制剂的配伍变化或配伍禁忌，从而导致药物的疗效降低，不良反应加强。为避免因药物制剂配伍不当而造成的内在质量问题，应严格制定最佳的处方和制备工艺，尽可能降低不合理的配伍变化发生的可能性。一旦发现药物制剂的配伍变化或配伍禁忌，应认真分析其中的原因，从制剂处方、剂型、工艺和储存条件等环节进行分析，寻找最佳的解决方案。

◎ 第三节　临床合理用药

据世界卫生组织（WHO）报道，全世界50%以上的药品是以不恰当的方式处方、调配和出售，同时50%的患者未能正确使用。全世界死亡患者中，有1/3并非死于自然疾病，而是死于不合理用药；有1/7的患者住院不是由于疾病本身而是不合理用药造成的。因此，患者用药后的临床疗效与安全性如何，关键取决于临床用药是否合理。

一、临床合理用药的基本概念

合理用药是指根据疾病种类、患者状况及药理学理论，选择最佳的药物及其制剂，制定或者调整给药方案，能够安全、有效及经济地防治和治愈疾病的一种用药方法。

合理用药具有4个基本要素：即安全性、有效性、经济性、适当性。合理用药的安全性，即临床在选择药物对患者进行治疗时，前提是考虑药物的安全性。由于每种药物都会对患者造成一定的不良反应，所以临床医师希望在给患者带来最好的疗效的同时让患者承担最小的治疗风险。有效性是临床合理用药的主要目标，药物治疗的有效性受到药物的适应证、药物的相互作用、患者疾病的严重程度，以及患者的心理、情绪等多种因素的影响，故治疗时应"个体化给药"以保障用药有效性。经济性是临床合理用药的重要指标，旨在以最小的治疗费用获得最好的治疗效果，以减轻患者的经济压力。适当性是合理用药的一项基本特征，即选择正确的药物、合适的剂型、恰当的剂量、正确的给药途径、合理的联合用药等，以达到最佳的用药目的。

二、临床合理用药的指导思想与原则

（一）基于循证医学的临床合理用药

循证医学即慎重、准确及明智地应用当前所能获得的最好研究证据，结合临床医师本人的专业知识、技能及临床经验，同时尊重患者自身的意愿和实际情况，来确定患者的最佳治疗方案。因此，临床工作者在选用新的药物治疗方案对患者进行治疗时，应以循证医学作为指导，并通过患者的血药浓度和药物经济学对药物治疗方案的合理性进行评价，以确定此方案是否最佳方案。

（二）基于药物基因组学的临床合理用药

药物基因组学包括结构基因组学和功能基因组学。主要研究药物在机体内进行吸收、分布、代谢、排泄时具有个体差异的基因特性，以及不同患者的基因不同所致的使用同一药物时具有不同的反应，其主要目标是提高药物的临床疗效和安全性。因此，临床医生必须遵循"个体化给药方案"，以便对患者进行安全、有效的治疗。

（三）特殊人群的合理用药

特殊人群包括儿童、妊娠期妇女和老年人等，由于这类患者特殊的生理原因，对其进行药物治疗时必须遵守严格的用药原则。

1. 儿童用药的主要原则　①明确诊断，根据患者病情及个体差异，进行合理地选用药物，包括剂型、剂量及疗程，且不能滥用抗生素类药物；②联合用药时要注意药物间的相互作用，选择药品品种不宜过多，且剂量适当；③对于某些安全范围较窄的药物，要在监测下指导用药，避免发生不良反应；④应严格按照医嘱给儿童用药。

2. 妊娠期妇女用药的主要原则　①使用对胎儿无影响或影响小的药物；②尽量使用单剂，减少联合用药；③提倡使用疗效明确的老药，避免使用新药；④可用小剂量时，尽量避免使用大剂量药物；⑤必须用药时，尽量选用临床证明无致畸作用的 A、B 类药物，避免使用 C、D 类药物；⑥如应用明确对胎儿有害的药物时，应先终止妊娠。

3. 老年患者用药的主要原则　①尽量减少用药种类；②遵循精简原则，即同一类药物可根据病情酌情选用一种；③选择最佳的用药剂量和用药时间；④慎用抗生素及镇痛类药物；⑤注意老年患者的心理因素，以保证其用药的依从性。

三、临床合理用药的评价指标

（一）合理用药的生物医学标准

合理用药的生物医学标准包括：①使用药品应准确，临床用药指征应适宜，药品的安全性、临床疗效、实用性及使用性等均应适宜；②药品的用法、用量与治疗的疗程均应相符合；③用药对象适宜，无禁忌证、不良反应小；④药品调配应合理、准确，并给患者提供准确的用药信息；⑤药品的价格合适，患者能够接受，且用药后患者具有较好的依从性。

（二）临床合理用药的国际指标（INRUD）

WHO 为了对临床合理用药进行评价和促进全球卫生资源的合理利用，制定了合理用药的国际指标。即 1993 年 WHO/DAP 与 INRUD 合作编写了《医疗单位合理用药调研方法与评价指标》（SDU-Is），SDUIs 为基层医疗机构门诊药品的合理使用制定了系列调研指标，对评价和促进各国合理利用卫生资源、控制医药费用过度增长有很大帮助。这些指标涉及处方行为、管理措施及处方消费金额等方面内容。

1. 处方指标　包括：①每次就诊平均用药品种数；②处方药物使用非专利名（通用名称）的比例（%）；③每百例次就诊使用抗菌药物的比例（%）；④每百例次就诊使用针剂的比例（%，不含预防注射/计划免疫）；⑤每百种处方用药中，基本药物或处方集药物的比例（%）。

2. 患者关怀指标　包括：①每例患者的平均就诊时间；②每例患者的平均调配时间；③每百种处方药物中，患者实得药物的数额（%）；④药袋标示（姓名、药名、用法）完整的百分率；⑤患者正确了解全部处方药物用法的百分率。

3. 行政管理指标　①有无基本药物目录或处方集；②有无临床治疗指南。

4. 补充指标　包括：①处方与临床指南符合的百分率；②应诊而不使用药物治疗的百分率；③每次就诊平均药费；④抗菌药物占全部药费的百分率；⑤针剂占全部药费的百分率；⑥患者离开就诊单位后，对全部医疗照顾总体上表示满意的百分率；⑦能获得非商业性药物信息的医疗单位比例（%）。

5. 附加指标　①并用 2 种或 2 种以上抗菌药物的病例数；②使用麻醉性止痛药的病例数；③用药医嘱完整的百分率；④用药记录完整的百分率；⑤医嘱用药兑现率；⑥采用标准治疗方案的百分率；⑦经适当细菌培养而静脉注射抗菌药物的百分率。

四、临床合理用药的注意事项

（一）药物的选择

1. 对证选择药物　全方面把握患者的病情，严格掌握适应证，根据具体适应证选择药物。例如，对于糖尿病的治疗，首先要明确病因，确定糖尿病的类型并且注重患者是否伴有其他并发症。肥胖者可选二甲双胍、α - 葡萄糖苷酶抑制剂或噻唑烷二酮类，非肥胖患者可选促胰岛素分泌剂或胰岛素。

2. 横向比较选药 仅仅按照适应证制定用药方案是不够的，医师还需不断更新药物信息，比较对同一病症不同药物的疗效、剂型、价格、不良反应和联合用药的影响，继而制定最优用药方案。例如，近年胰岛素泵广泛应用于糖尿病的治疗，能够较准确地捕捉患者个体化血糖变化规律，从而有效控制血糖，并且避免胰岛素多次注射给患者带来的困扰及出现低血糖等严重不良反应。

（二）剂量的选择

临床所规定的常用量一般是指成人（18~60岁）的平均剂量，但个体的年龄、性别、体重、种族、营养状况、遗传因素及对药物的反应因人而异，因此给药剂量需要个体化。

（三）给药途径的选择

不同给药途径影响药物在体内的血药浓度及药物达到最低有效浓度的时间，与疗效关系密切。例如硫酸镁注射给药产生镇静作用，而口服给药则导泻。硝酸甘油片舌下含服可迅速吸收达到有效血药浓度。

（四）给药时间、给药时间间隔的选择及合理停药

给药时间不同也能引起药物在体内药效、不良反应的显著差别。替米沙坦可以有效降低非杓型高血压患者的血压，若晚间服用，其可以更好地将非杓型高血压转变为杓型高血压。适当的给药时间间隔是维持药物在有效浓度范围内的必要条件。给药时间间隔太长，不能维持有效的血药浓度；间隔过短可能会使药物在体内过量，引起中毒甚至危及生命。合理停药可防止药物在体内蓄积中毒、防止机体对药物的依赖性和成瘾性，以及防止药源性疾病。

>>> **知识链接** o--

新型抗肿瘤药物临床应用基本原则

抗肿瘤药物的应用涉及临床多个学科，合理应用抗肿瘤药物是提高疗效、降低不良反应发生率以及合理利用卫生资源的关键。为规范新型抗肿瘤药物临床应用，制定新型抗肿瘤药物即小分子靶向药物和大分子单克隆抗体类药物的应用指导原则。抗肿瘤药物临床应用需考虑药物可及性、患者治疗意愿和疾病预后等三大要素。抗肿瘤药物临床应用是否合理，基于有无抗肿瘤药物应用指征，选用的品种及给药方案是否适宜两方面。

新型抗肿瘤药物临床应用基本原则包括：①病理组织学确诊后方可使用。②靶点检测后方可使用。③严格遵循适应证用药。④体现患者治疗价值。⑤特殊情况下的药物合理使用，在尚无更好治疗手段等特殊情况下，医疗机构应当制定相应管理制度、技术规范，对药品说明书中未明确、但具有循证医学证据的药品用法进行严格管理。特殊情况下抗肿瘤药物的使用权应当仅限于三级医院授权的具有高级专业技术职称的医师，充分遵循患者知情同意原则，并且应当做好用药监测和跟踪观察。特殊情况下抗肿瘤药物循证医学证据采纳根据依次是：其他国家或地区药品说明书中已注明的用法，国际权威学协会或组织发布的诊疗规范、临床诊疗指南，国家级学协会发布的经国家卫生健康委员会认可的诊疗规范、临床诊疗指南和临床路径等。⑥重视药物相关性不良反应，医疗机构应当建立药品不良反应、药品损害事件监测报告制度，并按照国家有关规定向相关部门报告。

五、不合理用药的表现形式及主要原因

(一) 不合理用药的表现形式

不合理用药的表现形式很多，归纳为：①适应证不当；②不按照临床治疗指南开具处方；③患者使用的药物过多（大处方）；④重复给药；⑤滥用抗菌药物，常常是剂量不当或用于非细菌感染；⑥中西药不合理联合运用，轻视中药制剂的不良反应；⑦有害的药物相互作用，配伍禁忌；⑧过多地使用注射剂，甚至是在口服剂型更适合的情况下使用；⑨患者对治疗依从性差；⑩不恰当的自我药疗，主要表现在处方药应用。

(二) 不合理用药的主要原因

1. 技术、知识方面的原因 随着社会发展、科技进步，新药层出不穷，药物和药物治疗囊括了高新技术，药物种类繁多与医患用药知识不足之间存在着较大差距，不少医师、药师对许多药物缺乏应有的了解，缺乏药物治疗学与药物动力学等方面知识。

2. 医疗管理制度上的缺陷 首先是医疗机构对临床用药监管力度较弱，对医师用药处方行为缺乏强有力的技术支持和行政干预措施。现代药物治疗理念要求医师、药师、护师共同为患者的药物治疗结果承担责任，对药物治疗引入干预和制约机制，形成医师、药师和护师之间良性的互相依存、相互合作与干预制约的关系链，促进合理用药，确保用药安全和国家卫生资源的合理使用。

3. 对合理用药的意义缺乏理解 有些医疗机构管理者和医务人员缺乏以患者为中心的服务理念，对合理用药的意义缺乏全面正确的理解，对由于不合理用药已经或可能造成的严重危害缺乏认识，对本机构不合理用药缺乏有效的干预措施。

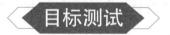

答案解析

一、**A1 型题**（最佳选择题）

1. 下列叙述中属于处方正文的是（ ）
   A. 医疗机构名称、患者姓名、费别、药品名称、处方医师签字
   B. 患者姓名、药品名称、医师和药师签字
   C. 药品名称、剂型、规格、数量、用法
   D. 医疗机构名称、患者姓名、药品名称、剂型、规格、数量、用法
   E. 患者姓名、性别、年龄、费别、科别、病历号

2. 以下关于调剂的叙述不正确的是（ ）
   A. 调剂人员调配处方前，应再次对处方进行审核，无误方可调配处方
   B. 药师对不符合要求的处方可以拒绝调配
   C. 药师有权更改处方
   D. 审方中发现处方有疑问，如字迹不清、药味短缺、配伍禁忌、超剂量用药、服用方法有误、毒麻药使用违反规定等，应及时与处方医师联系，请医师更改或释疑后重新签字
   E. 调剂人员无权涂改医师处方

3. 下列不属于药物物理配伍变化的是（ ）
   A. 分散状态变化　　　　 B. 发生颜色变化　　　　 C. 吸潮
   D. 结块　　　　　　　　 E. 溶解性改变

4. 下列属于注射剂不可见配伍变化的是 （ ）

　　A. 药物与辅料配伍应用出现浑浊现象　　　B. 两种注射剂混合出现结晶

　　C. 两种注射剂混合出现变色　　　　　　　D. 两种注射剂混合放置出现可见异物

　　E. 青霉素溶液放置有效浓度降低

二、X 型题 （多项选择题）

5. 下列叙述正确的是 （ ）

　　A. 开具西药、中成药处方，每一种药品应当另起一行，每张处方不得超过 5 种药品

　　B. 处方开具当日有效。特殊情况下需延长有效期的，由开具处方的医师注明有效期限，但有效
　　　期最长不得超过 3 天

　　C. 处方一般不得超过 7 日用量；急诊处方一般不得超过 3 日用量

　　D. 普通处方保存期限为 1 年，医疗用毒性药品、第二类精神药品处方保存期限为 2 年，麻醉药
　　　品和第一类精神药品处方保存期限为 3 年

　　E. 处方保存期满后，药房人员可以随意销毁

6. 下列叙述不正确的是 （ ）

　　A. 医疗机构可以使用处方药与非处方药

　　B. 处方药与非处方药必须由取得药品生产许可证的企业生产

　　C. 处方药与非处方药必须由取得药品经营许可证的企业经营

　　D. 处方药与非处方药均可由大众传媒进行广告宣传

　　E. 处方药必须凭医生处方购买

7. 下列叙述正确的是 （ ）

　　A. 原辅料的纯度会影响注射剂之间的配伍

　　B. 有些药物混合后产生沉淀，可以通过改变混合顺序加以避免

　　C. 溶剂性质差异较大的注射剂混合，易出现配伍变化

　　D. 两种注射剂的 pH 相差越大，配伍后越容易出现配伍变化

　　E. 临床应遵守相关规定合理选择注射剂的配伍应用

8. 合理用药具有的基本要素是 （ ）

　　A. 安全性　　　　　　　　　B. 有效性　　　　　　　　　C. 经济性

　　D. 适当性　　　　　　　　　E. 符合医师用药习惯

9. 合理用药的生物医学标准是 （ ）

　　A. 使用药品应准确

　　B. 药品的用法、用量与治疗的疗程均应相符合

　　C. 药品的安全性、临床疗效、实用性及使用性等均应适宜

　　D. 药品调配应合理、准确

　　E. 药品的价格合适，患者能够接受，且用药后患者具有较好的依从性好

书网融合……

思政导航　　　　　　本章小结　　　　　　题库

第十八章　药物制剂设计

PPT

◎ 学习目标

知识目标
1. **掌握**　制剂设计的基本原则；药物制剂处方前研究内容。
2. **熟悉**　QbD 理念在药物制剂设计中的应用；药物制剂设计的内容。
3. **了解**　处方工艺优化常用的方法。

能力目标　通过本章的学习，能够形成在药物开发过程中需进行药物制剂设计的意识；正确使用相关原则及理念等进行药物制剂设计。

◈ 第一节　药物制剂设计基础

一、药物制剂设计的目的

药物制剂设计目的在于根据临床用药需要以及药物理化性质和生物学特征，确定合适的给药途径、药物剂型及适宜的辅料和制备工艺，最终形成适合于工业生产和临床应用的制剂产品。良好的制剂设计应达到保证药物迅速到达作用部位、避免或减少药物在体内转运过程中的破坏、降低或消除药物的刺激性与不良反应、保证药物的稳定性等目标，以保障制剂产品的治疗作用的合理发挥。

二、药物制剂设计的必要性

除原料药自身活性外，药物进入人体内的形式、途径和作用过程等也与药物的疗效密切相关。因此，在药物的研发中，药物制剂的设计和优化是十分重要的，正确选择合适的剂型及其制备技术是保证药物疗效、降低不良反应、提高用药依从性的关键。

药物制剂设计在创新药物研究过程中体现的最为全面。创新药物的研究往往针对的是全新的化合物或者全新的作用机制，需要经过新分子实体（化合物）的发现与表征、药物制剂处方工艺筛选与优化、药物质量标准建立、稳定性研究、非临床药代动力学研究、药理毒理研究、临床试验研究等一系列复杂而精密的程序，因而存在着巨大的不确定性。在先导化合物的优化及确定候选化合物阶段，就应该及时引入制剂设计理念。进入制剂开发阶段后，根据临床用药的需求设计适宜的给药途径和剂型，更是药品成功的关键之一。确定给药途径和剂型后，进一步设计和筛选合理的处方和工艺，是经典药剂学研究的主要内容，合理的处方和工艺设计，是药品质量的有效保证。药物制剂设计已在医药领域引起关注，并成为药物开发领域的研究重点。

三、药物制剂设计的基本原则

原料药物一般不可直接用于患者，需要经过处方设计制成药品。合理的药物制剂设计是决定药品安全、有效、质量可控的重要环节，药物制剂设计的基本原则主要包括以下六个方面。

1. 安全性 安全性是药品的最基本要求。药物制剂的安全问题既可能来源于药物本身，又可能来源于辅料，并且与药物制剂的设计相关联。如表阿霉素具有一定的心脏毒性，将其普通注射剂改良为注射用脂质体后，减少了表阿霉素在心脏中的富集，并降低了其心脏毒性。又如临床上抗肿瘤一线用药紫杉醇注射液中需要加入聚氧乙烯蓖麻油和无水乙醇作为增溶剂来达到紫杉醇充分溶解的目的，但该增溶剂有很强的刺激性，限制了其临床使用；目前已有公司将该注射液改良为紫杉醇白蛋白纳米粒及聚合物胶束，避免了上述增溶剂的使用，显著提高了紫杉醇的临床用药安全性。

一般来讲，吸收迅速的药物，在较短时间内达到较高的血药浓度，产生较强药理作用的同时，也可能带来较大的不良反应，尤其对于治疗指数低、治疗窗狭窄的药物而言，这种风险更大，此时宜设计成缓释、控释制剂，以平稳血药浓度、减小峰谷波动，降低不良反应。对皮肤、黏膜等机体局部刺激性较强的药物，可采用包合或微囊技术等方式以降低药物的刺激性。

2. 有效性 有效性是药物的基本属性，也是药物开发的前提。活性药物成分是药物发挥疗效的最主要因素，但给药途径、剂型、剂量以及患者的生理病理状态也可能在一定程度上影响疗效。例如硫酸镁静脉注射主要起抗惊厥作用，而口服使用则主要用于通便；硝酸甘油通过舌下、经皮等不同形式给药时，起效快慢和作用强度差别很大，对心绞痛进行急救时，宜选用舌下给药使药物被快速吸收，2～5分钟起效，而对于预防性的长期给药则应使用经皮或其他缓释制剂较为合适。

3. 质量可控性 可控性是决定药物有效性与安全性的重要保障，主要体现在制剂质量的可预知性与重现性。可预知性指生物学效应，即根据药物制剂质量的检测指标就可预知其生物学效应；重现性是指质量的稳定性，即不同批次生产的制剂均达到质量标准的要求，不应有大的差异，如药物含量、释放度等指标要处在质量标准规定的范围之内。设计空间是药物制剂设计用于保证质量可控的核心内容之一，我们可以将其理解为，在设计空间中，各因素在可接受的的范围内变动，均不影响最终产品的质量稳定。例如，实验室小规模制备到实际生产这一工艺放大过程，或者生产过程中不同批次之间微调的工艺参数，在可接受范围内变动的各因素均不影响最终的产品质量，这一优势可以为我们解决研发生产过程中工艺放大、批间稳定性等难题，具有重要的应用价值。

4. 稳定性 药物制剂的稳定性是制剂安全性和有效性的基础。其主要包括物理、化学和生物学稳定性三个方面。药物制剂的化学不稳定性主要体现为药物含量降低，具有不良反应的有关物质增多；物理不稳定性主要体现为液体制剂沉淀、分层，固体制剂形变、软化等；生物学不稳定性主要为霉变、染菌等。因此，在处方设计之初就应把稳定性纳入考察范围，并且不仅要考虑处方本身的配伍稳定性和工艺过程中的药物稳定性，还要考虑制剂在贮藏和使用期间的稳定性。可通过影响因素试验快速评估处方的配伍稳定性，并通过不断调整处方、优化制备工艺、改变包装或贮存条件等方法来解决稳定性的问题。

5. 依从性 依从性是指患者或医护人员对所用药物的接受程度，也是药物制剂临床价值的重要体现。给药途径、给药方式、剂型、制剂的外观、大小、形状、色泽、口感等因素影响着患者的依从性，如长期应用会产生疼痛感的注射剂，对老年患者、儿童患者、有吞咽困难的患者服用体积庞大的口服固体制剂等，都会降低用药的依从性。因此，在剂型设计时应遵循依从性的原则，考虑采用最便捷的给药途径，减少给药次数，尽量避免用药时可能给患者带来的不适或痛苦。如尺寸较小的微片，可显著增加儿童患者的用药依从性；抗精神病药棕榈酸帕利派酮注射用纳米混悬剂实现了只需每月肌内注射一次即可达到治疗效果；每月只需注射一次的亮丙瑞林（缓释）微球是国内临床上应用最广的微球制品；基于3D打印技术设计的左乙拉西坦口崩速溶片实现了药片在不易注射及口服的癫痫患者口腔中快速释药（释药时间4秒左右），从而实现了对癫痫发作患者的有效治疗。

6. 可行性 坚持药物制剂设计的可行性原则，要从研究方案、项目的组织、研究人员、研究必需的仪器和设备、拟报批投产工厂的设备条件、研究经费等方面进行综合评估。如果不具备必要条件，无论社会如何需要，技术如何先进，设计如何科学，在现实生产中都无法实现。

四、药物制剂设计的理念

现阶段，临床用药需求正在从"有药用"向"有好药用"转变，而如何创制品质更佳的药物（好药），很大程度上依赖于药物制剂的设计。

传统药物制剂开发理念经历了两个阶段：第一个阶段，药品是生产出来的，药品生产企业认为，拥有好的生产条件和生产设备，便可以生产出好药。随着检验分析技术的进步，发现好的生产条件和生产设备，生产出的药品不一定符合药品质量标准，更谈不上好药；第二个阶段，药品是检验出来的，药品生产企业对原辅料、中间产品、成品制定详细的质量标准，全过程参与检验。随着仿制药的兴起，大家逐渐发现，原辅料、中间产品、成品均检验合格，符合既定的质量标准，但治疗效果不如原研药物，暴露出质量标准与产品疗效脱节的问题。

为了避免传统药物设计存在的上述问题，美国食品药品管理局（FDA）在 2006 年正式提出了质量源于设计（quality by design，QbD）理念，并随后被 ICH 纳入新药开发和质量风险管理中。FDA 认为，QbD 是 cGMP 的基本组成部分，是科学的、基于风险的、全面主动的药物开发方法，从产品概念到工业化均精心设计，是对产品属性、生产工艺与产品性能之间关系的透彻理解。根据 QbD 概念，药品从研发开始就要考虑最终产品的质量，在配方设计、工艺路线确定、工艺参数选择、物料控制等各个方面都要进行深入的研究，积累翔实的数据，在透彻理解的基础上，确定最佳的产品配方和生产工艺。

常规的 QbD 模式思路：首先从理论上进行前瞻性总结产品的质量属性，即：设定目标产品质量概况（quality target product profile，QTPP），所设定的 QTPP 以保障产品的安全性、有效性及质量可控性为目标，包括但不限于：给药途径、给药剂量、稳定期内质量属性等。其次根据所设定的目标产品质量概况，通过试验等手段理解和确定产品的关键质量属性（critical quality attribute，CQA），同时将所有的 CQAs 与原辅料影响因素和工艺参数相连贯，根据认知和对工艺的控制程度，逐步建立设计空间（design space）；最终完成设计并完善整体战略方案。

生物药剂学分类系统（biopharmaceutics classification system，BCS）概念首次在 1995 年被提出，目前已被 FDA、WHO、EMA、NMPA 等国内外药品质量管理部门列为有效的评价工具。根据药物的溶解性与渗透性的不同将药物分为 4 类，即：BCS Ⅰ类——高溶解性、高渗透性药物；BCS Ⅱ类——低溶解性、高渗透性药物；BCS Ⅲ类——高溶解性、低渗透性药物；BCS Ⅳ类——低溶解性、低渗透性药物。

原料药物性质不同、剂型不同，甚至相同剂型但原料药物不同，将涉及不同的目标产品质量概况、差异大。因此，我们仅以低溶解性、高渗透性原料药物（BCS Ⅱ类）开发口服速释制剂举例，来说明原料药 QTPP 及其对制剂 CQA 的初始风险评估。第一步：设定目标产品的质量概括（表 18-1），通过试验确定原料药属性的初始风险（表 18-2）和原料药属性初始评估依据（表 18-3），来确定设计空间。

表 18-1 速释片的目标产品质量概括（QTPP）

项目	QTPP
剂型	片剂
给药途径	口服
剂型规格	40mg
溶出特性	15 分钟内释放不低于 85%
药代动力学	t_{max} 不长于 2 小时

续表

项目	QTPP
稳定性	室温条件下有效期 3 年
制剂质量属性	外观：白色或淡黄色薄膜包衣片，直径 7mm 圆形片
	装量差异：应符合要求
	含量：95.0% ~ 105.0%
	有关物质：杂质 A≤0.5%，其他单一杂质≤0.2%，总杂质≤1.0%
	微生物限度：符合《中国药典》要求
包装	采用 PVC/硬铝作为内包装材料
标签中给药时间	餐后给药（食物对药物吸收无影响，且药物对胃肠道具有一定的刺激性）

表 18 – 2　原料药属性的初始风险评估

制剂 CQAs	原料药属性							
	固态形式	粒度分布	吸湿性	溶解度	水分	工艺杂质	化学稳定性	流动性
含量	低	中	低	低	低	低	低	中
含量均匀度	低	中	低	低	低	低	低	中
溶出行为	中	高	低	高	低	低	低	低
有关物质	中	低	低	低	低	低	低	低

表 18 – 3　原料药属性初始评估依据

原料药属性	制剂 CQAs	风险判断及依据
固态形式	含量	原料药固态形式不影响含量及含量均匀度，该风险为低
	含量均匀度	
	溶出行为	不同晶型的原料药可能影响片剂溶出，因此该风险为中
	有关物质	不同的晶型可能有不同的化学稳定性，可影响片剂的有关物质，因此该风险为中
粒度分布	含量	微粉化药物流动性差，在极端条件下，可引起含量不合格，因此该风险为中
	含量均匀度	粒度分布直接影响原料药流动性，进而影响药物的混合均匀度，故该风险为中
	溶出行为	原料药为难溶性药物，粒度分布可影响溶出，故该风险为高
	有关物质	粒度分布不影响有关物质，故该风险为低
吸湿性	含量	原料药不易吸湿，故该风险为低
	含量均匀度	
	溶出行为	
	有关物质	
溶解度	含量	溶解度不影响含量及含量均匀度，故该风险为低
	含量均匀度	
	溶出行为	原料药为 BCS Ⅱ类化合物，溶解度可影响溶出，故该风险为高
	有关物质	溶解度不影响有关物质，故该风险为低
水分	含量	原料药质量标准中已对水分进行了控制，因此不影响含量、含量均匀度及溶出，该风险为低
	含量均匀度	
	溶出行为	
	有关物质	原料药对水分不敏感，故该风险为低

续表

原料药属性	制剂 CQAs	风险判断及依据
工艺杂质	含量	原料药质量标准中已对工艺杂质进行了控制，因此不影响含量、含量均匀度及溶出，该风险为低
	含量均匀度	
	溶出行为	
	有关物质	在原辅料相容性试验中，未观察到有关物质的明显增加，该风险为低
化学稳定性	含量	原料药化学稳定性好，该风险为低
	含量均匀度	片剂含量均匀度主要受粉末流动性和混合均匀度影响，与原料药化学稳定性无关，故该风险为低
	溶出行为	片剂溶出主要受原料药粒度分布和溶解度影响，与原料药化学稳定性无关，故该风险为低
	有关物质	化学稳定性好，该风险为低
流动性	含量	原料药流动性差，极端条件下可影响含量及含量均匀度，故该风险为中
	含量均匀度	
	溶出行为	原料药的流动性与其溶出及有关物质无关，故此风险为低
	有关物质	

五、给药途径及剂型确定

药物的有效性、安全性及患者依从性在很大程度上受给药途径及剂型的影响。例如：静脉注射的药物可以直接全部进入血液，而对于口服给药的药物而言，由于胃肠道中存在的生物屏障，使其很少能完全地被吸收入血，因此在多数情况下，为达到同样的血药浓度和临床疗效，口服给药所需的剂量通常高于静脉注射所需的剂量；然而静脉注射给药较口服给药更容易产生药物安全性及患者依从性的问题。给药途径不同，药物发挥疗效的快慢不同，药物的作用速度从快到慢一般为：静脉注射、吸入、腹腔注射、舌下、肌内注射、皮下注射、口服、直肠、皮肤。同一给药途径，剂型不同，药物的作用速度也不同，以口服给药为例，其药物作用的速度一般为：口服液，混悬液，散剂，颗粒剂，胶囊，片剂，缓释、控释制剂。给药途径和剂型的不同，患者的依从性也有很大的区别，一般而言，注射给药的依从性最差，口服给药的依从性最好；需分剂量使用的制剂依从性较以一个完整制剂单元（片、粒、袋、支、瓶等）使用的制剂依从性更差；口感、颜色更佳的制剂对患者（尤其是儿童患者）的依从性更好。

给药途径及剂型对患者的依从性影响也需结合用药人群特征、疾病特点等进行综合评估，如对于癫痫发作患者而言，宜采用口腔速溶制剂，而一般不选择静脉注射或口服给药；对低龄儿童，宜选择口服液体制剂，而非片剂、胶囊等难吞咽的剂型。

因此，在药物给药途径及剂型确定上，除需考虑药物理化性质、添加剂、生产条件等因素外，还需从药物的有效性、安全性及患者依从性方面综合考量，并确定最适宜的给药途径及剂型。

六、影响药物制剂设计的其他因素

制剂设计的其他因素主要包括成本、生产条件、知识产权、节能降耗等。其中所有药物制剂设计均需考虑成本、生产条件及节能降耗等；对于创新药物而言，知识产权的保护及在药物制剂设计时如何突破现有知识产权的壁垒并形成新的知识产权尤为重要。创新药物的竞争优势很大程度上依赖于法律对知识产权的保护，并在多数情况下通过制剂设计来建立或加强产品知识产权保护优势。例如，在创新药的原料药专利到期前，可以通过将上市药品进行一定的制剂技术改造（改变给药途径或剂型），并形成制剂专利，可以继续维持创新药的知识产权壁垒。此外，通过发明新辅料和新工艺等，也能获得较为宽泛的知识产权保护。这种基于制剂专利技术开发药物的新制剂产品是国内外研究的重点和热点。在国内外积极开展"双碳"战略的背景下，节能降耗成为药物制剂设计中的重要考量因素，可以通过充分利用废热、废气、废水及变更高耗能生产工艺等途径来达到节能降耗的目的。

近年来，另一个对药物制剂设计影响较大的因素是全球性对绿色辅料和环保工艺的推动。例如：世界各国已开始禁止对大气中臭氧有破坏作用的氟利昂作为气雾剂的抛射剂。

▷ 第二节　药物制剂处方前研究

药物的研发是一项流程较多的工程，一个候选药物从合成到最后上市，大致需经历以下步骤：①化合物的合成与确证；②处方前研究；③处方与制备工艺研究；④质量标准及稳定性研究；⑤非临床药代动力学研究；⑥药理与毒理学研究；⑦临床试验研究。其中处方前研究对适宜的药物制剂的设计起到了至关重要的支撑作用。处方前研究指的是在进行药物制剂设计与研究之前，对候选药物的物理、化学、生物学等性质进行的研究。

处方前研究以研究影响药物制剂设计的原料药的各类特性为主，具体包括的研究主要为：①药物的相关理化性质；②药物的稳定性及与辅料的相容性；③药物的生物药剂学特性。

一、药物的理化性质研究

药物的理化性质，如溶解度、pK_a、油水分配系数、溶出速率、多晶型和熔点以及粉体学性质等对药物制剂的设计及其体内行为的影响很大，因此，在处方前研究中应系统地研究这些性质。

1. 溶解度和 pK_a　溶解度是决定一个候选化合物能否开发成上市药物的重要因素之一。溶解度在一定程度上决定药物制成注射剂或溶液剂的研究成功与否；此外，由于药物必须在胃肠道中溶解后才能被胃肠道吸收，因此，溶解度还影响着药物的体内吸收。对于溶解度对药物吸收的影响，Kaplan 于 1972 年提出，在 pH 1~7（37℃）的条件下，药物在水中的溶解度：①大于 1%（10mg/ml）时，吸收不会受限；②为 1~10mg/ml［1:（100~1000）］时，可能出现吸收问题；③小于 1mg/ml 时，需采用可溶性盐的形式。此外，美国食品药品管理局（FDA）常采用 1 个制剂单位的药物能否在 250ml 的介质中完全溶解来判定溶解度是否会影响药物的吸收。对于溶解度差的药物，可以从降低粒子大小、改变晶型、添加增溶剂和助溶剂等方面来提高其溶解度。

pK_a 为药物的解离常数，其反映的是在不同 pH 介质中，溶解的药物在体内（尤其是胃肠道中）的存在形式。一般来说，解离型药物不能很好地通过生物膜被吸收，而非解离型药物往往可有效地通过类脂性生物膜。例如，在大多数情况下，一个 $pK_a=3$ 的化合物，其在偏酸性的胃中（pH 1.2~3）呈非解离状态，因此容易被吸收，而在偏中性或碱性的小肠中（pH 5~8）呈解离状态，因此不容易被吸收。

2. 油水分配系数　药物以其完整形态溶解于介质（如胃肠道液）中后，还需通过体内各种生物膜屏障，进入体内后，才能发挥其药效。生物膜的主要组分是脂类，因此，药物穿过生物膜的能力与其亲脂性密切相关。油水分配系数（partition coefficient，P）指的是药物分配在油相与水相中的比例，是评价药物亲脂性的参数，一般采用 $logP$ 来表示。$logP$ 越高，说明药物的亲脂性越强，反之，则亲水性越强。$logP<1$ 表示该药物为亲水性药物，$logP>1$ 表示该药物为亲脂性药物。一般而言，具较大的 $logP$ 值药物更容易穿透细胞膜，但是药物的 $logP$ 值并非越高越好，当 $logP>4$ 时，药物的水溶性较差，反而影响了药物的吸收。实验室中常用的测定 P 值的油水体系有 n-辛醇/水、三氯甲烷/水、乙酸乙酯/水等，其中 n-辛醇/水是最常用的体系。此外，测定方法或溶剂不同，P 值的差别也很大。

3. 溶出速率 溶出速率表示的是药物在溶出介质中的分散能力，其测定方法主要为悬浮法和恒定表面法。悬浮法是将预筛过的药物粉末加到溶出介质中，按适当的时间间隔从溶出介质中取样分析，测定其溶出量，该方法易受药物的表面积、表面电荷等性质的影响。恒定表面法是将药物压制成面积已知的小片，在溶出介质中以一定的转速测定其溶出速率，该法所测得的溶出速率与药物在制剂中的溶出行为更为接近。

4. 多晶型 晶型是指结晶物质晶格内分子的排列方式。对于同一种物质，由于其结晶条件的不同，其分子的排列及堆积的方式可能不同，从而导致多晶型的现象。晶型不同，药物的物理性质、生物药剂学等特性也可能不同。例如，吲哚美辛的晶型Ⅰ、Ⅱ、Ⅲ不吸湿，而晶型Ⅳ、Ⅴ易吸湿；氯霉素的晶型B较晶型A具有更高的生物利用度。因此，处方前研究主要需侧重于对特定工艺所制备的药物的晶型进行晶型表征、理化性质研究、生物药剂学、药效学等特性的研究，并评估其晶型控制方法，以便后续晶型稳定、疗效稳定的药物制剂的设计及制备。药物的晶型可以通过溶出速率法、X射线衍射法、差示扫描量热法、热台显微镜法、红外光谱法等方法进行确证。

5. 吸湿性 药物从周围环境中吸收水分的能力影响着药物制剂的稳定性、辅料选择、生产工艺、包装等环节。评价药物的吸湿性，一般采用测定其临界相对湿度（CRH）的方法。绝大多数吸湿性药物，一般通过将制备工序中的湿度控制在CRH值以下的方法来实现制剂的制备，并通过控制湿度或隔湿包装来提高药物制剂的储存时间。此外，由于泡腾制剂对水分特别敏感，其制备及贮存应在相对湿度低于40%的条件下进行。有学者认为在25℃、相对湿度为80%的条件下放置24小时，吸水量小于2%时为微吸湿；吸水量大于15%时为极易吸湿。

6. 粉体学性质 药物的粉体学性质主要包括粒子形状、大小及分布、粉体学密度、表面积、空隙率、流动性、可压性、附着性和润湿性等，这些粉体学性质影响药物及制剂的溶解度、溶出速率、分散均一性及各种加工性质等。例如：适当降低药物的粒径，可以提高药物制剂的溶出速率，但是当粒径降低至一定数值时，由于药物的表面张力增加，从而影响药物与介质的润湿性，反而会降低药物制剂的溶出速率。

二、药物稳定性和辅料相容性研究

1. 药物的稳定性 药物稳定性包括原料药和制剂两方面的稳定性，在处方前研究中，药物的稳定性主要指的是原料药的稳定性。药物稳定性是确定药物制剂剂型、制备工艺、贮藏条件等的重要依据。药物的稳定性主要研究空气、光、热、pH、水分、金属离子等因素对原料药物理、化学及生物学稳定性的影响。通过对药物本身稳定性的研究，可对处方组成、制剂工艺、辅料和稳定性附加剂的选用和合适的包装设计起重要指导作用，同时可保证研制出优质的制剂产品，确保临床用药的安全性、有效性。

2. 药物与辅料的相容性研究 药物的稳定性除与原料药的性质有关外，还与辅料和药物之间的相互作用有关。因此，药物与辅料的相容性研究是处方前研究的重要工作之一。药物与辅料的相容性研究可用于预测药物与辅料不相容现象，有助于处方设计时选择合适的辅料种类与用量，从而避免药物与辅料不相容而导致的制剂稳定性不佳的现象。因目标制剂的物理形式不同，药物与辅料的相容性研究的内容有所不同，以固体制剂和液体制剂为例，其相关研究内容如下：

（1）固体制剂的原辅料相容性研究 固体制剂的原辅料相容性研究通常将少量药物与辅料混合，放入干净的小瓶中，在高温（如60℃）、高湿（如92.5% RH）、强光照（如4500lx）等条件下放置一段时间（如14天或30天）后，检查其物理性质（如变色、结块、气味变化等）及药物的含量和有关物质，同时对于多晶型药物而言，还需要着重监测其晶型及结晶度的变化情况。

（2）液体制剂的原辅料相容性研究 液体制剂的原辅料相容性研究通常是将少量药物溶解或分散

在含辅料的液体中，然后在高温、强光照等条件下放置一段时间后，检查其物理性质（如澄明度、固体物质析出、颜色等）及药物的含量和有关物质。此外，液体制剂的原辅料相容性还需考察含药及辅料液体的 pH 及渗透压的变化；混悬型液体制剂还需检测药物的粒度大小及分布的变化。

三、处方前生物药剂学研究

药物在体内的生物药剂学行为（吸收、分布、代谢、排泄）决定了药物在体内的作用强度及作用时间。药物的生物药剂学行为主要受原料药的生物药剂学特性和剂型的影响，因此，在处方前研究中，需要对原料药在体内的吸收、分布、代谢、排泄特性进行预测或研究，并根据预测及研究的结果合理设计给药途径、剂型、剂量、给药频次等。

与拟申报上市药物的生物药剂学研究不同，处方前药物生物药剂学不得采用志愿者（人）作为研究对象。现有的处方前药物生物药剂学特性的研究方法主要包括：①利用体内细胞模型如 Caco – 2 细胞单层模型用来预测口服药物在胃肠道中的吸收能力；②利用在体组织如在肠灌流模型来考察药物的口服吸收情况；③利用离体组织模型如外翻肠囊和肠环模型来考察药物的口服吸收能力；④利用整体动物如大鼠、犬在来研究药物在动物体内的药动学行为；⑤基于利平斯基五规则（rule of five）来预测药物的口服吸收效率，一般认为符合该五规则的药物，具有良好的口服吸收能力，五规则为：化合物的分子量小于 500kDa、化合物结构中的氢键给体（包括羟基、氨基等）的数量不超过 5 个、化合物中氢键受体的数量不超过 10 个、化合物的油水分配系数的对数 $logP$ 为 2~5；6）利用模拟的生理模型来预测药物的生物药剂学行为，例如 Amidon 教授等研究者建立的胃肠道生理模型及基于该模型编制 GastroPlus 软件可以用于预测药物的口服吸收及其影响因素。

药物的生物药剂学分类系统分类的判断也是药物处方前生物药剂学研究的重点。不同 BCS 分类的药物，其药物制剂设计策略及产品监管的办法均有所不同，例如：BCS Ⅱ类药物开发成口服制剂时常需考虑增加溶解性的手段，而 BCS Ⅲ类药物无需考虑增加溶解性的手段，但需增加其渗透性；在仿制药研制过程中，在药品可以在介质中快速释放（一般 15 分钟释放不低于 85%）的情况下，由 BCS Ⅰ类及 BCS Ⅲ类原料药所制备的品种大多数可以豁免生物等效性研究（可节约 30%~50% 的研发费用）。除 BCS 分类系统外，目前还有基于药物体内处置的生物药剂学分类系统（biopharmaceutics drug disposition classification system，简称 BDDCS），该系统于 2005 年被提出，其主要是在基于体内代谢程度与渗透性具有良好相关性的认知的基础上，提出使用代谢程度代替渗透性进行药物分类。该系统所划分的 4 类药物为：Ⅰ类——高溶解性、高代谢程度药物；BCS Ⅱ类——低溶解性、高代谢程度药物；BCS Ⅲ类——高溶解性、低代谢程度药物；BCS Ⅳ类——低溶解性、低代谢程度药物。BDDCS 概念在国内外药品监管部门的研究指南中暂未被明确提出，但其作为 BCS 分类的有利补充已日益被接受。

⬭ 第三节 药物制剂处方和工艺设计及优化

一、药物制剂处方设计

根据处方前研究结果及药物拟治疗的疾病的用药需求等，基本可以确定药物的剂型。药物剂型不同，所需要的辅料不同，例如片剂所需的辅料主要为填充剂、崩解剂、黏合剂、润滑剂等，注射液所需要的辅料主要为 pH 调节剂、渗透压调节剂、注射用溶剂等。药物制剂的处方设计主要是根据剂型的需求，选择合适的辅料，以为进一步的处方筛选服务。在进行处方筛选时，应结合制剂特点设计至少 3 种以上处方，供小样试制。处方中应包括主药和符合剂型要求的各类辅料。处方筛选中主要工作如下：

（1）辅料的种类确定　辅料种类的选择应根据剂型或制剂条件及给药途径的需要，例如小剂量片剂主要选择填充剂，以便制成适当大小的片剂，便于患者服用；对一些难溶性药物的固体制剂，除一般成型辅料外，还应考虑选择一些较好的增溶剂；混悬剂中需要选择能降低药物粒子沉降速率的助悬剂等。此外，所选择的辅料应能与原料药具有良好的相容性，并能符合药物生产工艺及不影响药物含量测定等。

（2）辅料的用量确定　药物制剂设计时，应根据临床用药剂量、最小制剂单位的重量等确定辅料空间，即确定在 1 个最小制剂单位中可以使用的辅料的总量，一般而言，药物的临床剂量越高，制剂的辅料空间越小。确定好辅料空间及辅料种类后，一般先确定好关键制剂成型辅料及用量较多的辅料的用量，然后再确定用量较少的辅料的用量。例如，在片剂处方中，一般先确定填充剂的大致用量，再确定崩解剂、润滑剂等用量。

（3）辅料的来源确定　不同来源的辅料，其理化性质可能有所不同，对药物制剂的溶出、分散、吸收等行为可能造成一定的影响，因此，在药物制剂处方设计时应明确辅料的来源。处方中使用的辅料原则上应符合国家药用辅料标准（《中国药典》、部颁标准、局颁标准）并由取得药用辅料注册证的厂家所生产。如所使用药用辅料为不具有药用辅料注册证的厂家所生产，则所使用的药用辅料必须符合国家药用辅料相关标准，并在药物上市注册申请时进行关联审评申报。对食品添加剂（如调味剂、矫味剂、着色剂、抗氧化剂），也应提供质量标准及使用依据。

二、药物制剂工艺设计

药物制剂工艺是将原料药与辅料制备成药物制剂的成型工艺。设计药物制剂工艺的前提是确定好药物的剂型及工艺路线，需根据药物的性质、临床用药需求等方面确定，如含难溶性药物的口服制剂的开发需考虑提高其溶解度与溶出速度；有异味的药物需对其制剂进行矫味或掩味；引湿性强的药物在生产时应注意控制环境湿度等。此外，药物制剂工艺还能影响药物制剂的质量；如采用一步制粒所制得的颗粒较采用干法制粒所制备的颗粒孔隙率更高、溶出速率更快。药物制剂的工艺设计主要包括工艺路线的选择和工艺条件的筛选两个部分。工艺条件与工艺路线一样，均会影响药物制剂的质量。如润湿剂的加入方式（倒入或喷入）对湿法制粒所制得的颗粒的状态会产生影响；注射剂制备过程中活性炭处理的方法会影响注射剂的澄明度、色泽与含量；片剂制备时原料药粒径及压片压力等都可能影响药物的溶出行为，进而影响其吸收。因此，应对工艺进行不同条件的筛选，以确定最优的生产工艺。

制剂工艺能否符合连续化生产的要求已日渐成为工艺设计时的重要考量点。传统上用于药品生产的是批制造，在这种工艺中，来自一个步骤的物料通常需根据过程控制进行离线检测，并在进入下一处理步骤之前被暂存，只有质量合格才可以进入到下一道工序，这种模式造成了药品的生产时间过长、批间差异可控性差、批量与市场需求匹配性较差等缺陷。为提高产品生产力、减少生产成本、提高生产的灵活性，制药公司纷纷加入到连续化生产的研究与实践中来。在连续化生产中，每一道工序所产生的物料均被直接且连续地送往下一道工序进行处理，与批制造相比，连续化生产的生产时间更短、产品质量更加稳定。在连续化生产中，为保证每一处理步骤所制备的中间体或产品符合质量要求，需将传统批制造工艺中的物料离线检测模式变为在线检测模式，这些在线检测策略共同构成了过程分析技术（process analytical technology，PAT），目前对于 PAT 技术的开发及优化已成为连续化生产领域的研究重点。以采用湿法制粒的片剂的生产为例，传统的批制造生产与连续化生产的特点见表 18－4。

表 18 – 4 批制造生产与连续化生产湿法制粒 – 压片的区别

工序	批制造生产	连续化生产
总混	多时间点，停机，采样，通过 HPLC、UV 等手段测定药物的混合均匀度（辅料默认为混合均匀）	多时间点，不停机，通过近红外光谱、拉曼光谱等技术在线检测药物与辅料的混合均匀度
湿法制粒	多时间点，停机，观察颗粒的成型状态	通过近红外光谱等技术在线监测颗粒的成型情况
干燥	多时间点，停机，采样，采用快速水分测定仪等测定颗粒水分	多时间点，不停机，通过微波共振、拉曼光谱等技术在线测定颗粒水分
整粒	多时间点、多区域采样，采用筛分法等测定颗粒粒度分布	在线检测不同时间、不同区域颗粒粒度分布情况
总混	多时间点，停机，采样，通过 HPLC、UV 等手段测定药物的混合均匀度（辅料默认为混合均匀）	多时间点，不停机，通过近红外光谱、拉曼光谱等技术在线检测药物与辅料的混合均匀度
压片	多时间点，采样，测定片剂的片重及硬度	采用在线检测技术，并在线自动调节填充量及压片压力，自动维持稳定的片重及硬度
包衣	多时间点，采样，测定包衣片的包衣增重	采用拉曼光谱等技术在线监测包衣层厚度及包衣层分布均匀性

三、处方及工艺优化法

处方及工艺的优化除采用单因素对比考察外，采用正交设计法、均匀设计法、单纯形优化法、拉氏优化法和效应面优化法等基于多因素数学分析手段的优化方法也有较大规模的应用。

1. 正交设计法 是一种用正交表设计的多因素、多水平的试验，并用普通的统计分析方法推断各因素的最佳水平（最优方案）的科学方法。该方法不仅可以评价各因素对制剂质量影响的强度，给出各因素的最优水平；还可以评价各因素之间的相互作用，因此可以大大减少试验次数。

2. 均匀设计法 是一种比正交试验设计试验次数更少的多因素试验设计方法。进行均匀设计需要同时采用均匀设计表和均匀设计使用表，以保证不同因素所选用的试验点能够分布均匀。由于均匀设计完全采用均匀性，使得试验次数大大减少。

3. 单纯形优化法 是一种不需要建立数学模型且不受因素个数限制的动态调优方法。单纯形优化法与正交设计法相比，在相同试验次数下，单纯形优化法得到的结果更优。

4. 拉氏优化法 是一种数学技术。对于有限制的优化问题，其函数关系必须在服从对自变量的约束条件下进行优化。此法的特点有：①直接确定最佳值，不需要搜索不可行的试验点；②只产生可行的可控变量值；③能有效地处理等式和不等式表示的限制条件；④可处理线性和非线性关系。

5. 效应面优化法 又称响应面优化法，是通过一定的试验设计考察自变量，即影响因素对效应的作用，并对其进行优化的方法。效应与考察因素之间的关系可用函数 $y = f(x_1, x_2, \cdots, x_k) + \varepsilon$ 表示（ε 为偶然误差），该函数所代表的空间曲面就称为效应面。效应面优化法的基本原理就是通过描绘效应对考察因素的效应面，从效应面上选择较佳的效应区，从而回推出自变量取值范围即最佳试验条件的优化法。该方法是一种新的集数学与统计学于一体、利用计算机技术数据处理的优化方法。

目前，上述优化方法已在药物制剂的处方及工艺优化中得到了广泛的应用。以效应面优化法中典型的 Box – Behnken 设计为例，其用于优化某中药复方中多糖的提取工艺的方案为：在单因素试验基础上，根据单因素试验结果，以时间（A）、乙醇含量（B）、提取次数（C）为影响因素，以多糖提取率（Y）为响应值，采用 Design – Expert 软件设计三因素三水平响应面试验，其因素及水平见表 18 – 5；所进行的试验的响应值见表 18 – 6。

表 18 – 5　Box – Behnken 响应面设计因素及水平

水平	因素		
	提取时间/h	乙醇含量/%	提取次数/次
– 1	1	0	1
0	2	10	2
1	3	20	3

表 18 – 6　Box – Behnken 响应面设计结果

序号	因素			多糖提取率/%
	A	B	C	
1	– 1	1	0	6.65
2	0	– 1	– 1	10.98
3	1	– 1	0	6.62
4	0	0	0	10.4
5	0	0	0	6.05
6	– 1	0	– 1	11.15
7	0	1	– 1	7.85
8	– 1	0	1	10.45
9	0	– 1	1	9.31
10	1	0	1	10.89
11	0	0	0	10.82
12	0	0	0	8.71
13	0	0	1	11.85
14	0	0	0	11.43
15	1	0	– 1	11.62
16	– 1	– 1	0	11.23
17	1	1	0	11.05

　　使用 Design – Expert 软件对所得试验数据模型进行方差分析，结果见表 18 – 7。本模型 P 值 < 0.0001，失拟项 P 值为 0.3677 > 0.05，R^2 值为 0.9863，R^2_{adj} 值为 0.9688，R^2_{pred} 值为 0.8780，表明本模型对多糖提取率进行的分析和预测是准确有效的。根据 F 值可知，各因素对多糖提取率影响的大小顺序为：$A > B > C$。所得二元多项回归方程分别为：$Y_1 = 11.44 + 1.98A - 0.14B + 0.054C - 0.14AB - 0.63AC - 0.92BC - 1.92A^2 - 0.86B^2 - 0.65C^2$。各因素交互作用对多糖提取率的影响图 18 – 1 所示。

表 18 – 7　多糖提取率的二次回归模型方差分析结果

方差来源	平方和	自由度	均方	F 值	P 值
模型	58.51	9	6.50	56.17	< 0.0001
A	31.24	1	31.24	269.97	< 0.0001
B	0.16	1	0.16	1.40	0.2748
C	0.023	1	0.023	0.20	0.6685
AB	0.076	1	0.076	0.65	0.4455
AC	1.56	1	1.56	13.50	0.0079
BC	3.40	1	3.40	29.41	0.0010
A^2	15.45	1	15.45	133.49	< 0.0001

续表

方差来源	平方和	自由度	均方	F 值	P 值
B^2	3.10	1	3.10	26.78	0.0013
C^2	1.75	1	1.75	15.16	0.0059
残差	0.81	7	0.12		
失拟项	0.41	3	0.14	1.39	0.3677
纯误差	0.40	4	0.099		
总离差	59.32	16			
R^2	0.9863				
R_{adj}^2	0.9688				
R_{pred}^2	0.8780				

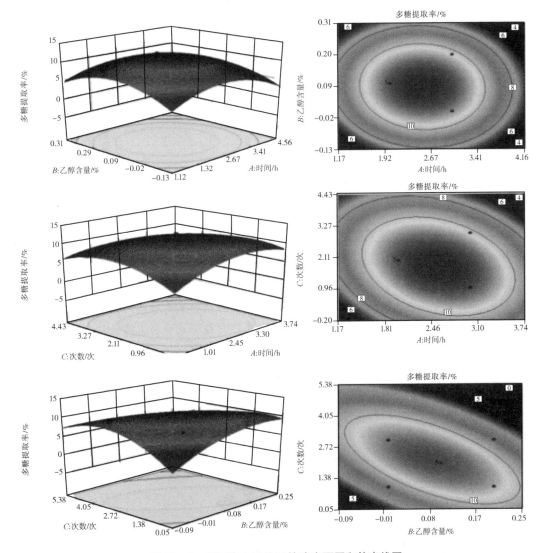

图 18-1 各因素交互作用的响应面图和等高线图

在上述因素交互作用下，以 Y 值最大值为指标，最佳提取工艺为：提取时间 2.49 小时，乙醇浓度 9%，提取次数 1.67 次，预测多糖提取率为 11.93%。

四、处方及工艺确证

药物制剂的处方工艺筛选及优化主要由实验室小批量产品所产生，然而，工业化生产的产品所需批量、生产条件等与实验室小试研究存在较大的不同，因此，需要在可以代表工业化生产的条件下，进行药物制剂的处方与工艺的确证。在此过程中，宜采用与小试研究所使用的设备原理一致的大生产设备进行处方工艺确证，并控制大生产时的中间体使其与小试研究的中间体的理化性质相似，以更好地完成处方及工艺的确证。以片剂为例，其典型的小试研究与大生产研究所用的设备对比见表18-8。

表18-8　片剂小试研究与大生产研究所用设备对比

		小试工艺研究	大生产工艺研究
	批量	1000～5000 片	10 万片
工序及设备	制粒工序	小型湿法制粒机	大型整粒湿法混合制粒机
	干燥工序	微型流化床	沸腾干燥机
	整粒工序	Comil 整粒机	固定提升整粒转料机
	总混工序	V 型混合机	柱式料斗混合机
	压片工序	实验室旋转压片机	全自动高速旋转式压片机
	包衣工序	实验室小型高效包衣机	大型高效包衣机
	包装工序	封口机	铝塑泡罩包装机

≫ 知识链接

改良型新药的开发

改良型新药的开发是目前新药开发中的重要研究方向，在改良型新药的诸多类型中，以改变给药途径及剂型的改良型新药最为常见。目前国家药品监督管理局已将改良型新药列为新药范畴，予以重点支持。如在中药与天然药物类别中，改变给药途径、剂型分别属于 2.1、2.2 类新药；在化学药类别中，改变给药途径及剂型属于 2.2 类新药。相较于基于全新化合物或物质基础的创新药物研发，基于改变给药途径及剂型的改良药物开发可以充分利用创新药的临床使用经验或资料，有效降低了因为临床试验失败所造成的新药开发失败的风险，并可显著降低新药研发成本及研究周期。

而基于改变给药途径及剂型的改良型新药出现的根本原因在于现有的药物制剂无法满足临床用药的需求，因此，如能在新药开发阶段加强药物制剂的设计，将有助于为患者提供更合适的药物，并提高新药的临床应用前景。

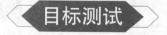

答案解析

一、A1 型题（最佳选择题）

1. QbD 理念中涉及的概念不包括（　　）

  A. 目标产品质量概况   B. BCS 分类

  C. 设计空间   D. 产品的关键质量属性

2. 下述剂型中，最适合水难溶性药物的剂型为（　　）

　　A. 薄膜衣片　　　　　　　　　　　B. 肠溶胶囊

　　C. 混悬颗粒剂　　　　　　　　　　D. 含吐温 80 口服液

3. 以下不属于处方前生物药药剂学研究内容的是（　　）

　　A. 原料药的口服吸收能力评价

　　B. 原料药跨 Caco‑2 细胞单层能力评价

　　C. 原料药的代谢产物研究

　　D. 含药片剂的口服生物利用度研究

二、X 型题（多项选择题）

4. 影响药物制剂设计的因素包括（　　）

　　A. 疾病的性质、临床用药需要　　　B. 药物的理化性质

　　C. 给药途径　　　　　　　　　　　D. 生产成本、知识产权

　　E. 环境保护的需要

5. 对于难溶性药物的口服片剂而言，下列哪些原料药属性对其溶出行为的影响可忽略不计（　　）

　　A. 水分　　　　　　B. 吸湿性　　　　　　C. 溶解度

　　D. 流动性　　　　　E. 化学稳定性

书网融合……

思政导航　　　　　　本章小结　　　　　　题库

参考文献

［1］国家药品监督管理局执业药师资格认证中心．药学综合知识与技能［M］．北京：中国医药科技出版社，2022．

［2］何仲贵．药物制剂注解［M］．北京：人民卫生出版社，2009．

［3］方亮．药剂学［M］．8 版．北京：人民卫生出版社，2016．

［4］孟胜男，胡容峰．药剂学［M］．2 版．北京：中国医药科技出版社，2021．

［5］李佳璇，施晓虹，赵立杰，等．表界面特性在药物制剂研究中的应用现状［J］．中国实验方剂学杂志，2019，25（11）：216 – 223．

［6］王璐，郭美瑜，齐晓丹．应用助溶剂提高难溶性药物溶解度的研究进展［J］．中国医药工业杂志，2023，54（01）：57 – 62．

［7］项丽玲，苗明三．中药散剂的现代研究及思考［J］．时珍国医国药，2019，30（11）：2720 – 2723．

［8］李云琪，张雪，陈恒晋，等．基于中药粉体物理性质加和性的油性物料粉体学性质研究——以苦杏仁为例［J］．上海中医药大学学报，2022，36（01）：49 – 57．

［9］王优杰，李益萍，沈岚，等．中药临方颗粒剂的特点与发展设想［J］．中国中医杂志，2021，46（15）：37 – 46．

［10］李爽，谷福根．滴丸剂的剂型研究及临床应用进展［J］．华西药学杂志，2020，35（5）：579 – 583．

［11］马骏威，安娜．胶囊剂溶出度方法及影响因素的探讨［J］．中国现代应用药学，2021，383（4）：508 – 512．

［12］Purohit TJ, Hanning SM, Wu Z. Advances in rectal drug delivery systems［J］. Pharm Dev Technol. 2018, 23（10）：942 – 952.

［13］Allen LV Jr. Basics：Hollow – type Suppositories［J］. Int J Pharm Compd. 2022, 26（4）：302 – 307. PMID：35820136.

［14］刘智豪，衡伟利，钱帅，等．皮肤外用制剂的流变学研究进展［J］．中国药科大学学报，2022，（01）：53．

［15］黄乐乐，马晋隆，王嘉明，等．流变学评价在皮肤局部外用半固体制剂处方开发中的应用进展［J］．中国医药工业杂志，2022，53（5）：10．

［16］Jing Zhang, Kaili Hu, Liuqing Di, et al. Traditional herbal medicine and nanomedicine：Converging disciplines to improve therapeutic efficacy and human health［J］. Advanced Drug Delivery Reviews, 2021, 178：113964.

［17］Ying Xie, Chao Ma, Xin Yang, et al. Phytonanomaterials as therapeutic agents and drug delivery carriers［J］. Advanced Drug Delivery Reviews, 2021, 176：113868.

［18］宋梓瑜，张磊，于毓，等．泮托拉唑钠胃内漂浮片处方优选［J］．医药导报，2018，37（07）：876 – 879．

［19］郝俊年，汪蓉晖，冉海涛，等．超声可视化的肿瘤原位液固相变生物磁铁聚集磁性脂质体的实验

研究 [J]. 第三军医大学学报, 2020, 42 (20): 1995 - 2002.

[20] Liao J, Hou B, Huang H. Preparation, properties and drug controlled release of chitin - based hydrogels: An updated review [J]. Carbohydrate Polymers, 2022, 283: 119177.

[21] Maghsoudnia N, Eftekhari R B, Sohi A N, et al. Application of nano - based systems for drug delivery and targeting: a review [J]. Journal of Nanoparticle Research, 2020, 22 (8): 1.

[22] 朱婷, 李英鹏, 吕邵娃, 等. 经典黑膏药剂型的"方药 - 效用"特征 [J]. 中成药, 2019, 41 (03): 650 - 653.

[23] 孙钟毓, 林泊然, 李爽爽, 等. 国内外已上市连续制造口服固体制剂药学审评内容的研究与启示 [J]. 中国食品药品监管, 2022, (9): 54 - 77.

[24] 赵娜. 药物使用中稳定性研究的技术要求及方法探讨 [J]. 中国临床药理学杂志, 2021, 37: (15): 2108 - 2112.

[25] 袁翰丰, 何双凤, 杨婧, 等. 中药口服液体制剂稳定性研究概况、策略与展望 [J]. 药品评价, 2023, 20 (3): 261 - 264.

[26] 陈耀龙, 孙雅佳, 罗旭飞, 等. 循证医学的核心方法与主要模型 [J]. 协和医学杂志, 2023, 14 (1): 1 - 8.

[27] 杨艳玲, 李花花, 黄嘉怡, 等. 基于质量源于设计 (QbD) 理念的经典名方桃红四物汤的提取工艺研究 [J]. 中草药, 2022, 53 (2): 403 - 412.

[28] Lee, Sang - Ho, Kim, Jin - Ki, Jee, Jun - Pil, et al. Quality by Design (QbD) application for the pharmaceutical development process [J]. Journal of Pharmaceutical Investigation, 2022, 52 (6): 649 - 682.